发育性髋关节发育不良

DEVELOPMENTAL DYSPLASIA OF THE HIP

主　编　沈　彬　周一新　陈晓东
副主编　张晓岗　陈云苏　柴　伟
　　　　唐学阳　曾　羿

编　委（按姓氏笔画排序）

马　俊	四川大学华西医院	陈晓东	上海交通大学医学院附属新华医院
石小军	四川大学华西医院	周一新	北京积水潭医院
刘　畅	四川大学华西医院	胡钦胜	四川大学华西医院
江　君	四川大学华西医院	聂　涌	四川大学华西医院
李　扬	上海交通大学医学院附属新华医院	柴　伟	中国人民解放军总医院第一医学中心
杨晓东	四川大学华西医院	唐学阳	四川大学华西医院
吴元刚	四川大学华西医院	黄　强	四川大学华西医院
邹　翎	四川大学华西医院	黄泽宇	四川大学华西医院
邹　黎	四川大学华西医院	斯海波	四川大学华西医院
沈　彬	四川大学华西医院	曾　羿	四川大学华西医院
张晓岗	新疆医科大学第一附属医院	谢德琼	四川大学华西医院
陈云苏	上海交通大学附属第六人民医院		

人民卫生出版社

图书在版编目（CIP）数据

发育性髋关节发育不良 / 沈彬，周一新，陈晓东主编 . —北京：人民卫生出版社，2020

ISBN 978-7-117-30180-0

Ⅰ.①发…　Ⅱ.①沈…②周…③陈…　Ⅲ.①髋关节—关节疾病—诊疗　Ⅳ.①R687

中国版本图书馆 CIP 数据核字（2020）第 118054 号

| 人卫智网 | www.ipmph.com | 医学教育、学术、考试、健康，购书智慧智能综合服务平台 |
| 人卫官网 | www.pmph.com | 人卫官方资讯发布平台 |

发育性髋关节发育不良

主　　编：沈　彬　周一新　陈晓东
出版发行：人民卫生出版社（中继线 010-59780011）
地　　址：北京市朝阳区潘家园南里 19 号
邮　　编：100021
E - mail：pmph @ pmph.com
购书热线：010-59787592　010-59787584　010-65264830
印　　刷：北京顶佳世纪印刷有限公司
经　　销：新华书店
开　　本：889×1194　1/16　印张：20
字　　数：634 千字
版　　次：2020 年 11 月第 1 版　2020 年 11 月第 1 版第 1 次印刷
标准书号：ISBN 978-7-117-30180-0
定　　价：258.00 元

打击盗版举报电话：010-59787491　E-mail：WQ @ pmph.com
质量问题联系电话：010-59787234　E-mail：zhiliang @ pmph.com

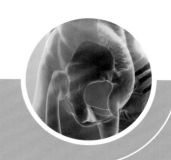

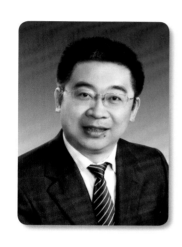

沈　彬，骨科教授、主任医师，四川大学华西临床医学院/华西医院党委副书记，博士研究生导师，四川省骨科学术和技术带头人。担任队长参与组建了"中国国际应急医疗队"，这是中国第一支、全球第二支国际最高级别的 EMT TYPE3 国际应急医疗队，也是唯一一支非军方的最高级别医疗队。现任中华医学会骨科学分会关节外科学组委员，中国医师协会骨科医师分会关节外科专家工作委员会委员，国际矫形与创伤外科协会（Société Internationale de Chirurgie Orthopédique et de Traumatologie，SICOT）中国部关节学会常务委员；四川省医学会骨科专家委员会常委及关节学组组长，四川省医学会骨质疏松专家委员会副主任委员；成都医学会副会长兼骨科分会主任委员。担任 *Journal of Arthroplasty* 英文版、*Journal of Bone and Mineral Research* 中文版、《中华外科杂志》《中华骨科杂志》《中华关节外科杂志（电子版）》《中国修复重建外科杂志》及《中国矫形外科杂志》等 10 余本杂志编委。

主要研究方向为骨关节炎发病机制、关节重建及围手术期加速康复，负责国家自然科学基金课题 2 项，四川省科技厅基金课题 6 项。作为主编撰写了专著《人工膝关节翻修》，作为副主编撰写了《关节外科聚焦》和《关节外科手术操作与技巧》2 本专著，并参加了 10 余本临床专著的撰写工作。以第一作者和通讯作者在国内外学术刊物上发表论文 152 篇，其中 SCI 收录 53 篇（总影响因子 127 分）。曾获四川省科学技术进步奖（二等奖、三等奖各 1 次）、成都市科学技术进步奖（三等奖 1 次）等奖励。获四川省卫生计生领军人才、天府名医、全国十佳中青年骨科医师奖、成都市青年岗位能手等荣誉。

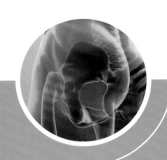

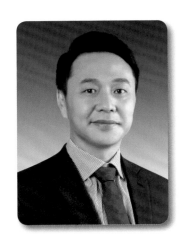

周一新,北京大学医学部教授、主任医师,北京积水潭医院矫形骨科行政主任,博士研究生导师。长期从事大量复杂髋、膝关节重建与翻修术的临床实践,在临床工作中凝练科学问题,提出并验证科学假说,在此基础上提出了若干关节重建领域的理论,形成知识产权并完成了多项植入物及智能植入方式的产品转化。曾承担国家自然科学基金、北京市科学技术委员会资助项目等科研项目 10 余项(国家级 1 项、省部级 11 项);在国内外骨科领域以第一作者或通讯作者身份发表论文 200 余篇,其中 SCI 论文 39 篇;主编专著 5 部,副主编专著 3 部。发明及实用新型专利 20 项(发明专利 6 项,实用新型 14 项)。

主持针对优化人工关节置换围手术期管理方面的研究已获得北京市科学技术委员会、北京市医管局等项目支持。主持针对假体精准安装的研究,已获得国家自然科学基金、首都医学发展科研基金等支持。依托北京市创伤骨科研究所软、硬件支持,在生物力学、分子生物学方面展开了相关研究,已获得包括国家自然科学基金、卫生系统高层次卫生技术人才培养计划等支持,研究成果以论文形式发表于国内外杂志。

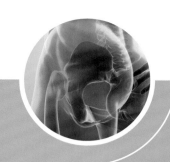

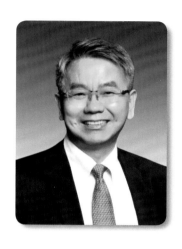

　　陈晓东,骨科教授、主任医师,上海交通大学医学院附属新华医院骨科主任,博士研究生导师,现任国际髋关节学会会员,中国医师协会骨科医师分会常务委员;中国医师协会骨科医师分会关节工作委员会保髋工作组组长,中华医学会骨科学分会关节外科学组委员,上海市骨科专科分会关节外科学组副组长;国家自然科学基金评审专家,浙江省自然科学基金委员会评审专家,国际内固定研究学会讲师。担任《中华骨与关节外科杂志》《国际骨科学杂志》《中华解剖与临床杂志》和 Journal of Arthroplasty 编委,《中华骨科杂志》《中华创伤骨科杂志》和《中华外科杂志》通讯编委。

　　主要从事髋关节畸形与伤病的基础研究与诊治工作。针对发育性髋关节发育不良的患者,在过去的近 20 年时间内,率先在国内开展青少年和成人发育性髋关节发育不良(Crowe Ⅰ型)的伯尔尼髋臼周围截骨术,目前累计病例数超 2 500 例,为世界领先。对于成人股骨头缺血性坏死开创性使用外科脱位结合股骨颈基底部截骨方法,能明显改善患者髋关节功能并缓解疼痛。对于儿童股骨头缺血性坏死(Perthes 病)采用"缩头术"和 / 或联合髋臼周围截骨术改善髋臼对股骨头的包容,获得满意的效果。

　　已培养博士和硕士研究生 10 余名,获得了 6 项国家自然科学基金、多项上海市级课题和新华 - 渥太华国际合作等项目的资助,发表 SCI 论文超 30 篇,并在多个国际国内顶级骨科大会上做相关专题发言报道。

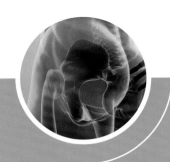

序 一

　　现代关节外科事业在国内经过了几十年的快速发展,目前已经相对成熟,众多患者通过不同的诊疗方式得以重返健康生活。然而,国内关节外科行业的发展仍然存在地区之间发展不平衡、缺乏规范化诊治标准等问题。在过去的 10 多年里,无论是通过翻译国外的专著,还是组织国内专家自行编写,以某一种关节疾病为核心内容,从流行病学、胚胎发育、发病机制、临床特点、诊断要点、鉴别诊断和治疗策略等不同方面进行全面介绍和分析的医学专著还较少。

　　发育性髋关节发育不良在国内的发病率明显高于国外,尤其对于女性患者,发病率接近10%。在我国需要行髋关节置换术的各种疾病原因中,发育性髋关节发育不良排在第二位,仅次于股骨头缺血性坏死。相比于股骨头缺血性坏死,发育性髋关节发育不良几乎是初次关节置换手术中最难的类型,也是手术并发症发生率最高、医疗风险最大的一类疾病。由于疾病本身的复杂性,临床医生往往对该疾病缺乏深刻认识,手术操作缺乏规范性。除了手术技术层面,发育性髋关节发育不良从疾病的发病机制、解剖形态特点、鉴别诊断方面也有其特点,需要临床医生深入了解。另外,该疾病的保髋治疗也非常有特点,具有一定的挑战性。

　　本书以发育性髋关节发育不良为核心内容,集结了国内在该疾病诊治方面具有丰富临床经验的关节外科专家和医师,从发育性髋关节发育不良的发育生物学、临床诊治规范、远期随访规范、临床病史采集、鉴别诊断、保髋治疗手术策略、关节置换治疗策略、数字化骨科、有限元分析技术的应用和围手术期加速康复手段等多个方面,对该疾病的最新进展进行了介绍和讲解。本书撰写的宗旨是根据发育性髋关节发育不良的疾病特点,全面、系统、综合地阐述该类疾病的病理机制和诊治规范,尽可能向广大读者展示关节外科领域在髋关节发育不良这一疾病中的最新进展和动态。希望本书的出版能够很好地促进我国发育性髋关节发育不良诊治水平的提高,对中青年骨科医生、特别是对该疾病认识不足的关节外科医生的成长有所帮助。

西安交通大学第二附属医院

中华医学会骨科学分会候任主任委员

中华医学会骨科学分会关节外科学组组长

中国医师协会骨科医师分会副会长

中国医师协会骨科医师分会关节外科专家工作委员会主任委员

2020 年 5 月

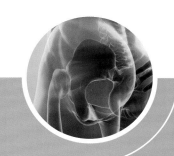

从 1980 年中华医学会骨科学分会成立至今,中国现代骨科事业已经经历了近 40 个年头的高速发展。在这一过程中,现代人工关节置换技术的引进和发展无疑是最为璀璨的一颗明星。尽管比欧美国家起步晚了近 100 年,但人工关节置换数量在我国出现了井喷式的增长。据不完全统计,我国每年实施人工关节置换的数量已经接近 40 万例,并且这一数字正在以每年 25%~30% 的速度快速增长。我国已经拥有了高质量的自主品牌假体,手术技术和水平也已经接近国际先进水平。

不同于欧美国家以骨关节炎为主的特点,发育性髋关节发育不良在我国髋关节置换疾病谱中排名第二,仅次于股骨头缺血性坏死。相比股骨头缺血性坏死,发育性髋关节发育不良由于解剖畸形和发育异常,其手术难度明显增加,并发症发生率也居高不下,导致很多医院在开展该类患者的置换手术时风险较大。发育性髋关节发育不良的关节置换手术因此也成为关节外科医生讨论最多的话题。年轻的发育性髋关节发育不良患者是否应该做置换? 置换手术和截骨矫形手术的指征是什么? 如何选择截骨矫形手术的方式? 转子下短缩截骨是否必须做? 短缩截骨的长度控制在多少? 髋臼旋转中心是否能够上移? 高位造臼是不是可以接受? 髋臼的骨缺损是否可以行结构性植骨? 联合前倾角的使用是否合理? 这些问题的存在长期困扰着大家,很多问题至今仍然缺乏定论。

尽管发育性髋关节发育不良的临床问题是大家关心的焦点问题,但目前针对该疾病的临床专著却屈指可数。由沈彬教授、周一新教授和陈晓东教授编著的《发育性髋关节发育不良》一书,集合了骨科、小儿外科和影像科等多位专家的宝贵经验,涵盖了关于髋关节发育不良的最新证据。本书的特点包括:①从解剖学、胚胎发育学、发育生物学、影像学和临床医学等多个学科对该疾病进行了介绍和阐述,让读者系统而全面地了解、掌握该疾病,而不单单是讲解该疾病的临床诊治。②针对读者关心的热点问题和重点问题,该书花大量篇幅重点阐述,结合国内外最新的文献证据和编者的临床经验,希望能够最大限度地为读者提供最佳治疗方案。③发育性髋关节发育不良的保髋治疗和关节置换是两类密不可分的治疗策略,互为补充,缺一不可。本书将两种治疗策略的不同治疗方案分章节单独介绍,最大限度地为读者提供有价值的信息,希望读者能够更好地掌握各种治疗方案的指征、禁忌证、手术具体步骤、并发症和术后康复过程。④结合最近几年在国内快速发展的加速康复外科相关知识,将发育性髋关节发育不良的临床诊治与加速康复外科相关理念相结合,以期使患者获得更好的治疗效果。⑤病例资料丰富,很多治疗方案和手术步骤均通过具体病例来呈现,同时提供了最新的文献证据,图文并茂,条理清晰,为广大读者理解和掌握本书中的知识起到了很好的帮助。

　　由衷感谢本书的全体作者以及为本书的出版提供辛勤劳动的工作人员。感谢大家为广大骨科医生献上了一本关于发育性髋关节发育不良的难得佳作，也感谢大家为了中国骨科事业的发展所做出的贡献。

四川大学华西医院终身教授

2020 年 5 月于四川大学华西医院

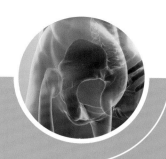

发育性髋关节发育不良在国内发病率较高。2006年广东地区大样本流行病学调查结果显示,新生儿髋关节脱位的发病率为11.8‰,髋关节不稳的发病率为12.1‰,发病率与我国北方地区相似,均明显高于欧美国家。尽管儿童保健筛查在国内的广泛开展降低了部分发病率,但发育性髋关节发育不良在国内疾病负担仍然较重。由于发育畸形导致的解剖结构变异,导致对该类疾病的诊治面临较大的难度。无论新生儿的保守治疗、儿童时期的截骨矫形,还是成人的全髋关节置换手术,其手术难度均明显高于普通疾病。该类疾病的治疗难度较大,手术风险和并发症发生率均较高,需要医师经过较长的学习曲线才能很好地掌握。

纵观最近10年在关节外科领域出版的临床专著,以髋关节发育不良为主要内容的专著寥寥可数,这也是我们编写本书的初衷。本书集合了国内在髋关节发育不良领域经验丰富的临床医师,从解剖学、胚胎发育学、小儿外科学、成人外科学和康复学等多个角度对发育性髋关节发育不良的病因、病理和临床诊治进行了归纳、总结。有作者单位的临床经验,也结合了前沿的研究进展,希望能够给读者提供有关发育性髋关节发育不良最新的临床信息。

本书经过修订和专家论证后分为以下几部分:

第一部分:第一至三章主要涉及发育性髋关节发育不良的发育生物学、生物力学和解剖学内容,希望读者能够更好地掌握发育性髋关节发育不良的临床基础。

第二部分:第四至六章主要从小儿外科的角度对儿童发育性髋关节发育不良的诊断、治疗和远期随访效果进行了阐述,为小儿外科医师提供了有价值的临床信息。

第三部分:第七至九章主要从成人关节外科的角度对成人发育性髋关节发育不良的病史采集、体格检查、影像学评价和鉴别诊断进行了阐述,这些内容都是治疗成功的前提和基础。

第四部分:第十至十六章主要涉及保髋治疗策略,包括了骨盆的单一截骨、双联截骨和三联截骨,以及髋臼周围截骨、股骨近端内翻或外翻截骨,同时还包括了关节成形术。

第五部分:第十七至二十三章主要涉及发育性髋关节发育不良的初次关节置换治疗策略和翻修策略,同时将最新的骨科临床技术,如数字化骨科技术和有限元分析技术应用于该类疾病的临床诊治,有利于临床医师更好地完成手术。

第六部分:第二十四至二十五章主要涉及成人发育性髋关节发育不良截骨术后和关节置换术后的康复训练,将最新的加速康复理念与发育性髋关节发育不良疾病相结合。

　　本书所描写的六大部分二十五章,涵盖了发育性髋关节发育不良从基础到临床的方方面面,包括了该疾病从胚胎发育到儿童阶段再到成人阶段的不同时期,是目前针对发育性髋关节发育不良这一疾病的最新专著。希望本书的出版能够帮助更多的临床医师掌握发育性髋关节发育不良这一疾病,缩短该类疾病诊治的学习曲线,更好地造福患者,减轻疾病造成的社会负担。

　　当然,由于编者学术水平有限,特别是临床知识有限,尽管我们精益求精,本书内容难免有认识片面、阐述肤浅之处,恳请广大读者批评指正,以便使我们再版时及时改正。

　　最后,向所有为本书出版付出辛苦劳动的参编人员和工作人员表示衷心感谢,同时也对人民卫生出版社对我们的信任和支持表示衷心感谢。

2020 年 4 月 30 日于四川大学华西医院

目　录

第一章

发育性髋关节发育不良的发育生物学

正常儿童的髋关节是生长的髋臼、生长的股骨近端和适应骨性改变的脉管系统之间复杂平衡的结果。髋关节发育过程是从细胞信号转导因子级联启动的遗传模板开始的。在遗传密码提供的模板内，髋关节的胚胎、胎儿和儿童时期的发育受到各种不断变化的环境和生物因素影响。了解髋关节的连续发育步骤，对于阐明髋部疾病和畸形的病理生理机制至关重要。本章讨论了髋关节从胚胎期到出生后正常发育的相关知识。

出生前，髋关节的正常发育可分为胚胎期和胎儿期两个阶段。胚胎期在卵母细胞受精时开始，并在受精后约8周时结束。胎儿阶段是从第9周至出生的时期。在此期间，髋关节发生了复杂的发育过程，四肢和关节进行相对比例的生长，并在空间上逐渐发育成熟。

一、胚胎期髋关节的发育

受精卵形成至第2周，称为胚胎早期，此期是受精卵的快速细胞分裂时间，向子宫方向移行，然后形成胚泡植入子宫。二胚层胚盘和羊膜腔在胚泡植入过程中逐渐形成。

胎龄第3周，二胚层胚盘逐渐分化为三胚层，形成原始外胚层、中胚层和内胚层。中胚层被认为可以产生骨骼、软骨、肌肉、肌腱和滑膜关节，是构成关节的基础。

胎龄第4周，胎儿的坐冠高（从头顶至臀部之间的距离，作为测量胎龄的标志）约为5mm时。肢芽开始从胚胎的腹外侧壁突出，称为四肢芽。上肢芽通常比较下肢芽提前2~3天出现。每个肢芽由一个外胚层外壳和一个内胚层细胞群构成。至第4周末，下肢芽的膝、足及趾等相应部位已初具雏形，而髋关节尚未开始形成。

胎龄第5周，胎儿的坐冠高约为10mm，下肢芽髋关节相应部位间充质细胞分裂、增殖十分活跃，聚集成致密的细胞团，称为原基。

胎龄第6周，胎儿的坐冠高约为12mm，未来股骨原基的远端、近端和中央部分分别出现原始成软骨细胞的浓聚和成软骨化，成软骨中心逐渐相互融合，最后形成股骨的软骨雏形，也被称为软骨原基。由软骨原基发育成股骨干，形态与正常的股骨干虽有差异，但可见两端及骨干的雏形，股骨上段分别形成股骨头和大转子。软骨细胞在透明软骨的原基中所在部位不同，表现也有差异，在骨端处原始的幼稚软骨细胞生长活跃，细胞多、基质少，在骨干侧软骨细胞则较为肥大，基质分泌较多，基质中也可见钙化形成。与股骨近端相对应的即为髋臼的雏形，它由髂骨、坐骨和耻骨的软骨基质分化、发育、融合形成。

根据Strayer的观察，在坐冠高12mm以后，股骨和髋骨将经历胚芽期、软骨前期、软骨期和胚胎骨期等不同阶段的发育，股骨干由软骨细胞构成，两端由软骨前细胞构成，而大转子则由类似原基的细胞构成。

胎龄第7周，胎儿的坐冠高约为17mm，髋臼与股骨头之间有一层致密的间充质细胞聚集，称为间带，以后该处逐渐细分形成三个微裂，中间层发育成滑膜，外层与内层则逐渐发育成髋臼与股骨头的软骨膜。同时，髋臼周围肌群的轮廓也逐渐可以辨别。

胎龄第8周，胎儿的坐冠高约为30mm，这是髋关节从胚胎期发育到胎儿期的过渡时期。除髋臼深度逐渐增加以外，圆韧带、关节囊、髋臼周围的盂唇逐渐形成，清晰可见。由扁平细胞构成的狭窄间隙，形成关节腔。股骨干的初级骨化中心形成。股骨的初级骨化中心出现在其轴中。骨化从近端和远端向这个中心进行。臀部的软组织部分也开始形成。

二、胎儿期髋关节的发育

胎龄第8周末，髂骨初级骨化中心形成。虽然髋关节分化过程持续到约20周，但髋关节的主要解剖结构在第8周已可被显微镜观察到。此胎儿阶段，髋关节的发育特征是从分化转变为髋关节的生长和成熟。

胎龄第9~10周，胎儿坐冠高约为40~45mm，髋臼和关节腔继续加深、扩大。髋臼和股骨分化为透明软骨，组成髋臼的髂骨、坐骨和耻骨三部分。

胎龄第 11 周,胎儿坐冠高约为 50mm,此时髋关节形成完成,所有部位都肉眼可见,并且可以观察到婴儿的髋关节形态——臀部和膝盖弯曲,腿部内收。股骨头形成完整的球形轮廓,较短的股骨颈和原始的大转子。存在明确的关节囊、髋臼盂唇和横韧带。此时如受到外力作用,股骨头可能会主动脱臼。另外,血管从股骨颈的软骨膜、大转子和圆韧带进入股骨头,建立了股骨头的血液循环。

胎龄第 12~13 周,胎儿坐冠高约为 70mm,髋臼因受盂唇的影响而继续扩大、加深,充分覆盖股骨头表面。进入髋关节周围的血管进一步发育,血液循环得到更好地建立。关节囊周围的纤维关节囊增多变厚,逐渐形成一个固定的轮匝肌带。

胎龄第 14 周,胎儿坐冠高约为 90mm,此时髋臼继续扩展,盂唇继续增厚。髋、膝关节处于较大的屈曲状态。

胎龄第 16 周,胎儿坐冠高约为 120mm,股骨头进一步增大,大转子明显可见,髋关节周围的神经肌肉充分发育,胎儿可进行自主的髋关节活动。髋关节周围血管发育已经成熟,骨骺及干骺端的血管主要供应股骨头的血运,圆韧带滋养股骨头凹。

胎龄第 20 周,胎儿坐冠高约为 170mm,此期胎儿的大体形态已经与新生儿非常相似,髋臼和股骨干继续发育、骨化。髋臼、股骨颈周围的血管分布继续发育成熟,分布完善,关节囊、髂骨韧带已能清晰分辨出来,坐骨囊韧带与耻骨囊韧带增厚,可见韧带雏形。

胎龄第 28~29 周,胎儿坐冠高约为 250mm,血管分布更加完善,旋股内、外侧动脉在股骨近端形成囊外动脉环,此环的分支在股骨近端与其他动脉分支形成囊内动脉环,供应股骨头血管。

胎龄第 32 周,胎儿坐冠高约为 285mm,髋关节的髂骨、耻骨、坐骨几乎完全骨化,股骨干骨化已经到达大转子下缘的水平。虽然髋关节骨化基本完成,但是直至出生,胎儿的股骨头和大转子始终保持软骨状态。

胎龄第 35 周,胎儿坐冠高约为 380mm,髋关节的发育主要表现为体积的增大。

三、出生后髋关节的发育

前面概述了胚胎期和胎儿期髋关节的发育变化,本部分重点叙述出生后髋关节各个部位发生、发展的过程。

(一) 髋臼的发育

出生时,胎儿髋臼是由软骨复合体组成的,包括外侧面的碟状髋臼软骨和内侧面的 Y 形软骨。

在髋臼发育、生长和成熟的过程中,这两部分软骨复合体是连续的,起着相互协调的作用,共同构成髋臼的最终形状。髋臼软骨位于髋臼外 2/3,结构与其他髂软骨相似,在靠近骨的一侧有典型的软骨生长板,其边缘可见到较浅的 Ranvier 沟和骨皮质结构,在干骺端部位可见大量的新骨形成。该软骨化骨环绕髋臼腔,使得髋臼形态与股骨头发育相协调,形成臼状结构。髋臼软骨复合体主要由透明软骨组成,其内可见软骨管。在髋臼软骨外缘处局部软骨增厚,被软骨膜和纤维组织所覆盖,在 6~8 岁后,该区软骨内出现 3 个继发骨化中心,分别位于各骨边缘,决定了髋臼深度的继续增加,其中髂骨部分又叫髋臼骨骺,组成关键的上壁;耻骨骨骺组成髋臼前壁;坐骨部分较小,出现也较晚。

Singh 等研究发现,髋臼骨骺对髋臼顶的发育起到关键作用,损伤后可以出现关节发育不良和不稳定。阿良等利用计算机技术观察正常髋关节的形态变化,发现在 6~8 岁时,髋臼外上缘逐渐开始向下方生长并重新塑形,该期对髋臼的发育起着重要作用。Weinstein 也认为,8 岁是髋臼发育的关键时期,是决定髋关节疾病预后的分水岭。盂唇是由纤维软骨组成的,形成了髋臼外缘,增加其相对深度。

髂骨、耻骨和坐骨的主要髋臼骨化中心发生在髋臼软骨中。髂骨部分处于髋臼上方,组成了髋臼顶部;耻骨部分骨骺最大,组成了髋臼前壁;坐骨部分骨骺最小,出现最晚,组成了髋臼后部。Y 形软骨分三支位于髂骨、耻骨、坐骨间,每一支均由次级骨化中心和骨生长板组成,次级骨化中心位于软骨中央带,两侧靠近骨质处各有一骺板结构,各支的生长状态决定着髋臼发育的高度和宽度。Y 形软骨在青春期前后出现次级骨化中心,经过较短时间地发育后,使其髂骨、耻骨、坐骨骨化融合,直至消失。

髋骨由髂骨、耻骨和坐骨三部分组成,它们分别各有一个初级骨化中心:髂骨体原发骨化中心在胚胎期8~9周出现,位于坐骨大切迹前方;耻骨和坐骨体骨化中心分别在胚胎4周和8~12周出现。坐骨、耻骨下支多在14~16岁骨性愈合。13~14岁期间,3个骨化中心向髋臼骨化时,3个骨的结合部在髋臼仍残留Y形软骨,还有一个半球形骺板位于髋臼内面软骨内。髋臼部的Y形软骨中心称为次发骨化中心,髂骨、耻骨在14~16岁骨性愈合,随后髂骨与坐骨骨性愈合。髂骨次发骨化中心在16岁时出现,22岁愈合;耻骨联合初级骨化中心在15岁出现,20岁愈合;坐骨次发骨化中心在15~19岁骨化,18~25岁愈合。有学者报道,所有的骨化中心到20~25岁均愈合。但是,男女骨化中心出现的时间有一定的差异,女性一般为11~14岁,平均13岁;男性一般为14~16岁,平均15岁,直至Y形软骨消失。

髋臼形状的最终形态在很大程度上也取决于与球形股骨头的相互作用,Harrison发现将小鼠的股骨头切除或者造成脱位后,髋臼未能进一步向深发展,同时也出现了关节软骨的萎缩和变性。这说明,髋臼的正常发育需要球形股骨头作为其形成的模板。股骨近端局灶性缺损的情况证实了股骨头发育与髋臼发育之间的相互作用。股骨近端部分的存在使髋臼得以发育,股骨近端完全缺失导致髋臼缺失。

(二)股骨近端的发育

在胎儿阶段,股骨近端发育由软骨股骨干向近端进行,在出生时到达大转子和股骨颈下缘。股骨近端软骨板(还未被正常骨取代的)定义了三个生长板:颈部纵向生长板(longitudinal growth plate,LGP),大转子生长板(trochanteric growth plate,TGP)和股骨颈峡部(femoral neck isthmus,FNI)。

这三个生长板同时支持股骨的纵向生长并形成股骨近端的形状。LGP在解剖学上位于婴儿期的股骨头内,最初有助于维持其球形状态。随着颈部拉长,头部的中心向近侧移动,直至LGP达到其在股骨头和颈部交界处的最终位置。LGP在近侧和中间生长,有助于股骨和颈部的纵向生长以及股骨颈的横向宽度。TGP位于大转子软骨模板的基部,它主要对股骨近端的纵向生长和股骨颈的横向宽度起作用。大转子和股骨头通过其软骨前体的生长,随后骨化而逐步扩大。然而,它们相对于股骨和彼此的空间最终位置由它们所在的股骨近端软骨板确定。大转子由TGP向近侧和侧向推动,并且股骨头被LGP向近侧和中间推动。

FNI是一种小的软骨峡部,骨化沿股骨颈外侧边缘连接粗隆和股骨颈骨板。股骨颈峡部的动态有助于颈部横向宽度的增长,与LGP和TGP保持同步。由于股骨颈宽度沿颈内侧边缘没有生长,因此颈部的内翻和外翻角由三个生长板对颈部侧向生长的贡献所控制。LGP、TGP和FNI的动态关系可以用增长向量来检验。TGP和FNI具有相对于LGP不同的增长向量。所有三个生长板相对于股骨干的长轴成一个角度。三个生长板的并行功能不仅产生沿着它们各自的轴的生长,而且产生沿着股骨轴的轴向生长的共同向量。这些生长板中的任何一个中被扰动都会导致股骨近端的角度异常。此外,可以通过改变生长板相对于股骨干的位置来控制生长速率。随着TGP和FNI的生长速度在青春期的增加,LGP开始向内侧倾斜,允许恒定的纵向生长速率并允许更多的内侧向量以平衡股骨颈近端的生长。这种正常生长模式的破坏见于Ogden type Ⅱ型缺血性坏死,因为FNI和LGP的外侧受到血管损伤。随着外侧的生长停止,股骨头进入外翻位置并继续沿着内侧生长。然而,股骨头位于正确的生长位置是髋臼发育所必需的,这也是股骨头发育所必要的。随着股骨头逐步增大,压力也逐步增加,从而出现抑制生长的现象。另外,由紧密配合的髋臼施加在股骨头软骨上的接触压力导致其球形并行生长。同样,股骨头施加在髋臼上的压力对于实现互补髋臼形状是至关重要的。因此,近端股骨和髋臼发育与实现关节正常发育的最终目标密不可分。

胎儿出生后,股骨干的初级骨化中心已经扩展至股骨近端。其中大转子的次级骨化中心多在3~5岁出现,小转子的在9~11岁出现。随着骨骺的进一步发育,骨化中心向四周扩散,逐渐取代软骨组织。但在近端干骺端保留一定厚度的软骨称为骺板,这是出生后股骨增长的主要来源。一般在15~19岁后,骺板被骨组织逐渐取代,随之骨骺与干骺端融合,股骨停止生长。

(三)股骨头的发育

股骨头的大小和形态随着生长发育变化明显,胚胎16周时股骨头直径为4~5mm,胚胎28周为

9~10mm,新生儿时约为 12~13mm。一般在出生后 3~7 个月内,双侧的股骨头开始出现次级骨化中心,即骨骺形成。左右股骨头往往存在不对称的发育,且女性股骨头骨骺的比男性要大,出现的时间也要更早。吉士俊等学者通过测量股骨头直径(A)和股骨头高(B),计算股骨头球形指数,即 B/A×100%,表示股骨头形态变化,结果发现在胚胎期股骨头几乎为球形,其球形指数为 80% 左右,随着发育逐渐变为椭圆形,至出生时接近半球形,但均未恢复到球形外观。许瑞江等对 47 例胎儿、新生儿尸体的右髋关节进行测量后发现,随着胎儿的生长发育,股骨头逐渐增大,从胎龄 3 个月的 4.50mm 至足月的 11.70mm。髋臼也相应地加深,从胎龄 3 个月的 2.83mm 至足月的 7.00mm,但两者之间的比值有逐渐变小的趋势,从胎龄 3 个月的 62.40% 至足月的 59.80%,而出生后,股骨头直径增大明显,髋臼深度变化却相对小(表 1-1)。

表 1-1　胎儿、新生儿头臼比值与胎龄的关系($n=47,\bar{x}\pm s$)

胎龄 / 月	例数 / 例	股骨头直径 /mm	髋臼深度 /mm	头臼比值 /%
3	6	4.50 ± 0.87	2.83 ± 0.76	62.40 ± 6.77
4	13	4.99 ± 0.25	3.67 ± 0.39	73.90 ± 9.94
5	11	6.54 ± 1.55	3.97 ± 0.67	61.63 ± 7.83
6	6	8.36 ± 1.11	5.08 ± 1.13	60.32 ± 5.80
7	5	8.75 ± 0.51	4.98 ± 0.05	57.05 ± 3.64
8	3	9.96 ± 0.05	6.67 ± 0.58	66.67 ± 5.80
足月	1	11.70	7.00	59.80
新生儿	2	14.00	6.25	44.64

（四）颈干角发育变化

颈干角是股骨颈与股骨干所形成的角度,成人的颈干角为 110°~140° 不等,平均为 127°,如果大于此角称为髋外翻,小于此角称为髋内翻。许瑞江等对 47 例胎儿、新生儿尸体的右髋关节进行测量后发现,3~6 个月的时候颈干角变化较大,6 个月后变化较小,出生前后接近成人的颈干角大小(表 1-2)。

表 1-2　胎儿、新生儿颈干角变化($n=47,\bar{x}\pm s$)

胎龄 / 月	例数 / 例	颈干角 /°
3	6	141 ± 1.7
4	13	137 ± 4.0
5	11	134 ± 8.3
6	6	131 ± 2.7
7	5	130 ± 1.5
8	3	132 ± 3.5
足月	1	130
新生儿	2	132

随着颈干角的发育变化,股骨近端骺板也逐渐呈内向倾斜状态,新生儿为 0°,5 岁为 15°,10 岁达到 25°,说明此处骺板发育中间最快,内侧次之,外侧最慢,发育不平衡。

（五）髋臼指数

许瑞江等对不同阶段的胎儿进行骨盆正位 X 线摄片,发现髋臼指数变化不大,且各阶段胎儿在 X 线片上很难确定髋臼外缘。它与髂翼几乎成一直线,分界不清,在解剖髋关节时可见髋臼外缘为软骨组织,表明胎儿期髋臼顶的成骨只有在出生后才进行（表 1-3）。

表 1-3　胎儿、新生儿髋臼指数变化

胎龄 / 月	侧别	髋臼指数 /°
3	左	32
	右	35
4	左	30
	右	30
5	左	31
	右	29
6	左	31
	右	30
7	左	30
	右	29
新生儿	左	33
	右	32

范清等对 58 例发育性髋关节发育不良（developmental dysplasia of the hip，DDH）患儿用三维 CT 重建技术，获得髋关节前、中、后部冠状面图像，分别测量此三部分的髋臼指数，结果发现 DDH 儿童髋关节前、中、后部髋臼指数值较正常髋关节增大（表 1-4）。同时，该作者发现 20 例髋关节 Salter 手术后，前、中、后部髋臼指数较术前减小（表 1-5）。

表 1-4　单侧 DDH 两侧髋关节前、中、后部髋臼指数的比较（$n=58$，$\bar{x} \pm s$）

参数	正常侧 /°	患侧 /°	P 值
前部	20.79 ± 4.54	35.92 ± 7.68	<0.01
中部	21.42 ± 4.99	38.15 ± 9.61	<0.01
中部	20.82 ± 5.33	38.48 ± 9.24	<0.01

表 1-5　DDH 髋关节手术前后前、中、后部髋臼指数的比较（$n=20$，$\bar{x} \pm s$）

参数	术前 /°	术后 /°	P 值
前部	40.48 ± 4.90	19.40 ± 3.63	<0.01
中部	39.15 ± 7.45	20.36 ± 5.87	<0.01
中部	37.57 ± 5.96	22.48 ± 8.61	<0.01

（六）髋臼前倾角

髂骨、耻骨、坐骨三者的髋臼骨化中心之间形成了 Y 形软骨，随着骨化中心的不断生长，髋臼也逐渐加宽、加深。同时，由于坐骨、耻骨所形成的髋臼前后缘的不断生长，髋臼前倾角也在逐渐改变。婴儿时期，总体骨骼生长较快，坐骨、耻骨的生长引起髋臼前倾角变化较大。Wantanabes 等发现胎儿期的前倾角变化范围很大，从 −30°~40° 之间。在胚胎期多为负值，发育到胎儿期早期后开始变为正值，随着胎龄增加前倾角也逐渐加大。Stanisavljevic 等测量胎儿出生时前倾角为 25°~30°。关于髋臼前倾角的性别差异，文献报道并不一致。朱天岳报道的男性为 14.6° ± 5.0°，女性为 15.0° ± 4.7°；吴昊等报道的男性为 18.7° ± 3.6°，女性为 17.8°±3.9°,男女性别之间差异无统计学意义。但是,杨本涛等报道的男性为 14.02°±3.83°,女性为 15.64°±4.07°;金进宝等报道华南人男性髋臼前倾角为 15.48°±3.52°,女性髋臼前倾角为 17.45°±4.24°,性别之间比较差异有统计学意义,且女性髋臼前倾角大于男性。多数学者也认为女性的髋臼前倾角较男性大 2°~5°。

（七）股骨前倾角

股骨前倾角是股骨颈纵轴与股骨髁连线所形成角。Le Damany 等研究发现,胚胎发育在 4 个月前时,股骨颈无前倾,4 个月后至出生前倾角可达 30°~60°。但是,多数学者认为出生时前倾角一般在 25°~30°,随年龄增加前倾角逐渐变小,直到成年前倾角可减至 10°~15°。股骨前倾从胚胎至成人经历了从无到最大,再到较大,再到小的波浪形变化。对于 DDH 患儿,其前倾角明显增大,有的可达 90°,表现为股骨头在股骨干上向前突出。前倾角的测量有着很重要的临床意义,前倾角增大是 DDH 患儿典型的病理改变且是髋关节疾病发展的危险因素,使许多矫形外科医师都非常重视股骨前倾角的正确评估。股骨转子下旋转截骨术可解决异常增大的股骨前倾角,以利复位,并使复位后的股骨头能稳定在髋臼内。一般认为,前倾角增大在 30°~45° 以上时,就应考虑截骨旋转治疗,应纠正前倾角至 10°~20°,可明显可明显改善头臼对合关系。

四、发育期髋关节血液供应

儿童髋部提供血液供应的动脉组织按起源可分为沿股骨和髋臼两部分。在胚胎期发育的第 8 周,伴随着股骨干中主骨化中心的出现,股骨近端的动脉组织开始发育。毛细血管在股骨干软骨模板的中间 1/3 处,相当于成人股骨的营养动脉水平处穿过骨膜,将成纤维细胞和造血细胞带入骨髓,在发育的许多时间里,它是整个股骨中唯一的骨内血液供应。经过 12~14 周的发育,一圈血管已经开始围绕股骨颈形成,包括未来的内、外侧旋股动脉、闭孔动脉以及臀上、下动脉血管。此时,与该环相连的血管侵入股骨头部和颈部的软骨板内,并且毛细血管束沿着股骨颈会在将来的网状血管的部位逐渐形成。

髋臼血管的发生、发育是在第 12~14 周期间,即血管进入股骨头部和颈部之后。然而,圆韧带和填充髋臼窝的纤维脂肪组织(fatty pads),即哈弗森腺(Haversian glands),在 8 周内就有毛细血管侵入的迹象。但是,这两个位置的血管系统对于髋关节进一步生长和发育的重要性具有争议。Strayer 发现,在 7 例胎儿中,只有 1 例检查显示血管从韧带进入股骨头部,只有在骨化完全进行之后,来自韧带的血管才会侵入股骨头部。直到 15 岁左右,当股骨头部骨化接近完成时才观察到股骨头远端动脉末端吻合。这些研究结果表明,韧带处的动脉血液供应对发育中的股骨头没有显著贡献。事实上其他研究也表明,在髋关节发育不良的切开复位过程中,切除韧带不会导致不良反应。吉士俊等发现,髋臼软骨内形成丰富的软骨管之后,随着软骨管发育、逐渐伸展,髋臼软骨将建立起血管供应体系。髋臼内的血管主要有两个来源:一是来自髋臼软骨膜的纤维盂唇内的血管;二是髋臼窝内血管的扩展长入。

发育期间建立起来的股骨近端血供组织在整个儿童发育期间继续存在。Chung 对 26 周至 14 岁儿童的 150 个尸检近端股骨的灌注研究发现,血管构型在发育过程中大部分维持最终的成人解剖结构:①囊外动脉环;②囊内升支颈动脉;③囊内下动脉环。

囊外动脉环位于股骨颈基部,由内侧和外侧回旋动脉分支联合形成。薄的上行颈部血管或支持带血管从囊外环穿过髋关节囊,并沿股骨颈位于关节内的位置朝向头部移动。根据相对于股骨颈的解剖位置来确定和命名 4 组血管:侧向、后部、内侧和前部。来自上行颈动脉的分支刺穿股骨颈并向远侧行进至干骺端。首先,这些分支可以侧向移动并供应大转子;其次,它们可能与上升的来自股骨干的营养血管吻合;最后,它们可能会转向内侧供应股骨颈。Chung 发现,当 0~2 岁儿童和 3~10 岁儿童作比较时,股骨颈前部和内侧血管数量减少 50%。但是,来自旋转内侧分支的侧向和后向上行颈动脉的数量保持不变。Lauritzen 也证实,到 10 岁时,股骨头部和颈部的主要血供来源于骺外侧动脉。

出生时,除股骨头凹附近小部分由圆韧带动脉供给外,骺外侧动脉成为股骨头、股骨颈部的主要血液供应来源。出生后,大量血管从干骺端下动脉经干骺端长入股骨头,成为股骨头的主要血供来源。圆韧带动脉供应股骨头的血供亦存在变化,随着骺板的形成和发育,通过骺板供应骨骺的血管越来越少,建立起完善的骨骺血运屏障,4~7 岁期间,圆韧带动脉已不再进入股骨头骨骺,8 岁时圆韧带又重新恢复对股骨头的血供。15~19 岁期间,干骺端下动脉随着骺板骨化再次进入股骨头供应其血供,完善股骨头的血液供应网络。此时,股骨头的血供发育成熟,基本接近成人。

【笔者经验】

- 1. 胚胎期期间肢芽发育,髋关节初步形成。
- 2. 胎儿期髋关节结构进一步生长分化,至出生时形成完整的髋关节形态和空间位置。
- 3. 出生后髋关节骨骺、骺板进一步发育,最终形成髋关节的稳定形态和功能。

（吴元刚）

参考文献

1. STRAYER L M Jr. Embryology of the human hip joint [J]. Clin Orthop Relat Res, 1971, 74: 221-240.
2. WATANABE R S. Embryology of the human hip [J]. Clin Orthop Relat Res, 1974; 98: 8-26.
3. 王坤正, 王岩. 关节外科教程 [M]. 北京: 人民卫生出版社, 2014: 40-42.
4. 吉士俊, 马瑞雪, 周永德, 等. 小儿髋关节外科 [M]. 北京: 人民卫生出版社, 2005: 5-6, 23-24.
5. PONSETI I V. Growth and development of the acetabulum in the normal child. Anatomical, histological, and roentgenographic studies [J]. J Bone Joint Surg Am, 1978, 60 (5): 575-585.
6. SINGH S, HEE H T, LOW Y P. Significance of the lateral epiphysis of the acetabulum to hip joint stability [J]. J Pediatr Orthop, 2000, 20 (3): 344-348.
7. 阿良, 吉士俊, 马瑞雪, 等. 利用计算机图像动态观察先天性髋脱位复位后髋臼的形态变化 [J]. 中华骨科杂志, 2000, 20 (12): 720-722.
8. WEINSTEIN S L. Natural history and treatment out comes of childhood hip disorders [J]. Clin Orthop Relat Res, 1997, (344): 227-242.
9. HARRISON T J. The influence of the femoral head on pelvic growth and acetabular form in the rat [J]. J Anat, 1961, 95: 12-24.
10. SIFFERT R S. Patterns of deformity of the developing hip [J]. Clin Orthop Relat Res, 1981, (160): 14-29.
11. 许瑞江, 马承宣, 张喜恩. 胎儿新生儿髋关节发育的大体观察 [J]. 中国人民解放军军医进修学院学报, 1988, (3): 252-254.
12. BARÓTI B, PAP Z, PÁNTI Z, et al. Morphometric and ultrasonographic study of the human fetal hip joint during intrauterine development [J]. Rom J Morphol Embryol, 2013, 54 (4): 977-981.
13. 范清, 陈珽, 张菁. CT 测量儿童髋臼指数的临床意义 [J]. 临床骨科杂志, 2007, 10 (5): 399-401.
14. WALKER J M. Histological study of the fetal development of the human acetabulum and labrum: significance in congenital hip disease [J]. Yale J Biol Med, 1981, 54 (4): 255-263.
15. 陈珽, 沈品泉, 王秋艳, 等. 儿童髋臼前倾角的 CT 测量与分析 [J]. 中华小儿外科杂志, 2005, 26 (2): 90-92.
16. LEE J, JARVIS J, UHTHOFF H K, et al. A histomorphometric study of acetabular anteversion and femoral headcoverage [J]. Clin Orthop Relat Res, 1992, (281): 48-55.
17. CHUNG S M. The arterial supply of the developing proximal end of the human femur [J]. J Bone Joint Surg Am, 1976, 58 (7): 961-970.
18. LAURITZEN J. The arterial supply to the femoral head in children [J]. Acta Orthop Scand, 1974, 45 (5): 724-736.

第二章

发育性髋关节发育不良的生物力学

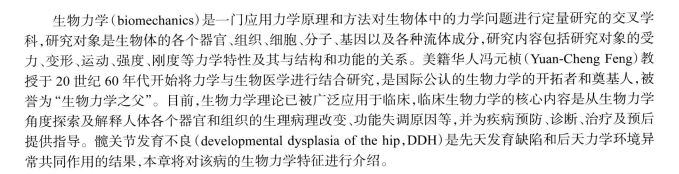

生物力学（biomechanics）是一门应用力学原理和方法对生物体中的力学问题进行定量研究的交叉学科，研究对象是生物体的各个器官、组织、细胞、分子、基因以及各种流体成分，研究内容包括研究对象的受力、变形、运动、强度、刚度等力学特性及其与结构和功能的关系。美籍华人冯元桢（Yuan-Cheng Feng）教授于 20 世纪 60 年代开始将力学与生物医学进行结合研究，是国际公认的生物力学的开拓者和奠基人，被誉为"生物力学之父"。目前，生物力学理论已被广泛应用于临床，临床生物力学的核心内容是从生物力学角度探索及解释人体各个器官和组织的生理病理改变、功能失调原因等，并为疾病预防、诊断、治疗及预后提供指导。髋关节发育不良（developmental dysplasia of the hip，DDH）是先天发育缺陷和后天力学环境异常共同作用的结果，本章将对该病的生物力学特征进行介绍。

一、发育性髋关节发育不良的功能解剖

髋关节由髋臼、股骨近端（包括股骨头、颈以及大、小转子）、关节囊以及周围韧带和肌肉共同构成，正常髋关节是典型的杵臼关节，头大、臼深，关节囊厚而坚韧，周围有丰富的韧带和肌肉加强其稳定性。DDH是髋关节在发育过程中以时间和空间上的不稳定性为特征的一组病变的总称，包括股骨头半脱位、脱位和髋臼发育不良，在不同年龄阶段呈现不同的解剖结构改变，表现为发育缺陷所致不同程度的髋臼浅平、外展角增大、股骨头包容差、股骨头半脱位或脱位、股骨近端结构异常等。

（一）髋臼功能解剖特点

髋臼由髂骨、坐骨和耻骨体合成，正常开口向前、下、外方，内附半月形关节软骨，与股骨头相关节。髋臼边缘有纤维软骨形成的盂唇附着，其作用为加深髋臼、增加股骨头覆盖率及增强关节稳定性。髋臼窝表面粗糙，内有脂肪填充，脂肪可随关节内压力变化而被挤出或吸收，参与维持关节内压力平衡并缓冲股骨头对髋臼窝的冲击。髋臼内下方的髋臼切迹由髋臼横韧带封闭，使髋臼形成一个完整的杯状结构。髋臼顶（上 1/3）与后壁（后 1/3）厚而坚实，前者是髋臼的主要负重区，后者维持髋关节稳定；髋臼内壁（下 1/3）较薄，对关节功能影响较小。正常站立时髋臼外展角约为 40°~47°、前倾角为 4°~20°，两者受骨盆倾斜状态及活动的影响，既往研究报道称骨盆倾斜度每增大 1°，前倾角减小 0.6°，而前倾角的存在可保证屈髋活动时髋臼对股骨头仍有良好的覆盖。

（二）股骨近端功能解剖特点

股骨近端的股骨头、颈以及大、小转子参与构成髋关节。股骨头呈球形，朝向前、上、内方，正常中心约平齐大转子尖端，表面 2/3 以上覆有关节软骨，与髋臼相关节。股骨头表面关节软骨厚薄不一，中内侧面厚、周边部薄，且面积大于髋臼关节面。股骨颈长度约 3~5cm，与股骨干之间形成约 110°~140° 的颈干角（成年时平均为 127°）及 12°~15° 的前倾角（成年时平均为 13.4°），有利于支撑股骨远离骨盆、增加关节活动度以及保证股骨头受力能够合理地传递至较宽的基底部。

（三）髋关节囊、韧带及肌肉功能解剖特点

1. 髋关节囊　髋关节囊近端附着于髋臼边缘及髋臼横韧带，远端前方附着于股骨转子间线、后方包绕股骨颈内侧 2/3。正常髋关节囊厚而坚韧，尤其是前部及上部，在关节伸直时紧张，屈曲、内收及轻度内旋时松弛。

2. 韧带　髋关节囊周围有多条韧带加强，包括囊外的髂股韧带（又称 Bigelow Y 形韧带，前上方）、耻股韧带（前下方）、坐股韧带和轮匝带（后方）以及囊内的股骨头圆韧带。

（1）髂股韧带：加强关节囊前壁，限制髋关节过度后伸和内收，参与维持人体直立姿势，髋关节脱位复位时常利用此韧带作为支点。

（2）耻股韧带：加强关节囊前下壁，限制髋关节过度外展和外旋。

（3）坐股韧带：加强关节囊后壁，限制髋关节过度内旋。

（4）轮匝带：由关节囊深层纤维在股骨颈中部环形增厚形成,限制股骨头向外脱位。

（5）股骨头圆韧带：在大腿前屈和内收时紧张、外展时松弛,对股骨头有一定的固定作用,但对髋关节运动并无明显限制作用。

3. 肌肉　髋关节周围有丰富的肌肉覆盖,不仅增加髋关节稳定性,还可以支配关节活动。根据功能可将髋关节周围肌肉分为前屈、后伸、内收、外展、内旋及外旋肌群,部分肌肉可参与协调髋关节多个方向的运动。

（四）DDH功能解剖特点

DDH的分型方法包括 Crowe 分型、Hartofilakidis 分型、Eftekar 分型和 Kerboull 分型等,下面按照临床最为常用的 Crowe 分型总结 DDH 的解剖特点。

1. Crowe Ⅰ型　股骨头颈内侧交界处与泪滴的垂直高度差小于股骨头垂直高度的50%或骨盆高度的10%。髋臼仍保持杯状结构,但较正常髋臼稍浅,对股骨头的包容性稍差,头臼之间仍保存着一定的对位关系,关节负重面积仍较大,股骨颈干角和前倾角可增大。

2. Crowe Ⅱ型　股骨头颈内侧交界处与泪滴的垂直高度差约为股骨头垂直高度的50%~75%或骨盆高度的10%~15%。髋臼与股骨头接触部位及负重部位主要集中在髋臼中上部,髋臼中下部常有骨赘形成导致原本较浅的髋臼变得更加浅平,呈现浅盘状形态,髋臼对股骨头的覆盖进一步减少,股骨头向外上方半脱位。

3. Crowe Ⅲ型　股骨头颈内侧交界处与泪滴的垂直高度差约为股骨头垂直高度的75%~100%或骨盆高度的15%~20%。股骨头半脱位程度进一步加重,髋臼和股骨头接触与有效负重面积明显减少,髋臼顶常出现骨缺损,在缺损上方可形成假性髋臼,使髋臼呈现出上宽下窄的贝壳样形状。股骨头前倾角多增大,髋臼前上方承受应力增大,导致多数 Crowe Ⅲ型髋臼的贝壳样形状朝向前上方,但亦有报道少数朝向后上方,其形成机制尚不清楚,可能与患者特殊的生活习惯或工作特点有关。

4. Crowe Ⅳ型　股骨头颈内侧交界处与泪滴的垂直高度差大于股骨头垂直高度（100%）或骨盆高度的20%。髋臼一直未受到股骨头的接触摩擦与负重,基本保持着发育不良,呈小而浅的三角形凹陷,前倾角明显增大,髋臼顶上方假性髋臼形成。股骨头偏小,形态不规则,股骨颈可呈现细长、短粗甚至消失,前倾角增大明显,颈干角可增大或减小。

DDH 时髋臼与股骨头失去同心圆关系,关节囊及韧带被拉长并变得松弛,Crowe Ⅲ型及Ⅳ型病例的关节囊可从原始髋臼位置延伸至假性髋臼位置并包裹股骨头。由于髋臼发育不良、股骨头脱位或半脱位、股骨颈及下肢短缩等原因,髋周肌肉收缩所产生的肌力方向及力臂发生改变,肌肉长期受力不均匀导致萎缩和部分纤维化。

二、正常髋关节生物力学特点

（一）临床生物力学常用概念

1. 力（force）　指一个物体对另一个物体的作用,是物体运动状态或形状改变的原因,大小、方向及作用点是力的三要素。力的大小等于物体质量（m）与加速度（g）的乘积,常用 F 表示,即 $F=mg$。力的国际单位是牛顿（N）,$1N=1kg\cdot m/s^2$,即质量为 1kg 的物体在 1 秒内产生 1m/s 的速度改变所需要的力为 1N。

2. 载荷（load）　在生物力学研究中是一个相对模糊的概念,常被用来描述使物体产生运动或变形所施加的力。

3. 应力（stress）　指作用于单位面积上的力,用 σ 表示,计算方法为均匀作用到横截面积（S）上的力（F）与 S 的比值（$\sigma=F/S$）,其国际单位是 N/m^2 或帕斯卡（Pa）。

4. 应变（strain）　指物体受外力作用后产生变形的能力,用 ε 表示,计算方法为物体的变形量（L）与初始长度（L_0）的比值（$\varepsilon=L/L_0\times100\%$）,无量纲单位。

5. 力臂（srm of gorce） 指力的作用线至旋转轴或支点的垂直距离。

6. 力矩（moment of force） 指力使物体围绕某一旋转轴或支点转动的趋向，用 M 表示，计算方法为力（F）与力臂（L）的乘积（M=FL），其国际单位是牛顿·米（N·m）。

7. 强度（strength） 指材料被破坏前所能承受的最大应力，用 σ_{max} 表示，计算方法为材料被破坏前所承受的最大力（F_{max}）与初始横截面积（S）的比值（$\sigma_{max}= F_{max}/S$），其国际单位是 N/m^2 或帕斯卡（Pa）。

8. Wolff 定律 骨小梁在受应力刺激时可改变其大小、形状和结构以适应力学需要进行功能重建，即结构顺应功能。骨组织中成骨细胞和破骨细胞的活性在正常平衡状态时保持平衡，应力与骨细胞之间也存在一种生理平衡。当应力增大时，成骨细胞活跃、骨质增生，局部承载能力及面积增大、应力下降；当应力下降时，破骨细胞再吸收增强、骨量减少，局部承载能力下降、应力增加，从而达到新的平衡。因此，经常运动使骨骼受力增加，可促进骨量增加、骨质坚硬；而长期不运动、骨骼受力减少甚至不受力，则会造成骨量减少、骨质疏松。

（二）正常髋关节应力分布特点

髋关节是典型的杵臼关节，单纯杵臼结构受力时往往不能获得应力的均匀分布，力经过负重区中央后产生的应力分布呈杯状，中央力线处应力最大，往周边逐渐减小。然而，正常情况下髋关节负重时应力可均匀分布于负重面，髋臼顶软骨下致密骨板厚度均匀也证实了这一点，这与髋关节独特的解剖结构有关。

1. 髋臼及股骨头表面均覆盖具有黏弹性特性的关节软骨，具有很好的衰减、分散应力以及吸收振动的作用。关节软骨属于透明软骨，是由软骨细胞、基质和纤维共同构成的多孔材料，其纤维排列有特定的方式，比如表面纤维多与软骨表面平行，承担主要抗张作用；而深层纤维具有垂直排列倾向，可将软骨基质固定于软骨下骨并承担主要抗压作用。关节软骨的黏弹性特性使其在外力作用下可发生变形，从而最大限度增加负重接触面、减小软骨承受的应力，分散力学负荷以使关节最大限度适应负荷，当外力撤除后，关节软骨恢复原状。同时，关节软骨还具有对恒定应力的蠕变行为（软骨在承受恒定应力时，早期应变增加快，随时间推移逐渐降低直至恒定）和对恒定应变的应力松弛效应（在恒定应变下承受的应力随时间推移逐渐减小直至恒定）。

2. 髋臼及股骨头关节面相互成曲面状，但股骨头直径略大于髋臼直径，而且两者关节面轻度不对称，仅在完全伸直并轻度外展和内旋时才紧密对合。当关节不受力或轻度受力时，髋臼与股骨头不全贴合，髋臼边缘软骨受压、应力较高；当关节负重时，关节软骨及软骨下骨变形，股骨头有变扁平的趋势，髋臼与股骨头得到更好的贴合，负重区中央应力升高，和周边较高应力合成后呈均匀分布。

3. 软骨下骨丰富的海绵状骨小梁结构具有分散应力、缓冲震荡及维持关节表面形态的作用。软骨下骨主要由海绵状骨小梁构成，具有黏弹性特性，可在一定范围内产生变形而不发生结构破坏，起到分散应力、缓冲震荡及维持关节表面形态的作用。髋关节在承受较高载荷时，软骨下骨小梁可在一定程度内发生变形，从而最大限度增加负重接触面积，覆盖其上的关节软骨可同步发生变形以增加其受力面积，从而分散负荷、减小软骨与软骨下骨应力。骨小梁的过度变形（超过其强度）会造成微骨折，一定程度内的骨小梁微骨折属于正常生理现象，并不影响软骨下骨的力学特性，但大面积的骨小梁骨折超过其自愈能力将导致软骨下骨重塑和骨小梁网硬化，软骨下骨小梁变形能力及吸收应力震荡作用减弱，关节软骨及软骨下骨应力分布增大且不均匀，导致关节软骨退变和骨关节炎的发生。

目前，关于软骨损伤与软骨下骨改变之间的因果关系仍有争论，一种观点认为关节软骨的完整性依赖于软骨下骨的生物力学特性，软骨下骨力学特性改变导致其缓冲震荡的衬垫作用失衡，进而造成关节软骨损伤；另一种观点认为反复超负荷压力首先导致关节软骨损伤，进而导致软骨下骨微骨折、出血和硬化等改变。

4. 髋臼由丰富的具有黏弹性特性的物质组成，但它并不是一个完整的杯状结构，而是外形呈马蹄铁状的，只覆盖部分股骨头，该结构具有分散应力的作用。

（三）正常髋关节生物力学特点

1. 正常髋关节生物力学体系处于动态平衡之中，受髋关节骨骼解剖结构和骨骼肌的反应调控，随时可调节、保持身体重心的稳定。

2. 骨小梁分布和截面形状呈多层网格状,服从 Wolff 定律,根据受力大小调整骨小梁密度以适应外力作用需要,顺应应力分布和传递,受力性能最佳,特别是能最大限度地防止弯曲应力的作用,同时使骨组织以最小的重量获得最大的功效,自重轻而负重大。

3. 髋关节生物力学特性也具有一定变异性,骨小梁结构的数量和质量受个体职业、活动状态、内分泌、营养、年龄及疾病等诸多因素影响。

4. 股骨近端形成颈干角、前倾角,而且承受的剪切力最大(主要是股骨颈和转子间区),因而易骨折。

三、发育性髋关节发育不良的静力学

髋关节是人体最大的负重关节,正常情况下髋臼窝呈半球形凹陷,周缘有盂唇加深,可包绕股骨头约2/3,各个方向作用于髋关节的力之间保持平衡,髋关节具有良好的稳定性且受力分布均匀。DDH 中紊乱的髋关节杵臼结构导致关节软骨、软骨下骨及周围软组织应力分布及力学传递异常,长期异常的力学环境也可导致髋关节异常发育。

正常情况下,髋臼顶周围 30° 范围为主要受力区,该区承受的压应力分布一致,髋臼与股骨头之间的应力模式为面 - 面模式(图 2-1a),且与骨小梁走行基本保持一致,正常髋臼顶软骨下致密骨板厚度均匀也证实了该点。DDH 时髋臼对股骨头的覆盖减少,股骨头向外、上方移位,髋臼顶负重区向边缘移动,受力面积减小,应力集中于头、顶中部并趋于髋臼外缘,呈三角形分布,严重者甚至呈点状分布,髋臼外上缘局部压应力明显增加,可达正常的 2~15 倍,甚至更高,并形成慢性剪切应力(图 2-1b)。既往研究已证实剪切力对关节软骨所造成的伤害要远大于压力对其造成的影响。由于负重力线两侧总压力相等以保持平衡,当负重区越向边缘靠近时,局部压应力就越大,当软骨承受的应力过高时,其中的水分被挤出,长期失水与受压造成软骨化学结构改变并发生固缩、碎裂及坏死等改变,加速软骨磨损并加快骨关节炎进程。髋臼外上缘骨及软组织在应力刺激下可在一定程度内发生代偿性增生,以最大限度维持股骨头位于髋臼内,若局部高压力及剪切力持续存在,髋臼顶边缘组织失代偿,盂唇及骨组织撕裂,股骨头进一步脱位。同时,由于髋臼窝发育不良呈浅杯状或浅盘状,髋关节旋转中心向外上移位,可进一步通过改变力臂调节外展肌力量和髋关节受力。

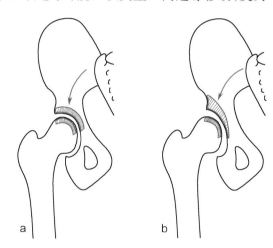

图 2-1　正常髋关节(a)及发育不良髋关节(b)应力分布示意图

双足对称站立时,身体重心(S)位于两侧股骨头中心连线中点上方约第 3 骶椎上缘前方 7cm 处,两侧髋关节支撑人体的头、躯干和两侧上肢,重力经骶骨、骶髂关节、髋臼平均分布至两侧下肢(图 2-2a)。从理论上讲,维持这种平衡仅需关节囊和韧带的稳定即可,不需要髋周肌肉收缩产生力矩,单侧髋关节承受部分体重(除双侧下肢重量以外体重的 1/2,即约 1/3 体重)施加的力(K)。实际上,为防止身体摇晃和持续维持身体于直立位,髋关节周围肌肉收缩,关节承受额外的肌力作用,肌力大小与肌肉收缩程度成正比。肌腹由多条肌束组成,肌束由许多肌纤维组成,平行的肌纤维越多,肌肉收缩产生的力就越大。肌肉所能施加的最大肌力可通过沿肌纤维方向的最大肌应力(σ_{max})和垂直于肌纤维排列方向的横截面积(physiological cross sectional area,PCSA)计算获得:$F=\sigma_{max} \times PCSA$。其中,$\sigma_{max}$ 约为 37N/cm²,PCSA 可通过肌肉体积(V_m)和最优肌肉长度(L_{fiber})近似计算得出:$PCSA=V_m/L_{fiber}$,由于肌肉的密度约为 1g/ml,V_m 值与肌肉的质量值相当。例如,一块肌肉的 PCSA 为 1cm²,则该肌肉所能施加的最大肌力为 1(cm²)× 37(N/cm²)=37N。

单足站立时,身体重力使 S 及 K 线发生偏移并通过负重足与地面垂直,偏移程度取决于头、躯干、上肢和非负重下肢的位置以及骨盆的倾斜度。若躯干、上肢及头部向负重侧偏移使 K 线通过负重侧髋关节中心,

负重髋关节仅支撑人体的头、躯干、两侧上肢及对侧下肢,承受约 5/6 体重施加的力。若 K 线仍位于两侧髋关节之间,身体有向非负重侧倾斜的趋势,负重侧髋周肌肉紧张并施加力(M),以维持骨盆及身体平衡,其中外展肌群起主要作用。髋关节承受 M 与 K 的合力(R)的作用,R 线指向并经过髋关节中心(图 2-2b),此时在负重侧股骨头形成一个类似平衡杠杆系统的支点,M 的大小与股骨头支点至 M 线的力臂(h)和股骨头支点至 K 线的力臂(h')直接相关,M 与 K 保持力矩平衡,即 Mh = Kh'。K 和 h 保持不变,若 K 线偏向负重侧髋关节,h' 减小,M 随之减小,R 也相应减小;相反,若 K 线偏离负重侧髋关节,h' 增大,M 随之增加以平衡 K 产生的力矩,R 也相应增加。正常情况下,单足站立时 h 与 h' 的比例约为 1:2.0~1:3.5,M 约为 K 的 2.0~3.5倍,所以负重侧髋关节受力约为 3.0~4.5K,相当于 2.50~3.75 倍体重施加的力。髋臼发育不良是 DDH 的主要特征之一,髋臼呈浅杯状或浅盘状,髋关节旋转中心向外、上移位,h' 增加,因此 M 需要随之增大才能保持平衡,长期肌肉紧张和挛缩也是造成临床 DDH 患者外展肌无力和髋部疼痛的原因。

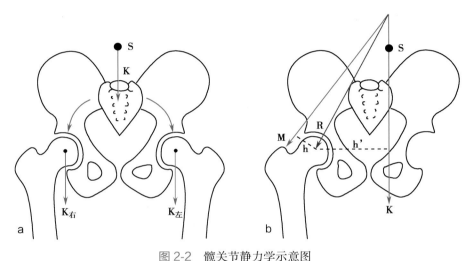

图 2-2 髋关节静力学示意图

a. 正常髋关节力线传导示意图;b. ddH 患者髋关节力线传导示意图。

S:身体重心;M:外展肌肌力;K:部分体重力;R:M 与 K 合力;h:M 力臂;h':K 力臂。

股骨头、股骨颈处存在四组主要的骨小梁群,包括三组抗压骨小梁群及一组抗张骨小梁群,其位置、数量及排列方向与应力分布和大小相吻合(图 2-3a),服从 Wolff 定律。主抗压骨小梁群由股骨干近端内侧向股骨头上部走行,基本平行于下肢力学轴线(股骨头中心至踝关节中心连线),是对抗及传递股骨头压应力的主要结构。主抗张骨小梁群由股骨近端外侧沿大转子基部和股骨颈外侧向股骨头走行,与抗压骨小梁群相交,并延伸到股骨头的内下侧,主要对抗横向张力作用,同时最大限度降低股骨颈剪切应力。次抗压骨小梁群由股骨干近端内侧向大转子走行,大转子骨小梁群由股骨近端大转子下方向上方走行,保证股骨的强度和韧性,传递部分压力。主抗压、主抗张和次抗压骨小梁群之间形成 Ward 三角区,该区应力小、骨密度低,充满疏松结缔组织。这四组骨小梁群对股骨头承重具有重要作用,成人 X 线片上可观察到部分骨小梁群(图 2-3b)。在发生骨质疏松或女性更年期后,股骨颈骨小梁群从最次要的骨小梁群开始消失,即以大转子→次抗压→主抗张→主抗压骨小梁群的顺序逐一消失,这也是防止股骨颈骨折的重要保护机制。

DDH 常合并股骨近端解剖结构异常,包括颈干角、前倾角及颈长的改变等。股骨颈干角常出现低于或高于正常的情况,导致髋内翻(颈干角 ≤ 110°)或髋外翻(颈干角 ≥ 140°)。单纯髋内、外翻时,R 作用于负重髋关节中央,压力仍均匀分布,髋臼受力面基本不变,股骨头受力面在髋内翻时外移、髋外翻时内移,股骨头旋转中心、重力 K 及其力臂 h 保持不变。髋内翻时,大转子较正常升高,M 的方向外偏,h 伸长,M 减小以平衡 K(M=Kh'/h),髋外展肌功能减弱,R 相应减小(图 2-4a);相反,髋外翻时,大转子较正常降低,M 的方向内偏,h 缩短,外展肌功能增强,M 增大以平衡 K,R 相应增加(图 2-4b)。若将 R 分解为垂直向下和水平向外的分力,前者沿下肢力线轴传递,并对股骨颈产生剪切应力,其大小取决于 R 线与股骨颈轴线(Z)之间的夹角(倾斜度),夹角越大,剪切应力也越大;后者增加股骨头向外侧移位倾向(图 2-4c)。

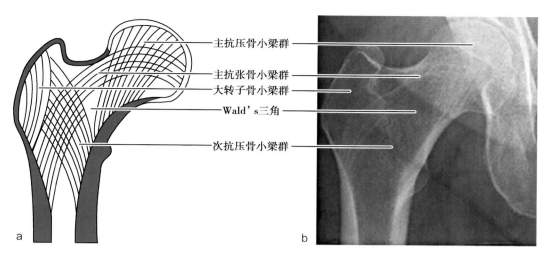

图 2-3 股骨头、颈处骨小梁群示意图（a）及成人 X 线片（b）

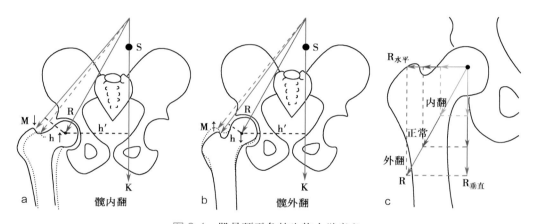

图 2-4 股骨颈干角的生物力学意义

a. 髋内翻患者髋关节力线传导示意图；b. 髋外翻患者髋关节力线传导示意图；c. 髋内翻、髋外翻和正常人群股骨头颈处力线的传导的差异。

S：身体重心；M：外展肌肌力；K：部分体重力；R：M 与 K 合力；h：M 力臂；h'：K 力臂；力矩平衡 Mh=Kh'。

　　髋关节 R 线与 Z 线在股骨头中心相交，但它们的方向并不一致，两者之间的距离从上往下也逐渐增大（图 2-5a），导致股骨颈的应力分布也存在差异。将 R 分解为垂直及平行于 Z 线方向的分力，前者对股骨颈产生弯矩作用，在股骨颈内下方产生压应力、外上方产生张应力（图 2-5b）；而后者对股骨颈产生均匀压应力（图 2-5c），进一步加大内下方原有弯矩产生的压应力、部分抵消外上方原有弯矩产生的张应力，最终导致股骨颈承受的最大压应力位于内侧，而最大张应力位于外侧（图 2-5d），而且压应力总是大于张应力。因此，髋内翻时，股骨颈承受的压应力减小，张应力和剪切应力增大，股骨头脱位趋势减弱；而髋外翻时，股骨颈承受的压应力增大，张应力和剪切应力减小，股骨头脱位趋势增加，当外翻至 R 与股骨颈轴线一致时张应力和剪切应力消失（表 2-1）。

表 2-1 髋内、外翻时股骨颈受力情况

	合力	压应力	张应力	弯曲应力	剪切应力	股骨头脱位趋势
髋内翻	↓	↓	↑	↑	↑	↓
髋外翻	↑	↑	↓	↓	↓	↑

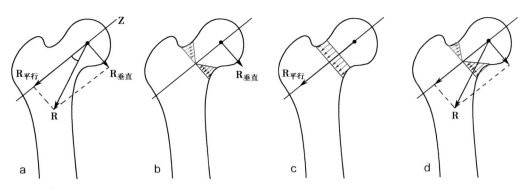

图 2-5　股骨颈的应力分布

a. 股骨颈所承受合力（R）与股骨颈轴线（Z）自股骨头中心往下逐渐分开；b. R 垂直于 Z 线的分力在股骨颈内下方产生压应力、外上方产生张应力；c. R 平行于 Z 线的分力对股骨颈产生均匀压应力；d. R 对股骨颈内侧产生压应力、对外侧产生张应力，而且压应力总是大于张应力。

R：股骨颈所承受合力；Z：股骨颈轴线。

股骨颈前倾角是指股骨颈长轴与股骨远端内、外侧髁横轴之间的夹角，正常为 12°~15°，大多数 DDH 患者股骨颈前倾角在出生时就大于正常婴幼儿，而且没有像正常儿童那样随着生长发育在 14 岁左右下降至正常水平。出生后股骨颈前倾角的变化还与施加在股骨和骨骺生长平面上的力以及髋关节周围软组织对关节的限制作用有关。髋关节过度内旋或外旋时，关节周围部分肌肉及关节囊被牵拉，而另一部分则松弛，对股骨颈产生一个扭转力矩，若该力矩持续存在，股骨前倾角为适应力学需要而逐渐重塑。目前在动物实验中已证实将髋关节固定于内旋状态或切断内旋肌群可导致股骨颈前倾角较正常增大；相反，将髋关节固定于外旋状态或切断其外旋肌群，股骨颈前倾角较正常减小。这也很好地解释了婴儿双下肢被长时间伸直位包裹（"蜡烛包"，髋关节过度内旋）将增加 DDH 的发生风险。

多数 DDH 患者股骨颈前倾角大于正常，髋关节内旋活动度增大而外旋活动度减小；也有少数病例前倾角维持在正常范围或减小，股骨前倾角减小导致髋关节外旋活动增大而内旋活动减小（图 2-6）。股骨颈前倾角增大时 h 伸长，平衡 K 所需的 M 相应减小（M = Kh'/h），外展肌受力减少可导致其萎缩、松弛；相反，股骨颈前倾角减小导致 M 增大。此外，股骨颈过度前倾不仅限制髋关节的外旋运动，还会使一部分股骨头失去髋臼的覆盖，髋臼及股骨头负重面积减小，应力集中。

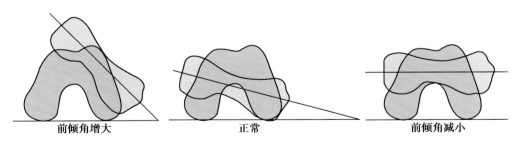

图 2-6　股骨颈前倾角异常示意图

DDH 时股骨颈长度也可发生细长或短粗样改变，股骨颈细长病例股骨偏心距（股骨头旋转中心至股骨干长轴的垂直距离）增加，h 伸长，平衡 K 所需 M 减小，R 也相应降低，但股骨颈受力面积也减小；相反，股骨颈短粗病例股骨偏心距缩短，h 缩短，R 增大，但股骨颈受力面积也增大。所以，股骨颈长度发育异常所引起的股骨颈力学改变与解剖异常的程度密切相关。此外，韧带、肌肉和肌腱也可调节髋关节的受力状态，同时也受应力影响而发生重新塑形，应力增大会促进其变得更加坚韧，应力减小会导致其松弛、萎缩。

作用于髋关节的力包括压应力、张应力和剪切应力等，这些力的作用通过体重负荷和肌肉收缩作用综合表现。关节软骨及软骨下骨的形成及状态维持与局部压应力相关，生理性应力刺激促进关节软骨形成并维持正常稳态,过低应力刺激导致软骨发育不良、软骨下骨骨质疏松,过高应力刺激将破坏软骨、软骨下骨正常结构;骨对应力的反应较软骨更为敏感,应力增加刺激骨的形成,应力减少加速骨的吸收。

四、发育性髋关节发育不良的动力学

髋关节不仅具有良好的稳定性,髋周肌肉收缩产生的力还可通过肌腱传递并带动股骨头围绕旋转中心产生较大范围的运动,从而实现日常活动所需的各种动作,包括行走、坐、蹲及旋转等。髋关节的运动可分解为股骨头与髋臼在三个平面上围绕关节旋转中心转动而产生的关节表面滑动,包括矢状面上围绕水平轴进行的前屈/后伸运动、冠状面上围绕矢状轴进行的内收/外展运动以及水平面上围绕纵轴进行的旋转运动,其中矢状面上的前屈/后伸运动幅度最大。正常髋关节活动范围约为前屈 0°~140°、后伸 0°~20°、外展 0°~30°(外旋后外展可达 0°~160°)、内收 0°~25°,伸直时内、外旋均为 0°~45°,屈曲时外旋 0°~90°、内旋 0°~70°。正常行走时髋关节活动范围约为后伸 5°~前屈 40°、内收 5°~外展 5° 以及内旋 5°~外旋 5°。跑步、上下坡和走楼梯时,髋关节在矢状面上的屈伸活动增加,可达 60° 以上。正常生活所需的髋关节的最小运动范围为前屈 120°、外展 20°、内旋 20° 及外旋 20°,髋关节在特定状态下(如屈曲、内收、内旋位)股骨头可发生生理性半脱位以增大关节活动度。DDH 早期髋关节活动可表现为正常,随着病程进展可表现出不同的活动范围改变,与疾病的进程、病理及解剖改变特点等因素直接相关,比如股骨颈前倾角过大者髋关节内旋活动可增大而外旋活动减小,合并骨关节炎者表现为各向活动均受限等。

行走是髋关节重复最多的活动,行走时一侧足跟着地至该侧足跟再次着地的行进过程为一个步态周期,包括支撑期(又称站立期、站立相,约占 60%)和摆动期(又称摆动相、迈步期,约占 40%)两个阶段,其中支撑期又可分为足跟着地期、全足着地期和足跟离地期。行走过程中两侧髋关节交替负重并支撑头、躯干、两侧上肢和摆动的对侧下肢,身体重心随步态变化在三维空间内沿一条正弦曲线上、下、左、右移动。行走时髋关节在三个平面上不断循环反复运动:在矢状面上,髋关节屈曲运动开始于足跟着地之前,支撑期中期开始后伸,至摆动期又以屈曲为主;在冠状面上,髋关节外展运动发生于摆动期后期,足趾离地后外展幅度达到最大,随后开始内收,一直持续到支撑期后期;在水平面上,髋关节外旋开始于支撑期后期并在大部分摆动期维持,内旋开始于足跟着地前,一直持续到支撑期后期,然后又重新开始外旋运动。DDH 患者由于髋关节脱位/半脱位、肢体短缩、臀中肌功能不全等原因,常伴有行走步态异常,表现为患侧足跟着地期、全足着地期及整个站立相时间小于健侧,而足跟离地期大于健侧,这也反映了患肢的一种代偿作用,即在步态周期支撑期中,患肢尽可能缩小使用足跟及全足的时间,而增加使用前足的代偿功能,最大限度地缩小其因脱位引起的肢体短缩及臀中肌功能不全带来的不利因素。

髋关节活动可认为是髋臼与股骨头关节面相对滑动的过程,关节软骨表面光滑,关节腔中存在滑液,两表面之间的摩擦力非常小,方向与关节面平行或正切。若股骨头或髋臼关节面不平整,滑动就不能与关节面平行或正切,关节软骨将受到异常挤压或牵伸。髋关节运动时的力学特性除静力学特点外,还受加速度及惯性的影响。缓慢行走时,惯性力作用很小(可忽略不计),髋关节受力与静力学接近。快速行走时,髋关节受加速和减速作用,受力增大,包括体重力、地面支持力、惯性力和肌力等。在一个正常步态周期中,足跟着地时与趾尖离地前产生两个受力峰值,男性髋关节受力在足跟着地时达体重的 4 倍、趾尖离地前达体重的 7 倍;女性髋关节受力模式与男性基本相同,但幅度略低,趾尖离地前受力仅约体重的 4 倍(图 2-7),这与女性骨盆较宽、股骨颈干角的倾斜度不同等因素有关。在摆动相及足放平时,髋关节受肌肉收缩的影响,髋关节受力接近体重。DDH 患者存在不同程度的步态异常并伴有身体重心偏移、下降,患肢在足跟着地期及全足着地期的足底平均压力和压力时间积均小于健肢,这可能与患肢全足着地期缩短、单肢负重时间减少有关;患肢进入足跟离地期后,为将偏移和较低的身体重心提高到健肢所需要的水平并将重心转移到健肢,患足必须用力跖屈抬高患肢,由此导致患肢足跟离地期间足底平均压力和压力时间积分明显高于健肢,这也是患肢增加使用前足的代偿功能的一种表现。从整个支撑期的总压力时间积分来看,患肢小于健肢,说明患肢总的负重功能仍弱于健肢。

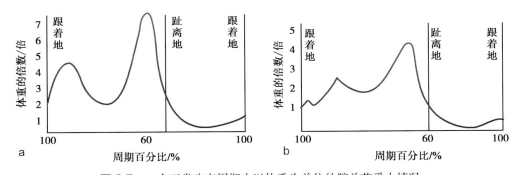

图 2-7　一个正常步态周期内以体重为单位的髋关节受力情况
a. 一个正常步态周期中男性髋关节受力模式图;b. 一个正常步态周期中女性髋关节受力模式图。

五、发育性髋关节发育不良治疗的生物力学基础

　　DDH 的治疗方法繁多,包括关节囊成形术、原位造盖术、髋臼扩大术、骨盆或股骨截骨术、关节置换术等,具体治疗方式需根据病理解剖、患者年龄、生物力学等特点并结合医师的技术和经验来进行选择。DDH 治疗的基本生物力学原理是通过扩大髋臼容积、增加髋臼覆盖和股骨头包容、恢复头臼同心关系、矫正股骨近端畸形、调整外展肌力臂等方式,纠正关节发育缺陷、增加髋关节稳定性、增加髋臼和股骨头受力面积以减小关节应力、促进髋臼及股骨头重塑、重建髋关节解剖结构等,最终恢复髋关节正常生物力学关系。

　　髋臼发育直接与髋臼骨骺生长相关,而股骨近端发育直接与股骨近端、大转子和股骨颈峡部骨骺相关。正常情况下,髋关节受力作用于骺板中央,压应力均匀分布,不会出现一处生长过快或过慢的现象。一侧髋关节出现发育不良时,由于力学环境的改变常可导致对侧发育也出现异常。如果作用于骺板的力的方向与骺板垂线成角,负重时骺板压应力向一侧偏移,另一侧甚至可产生张应力,由此出现一侧生长较快的现象,直到骺板又垂直于受力方向后再进入均匀生长。因此,在小儿 DDH 患者中,部分需改变骺板受力方向的治疗方式(如骨盆旋转截骨术、股骨转子间内翻截骨术等)可导致骺板不同部位生长不一致,骨盆或股骨颈在发育过程中有回到原来方向的趋势,导致部分患儿疗效差,成年后仍需进一步治疗。

　　髋关节置换(total hip arthroplasty,THA)是成人 DDH 伴有明显临床症状患者常用的治疗方式,髋关节旋转中心是影响术后假体与骨质、骨水泥及髋关节周围软组织内应力分布的最主要因素。从生物力学角度讲,髋臼假体的安放应尽可能置于髋臼解剖位置上,并要保证假体正常包容。非解剖位置的髋关节旋转中心重建(尤其是外移、上移)可增加早期无菌性松动和脱位风险,既往有文献报道髋关节旋转中心每外移 1mm,假体松动翻修概率将增加 24%。由于髋臼发育不良及顶部骨缺损,实际手术操作中很难做到髋臼假体旋转中心与生理解剖位置完全吻合,为保证髋臼假体顶部良好骨性覆盖及避免过大的移植骨覆盖,常对髋臼进行适当的内移或上移处理,原则是旋转中心位置宁偏内上,勿偏外上,争取在尽可能靠近髋臼生理解剖位置和最大限度宿主骨覆盖之间取得平衡。此外,既往研究也证实 DDH 全髋关节置换时在保证骨床包容的前提下选择较大直径的髋臼杯有利于髋关节应力分布,但需注意避免或减少髋臼骨床扩大磨锉所致的髋臼内壁穿破。

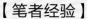
【笔者经验】

1. DDH 是髋关节先天发育缺陷和后天力学环境异常共同作用的结果，以时间和空间上的不稳定性为特征。

2. 髋关节是典型的杵臼关节，正常髋关节生物力学体系处于动态平衡之中，DDH 髋关节杵臼结构紊乱导致关节软骨、软骨下骨及周围软组织静力学及动力学异常，长期异常的力学环境也可促进髋关节异常发育。

3. DDH 治疗的基本生物力学原理是通过扩大髋臼容积、增加髋臼覆盖和股骨头包容、恢复头臼同心关系、矫正股骨近端畸形、调整外展肌力臂等方式纠正关节发育缺陷、增加髋关节稳定性、增加髋臼和股骨头受力面积以减小关节应力、促进髋臼及股骨头重塑、重建髋关节解剖结构等，最终恢复髋关节正常的生物力学关系。

（斯海波　沈　彬）

参考文献

1. 石学锋，布金鹏 . 成人髋臼发育不良生物力学改变及治疗现状 [J]. 中国矫形外科杂志，2003, 11 (17): 50-51.

2. 田丰德，赵德伟，李东怡，等 . 髋臼缺损程度对成人髋关节应力影响的三维有限元分析 [J]. 中国组织工程研究，2018, 22 (3): 380-384.

3. 肖凯，张洪 . 股骨颈前倾角对髋关节发育不良患者临床症状及治疗策略的影响 [J]. 中华骨科杂志，2014, 34 (12): 1258-1263.

4. 许杰，马若凡，蔡志清，等 . 髋臼发育不良者全髋置换中置入不同直径髋臼杯的力学分析 [J]. 中国组织工程研究，2014, 18 (13): 1969-1974.

5. 张衡，周建生 . CT 三维重建在成人髋关节发育不良髋臼形态研究中的进展 [J]. 中华解剖与临床杂志，2014, 19 (6): 519-522.

6. 中华医学会骨科学分会 . 发育性髋关节发育不良诊疗指南 (2009 年版) [J]. 中国矫形外科杂志，2013, 21 (9): 953-954.

7. 周建生，王志岩，官建中，等 . 成人髋关节发育不良髋臼解剖学特征及临床意义 [J]. 中华解剖与临床杂志，2014, 19 (1): 2-6.

8. 张伟，黄耀添，王军，等 . 单侧先天性髋关节脱位病人的动态足底压力测定初步分析 [J]. 医用生物力学，1998, 13 (4): 204-207.

9. ANTOLIC V, KRALJ-IGLIC V, IGLIC A, et al. Hip biomechanics in orthopaedic clinical practice [J]. Cell Mol Biol Lett, 2002, 7 (2): 311-315.

10. BOMBELLI R. The biomechanics of the normal and dysplastic hip [J]. Chir Organi Mov, 1997, 82 (2): 117-127.

11. CHEN M, SHANG X F. Surgical treatment for young adult hip dysplasia: joint-preserving options [J]. Int Orthop, 2016, 40 (5): 891-900.

12. LEIJENDEKKERS R A, MARRA M A, KOLK S, et al. Gait symmetry and hip strength in women with developmental dysplasia following hip arthroplasty compared to healthy subjects: A cross-sectional study [J]. PLoS One, 2018, 13 (2): e0193487.

13. MARANGOZ S, ATILLA B, GOK H, et al. Gait analysis in adults with severe hip dysplasia before and after total hip arthroplasty [J]. Hip Int, 2010, 20 (4): 466-472.

14. MAQUET P. Biomechanics of hip dysplasia [J]. Acta Orthop Belg, 1999, 65 (3): 302-314.

15. NIE Y, NING N, PEI F, et al. Gait kinematic deviations in patients with developmental dysplasia of the hip treated with total hip arthroplasty [J]. Orthopedics, 2017, 40 (3): e425-e431.

16. SORENSEN H, NIELSEN D B, JACOBSEN J S, et al. Isokinetic dynamometry and gait analysis reveal different hip joint status in patients with hip dysplasia [J]. Hip Int, 2018, 29 (2): 215-221.

17. TSCHAUNER C, HOFMANN S, CZERNY C. Hip dysplasia. morphology, biomechanics and therapeutic principles with reference to the acetabular labrum [J]. Orthopade, 1997, 26 (1): 89-108.

第三章

发育性髋关节发育不良的解剖学

髋关节为杵臼关节,由半球形股骨头及髋臼两大部分组成,周围被坚韧厚实的关节囊、强大有力的肌肉和发达的韧带所覆盖,是全身最大、最深的关节。髋关节有较大的稳定性和灵活性,具有使身体直立、支撑体重、行走和运动的功能。同时,髋关节具有将人体运动中的躯体重量传导至下肢的负重功能,可做前屈、后伸、内收、外展、内旋、外旋及旋转等运动功能。

一、髋关节的骨骼构成

(一)髋骨

髋骨左右成对,形状不规则,上部扁阔;中部窄厚,为扁骨。后方与骶骨形成骶髂关节,同尾骨组成环形的完整的骨盆;前方两侧髋骨面结合形成耻骨联合。16 岁前,髋骨分别由髂骨、耻骨和坐骨三部分独立组成(图 3-1)。16 岁后,三部分骨完全融合,会合于髋臼(图 3-2)。

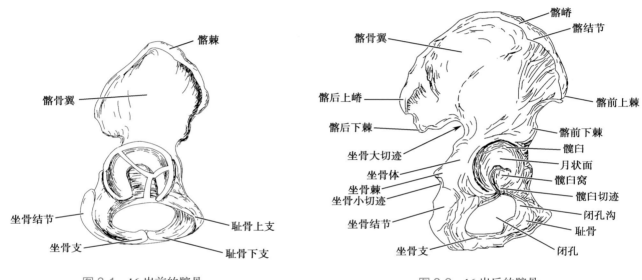

图 3-1　16 岁前的髋骨　　　　　　　　　　　　图 3-2　16 岁后的髋骨

1. 髂骨　髂骨构成髋骨上部,为三骨中之最大,呈扇形,扇面向上,分为肥厚的髂骨体和扁阔的髂骨翼。髂骨体参与构成髋臼,而髂骨翼是一宽阔的骨板,上缘为髂嵴。髂嵴前端为髂前上棘,后端为髂后上棘。髂前上棘与骶骨岬、S_2 棘突在同一水平面。在髂前上棘前方 5~7cm 处,有向外隆起的结构,称为髂结节。臀中部外侧,髂结节下方 10cm 处能扪及股骨大转子。在髋关节屈曲时,臀下部内侧扪及坐骨结节。坐骨结节平面上方,尾骨尖可在两臀部皱襞间扪及。

髂前上棘的下方有一薄锐突起称为髂前下棘,是股直肌肌头的起点。位于髂前上棘后上方髂骨外层向外隆起的部分称为髂结节。髂后上棘下方的突起部分称为髂后下棘,参与构成坐骨大切迹。坐骨大切迹上缘与 S_3 棘突间的水平面稍下方为髂后下棘。

髂骨翼内侧面为盆面,有一浅窝称为髂窝,构成大骨盆的后外侧壁,其下界有条圆钝的骨嵴线称为弓状线,它与髂骨体为界。髂骨翼后下方为粗糙不平的耳状面,与骶骨的耳状面构成骶髂关节。耳状面后上方有髂粗隆与骶骨借韧带相连接。

由于个体因素差异,髂骨的盆面及臀面有数量不等的滋养孔,但大多数情况下只有 1 个孔,多位于弓状线内侧端的外上方,与髂前上棘相距 7.9cm、距髂前下棘 6.9cm 左右。

2. 坐骨　坐骨组成髋骨下部,位于髂骨后下方。坐骨分别由坐骨体和坐骨上、下支三部分组成。坐骨体组成髋臼的后下 2/5,外侧面有闭孔外肌附着;内侧面较光滑,有闭孔内肌附着;后面则有髋关节囊附着。坐骨体后缘有尖形的坐骨棘,棘下方为坐骨小切迹。坐骨大切迹位于坐骨棘与髂后下棘之间。

坐骨体下后部向前、上、内延伸为较细的坐骨支,末端与耻骨下支结合。上支的前缘构成闭孔的后界,下支前段移行至后部变为粗糙的坐骨结节。坐骨结节是坐骨最低部,可在体表扪及。

3. 耻骨　耻骨组成髋骨的前下部,位于髋骨的前下方。耻骨形状为勺状,分为耻骨体和耻骨上、下支。耻骨体构成髋臼前下 1/5 的部分,与髂骨体相接处的粗隆状骨面称为髂耻隆起,向前内形成耻骨上支,其末端急转向下移行为耻骨下支。耻骨下支伸向后下外,与坐骨支结合。耻骨上支上缘有条锐嵴结构称耻骨梳,向前终止于耻骨结节,向后移行于弓状线。耻骨梳为陷窝韧带及反转韧带附着处。耻骨结节到中线的粗钝上缘为耻骨嵴。耻骨上、下支相互移行处内侧的椭圆形粗糙面称耻骨联合面,联合面由软骨相接,构成耻骨联合。耻骨与坐骨共同构成闭孔。

耻骨上缘称耻骨梳,向前到耻骨结节。其内面为耻骨嵴,耻骨上支的闭孔面稍外侧有闭孔沟,直达正中线。耻骨肌、长收肌、股薄肌、短收肌、闭孔外肌均始于耻骨体和耻骨支。向下放射状止于耻骨嵴。腹直肌止于耻骨上缘,该处又称为锥状肌起始处,闭孔通过闭孔血管和神经。耻骨梳为陷窝韧带及反转韧带附着处,耻骨结节是腹股沟韧带的内侧起点,坐位或站立时耻骨均有固定和支撑作用。

(二)髋臼

髋臼由髂骨、坐骨、耻骨三骨的体部连结而成,为半球形深凹窝,位于髋骨中部外侧面,坐骨结节与髂前上棘连线中间,将髋臼外侧面分为前、后两部分。

髂骨体构成臼顶,占髋臼面积的 2/5 ;坐骨体构成髋臼的后壁、臼底,占髋臼面积的 2/5 ;耻骨骨体构成髋臼的前壁,占髋臼面积的 1/5,这三部分结构共同组成完整的髋臼。从婴儿到青春期,髋臼 Y 形软骨发育、逐渐愈合。青春期后髋臼 Y 形软骨完全骨化。髋臼处男性、女性完全愈合的时间分别为 16~17 岁和 13~17 岁。

髋臼柱状结构,该观点基于倒置 Y 形的髋臼二柱学说,认为髋臼是由前、后两个骨柱构成,髂坐部分代表后柱,髂耻部分代表前柱。前柱的范围是髂骨翼的前 1/3、髋臼的前 1/2 及耻骨支;后柱从坐骨大切迹开始,经过髋臼,延续至耻骨下支,与坐骨支交界处,其范围包括坐骨大切迹后下方部、髋臼后 1/2 以及坐骨支。

髋臼前部低,后部隆起,下部有深而宽的缺口,称为髋臼切迹,有横韧带通过并封闭之,形成半球形凹窝。髋臼周边有软骨组织形成的盂唇缘,扩展了髋臼深度,使其面积超过球形的一半,将股骨头深包于其中。髋臼顶部是主要负重区,厚而坚实,是人体负重力线从骶髂关节向下肢传递的强有力负重点。髋臼后下部亦较厚,至坐骨结节部分为另一个负重点,主要是在坐位时起作用。髋臼的底部凹陷粗糙,延伸至髋臼切迹,称髋臼窝,窝表面有被称为哈弗森腺(Haversian glands)滑膜脂肪组织所填充。根据关节内压力的不同,腺液可出现挤出或吸入变化,起着维持关节内压力的平衡作用。髋臼窝壁非常薄弱,无关节软骨覆盖,被股骨头韧带占有,不与股骨头相接,为非关节部分。

闭孔为坐骨与耻骨之间围成的大孔,近似三角形或卵圆形。耻骨下支下缘、坐骨下支上缘分别组成闭孔上界和下界;坐骨上支、坐骨体前缘、髋臼切迹的边缘外侧和耻骨下支的外侧分别组成闭孔的外界和内界。闭孔管内有闭孔动、静脉及闭孔神经通过。

在先天性发育缺陷、骨盆形态异常、股骨头脱位和异常生物力学环境下,成人 DDH 的髋臼解剖形态发生了改变。在不同的年龄阶段,DDH 的髋臼解剖形态也呈现不同的病理改变,早期主要由于发育缺陷使髋臼浅平、倾斜度增大,对股骨头覆盖差。随着年龄增长,髋臼与股骨头之间的异常解剖关系和应力改变,最终导致髋臼的解剖形态也随之发生变化。

周建生等回顾性分析 72 例成人 DDH 终末期骨关节炎患者的临床资料,发现这 72 髋呈现出四种髋臼解剖形态,分别为浅杯状、浅盘状、贝壳状和三角状。同时,该作者进一步在 Crowe 分型研究中发现,Crowe Ⅰ 型的髋臼和股骨头保持着较大的接触面积,虽然髋臼对股骨头的包容与正常相比较差,但是大多数病例的髋臼保持了杯形结构;但在长期异常力学作用下,髋臼底形成了很多骨赘,使髋臼呈现出浅杯状。Crowe Ⅱ 型髋臼和股骨头的接触与负重部位主要集中在髋臼中上部,髋臼的中下部常有大量骨赘聚集,使原来较浅的髋臼变得更加浅平,呈现浅盘状。Crowe Ⅲ 型髋臼和股骨头的接触与负重部位主要集中在髋臼上部,因有效负重面积减少,相反单位面积应力增加,使髋臼呈现出上宽下窄的贝壳样形状;Crowe Ⅳ 型髋臼由于出生后一直未受到股骨头的接触摩擦与负重,基本保持着发育不良,呈小而浅的三角形状态。

对于髋臼前倾角,陈珽等对正常组(105 髋)和异常组(303 髋)的前倾角进行测量后发现,儿童的髋臼前倾角较正常成人小。0~6 岁髋脱位患儿的髋臼前倾角(13.95° ± 1.23°)较正常儿童的髋臼前倾角增大(12.15° ± 0.81°),差异具有统计学意义。同时,该作者发现在 1 岁左右阶段,新生儿髋臼前倾角有一个明显的增长,而在其后的几年中髋臼前倾角的增加幅度不大,基本处于稳定状态(表 3-1)。DDH 患者髋臼前倾角随着疾病的严重程度而增加。Yang 等研究纳入了 53 例 DDH 患者(79 髋)和 36 例正常髋关节患者。采取 Crowe 分型后,Crowe Ⅰ 型 26 例,Crowe Ⅱ/Ⅲ 型 31 例,Crowe Ⅳ 型 22 例,通过三维 CT 计算出正常髋关节患者的前倾角为 18.45° ± 6.67°,Crowe Ⅰ 型为 21.90° ± 6.99°,Crowe Ⅱ 型和Ⅲ型为 25.42° ± 5.96°,Crowe Ⅳ 型为 29.19° ± 4.83°。

表 3-1 正常组与脱位组的髋臼前倾角值

年龄/岁	正常组		脱位组	
	例数/例	前倾角/°	例数/例	前倾角/°
0~1	8	11.00 ± 3.82	22	12.55 ± 3.23
1~2	15	13.20 ± 2.48	43	14.23 ± 3.89
2~3	11	12.36 ± 3.56	30	14.40 ± 4.97
3~4	15	11.73 ± 2.74	63	15.03 ± 3.64
4~5	12	12.83 ± 5.62	29	15.17 ± 6.57
5~6	9	11.78 ± 3.77	24	12.33 ± 4.51
>6	35	16.34 ± 5.04	92	18.96 ± 6.27

二、股骨上端骨骼形态

国际内固定研究学会(Association for the Study of Internal Fixation,ASIF,德语缩写为 AO)将小转子下缘平面以内的股骨范围定义为股骨近端,主要包括股骨头、股骨颈及股骨大、小转子。

(一)股骨上端

股骨是人体最长、最结实的长骨,长度约为身高的 1/4,周围有强大的肌肉和韧带包绕,是人体最大的持重和运动骨骼器官,使人体具有直立、走路、运动等功能。股骨转子部的结构主要是松质骨,周围有丰富的肌肉,骨骼血运供应较股骨头多。

股骨分一体两端,上端有朝向内上的股骨头,其上部完全为关节软骨所覆盖,与髋臼组成关节。股骨头中央稍下有一小窝,称为股骨头凹,是股骨头圆韧带附着点,少量血供通过此韧带供应股骨头。头下外侧的狭细部称股骨颈,股骨颈微向前凸,中部较细。股骨距是在股骨干、股骨颈结合部内侧内后方,由多层致密骨构成的纵行骨板,因股骨负重呈偏心性,受力大的部分必须加固,而股骨距则是其着力点。

股骨颈与股骨体连接处有两个隆起,上外侧的方形隆起称大转子,内下方的隆起称小转子。大转子的位置较浅,体表易扪及。大转子上方为转子窝,有梨状肌附着,下缘呈嵴状,有股外侧肌附着,内面与股骨颈及股骨干的松质骨相连续,外侧面较粗糙,自后上斜向前下有条隆起的微嵴,此处有臀中肌附着。小转子为圆形骨性突起,位于大转子下、股骨干的后上内侧,是髂腰肌附着部。大、小转子连线之间,前面有转子间线,后面有转子间嵴。股骨转子部的结构主要是松质骨,周围有丰富的肌肉和血运包绕。转子间线比较平滑,是关节囊、髂骨韧带附着处。转子间嵴粗糙、隆起,大部分区域是外旋小肌附着点(图 3-3)。据报道,在变异解剖结构中,大转子的后下方相当于小转子的平面另有一骨性突起,称为第三转子。

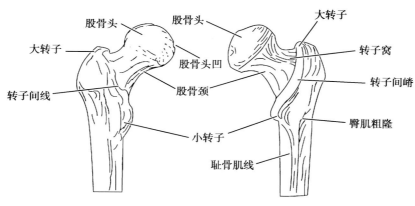

图 3-3　股骨上端结构

（二）股骨头及股骨髓腔

成人 DDH 患者股骨头失去正常股骨头形态，直径也较正常的股骨头小。另外，DDH 患者股骨髓腔狭窄，有畸形改变，解剖形态较正常股骨小。汤春平等对 72 例（78 髋）DDH 患者的股骨头高度、头心 - 干轴距，按 Crowe 分型标准分为三组，Crowe Ⅰ 型（23 髋），Crowe Ⅱ 型（31 髋），Crowe Ⅲ 型和Ⅳ型（24 髋），分别比较三组和正常对照组股骨近端的形态差异，结果发现三组 DDH 与正常股骨近端形态均有差异，Crowe Ⅰ 型股骨头高度（4.84 ± 0.57）cm 较对照组（4.45 ± 0.47）cm 高；Crowe Ⅱ 型、Crowe Ⅲ 型和Ⅳ型头心 - 干轴距分别为（2.66 ± 0.85）cm 和（2.39 ± 0.77）cm，均较对照组（3.16 ± 0.51）cm 小。并且该作者发现 DDH 组头心 - 干轴距有随着髋脱位程度增加而逐渐减小的规律。DDH 患者股骨髓腔扭转角度变化也较大，Charnley 等研究发现，股骨近端髓腔横断面呈椭圆型，其矢状径比冠状径长。同时，DDH 患者股骨髓腔张开指数也较小，在前后位 X 线片上显示为股骨髓腔较直，偏向于"烟囱形"样改变。

（三）股骨颈干角

股骨颈与股骨干之间形成夹角，称为颈干角，成人正常范围在 110°~140° 之间，平均为 127°。股骨颈干角 >140° 称为髋外翻，<110° 则为髋内翻。髋外翻时，股骨颈较正常为长，髋内翻时股骨颈较正常为短。颈干角改变，力的传导也将改变。Jiang 等对 466 名健康汉族成人（男 353 名，女 113 名）进行分析，结果显示颈干角平均为 133.02°。同时，该作者通过对年龄的分析显示，年龄 <60 岁的成人颈干角相比年龄 >60 岁人群明显增大，表明颈干角可能与年龄相关。在 DDH 的患者中，股骨颈干角较正常有增大的趋势。彭建平等报道正常髋平均股骨颈干角为 129.59° ± 4.58°，小于 DDH 组平均股骨颈干角（131.03° ± 5.17°）；同时，DDH 组伴有髋内翻或髋外翻的比例为 41%，对照组伴有髋内翻或髋外翻的比例为 16%，以髋外翻居多。汤春平将 23 例 Crowe Ⅰ 型、31 例Ⅱ型、24 例Ⅲ型和Ⅳ型患者分别与正常对照组比较发现，虽然 DDH 患者的颈干角有增大趋势，但是两者差异无统计学意义。

（四）股骨前倾角

一般认为股骨前倾角是由于髋关节外旋肌力量大于内旋肌力量，牵拉所形成的。Jiang 等对 466 名健康汉族成人性别的分析发现，女性前倾角比男性明显增大；多元线性回归分析也表明，前倾角可能与性别相关。DDH 是一种多发畸形，当发生髋关节脱位后，股骨颈失去前方髋臼的压力，而股骨头后方受压于骨盆的前倾面，通常导致股骨颈前倾角的异常增大。张维强等对 600 例发育性髋关节脱位患儿的研究发现，同一年龄段患儿健侧的股骨颈前倾角会比患侧小，4 岁以前，股骨颈前倾角会先减小后增大，变化速度较快；4 岁之后，股骨颈前倾角呈稳定增大趋势，变化速度变缓（表 3-2）。彭建平等的研究结果也发现，DDH 患者组平均股骨颈前倾角为 25° ± 9°，大于文献报道的正常值（14° ± 7°），同时作者发现 64% 的 DDH 患者伴有股骨前倾角增大。DDH 组股骨头直径较小，股骨颈前倾角较大，与 Robertso 报道结果相似，头心 - 干轴距均随着髋关节脱位程度增加而减小。总体来说,DDH 患者股骨近端解剖形态较正常股骨小,股骨颈前倾角偏大。

表 3-2　600 例患儿的股骨颈前倾角检测结果

年龄 / 岁	健侧 /($\bar{x} \pm s$)°	患侧 /($\bar{x} \pm s$)°
<1	34.21 ± 6.21	41.32 ± 7.29
1~<2	33.56 ± 4.59	36.56 ± 4.26
2~<3	34.18 ± 5.34	39.16 ± 5.63
3~<4	35.42 ± 5.64	41.21 ± 7.64
4~<6	36.58 ± 6.85	42.31 ± 6.29
6~<12	37.05 ± 7.25	43.53 ± 8.34

（五）股骨颈长度

过股骨头中心的股骨冠状切面,分别拟合出股骨头的球形及股骨颈基底部的椭圆形,两个圆心之间的连线就是股骨颈轴线。选取股骨干任意两处,分别拟合出其最适表面的椭圆形,两圆心之间的连线就是股骨干的轴线。股骨头球心与两条线交点之间的距离即为股骨颈的长度。彭建平等分析了 130 例 DDH 髋关节与 56 例正常髋关节的影像学资料,通过对比研究发现,DDH 组平均股骨颈长度为（43 ± 3）mm,正常髋平均股骨颈长度为（46 ± 4）mm,差异具有统计学意义。同时,该作者发现,DDH 组有接近一半的患者伴有股骨颈短缩,甚至部分患者存在股骨颈消失。

三、髋关节囊及韧带、滑膜、滑膜囊

（一）髋关节的关节囊

髋关节的关节囊厚而坚韧,分为纤维层和滑膜层。关节囊向上附着于髋臼周缘及横韧带,向下附着于股骨颈,前面达转子间线,后面包裹股骨颈的内侧 2/3,止于转子间嵴内侧 1.25cm 处,相当于股骨颈后面外、中 1/3 交界线。股骨头、股骨颈前面全部被关节囊包裹,颈的后面只有中、内 2/3 位于囊内,而后面有一部分位于关节囊外。所以,股骨颈骨折根据骨折线的位置可分为囊内、囊外和混合性骨折三型。

关节囊的纤维由浅层纵行及深层横行纤维构成,横行纤维移行为坚韧的轮匝肌环绕股骨颈部,部分纤维呈螺旋形、斜行以加固关节囊。关节囊周围有多条韧带加强内面为关节滑膜,起着支持、散热、减少摩擦的作用。滑膜细胞具有半透膜作用,利于各种化学物质交换;滑液存在于关节腔内,起着营养关节软骨和润滑关节运动的作用。

（二）髋臼韧带

1. 髂股韧带　髂股韧带非常坚韧,其尖部附着于髂前下棘与髋臼之间,呈人字形向下经关节囊的前方止于转子间线,深面与关节囊愈合,主要作用为限制大腿过伸,维持人体直立姿势。髂股韧带通常被称为 A 型韧带,该韧带分为两部分,中间部分较薄弱,称为大髂股韧带,该韧带两侧边缘部厚而致密,又分别称为内侧、外侧髂股韧带。外侧髂股韧带斜行走行附着于转子间线上外端的一个结节;内侧髂股韧带垂直走行附着于转子间线的下内侧端。髋关节屈曲时髂股韧带松弛,伸髋及其他运动时则呈紧张状态。髋关节的外展受到内侧关节囊的限制,外侧囊除限制外展外,还可限制内旋。髂股韧带还可以防止关节向前脱位,直立时限制髋关节过度后伸。因此,髂股韧带对维持髋关节稳定、防止髋关节的脱位等有重要意义（图 3-4）。

2. 耻股韧带　耻股韧带呈三角形,位于关节囊的下方,其基底部附着于髂耻隆起、耻骨上支、闭孔嵴及闭孔膜,越过股骨头的前外向下到达股骨颈,远侧与关节囊及内侧髂股韧带的深部愈合。该韧带的作用与髂股韧带相似,限制髋关节的过伸、过度外展及外旋等。

3. 坐股韧带　坐股韧带呈螺旋形,位于关节囊的后面。坐股韧带起自位于髋臼后下方的坐骨体,其上部纤维呈水平方向跨过关节后与髂股韧带融合,下部纤维呈螺旋状向上、向外附着于股骨大转子的根部及内侧股骨颈,一部分纤维与轮匝带愈合。坐股韧带在髂股韧带的深面附着于大转子。外侧和内侧的坐股下韧带环绕在股骨颈后面。该韧带主要是限制髋关节内收、内旋。

4. 股骨头韧带　股骨头韧带为三角形扁平带,其尖部附着于股骨头凹的前上部,韧带的基底部主要连接于髋臼切迹两侧,在两者之间与髋臼横韧带相融合。股骨头韧带被平滑的滑膜包绕,该韧带的发育强度因人而异,偶尔只有滑膜鞘单独存在,甚至里面没有韧带存在,但是韧带和滑膜鞘同时缺如的情况比较少见。当髋关节半屈并内收时,韧带紧张,而当髋关节外展时,韧带则呈松弛状态。股骨头韧带内有一小动脉通过,可以少量地为股骨头提供血供与营养。

5. 髋臼横韧带　髋臼横韧带由强有力的扁平纤维带组成,位于关节腔内,属于髋臼缘的一部分。髋臼横韧带呈桥状,横跨髋臼切迹的两侧,围成一孔道,其中有血管、神经穿过。此韧带与关节囊、股骨头韧带基底部相融合。髋臼横韧带可作为解剖标志指导髋臼假体的植入。Archbold 等报道了以髋臼横韧带作为解剖标志安装髋臼假体,术后获得了 0.6% 的髋关节脱位率。范会军等通过髋臼横韧带与髋臼卵圆窝顶点作为解剖标志发现,术后测量髋臼假体外展角和前倾角,与参考值比较,差异无统计学意义。作者也认为全髋关节置换术中通过髋臼横韧带作为解剖标志,对髋臼假体的精确性植入能够起到可靠的参考作用。

6. 轮匝带　轮匝带为关节囊在股骨颈部深层纤维的环状增厚部分,环绕股骨颈中部,能约束股骨头不向外脱出。该韧带在股骨颈后部较浅部位。

7. 股骨头韧带　股骨头韧带位于关节内,连结股骨头凹和髋臼横韧带,被滑膜所包被,内含营养股骨头的血管。当髋关节半屈并内收时,韧带紧张,外展时韧带松弛。

8. 耻股韧带　耻股韧带由耻骨上支向外下走行于关节囊前下壁,与髂股韧带的深部融合。可限制大腿的外展、外旋运动。

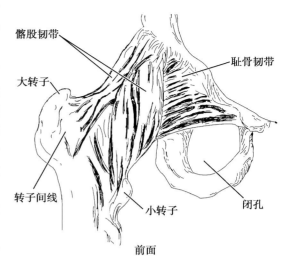

图 3-4　髋臼周围韧带

（三）髋关节滑膜

滑膜衬于关节囊的内部,覆盖盂缘的两面、髋臼窝的脂肪垫及股骨头韧带。滑膜返折至股骨头的关节边缘。髋关节的滑膜构成皱襞或称 Weitbrecht 支持带,内侧与外侧皱襞恒定,前皱襞不恒定。这些皱襞既是血管的径路,又可作为关节内韧带。髂耻囊是主要的滑膜囊,它通过髂股韧带与耻骨韧带的小孔,大多数与关节囊相通。在臀大肌间膜与大转子之间有一个很大的臀大肌转子囊,该囊下方有 2~3 个小的臀肌间囊,分别为臀大肌浅转子囊和臀大肌深转子囊,位于臀肌粗隆附近与臀大肌肌腱之间。在坐骨结节部也有一个滑液囊,称为臀大肌坐骨囊。

四、髋关节周围肌肉

髋关节能自由运动,主要依靠其周围的肌肉收缩和舒张来完成。根据髋关节的运动可分为前、后、内、外侧共四组。严重 DDH 的患者通常具有低效的外展肌肉组织,导致呈跛行或臀中肌步态(又称 Trendelenburg 步态)。由于髋关节慢性脱位,会造成包括内收肌、髋屈肌和髋伸肌在内的髋关节周围肌肉组织缩短。如果肢体延长超过 3cm,坐骨神经也容易受伤。据报道,关节置换术治疗 DDH 患者术后坐骨神经麻痹的比例约为 5.2%~13.0%。

（一）前侧肌群

1. 缝匠肌　起于髂前上棘,向大腿内下侧行走,止于胫骨上端内侧面和胫骨结节,构成股三角的外侧边。缝匠肌为全身最长肌肉,成人平均长度为（529 ± 8.48）mm,宽度为（25.23 ± 0.82）mm,厚度为（10.5 ± 0.66）mm,主要作用为屈髋及膝关节,使已屈曲的髋关节外展、外旋。缝匠肌由股神经支配,血供主要由股深动脉和旋股外侧动脉的分支供给。临床中,可将缝匠肌上部游离、转移肌瓣和肌皮瓣使用。

2. 髂腰肌　由髂肌和腰大肌组成。髂肌呈扇形,位于髂窝内和腰大肌的外侧。起自髂窝、髂筋膜、髂前下棘和骶骨翼,向下止于股骨小转子或者髋关节囊。在下行过程中,有部分肌纤维可与腰大肌相融合。腰大肌呈长形或纺锤状,位于腰脊柱的两旁。腰大肌起自 T_{12} 椎体、L_{1-4} 椎体及所有的腰椎横突。在移行过程中,腰大肌与髂肌的内侧部分融合,止于股骨小转子。腰大肌、髂耻隆起与髋关节囊之间,可出现一个与髋关节腔相通的滑液囊,称为髂耻囊。腰大肌主要功能为前屈、外旋髋关节。髂腰肌受腰丛前支（L_{1-4}）支配。

3. 股四头肌　全身最大的肌,有四个头,分别由股直肌、股外侧肌、股内侧肌和股中间肌组成。股直肌为厚且长的呈纺锤形的双羽状肌。股直肌有直头和返折头两个起点,直头起于髂前下棘;返折头起于髋臼上部。直头与肌肉方向一致,返折头与肌肉方向相反。股内侧肌和股外侧肌分别起自股骨粗线的内、外侧唇。股中间肌位于股直肌的深面和股内、外侧肌之间,起自股骨体的前面。最终,四个肌头向下相融成坚强的股四头肌腱,止于髌骨上缘,延伸为髌韧带,最后止于胫骨粗隆。股四头肌主要起膝关节的伸肌作用,股直肌还能屈髋关节。张洪武等报道股四头肌各肌块的神经均是来自股神经的分支,均从肌的上部肌门处入肌,且神经入肌时都有血管伴行。股直肌的神经入肌点有两个,距髂前上棘下方的距离分别为（10.23 ± 0.97）cm 和（14.48 ± 1.12）cm;股内侧肌的神经入肌点与髂前上棘下方的距离为（9.85 ± 1.28）cm;股外侧肌有两个神经入肌点,距离髂前上棘下方的距离分别为（11.88 ± 1.34）cm 和（13.98 ± 2.55）cm;股中间肌的神经入肌点距离髂前上棘下方的距离为（9.23 ± 1.65）cm。

4. 腰小肌　呈梭形,肌腹较小,起自 T_{12},止于髂耻隆起,在人类出现率约为 50%。在腰大肌浅面向下移行,以薄腱膜移行于髂筋膜、耻骨梳韧带。腰小肌可与腰大肌产生协同作用,使腰椎向同侧屈曲。此外,腰小肌可紧张髂筋膜。腰小肌受腰丛前支（L_{1-2}）支配。

（二）后侧肌群

1. 臀大肌　扁平呈菱形,肌肉粗壮有力、大而肥厚,形成臀部特有的隆起,覆盖臀中肌的下半部及其他小肌。臀大肌起止面广泛,自上而下起于髂骨翼的外面和骶骨的背面,并以短腱起于髂后上棘、臀后线以后的髂骨臀面、髂骨下部与尾骨及两骨之间的韧带和骶结节韧带等处。臀大肌的肌纤维非常粗大,平行向外向下行走,大部分移行于髂胫束的深面,小部分止于股骨的臀肌粗隆。臀大肌下缘的体表投影相当于尾骨尖至股骨干上、中 1/3 交点的连线。两平行线之间的菱形代表的是臀大肌的体表投影部位。成人的臀大肌上缘长约（9.1 ± 0.2）cm、下缘长约（10.3 ± 0.1）cm、止点宽约（9.8 ± 0.5）cm。臀大肌的生理横切面积为（19.32 ± 5.26）cm^2,与大收肌（19.59cm^2）相近。臀大肌的质量是（396.10 ± 109.82）g,仅次于股四头肌。

臀大肌的肌纤维是由肌内结缔组织分成大的肌束组成,结缔组织排列紧密,将臀大肌肌束牢牢地固定在一起,这样有利于臀大肌力量的传递与聚积。肌内结缔组织对肌组织除有支持、保护和营养作用外,还能调整单个肌束的活动。从理论上讲,这种肌形态学上的特点能使人体更好地控制躯干在左右方向上的稳定性。臀大肌内侧为起点,位置较高,外侧为止点,位置较低,使肌束的移行方向自内上方斜向外下方,使两侧的臀大肌与人体纵轴形成角度。

薛黔等对臀大肌不同类型肌纤维分布特点研究结果中发现,臀大肌上部肌块含有大约 60% 的慢缩纤维,主要参与维持髂胫束的紧张性和维持直立姿势;下部肌纤维约含有 50% 的慢缩纤维,主要参与伸髋关节的强力运动。此外,有学者通过肌电研究发现,臀大肌的伸大腿活动一般是在股后部肌发起伸的活动之后,或者当需要格外用力的时候它才开始出现活动的状态。臀大肌的血供主要来自臀上、下动脉的浅支,神经支配来自臀下神经。

2. 臀中肌 呈扇形扁平肌束,起于臀前、后线前部的髂骨臀面、髂嵴外唇和阔筋膜,止于股骨大转子尖端的上面和外侧面。阔筋膜张肌覆盖臀中肌前部,臀大肌则覆盖其后部。臀中肌主要功能是协助髋关节外展、内旋和外旋。

3. 臀小肌 呈扇形,位于臀中肌的深面,起于髂骨翼的外面,肌束向下集中移行为短腱,止于大转子的上面和外侧面。同臀中肌共同从上部覆盖髋关节。肢体下垂时,臀中、小肌共同起悬挂作用,防止关节囊拉长和肢体下落。两下肢站立时,臀中、小肌能防止股骨头自髋臼脱出。研究表明,在成人中,臀中肌的支持力约为130kg,臀小肌约为142kg,在总的朝上朝内肌肉联合支持力约为500kg。因此,臀中、小肌占了朝上朝内肌肉联合支持力的50%左右,其中,臀小肌接近28%,故在站立时,臀小肌对髋关节的稳定起重要作用。臀小肌受L_4-S_1脊髓节段的臀上神经支配。

4. 短外旋肌群 包括梨状肌、上、下孖肌、闭孔内肌和股方肌。梨状肌形态不尽相同,一般为一肌腹一肌腱(75.0%),其余可见二肌腹一肌腱(16.7%),二肌腹二肌腱(6.7%),一肌腹二肌腱(1.6%)。梨状肌大部分起于S_{2-4}前孔外侧,出骨盆之后,有从坐骨切迹上缘或骶髂关节囊下部起始的附加纤维加入,几乎占据整个坐骨大孔,出骨盆后移行为肌腱,向外止于大转子上缘的后部。梨状肌出骨盆处至大转子尖端的距离代表梨状肌在臀部的长度,最大为134.0mm,最小为55.0mm,平均为80.5mm。

梨状肌前面,内侧1/3与骶丛、盆腔相邻。外侧2/3下方与坐骨体相邻,上方与臀小肌相邻。在臀小肌与上孖肌之间距离较大时,梨状肌的前面可大部或全部与骨面直接相邻,反之则与肌肉相邻。梨状肌后面,内侧1/3紧邻骶髂关节囊下部,外侧2/3间隔以疏松筋膜组织,与臀大肌相邻。在梨状肌腱止端的下方与髋关节囊之间,有时可见大小不等的滑液囊,如果滑液囊发生炎症能刺激梨状肌而使其挛缩,压迫坐骨神经。

臀上、下动脉的分支间在梨状肌下缘及坐骨神经周围有吻合。梨状肌有外旋和外展髋关节的作用,甚至在一定条件下可起到内旋的作用。

上、下孖肌分别起于坐骨小孔上缘的坐骨棘和下缘的坐骨结节,它们位于闭孔内肌腱的上下缘,股方肌之上,止于大转子窝。由骶丛分支支配。上、下孖肌有外旋髋关节的作用。

闭孔内肌为三角形扁肌,起自闭孔膜的内面及周围的骨面,其肌束向后集中成为肌腱,由坐骨小孔出骨盆而移行到臀深部,最后止于转子窝。上、下孖肌分别位于该肌腱的上、下部。闭孔内肌腱在绕坐骨切迹处,有恒定的闭孔内肌腱下囊。该肌可协助髋关节旋外。

股方肌起于坐骨结节外侧面,肌束斜向后外移行。下缘肌束绕坐骨结节下缘至坐骨结节外侧,称斜行部,随后转向水平向外止于转子间嵴及其稍外侧的骨面,称水平部。股方肌上、下动脉营养股方肌。由骶坐分支支配。该肌可协助髋关节旋外。

(三)内侧肌群

1. 耻骨肌 呈长方形的短肌,位于髂腰肌的内侧、长收肌之上,该肌起于耻骨梳及耻骨上支,向下外后斜行,止于股骨小转子下方的耻骨线。该肌受股神经分支或偶由闭孔神经分支支配。

2. 长收肌 呈三角形,位于耻骨肌的内侧,短收肌上方,起于耻骨体、耻骨上支前面上部,止于股骨粗线内侧中1/3。长收肌参与构成内收肌管,股动脉在内收肌管中行进。长收肌的血液供应来源于闭孔动脉的前支。长收肌靠近内侧缘中上1/3交界处与肌纤维交叉斜向外下走行至长收肌外侧缘中部区域间可见肌内神经末梢分支呈带状密集分布,由闭孔神经前支支配。

3. 短收肌 近似三角形,位于耻骨肌和长收肌的深面,起于耻骨体及其下支的前面,止于股骨粗线内侧。大多数受闭孔神经前支支配,少数受后支支配。闭孔神经的前支在短收肌浅面入肌,其中一支在短收肌浅面内上缘入肌,另一支在短收肌中部偏内侧入肌。

4. 大收肌 呈三角形,大而厚,位于耻骨肌、长收肌、股薄肌及短收肌的深面,起于耻骨支、坐骨支及坐骨结节,大收肌止端分为前后两层,前层止于股骨粗线内侧;后层向下移行于肌腱,止于收肌结节。大收肌的血供为多源性,上 1/3 段主要由闭孔动脉、旋股内侧动脉等分支供给;中 1/3 由旋股内侧动脉、穿动脉、膝降动脉的分支供给;下 1/3 段的血供主要来源于股动脉。大收肌多为闭孔神经和坐骨神经双源性神经支配。

5. 股薄肌　呈扁薄的带状形,位置最浅,位于缝匠肌与半膜肌之间。以腱膜形式起于耻骨下支,起部肌腱宽而薄,向下于耻骨内上髁平面移行为条索状肌腱,下端细且薄,最后以扇形放散,止于胫骨粗隆内侧。股薄肌全长 (42.0 ± 0.6) cm,肌腹长 (31.0 ± 3.8) cm,肌腱长 (10.9 ± 0.9) cm。股薄肌为多源性血供,包括股深动脉的股薄肌支、旋内侧动脉、闭孔动脉和膝降动脉等。支配股薄肌的神经均来自闭孔神经前支的分支,该神经在长收肌与短收肌之间向内下斜行,逐渐与股薄肌的主要血管伴行,汇合后形成血管神经束。

6. 闭孔外肌　呈略扁的三角形,中后部的肌腹最厚,起于闭孔膜外面内侧 2/3 及邻近的坐骨支和耻骨支,止于股骨转子窝。闭孔外肌末端肌腱较长,呈略扁的圆柱状,长度约为 (30.60 ± 7.14) mm,止点的宽度为 (7.42 ± 1.94) mm,厚度为 (4.02 ± 0.73) mm。闭孔外肌末端绝大部分肌腱位于股方肌的深面,其止点紧邻联合腱的前下方,多数位于股方肌上缘的下方,两者的最短水平距离为 (7.90 ± 3.82) mm,止点上缘距离骨面深度为 (14.62 ± 2.49) mm。闭孔外肌在收缩时与其他外旋肌的功能相似,能够外旋髋关节、限制其内旋以及在屈曲状态下的内收。但是,闭孔外肌肌腱的位置更为特殊,位于坐股韧带下方髋关节囊最薄弱处,具有更粗、更长的肌腱,故从形态学的角度分析,闭孔外肌比其他外旋肌在维持髋关节稳定中所起的作用更大。

(四) 外侧肌群

1. 阔筋膜张肌　呈梭形,位于髋部和大腿外侧,缝匠肌和臀中肌之间,起于髂前上棘及髂嵴外唇线,肌纤维向下后方行走。该肌包在阔筋膜两层之间,上厚下薄,下方在股骨上、中 1/3 处移行于髂胫束。阔筋膜张肌平均全长为 (158.64 ± 18.12) mm,该肌起点宽 (18.32 ± 4.68) mm,肌腹最宽处为 (34.84 ± 6.84) mm,厚度为 (8.42 ± 5.41) mm。阔筋膜张肌营养动脉来源较多,最主要的动脉来自旋股外侧动脉升支。支配阔筋膜张肌的神经来自臀上神经下支的一个分支。

阔筋膜张肌的作用为紧张髂胫束,协助髋关节内旋、外展。由于该肌营养动脉有多处,行程稳定,切除后对大腿的运动影响不大,故可做成用途广泛且可靠的肌皮瓣。

2. 臀中肌和臀小肌　见上文。

五、髋关节周围血供

髋关节周围的血液供应有重要的临床意义。骨折、脱位或手术损伤血液循环后,不但影响骨折愈合,还会造成股骨头缺血性坏死。

(一) 关节囊周围的血供

关节囊的前方、内侧方主要有旋股内侧动脉的分支分布,其范围较广,可移行至关节囊的后下部。关节囊前上部有髂腰动脉分布,旋股外侧动脉的分布则以前上部的远侧为主,并可延伸至臀中肌、臀小肌及阔筋膜张肌深面的关节囊。关节囊的后部主要由臀上、下动脉供应。这些动脉可在关节囊表面相互吻合成血管网。

(二) 髋臼外侧壁血供来源

1. 臀上动脉关节支　从臀上动脉深支发出,位于髋臼后上区,距臼缘 1.1~1.6cm 处与臼缘相平行,呈弓弧状移行至髋臼前上区,大概在髂前下棘位置与旋股外侧动脉升支互相吻合,发出许多分支分布于髋臼髂骨体部及关节囊内。臀上动脉关节支是髋臼最重要的营养支,也是沿着髋臼行程最长的动脉。

2. 臀下动脉关节支　从臀下动脉深支发出,位于髋臼后下区,距臼缘 0.8~1.2cm 处绕臼缘移向前下方,前上分支、后上分支分别与闭孔动脉后支的坐骨滋养支、臀上动脉关节支相吻合。

3. 闭孔动脉后支　闭孔动脉经闭膜管出骨盆后,分为前后两支,后支参与了髋臼的血供,其中坐骨滋养支位于髋臼的前下部,距臼缘0.5~0.9cm处向后上移行和臀下动脉关节支相吻合,耻骨滋养支距臼缘0.6~0.9cm处向前上方行走,止于耻骨体的动脉滋养孔内。

4. 旋股外侧动脉升支　移行于髋关节的上外方,大概在髂前下棘位置与臀上动脉关节支的终端互相吻合。

5. 旋股内侧动脉髋臼支　移行于髋关节的上内方,髋臼支从髋臼切迹处进入髋关节,为髋臼横韧带、邻近关节囊及部分髋臼组织提供血液供应,最后与闭孔动脉相吻合。

(三)髋臼内侧壁血供来源

1. 闭孔动脉主干　由髋臼骨盆内侧壁从后上向前下内方移行,从闭膜管出骨盆,沿途发出许多分支供应髋臼骨盆内侧壁。

2. 阴部内动脉　供应髋臼内侧壁下方部分。

(四)股骨头、股骨颈的血供

供应股骨头、颈的血管主要有旋股内、外侧动脉,臀上、下动脉,闭孔动脉及股深动脉第一穿动脉等。

1. 旋股内侧动脉　由股动脉直接发出占95%,少部分股深动脉占5%。起始处外径为(4.1±1.6)mm,起点至分支长度为(1.0±0.4)cm。旋股内侧动脉穿过耻骨肌与髂腰肌之间,至闭孔外肌下缘附近,发出内侧颈升动脉和闭孔外肌的分支到邻近肌肉,与旋股外侧动脉、第一穿动脉及臀下动脉相吻合。旋股内侧动脉在关节囊外向后在转子间嵴发出后侧颈升动脉,发出分支与臀上动脉吻合。另外,有20%的概率发出髋臼支,穿过髋臼横韧带下方到髋臼凹,然后再发出分支进入股骨头韧带。其主干行至关节囊外后方与旋股外侧动脉在股骨颈根部吻合形成一关节囊外动脉环。外侧颈升动脉主要供应股骨头、颈和大转子。

2. 旋股外侧动脉　由股深动脉发出者占95%,5%直接发自股动脉。起始处外径为(4.9±1.4)mm,起点至分支长度为(1.2±0.3)cm。该动脉移行至缝匠肌、股直肌深面时分为三支:升支、降支和横支。升支分布于阔筋膜张肌、缝匠肌等,于股骨颈前方与旋股内侧动脉的分支形成囊外动脉环;降支移行至肌四头肌下部及膝关节;横支穿越股外侧肌至股骨后面,在大转子下方与旋股内侧动脉和臀下动脉、第一穿支动脉相吻合。

3. 囊外动脉环　囊外动脉环围绕股骨颈基部,由旋股内、外侧动脉在关节囊附着处相互吻合而形成。从该动脉环发出前、后、内和外侧四组颈升动脉。旋股内侧动脉组成动脉环的内、后、外侧部。该动脉移行至髂腰肌、耻骨肌间至关节内侧,先发出内颈升动脉,出现率约为80%,此动脉外径约为(1.10±0.21)mm。主干行至转子间发出后颈升动脉,出现率约为60%,此动脉起始外径约为(0.8±0.2)mm。外侧形成外侧颈升动脉,出现率约为100%,此动脉起始处外径为(1.10±0.32)mm。旋股外侧动脉组成动脉环的前部,于股骨颈前方发出1~2支前颈升动脉,沿转子间线分布于股骨头前上区域,出现率约为30%,此动脉起始外径为(0.4±0.3)mm。这四组颈升动脉从股骨颈基部穿过关节囊纤维层,在股骨颈周围的滑膜覆盖下上升,分支营养股骨头、股骨颈。

4. 闭孔动脉　闭孔动脉主要来源于髂内动脉干,占62.5%,其余来源于臀下阴部动脉干,占30.0%,来源于臀下动脉和脐动脉,占7.5%。该动脉起始处外径约为(2.0±0.2)mm,干长约为(3.8±0.5)cm。该动脉沿骨盆侧壁向前下方行进,经闭膜管出盆,分为前后两终支。前支沿闭孔前缘行走,分布于闭孔外肌等,并与其后支的分支和旋股内侧动脉的分支相吻合。后支沿闭孔缘行走,分支分布于邻近肌肉外,尚发出一终支髋臼支,出现率为80%,起始外径约为(1.56±0.31)mm,从起点到髋臼切迹的长度约为(3.2±0.4)cm,分布于脂肪、滑膜及髋臼。该动脉发出一分支进入股骨头韧带,然后到达股骨头凹进入股骨头,称为股骨头韧带动脉,出现率为75%,起始外径约为(1.00±0.32)mm。

5. 臀上动脉　是髂内动脉发出的分支,供应髋臼上部、关节囊上部及大转子部分区域。当此动脉移行至臀区后分为浅、深两支,浅支经臀中肌后缘至臀大肌深面,主要营养臀大肌;深支行于臀中、小肌之间营养该二肌,并发出数支至髋臼上部,终于近侧关节囊。深支向外达阔筋膜张肌深面与旋股外侧动脉分支吻合,参与形成髋关节动脉网。臀上动脉也发出一终支至股骨,降支至大转子上面及外侧面。

6. 臀下动脉 发自髂内动脉,位于梨状肌之下、坐骨神经的内侧,主要营养臀大肌。臀下动脉发出横支供应坐骨神经的血运,然后一支向下供应髋臼缘的下、后部及关节囊。发出分支移行于髋臼下部及坐骨结节的切迹中,在闭孔外与闭孔动脉相吻合,供应髋臼的下部区域。

7. 股深动脉第一穿支 股深动脉是股动脉的粗大分支,发自股动脉大收肌止点水平,穿收肌至股后部,走行于大收肌、短收肌与长收肌之间,最后至内收大肌止端深面。沿途分出三至四支穿动脉,其中以第一穿动脉最为粗大,该动脉穿短收肌、大收肌至股后部,分出升支、降支、第一穿动脉升支、大转子支供应大转子后下部。此外,升支的大转子支与旋股内侧动脉深支的大转子支构成十字动脉网。因此,以股深动脉第一穿动脉为蒂的骨瓣,可用于股骨颈、股骨距和股骨上段骨缺损的修复。

六、髋关节神经支配

髋关节周围的神经主要为股神经、闭孔神经和骶丛的短神经支肌支——臀上神经以及骶丛的长神经支——臀下神经、坐骨神经与股后皮神经。

(一)股神经

股神经起于L_{2-4}腰神经,是腰丛发出的最粗大的神经,位于腰大肌外缘,移行于髂腰肌筋膜深面下行,后进入股三角。股神经主干粗短,可分出众多肌支、皮支和关节支。肌支主要分布于股四头肌、缝匠肌和耻骨肌;皮支有数条,穿过缝匠肌分布至股前内侧区皮肤。隐神经为最长的皮神经,它自股神经分出后,伴股动脉外侧下行走于收肌管内,随后穿大收肌腱板,分出髌下支至髌骨下方的皮肤,而主干继续伴大隐静脉下行至小腿和足内侧缘,支配该区域的皮肤。关节支分布至髋、膝关节。

(二)闭孔神经

闭孔神经是运动与感觉的混合性神经,主要来自L_{2-4}腰神经分支,其粗细仅次于股神经。该神经从腰大肌外缘穿出,进入小骨盆内,经闭膜管出骨盆分出前、后两支。前支在长、短内收肌之间,分布于大腿内下部皮肤,后支移行于内收肌之间。闭孔神经主要支配闭孔外肌、长收肌、短收肌、大收肌和股薄肌,偶尔可发出分支至耻骨肌。研究解剖标本发现,闭孔神经的两个主要分支的分叉点多位于闭膜管内(51.78%)、大腿内侧(25.00%)或骨盆内(23.22%)。其皮支由前支发出,分布于大腿内侧中上部的皮肤,也有文献报道闭孔神经在人群中并不提供皮支支配。另外,闭孔神经主干或分支还发出细小关节支分布于髋关节和膝关节。

(三)臀上神经

臀上神经为L_4-S_1神经的分支。臀上神经与臀上血管经梨状肌上孔至臀部,在臀中肌与臀小肌之间向外上方移行。臀上神经可分三型。

1. Ⅰ型 单支型,占37%,在梨状肌上孔处臀上神经为一单干,长1.4cm左右,由此干可分为上支、下支和最下支。上支分布于臀小肌,偶发支至臀中肌后部;下支分布于臀中肌后上和中部;最下支位于臀上血管深下支下方,分布于臀中肌中外部,其终支为阔筋膜张肌支。

2. Ⅱ型 双支型,占50%,在梨状肌上孔处臀上神经为上、下两支。上支较细,分布于臀小肌和臀中肌后上部;下支较粗大,从干上分三至四支。

3. Ⅲ型 三支型,占13%,在梨状肌上孔处臀上神经有三支,从上内至外下可称之为上支、下支和最下支。上、下两支较细,分布于臀中肌后中部和臀小肌,下支较粗分布于臀小肌及臀中肌中外部,最下支为阔筋膜张肌支。

（四）臀下神经

臀下神经为骶丛分支,支配臀大肌,臀下神经与臀下动脉伴行。该神经出骨盆的位置不定,可从髂后上棘与坐骨结节连线的中 1/3 穿出(50.0%)、连线的上、中 1/3 交界处穿出(48.3%)或在连线的下 1/3 穿出(1.7%)。臀下神经可发出数支分支,其中单支型穿出骨盆后于臀大肌深面分为二至四支,后者再分为数支分别入肌;双支型的内、外侧支或三支型的内侧、中间和外侧支也同样再各分为二至四支后入肌。四支型在入肌前再分支,以分支入肌。如此可见,臀下神经具有多支入肌的解剖学特点。

（五）坐骨神经

坐骨神经是骶丛中最大的神经,也是人体最粗大的神经。局部解剖复杂,当发生外伤,易造成该神经的损伤。

坐骨神经为混合神经,由腰骶干及 S_{1-3} 神经构成,分为胫神经和腓总神经。其中,胫神经主要起于腰骶干及 S_{1-3} 前股;腓总神经起于腰骶干及 S_1、S_2 后股。两种神经汇合于总的结缔组织鞘内,在梨状肌上缘平面合成扁而宽的坐骨神经干。

在坐骨神经鞘内,胫神经位于后内侧,腓总神经位于前外侧,胫神经较腓总神经粗大。胫神经与腓总神经之间被较厚的结缔组织分开,构成两条相对独立的神经。研究表明,臀部胫神经自然分束数为 20.00 ± 2.87,内部的神经束较粗大,数量也较多;腓总神经为 11.00 ± 1.70,内部的神经束较细小,数量少。

从第一骶前孔至臀大肌下缘可将坐骨神经分为三段:①梨状肌上缘以上为盆段,长度约为(9.33 ± 0.74)cm;②梨状肌覆盖至该肌下缘为梨状肌段,长度约为(3.67 ± 0.62)cm;③梨状肌下缘至臀大肌下缘为臀段,长度约为(17.03 ± 1.37)cm。臀大肌下缘至腘窝上份为坐骨神经的股后段。文献报道,坐骨神经的直径盆腔段为(7.90 ± 1.97)mm,梨状肌段为(15.10 ± 2.29)mm,臀大肌段为(11.02 ± 2.16)mm。一般情况下,坐骨神经从梨状肌下孔穿出盆腔后,从坐骨结节与股骨大转子连线的中点移行至腘窝,分为胫神经及腓总神经,其分支部位在腘窝上份者占(69.29 ± 2.32)%;在梨状肌下缘分支者占(21.32 ± 2.06)%;在大腿上、中份分支者占(9.39 ± 1.47)%。胫神经连续于坐骨神经行于腘血管浅面,移行至小腿后群浅、深层肌之间,至足底后分为足底内、外侧神经。腓总神经从坐骨神经分出后,于腓管达小腿前面分为腓浅、腓深神经。

坐骨神经盆腔出口为骨纤维性管道,由上、下两个口及前壁、后壁、内侧壁、外侧壁四个壁构成。上口为狭长的半月形的骨盆口,前缘呈弧形,后缘平直。下口为三边形裂隙的梨状肌下孔,上为梨状肌下缘,下为上孖肌上缘,内为骶结节韧带。前壁由闭孔内肌、坐骨大切迹构成;后壁为梨状肌;内侧壁为骶棘韧带和骶结节韧带;外侧壁为坐骨大切迹和臀小肌。梨状肌下孔内,由外向内的结构依次为坐骨神经、股后皮神经、臀下动脉、臀下静脉、阴部内动脉、阴部内静脉及阴部神经。

坐骨神经与梨状肌的关系复杂多样,常分为 Ⅰ～Ⅵ型。Ⅰ 型:坐骨神经出梨状肌下缘;Ⅱ 型:胫神经出梨状肌下缘,腓总神经穿梨状肌;Ⅲ:坐骨神经总干穿梨状肌;Ⅳ 型:胫神经穿梨状肌,腓总神经出梨状肌上缘;Ⅴ 型:坐骨神经总干穿梨状肌上缘;Ⅵ 型:胫神经出梨状肌下缘,腓总神经出梨状肌上缘。文献报道,Ⅰ 型占 73.08%~73.82%,其余各型占 26.18%~26.92%。其中,Ⅰ 型即坐骨神经总干出梨状肌下缘,出现率最高,故将此型称为正常型,其余各型为变异型。变异型中Ⅱ型出现率较高,故将Ⅱ型即胫神经出梨状肌下缘,腓总神经穿梨状肌,作为变异型的代表型。

（六）股后皮神经

股后皮神经又称小坐骨神经,由骶丛分出,含有 S_2、S_3 的神经纤维,经梨状肌下孔随坐骨神经出盆腔,沿坐骨神经内侧或浅处下降,在股后正中线股二头肌长头的浅面、股后深筋膜深处,至大腿下段内收肌结节上方穿出深筋膜,沿着小隐静脉下降,分布于小腿后面的中部。股后皮神经沿途分支穿出深筋膜,分布在股后、股两侧、腘窝及小腿上部后面皮肤。股后皮神经在臀大肌深处还可以发出会阴支及臀下皮神经。

【笔者经验】

　　1. DDH 患者的髋臼和股骨髓腔等解剖形态较正常髋有较大差别,在 THA 前行髋关节精准手术计划对假体的选择和安放角度有指导意义。

　　2. 由于 DDH 患者的股骨头高度、偏心距、股骨颈长度均较正常股骨近端小,在行 THA 时要充分考虑以上因素,重建良好的关节运动轨迹。

　　3. 股骨颈前倾角异常增大是术中纠正的重点,由于 DDH 患者髋臼多浅而直,加之股骨颈前倾角增大,术中需要适当减少前倾角,使得联合前倾角恢复正常。

（吴元刚）

参考文献

1. 丁文龙, 王海杰. 系统解剖学 [M]. 3 版. 北京: 人民卫生出版社, 2015: 93-97.

2. 张绍祥, 张雅芳. 局部解剖学 [M]. 3 版. 北京: 人民卫生出版社, 2015: 379-380, 382-384.

3. 吉士俊, 马瑞雪, 周永德, 等. 小儿髋关节外科 [M]. 北京: 人民卫生出版社, 2005: 27-28, 30-31, 49-51.

4. 邱贵兴, 高鹏. 奈特简明骨科学彩色图谱 [M]. 北京: 人民卫生出版社, 2007: 184, 187-190.

5. FLACK N A, NICHOLSON H D, WOODLEY S J. A review of the anatomy of the hip abductor muscles, gluteus medius, gluteus minimus, and tensor fascia lata [J]. Clin Anat, 2012, 25 (6): 697-708.

6. 周建生, 王志岩, 官建中, 等. 成人髋关节发育不良髋臼解剖学特征及临床意义 [J]. 中华解剖与临床杂志, 2014, 1 (19): 2-6.

7. WESTACOTT D, PATTISON G, COOKE S. Developmental dysplasia of the hip [J]. Community Pract, 2012, 85 (11): 42-44.

8. 彭建平, 王旭义, 朱俊峰, 等. 发育性髋关节发育不良患者股骨近端畸形特点的研究 [J]. 中华关节外科杂志 (电子版), 2017, 3 (11): 228-233.

9. JIANG N, PENG L, AL-QWBANI M, et al. Femoral version, neck-shaft angle, and acetabular anteversion in Chinese Han population: a retrospective analysis of 466 healthy adults [J]. Medicine (Baltimore), 2015, 94 (21): e891.

10. YANG Y, ZUO J, LIU T, et al. Morphological analysis of true acetabulum in hip dysplasia (Crowe Classes I-IV) via 3-D implantation simulation [J]. J Bone Joint Surg Am, 2017, 99 (17): e92.

11. 张维强. 小儿发育性髋关节脱位不同年龄股骨颈前倾角变化的分析 [J]. 中国社区医师, 2017, 33 (2): 109-110.

12. 汤春平, 严亮. 成人髋关节发育不良患者股骨近端形态研究 [J]. 南通大学学报 (医学版), 2014, 34 (3): 224-226.

13. CHARNLEY J, FEAGIN J A. Low-friction arthroplasty in congenital subluxation of the hip [J]. Clin Orthop Relat Res, 1973, (91): 98-113.

14. ARCHBOLD H A P, MOCKFORD B, MOLLOY D, et al. The transverse acetabular ligament: an aid to orientation of the acetabular component during primary total hip replacement: a preliminary study of 1000 cases investigating postoperative stability [J]. Bone Joint Surg Br, 2006, 88 (7): 883-886.

15. ROBERTSON D D, ESSINGER J R, IMURA S, et al. Femoral deformity in adults with developmental hip dysplasia [J]. Clin Orthop Relat Res, 1996, (327): 196-206.

16. 原林, 高梁斌. 髋关节的解剖和生物力学 [J]. 中华创伤骨科杂志, 2001, 2 (3): 146-147.

17. 范会军, 殷力, 韩奇财, 等. 髋臼横韧带与髋臼卵圆窝顶点作为解剖标志对髋臼假体植入的参照作用 [J]. 河南医学研究, 2015, 24 (3): 37-39.

18. STORER S K, SKAGGS D L. Developmental dysplasia of the hip [J]. Am Fam Physician, 2006, 74 (8): 1310-1316.

19. SEELEY M A, GEORGIADIS A G, SANKAR W N. Hip vascularity: A review of the anatomy and clinical implications [J]. J Am Acad Orthop Surg, 2016, 24 (8): 515-526.

20. 张洪武, 薛黔, 杨宇平. 股四头肌解剖学研究及其意义 [J]. 中国当代医药, 2011, 19 (18): 9-11.

21. 马建军, 申彪, 徐连本, 等. 臀大肌相关解剖学研究 [J]. 齐齐哈尔医学院学报, 2004, 10 (25): 1121-1122.

22. HAYASHI A, MARUYAMA Y. Lateral intermuscular septum of the thigh and short head of the biceps femoris muscle: an anatomic investigation with new clinical applications [J]. Plast Reconstr Surg, 2001, 108 (6): 1646-1654.

23. 薛黔, 李名扬, 李志义. 人大腿肌构筑学研究 [J]. 四川解剖杂志, 1997, 4 (5): 193-196.

24. BARKER P J, HAPUARACHCHI K S, ROSS J A, et al. Anatomy and biomechanics of gluteus maximus and the thoracolumbar fascia at the sacroiliacjoint [J]. Clin Anat, 2014, 27 (2): 234-240.

25. 丁徐铭, 柯涵, 方宏, 等. 闭孔外肌的解剖学观测及在维持髋关节稳定中的作用 [J]. 解剖学杂志, 2015, 38 (1): 61-63.

26. 周冬枫, 刘慧冬, 刘培伟, 等. 髋关节囊血供的应用解剖 [J]. 哈尔滨医科大学学报, 2003, 3 (37): 234-235.

27. CHANG C Y, HUANG A J. MR imaging of normal hip anatomy [J]. Magn Reson Imaging Clin N Am, 2013, 21 (1): 1-19.

28. JOHNSON E O, SOULTANIS K, SOUCACOS P N. Vascular anatomy and microcirculation of skeletal zones vulnerable to osteonecrosis: vascularization of the femoral head [J]. Orthop Clin North Am, 2004, 35 (3): 285-291.

29. 许本柯, 徐达传, 王兵, 等. 股骨头血供特点及临床意义 [J]. 解剖学杂志, 2007, 30 (3): 371-373.

30. 郑鸣, 陈玲珑, 兰宝金. 臀上神经的应用解剖 [J]. 四川解剖学杂志, 2002, 2: 65-67.

31. APAYDIN N, BOZKURT M, LOUKAS M, et al. The course of the inferior gluteal nerve and surgical landmarks for its localization during posterior approaches to hip [J]. Surg Radiol Anat, 2009, 31 (6): 415-418.

32. ADIBATTI M, SANGEETHA V. Study on variant anatomy of sciatic nerve [J]. J Clin Diagn Res, 2014, 8 (8): AC7-9.

33. 陈先丽, 曾利. 坐骨神经的应用解剖与临床 [J]. 四川省卫生管理干部学院学报, 2007, 26 (3): 196-198.

34. SHARMA T, SINGLA R K, LALIT M. Bilateral eventration of sciatic nerve [J]. JNMA J Nepal Med Assoc, 2010, 50 (180): 309-312.

第四章

儿童发育性髋关节发育不良的诊断

一、发育性髋关节发育不良的诊断历史

发育性髋关节脱位是一种存在已久的疾病。2000 多年以前，希波克拉底（公元前 460—357 年）已经记录了髋关节脱位所导致的残疾，但是病因不清楚。2000 多年来虽然髋关节脱位被大量记载，但是该病一直未明确诊断和治疗，被认为是无法治愈的疾病。1837 年，法国里昂的 Charles Gabreil Pravaz 介绍了一种治疗髋关节脱位的方法，在大转子加压同时伸直、外展髋关节，使股骨头纳入髋臼，需要长期牵引维持复位。Paci（1887 年）和 Adolf Lorenz 描述了一种手法复位并用管型石膏强力维持在蛙式位的方法，但是这些方法效果有限，并发症严重。到 20 世纪初，髋关节脱位的诊断需要大龄儿童直立行走后才能明确，依靠强力手法复位，需要强力的石膏或者夹板来维持，效果往往较差。随后医学的研究焦点集中在行走年龄儿童髋关节脱位的有效复位技术上，虽然方法众多，但是文献报道很少有满意的结果。随着知识的积累，医师们逐渐意识到早期诊断和轻柔复位是治疗成功的关键。

直到 1948 年，意大利小儿外科医师 Ortolani 描述了髋关节脱位早期诊断的一个体征—Ortolani 征，使髋关节脱位的早期诊断变得可行。随后，英国人 Barlow 指出 Ortolani 征只能检查髋关节脱位，但不能检查出髋关节不稳定的患儿，并在 1962 年发明了一种两步法来检测髋关节的稳定性。Barlow 征阳性表明髋关节尚未脱位但容易脱位。此后 Ortolani 试验和 Barlow 试验成了早期诊断 DDH 的主要体格检查方法。20 世纪 30~80 年代，X 线及造影检查是筛查、确诊和了解 DDH 进展的唯一可用技术，但 6 个月以前的婴儿股骨头骨化中心未出现，股骨头不能显示，所以，X 线检查一般用于 6 个月以上婴儿的诊断。1978 年 Graf 发明了一种诊断 DDH 的超声检查技术，使得 6 个月以下的婴儿诊断 DDH 变得准确。目前结合以上方法，DDH 的诊断已变得规范和准确。

二、髋关节的发育过程

（一）宫内阶段

生命在子宫内的孕育可以分为 3 个阶段：原始阶段（0~2 周），胚胎阶段（2~8 周），胎儿阶段（9 周至出生）。

原始阶段从受精卵开始，受精后 24~60 小时，受精卵开始分裂，第 3 天受精卵进入子宫形成桑葚胚。第 10 天出现股骨和髋骨的 8mm 胚细胞和原始培基。

胚胎阶段为第 2~8 周，这个阶段胚胎细胞发生重要的分化，形成髋关节。在第 3 周出现下肢的肢芽，第 5 周胚基细胞转化为软骨母细胞再形成股骨、髂骨、耻骨和坐骨。第 6 周，髋骨培基细胞从髂骨开始分化，之后坐骨和耻骨也开始分化。第 7 周，股骨和 Y 形结构开始最初的软骨化。股骨头和髋臼在这个时期开始分离形成髋关节，在股骨头和髋骨之间形成中间区。中间区分为 3 层，中间层逐步溶解退变后构成髋关节间隙、滑膜和圆韧带。另外两层形成髋关节和股骨关节软骨。髋关节边缘的培基细胞发育形成关节盂唇。随后股骨颈和股骨干之间出现颈干角，髋部肌肉出现。第 8 周胚胎期结束，髋关节完成基本分化。

胎儿阶段为第 9 周至出生，胎儿期开始的标志是股骨干的骨化和血管的长入。第 11 周时髋关节完全形成，股骨头呈圆形，股骨前倾角形成，约 5°~10°，髋臼关节面软骨分化良好。关节囊、圆韧带、关节盂唇、横韧带和肌肉都发育成形，髋关节保持屈曲、外展和外旋位。髂骨的原始骨化中心出现在胚胎阶段末期，坐骨和耻骨的原始骨化中心出现在胎儿期的早期。第 32 周，坐骨和髂骨基本完成骨化。第 35 周，髋关节的生长只是大小的变化。正常髋的生长借助于体位、压力和同心运动共同影响。

（二）出生后阶段

胎儿出生时骨盆有 8 个骨化中心，3 个主骨化中心和 5 个二次骨化中心。3 个主骨化中心分别位于髂骨、坐骨和耻骨，它们在髋臼处汇合形成 Y 形软骨。5 个二次骨化中心分别位于髂嵴、髂前下棘、坐骨结节、

耻骨联合和髋臼生长软骨。骨化在 3 个骨化中心逐步延伸,8 岁时坐骨下支和耻骨支融合。12 岁时,髋臼窝内开始骨化。青春期时,Y 形软骨开始出现多个小的二次骨化中心,并逐步和骨盆融合。出生时整个股骨头为软骨,6 个月时股骨头软骨有成骨细胞侵入。出生后 4~7 个月,股骨头二次骨化中心出现,并形成骺板,向股骨颈方向持续生长,到青春期于干骺端融合。1 岁时,股骨头骺板于干骺端连接处相对光滑。14 个月至 5 岁时,骺板乳突逐渐生长形成皱襞,其组织学为骨和软骨混合成分,在青春期可以为骺板提供支撑力。

三、正常髋关节的解剖

髋关节由半球形的股骨头和杯状髋臼组成,其关节中心的体表投影位于腹股沟韧带中间 1/3 靠下的部位。髋关节腔由滑膜覆盖,为滑膜关节,髋关节周围由肌肉和韧带附着来增加髋关节的稳定性。髋臼为杯状,由上部的髂骨、外侧的坐骨和内侧的耻骨组成,三块骨在侧面中心交汇为 Y 形软骨。髋臼表面由半月形透明软骨覆盖,中间有一凹陷区没有软骨覆盖,由哈弗脂肪垫填充,髋臼软骨中间厚边缘薄,侧方延伸形成盂唇,增加髋臼对股骨头的覆盖。Tan 对成人的关节盂唇进行了测量研究,发现盂唇的平均宽度为 5.3mm,髋臼的表面积为 $28.8cm^2$,加上盂唇为 $36.8cm^2$。髋关节的活动主要有屈、伸、内收、外展、内旋、外旋,在不同年龄段的儿童,髋关节活动度有差异。

四、髋关节的 X 线测量

正常婴儿股骨头二次骨化中心一般生后 5~7 个月出现,髋关节脱位的患儿二次骨化中心出现较正常可能延迟,所以髋关节的 X 线片检查一般适用于 6 个月以上的儿童。髋关节的 X 线片检查主要为骨盆正位,对于髋关节的 X 线测量也是基于骨盆正位片,评估髋关节脱位的测量的指标较多,以下逐一介绍。

1. Hilgenreiner 线(H 线) 即通过双侧 Y 形软骨顶点的水平连线(图 4-1)。

2. Ombredanne-Perkin 线(P 线) 在骨盆正位 X 线片上,通过髋臼骨性外缘的铅垂线,P 线与 H 线相交叉形成四个象限,正常股骨头骨化中心位于内下象限(图 4-1)。

3. 髋臼指数 经过骨性髋臼外上缘与内下缘的直线与 H 线相交形成的锐角,称为髋臼指数。髋臼指数是用来衡量骨性髋臼发育成熟度的指标。正常情况下,从出生至 8 岁髋臼指数逐步减小,此后髋臼指数保持不变。正常的髋臼指数和年龄有关,小于 1 岁,髋臼指数 <30°;1~3 岁,髋臼指数 <25°;4 岁以后,髋臼指数 <21°,22°~24° 为轻度发育不良,≥ 27° 为重度发育不良(图 4-1)。

4. Y 等同线 经过骶骨中心的垂线。正常情况下 Y 等同线与双侧股骨头骨化中心或者股骨颈内侧缘之间的距离大致相等,若一侧距离增大,则提示有髋关节脱位(图 4-1)。

5. Wiberg CE 角 经过股骨头中心(C)做一垂线,再经过股骨头中心与骨性髋臼外缘(E)做另一直线,两条直线相交的夹角称为 Wiberg CE 角(或简称 CE 角,又称中心边缘角)。正常情况下 CE 角 >20°。若 CE 角 <20° 提示 DDH,严重的髋关节脱位时 CE 角消失或者反转(图 4-1)。

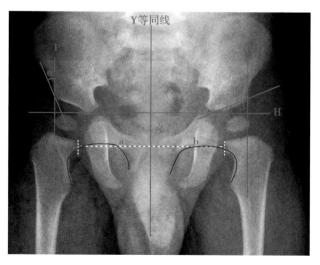

图 4-1 正常髋关节的影像学测量

H:Hilgenreiner 线;P:Ombredanne-Perkin 线;α:Wiberg CE 角;β:髋臼指数;a:右侧股骨近端干骺端内侧与 Y 等同线的距离;b:左侧股骨近端干骺端内侧与 Y 等同线的距离,正常髋关节 a=b;蓝色的连续弧线为 Shenton 线或 Menard 线。

6. Shenton 线或 Menard 线　在标准骨盆前后位 X 线片上,连接闭孔上缘与股骨颈内侧缘的弧线。正常情况下,该线为一连续平滑的弧线,若此线中断提示髋关节脱位(图 4-1)。

7. 颈干角　骨盆前后位 X 线片上,股骨颈轴线与股骨干轴线的夹角。不同年龄阶段颈干角的值不同,从出生到成年,颈干角逐步减小。出生时,颈干角平均值 150°,1~2 岁 145°,4~6 岁 135°,成人 120°。

8. 股骨前倾角　股骨颈轴线与连接股骨内外髁中点的连线的夹角。出生时前倾角均值为 27.5°,随着年龄增长该值逐渐减小,至成年时稳定在 15° 左右。

9. 髋关节头臼指数　髋关节前后位上,测量股骨头直径与髋臼横径的比值(图 4-2)。髋关节头臼指数是衡量髋臼深度的参数之一,正常 ≤ 20%,若此值增大,则提示髋关节半脱位和发育不良。

10. Koehler 泪滴　在骨盆前后位 X 线片上,位于髋臼内侧缘的高密度影,其内侧缘为小骨盆内侧壁,外侧缘为髋臼内侧缘,下端弧形为髋臼切迹(图 4-3)。泪滴进行性增宽,提示可能存在股骨头半脱位。

11. 髋臼深度　在骨盆前后位 X 线片上,做连接髋臼外缘与泪滴下缘的直线 b,经过髋臼内上缘做 b 的垂线,其中最长的垂线为 a(图 4-4)。髋臼深度为 a/b×100%,<25% 提示 DDH。

12. Von Rosen 体位　对于股骨头尚未出现的婴儿,为了衡量股骨头的位置、方向及同髋臼的关系,可以采用双髋关节外展 45°,双侧股骨内旋 25°,摄包括骨盆正位及双股骨全长 X 线片。正常情况下股骨干轴线延长线通过髋臼外上缘,髋关节脱位的情况下延长线通过髂前上棘,甚至高于骶骨(图 4-5)。

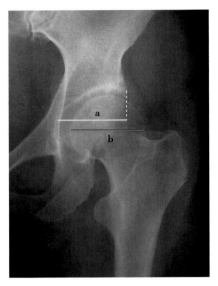

图 4-2　髋关节头臼指数
a:髋臼横径,b:股骨头直径。髋关节头臼指数 =b/a×100%。

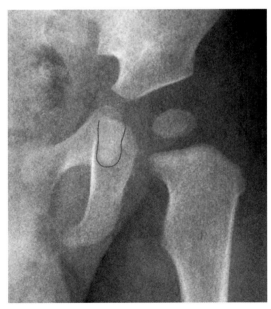

图 4-3　Koehler 泪滴
红线所示为泪滴,内侧缘为小骨盆内侧壁,外侧缘为髋臼内侧缘,下缘为髋臼切迹。

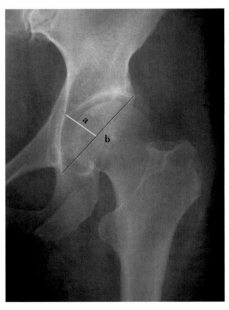

图 4-4　髋臼深度
a:经髋臼内上缘做 b 的垂线中的最长者。
b:连接髋臼外缘与泪滴下缘的直线;髋臼深度 =a/b×100%。

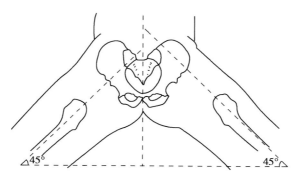

图 4-5　婴儿 Von Rosen 体位示意图

双侧股骨外展 45°,内旋 25°,右侧股骨干轴线延长线
通过髋白外上缘,左侧股骨干轴线延长线通过髂上棘,
提示左侧脱位。

五、发育性髋关节发育不良的 X 线分型

目前国际公认的关于儿童 DDH 的 X 线分型方法主要有 Tonnis 分型和国际髋关节发育不良学会
(International Hip Dysplasia Institute,IHDI)分型两种。

(一) Tonnis 分型

1985 年 Tonnis 根据股骨头骨化中心处于 Perkin 象限的位置将发育性髋关节脱位分为四型(图 4-6)。

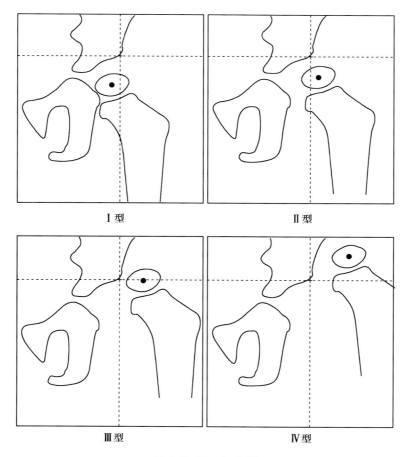

Ⅰ 型　　　　　　　　Ⅱ 型

Ⅲ 型　　　　　　　　Ⅳ 型

图 4-6　Tonnis 分型

Ⅰ型:股骨头骨化中心位于 P 线内侧。

Ⅱ型:股骨头骨化中心位于 P 线外侧但是处于髋臼外缘水平线以下。

Ⅲ型:股骨头骨化中心位于髋臼外缘水平线。

Ⅳ型:股骨头骨化中心位于髋臼外缘水平线以上。

（二）IHDI 分型

国际髋关节发育不良学会近来提出了一种新的 DDH 分型方法。此方法的优点在于不用依赖于股骨头骨化中心的位置来分型,而是依赖于更可靠的股骨近端骨性骺板上缘中点的位置来分型。这种方法需要在骨盆前后位 X 线片上描绘出以下几个参考指标:①通过双侧三角软骨顶点的 H 线;②髋臼外上缘的垂直 P 线;③对角线（D 线）:从 H 线和 P 线的交点画出 45° 的对角线为 D 线;④H 点:股骨颈近端骨性骺板上缘中点。

IHDI 将 DDH 分为四型（图 4-7）。

Ⅰ型:H 点位于 P 线内侧或者 P 线上。

Ⅱ型:H 点位于 P 线外但是在 D 线内或者 D 线上。

Ⅲ型:H 点位于 D 线外但是在 H 线下或者 H 线上。

Ⅳ型:H 点位于 H 线上。

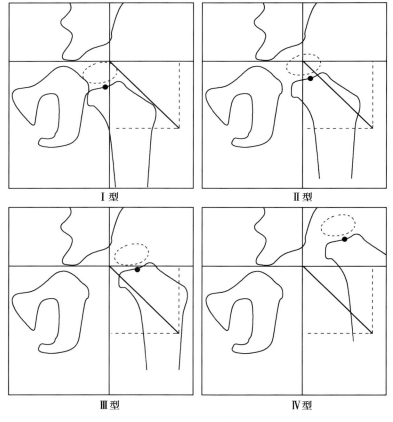

图 4-7 IHDI 分型

六、Graf 髋关节超声

20 世纪 30 至 80 年代,X 线是临床筛查、诊断和随访 DDH 的唯一检查方法。对于股骨头骨骺已经骨化的儿童,X 线片对于 DDH 的诊断较准确,但是对于股骨头骨化中心尚未出现以及骨性标志不清楚的婴儿,诊断较困难并且有时候不准确。1978 年 Graf 发明了一种诊断 DDH 的静态超声方法,使得早期诊断 DDH 变得准确,特别是 6 个月以下的婴儿,超声检查技术相较于 X 线具有显著优势。超声易于观察 X 线片不能显示的软骨和韧带等结构,此外还具有无辐射、检查方便、可重复等优点。Graf 超声的推广应用使得全世界范围内的 DDH 手术治疗率明显下降。

（一）原理

Graf 超声的基本原理是应用超声成像技术来诊断 DDH。患者侧卧位放置于托架上,检查者首先要确定标准平面以便于重复测量。

1. 确定标准平面　标准平面需要通过 3 个点来确定（三点一面原理）,即髂骨下缘点（高回声）、髂骨平面和髋臼盂唇（图 4-8、图 4-9）。

2. 确定基线　首先找到骨性软骨最上面的部分,就是近端软骨膜移行为骨膜的一点,解剖上也是股直肌近端的附着点。从该点向远端划髂骨回声的切线即基线。基线可能非常短,有时候无法辨别基线起始点。所以我们需要通过使用髂骨翼声影的附属线来替代基线（辅助基线）。

3. 辅助基线　超声透过肌肉等软组织投射到髂骨外侧壁,然后被反射回来,会形成髂骨的一个声影。这个平行于声影的基线,称为辅助基线（图 4-8）。

4. 骨顶线　连接髂骨下支与髋臼骨性顶点的线（图 4-8）。

5. 软骨顶线　连接髋臼盂唇中心与骨性髋臼边缘的线（图 4-8）。

6. α 角　骨顶线与辅助基线相交形成的锐角,称为 α 角（图 4-8、图 4-9）。α 角代表骨性髋臼发育的情况,正常 α 角 ≥ 60°。

7. β 角　软骨顶线与辅助基线相交形成的锐角称为 β 角（图 4-8、图 4-9）。β 角代表髋臼软骨发育的情况,正常 β 角 ≤ 55°。

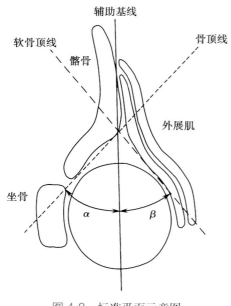

图 4-8　标准平面示意图

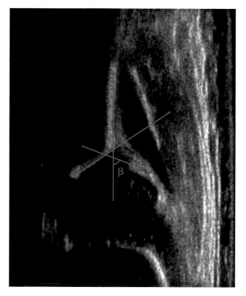

图 4-9　标准平面的超声图像

（二）Graf 分型

超声分型与髋关节的病理改变相关,而与股骨头脱位的高度无相关性。在髋关节脱位的情况下,股骨头滑出髋臼窝,最初对髋臼软骨造成损害,随后骨性髋臼也受到影响,并且股骨头也因为不均匀的异常受力发生形变。要逆转这个过程,需要早期复位治疗,髋关节超声的分型是对骨性和软骨性髋臼的分型,分型对治疗具有指导作用。Graf 超声分为四型。Ⅰ型和Ⅱ型髋关节为中心型关节,未发生髋关节脱位。Ⅲ型和Ⅳ型髋关节为偏心(脱位)的髋关节。一般来说 α 角决定分型,β 角决定亚型,但Ⅱc型和 D 型关节除外。Ⅰ型髋关节为成熟关节,骨性髋臼发育良好,软骨性髋臼包绕股骨头。Ⅱ型也是中心型关节,但是骨性臼顶发育有缺陷,骨性边缘圆钝。Ⅲ型为偏心型(脱位)关节,骨性臼顶发育不良,髋臼软骨被推向头端。Ⅳ型为偏心型关节,脱位的股骨头将软骨臼顶推挤向下方,朝向原发的髋臼。此外还有一种类型即 D 型髋关节,由Ⅱc 型髋关节进一步发展而来,α 角同Ⅱc 型,β 角 >77°,由于已经处于脱位第一阶段,而Ⅱ型都是中心型关节,所以归为 D 型(表 4-1)。

表 4-1　髋关节脱位的 Graf 超声分型

分型		骨性髋臼	骨性髋臼外侧缘	软骨性髋臼	α 角	β 角	月龄
Ⅰ型	Ⅰa	良好	锐利成角/稍钝	对股骨头覆盖良好	≥ 60°	≤ 55°	任何
	Ⅰb					>55°	
Ⅱ型	Ⅱa　Ⅱa(+)	稍缺陷	钝圆	覆盖股骨头	50°~59°(根 据 Graf 标 尺,达到最小成熟度)	无要求	<12 周
	Ⅱa(-)	有缺陷			50°~59°(根 据 Graf 标 尺,未达到最小成熟度)	无要求	6~12 周
	Ⅱb	有缺陷	钝圆	覆盖股骨头	50°~59°	无要求	3~6 个月
	Ⅱc	严重缺陷	钝圆	覆盖股骨头	43°~49°	≤ 77°	任何
D 型		严重缺陷	钝圆或扁平	无法覆盖股骨头	43°~49°	>77°	任何
Ⅲ型	Ⅲa	差	扁平	向上方移位呈无回声	<43° 或无法测量	不需测量	任何
	Ⅲb	差	扁平	向上方移位呈低或中等回声	<43° 或无法测量	不需测量	任何
Ⅳ型		差	扁平	向下方移位	<43° 或无法测量	不需测量	任何

七、髋关节造影技术

髋关节造影是指通过向髋关节内注射 X 线对比剂来显示髋关节内形态结构的有创检查方法。相比于普通 X 线片能提供更多髋关节内的软组织等信息,有利于制订治疗方案。

(一)操作方法

对于 3 个月至 1 岁的婴儿通常在全身麻醉下进行,大龄儿童可以在镇静剂辅助下进行。常规需要按无菌手术准备,需要的材料包括:1 根 18 号或者 20 号腰部穿刺针、1 支 20ml 注射器、留置针及造影剂(注入时需用生理盐水按 1∶1 稀释)。可选择的穿刺点较多,包括前外侧、外侧、下方和内收肌入路。当穿刺针进入关节腔时有落空感,但必须要在 X 线透视下确认,确认方法可以向关节腔内注入约 0.1ml 造影剂,若造影剂自针尖弥散则表示穿刺针进入关节腔,若造影剂在针尖聚集则表示穿刺针位于组织内。确认穿刺针在关节腔内后,缓慢注入 2~3ml 造影剂,直到股骨头和髋臼的轮廓全部显示清楚,同时活动髋关节有利于造影剂均匀扩散。摄片的位置包括髋关节前后位、外展位、内旋伸直位及屈髋 90° 外展位。一般并发症较少见,可能会出现造影剂过敏、感染及神经血管损伤等。

(二)正常髋关节造影图像

在婴幼儿髋关节造影的图像中,髋关节大部分依然是软骨,髋臼外侧缘尚未发育成熟。造影剂在股骨头表面和髋臼之间会形成一薄层高密度影。盂唇位于关节囊内,并形成一三角形造影缺损凸入关节腔内。关节囊紧密包裹股骨头和股骨颈,无松弛扩大。髋关节间隙约 1.0~1.5mm。关节盂唇软骨呈三角形,上唇的三角尖指向外上方,下唇的三角尖端指向外下方,且均与骨性髋臼上、下缘弧形曲线连续。

（三）DDH 关节造影图像

DDH 关节造影的目的在于研究股骨头与髋臼的解剖关系、髋关节稳定性、阻挡复位的结构以及可能导致股骨头缺血的危险因素。首先,我们需要评估髋臼的倾斜度、形状、髋臼内是否有软组织或圆韧带阻挡。盂唇可能外翻或者被股骨头推入髋臼,下方的横韧带可能形成阻挡。关节囊松弛、肥厚、粘连,使得股骨头进入髋臼的通道缩小。在 X 线造影过程中,可以在手法复位的同时动态观察髋关节复位的程度和稳定性,来评估髋关节脱位情况。

（四）DDH 复位后造影评价标准

脱位的髋关节闭合复位后关节造影应该显示中心型复位,股骨头位于盂唇下方,髋关节位于 Ramsey 安全区时,股骨头位于髋臼内。有三个预测髋关节复位成功的要素:股骨近端干骺端位于 H 线以下;股骨头软骨水平半径的 2/3 位于 P 线内侧;股骨头复位于盂唇外侧边缘的下方。

（五）DDH 关节造影的分级方法

1. Tonnis 分级　Tonnis 分级根据髋关节严格的中立位 X 线片中盂唇形态和股骨头位置分为四级（图 4-10）。

Ⅰ级:股骨头外侧脱位不超过髋臼顶骨性边缘宽度的 2/3;盂唇外翻但仍然覆盖股骨头。

Ⅱ级:股骨头外侧脱位不超过髋臼顶骨性边缘宽度的 2/3,在垂直方向未超过软骨边缘高度的 1/3。盂唇:a:较薄、外翻但仍然覆盖股骨头;b:短、圆、皱褶或者变形。

Ⅲ级:股骨头向外上脱位超过髋臼上方骨性边缘高度的 1/3。盂唇:a:薄、外翻但仍然覆盖股骨头;b:短、圆、轻度内翻变形。

Ⅳ级:股骨头完全脱位,盂唇或者狭窄的关节囊与髋臼分离。盂唇:a:垂直悬挂常伴有关节囊向内卷入;b:大而向内翻入髋臼,阻挡关节复位。

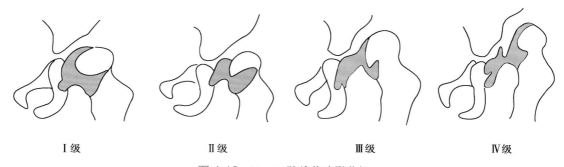

| Ⅰ级 | Ⅱ级 | Ⅲ级 | Ⅳ级 |

图 4-10　Tonnis 髋关节造影分级

2. leveuf 和 Bertrand 分级　leveuf 和 Bertrand 认为只有当盂唇和股骨头夹在股骨头和髋臼之间时才叫脱位。若股骨头仍然有髋臼或者盂唇覆盖称为中间阶段。其他的称为半脱位。

3. Howorth、Mitchell、Dorr、Dunn 分级　上述这些作者描述了髋关节造影的分级标准（图 4-11）。

0 级正常髋关节。

Ⅰ级:由于关节囊松弛引起髋关节不稳定或者半脱位,盂唇、髋臼轻度变形,经手法复位可将股骨头复位进入髋臼。

Ⅱ级髋关节半脱位,股骨头向外上脱位对髋臼边缘形成压迹,盂唇和髋臼边缘变形,股骨头还没有移动到盂唇和关节囊附着处的上方。

Ⅲ级髋关节完全脱位,股骨头脱出髋臼外,将盂唇向后内侧推挤。

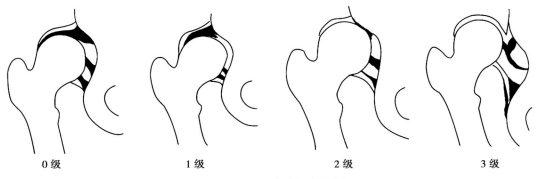

0 级　　　　　1 级　　　　　2 级　　　　　3 级

图 4-11　Dunn 髋关节造影分级

八、MRI 在发育性髋关节发育不良中的应用

虽然目前国际上推荐的 DDH 的诊断手段主要是 X 线检查和髋关节超声检查,但近年来越来越多的学者报道用 MRI 来辅助诊断 DDH 显示出了其独特的优势。MRI 是一种无辐射的影像学检查方法,具有良好的软组织对比度,三维立体成像,可以清晰地分辨髋关节的骨、软骨、脂肪、肌肉及韧带等结构,能对髋关节提供更详细、更准确的评估。

1991 年,Fisher 首次报道了运用 MRI 诊断 DDH,取得了良好的诊断准确性。20 多年来,MRI 在 DDH 中的应用得到了越来越多的学者的关注。

MRI 相对于 X 线的优势在于:①无辐射;②对软骨性质的股骨头、髋臼软骨、韧带、脂肪等软组织能清晰显示和分辨;③三维立体成像能更清晰显示髋关节的细节;④不受术后外固定遮挡的影响;⑤预测髋臼发育潜力;⑥早期发现股骨头缺血性坏死。

MRI 相对于超声的优势在于:①诊断准确性较高,漏诊率较低;②适用于各年龄阶段;③不受术后外固定遮挡的影响。

但 MRI 的应用目前仍有限制,主要是:检查时间较长,患儿不能配合的情况下,需要用镇静剂;检查设备昂贵,初级医院无法配备;检查费用较高;患儿体内有金属的情况下不能使用 MRI;目前仍缺乏统一的诊断标准。虽然 MRI 在 DDH 的诊断中仍未常规使用,但随着 MRI 检查技术的不断改进,研究的不断深入,MRI 的优势会越来越明显。

九、新生儿期的诊断(0~3 个月)

髋关节脱位的描述可以追溯到古希腊时代希波克拉底的记录中。但直到 20 世纪上半叶,DDH 的早期诊断和治疗仍没有明显进展。直到 1948 年,意大利小儿科医师 Ortolani 发明了早期诊断髋关节脱位的体征 Ortolani 征,才使早期诊断 DDH 变得可行。随后,英格兰的 Barlow 在 1962 年设计了 Barlow 检查法,用于早期诊断髋关节不稳定。20 世纪 30 至 80 年代,髋关节 X 线造影和 X 线片是诊断髋关节脱位的标准影像学方法,髋关节造影存在有创性,操作较复杂,婴儿无法自主配合,而 X 线片又不能显示婴儿软骨性的股骨头,使得 DDH 的早期筛查及诊断变得困难。1978 年 Graf 超声技术的出现克服了 X 线的某些缺点,使早期诊断 DDH 变得简单、准确,其可重复操作、无创、无放射性使得 Graf 超声一直沿用至今。

(一)临床表现

1. 详细询问病史　接诊时,要仔细询问家属直系亲属中有无 DDH 家族史,患儿子宫内体位、是否臀产位、妊娠次数、有无羊水过少、有无使用襁褓。国内报道新生儿 DDH 的发病率约为 3.8‰,国外报道新生儿 DDH 的发病率为 3‰~11‰,女孩发病率约为男孩的 5 倍,右侧比左侧多,双侧比左侧多。一项国内的调查显示,家族中上代患有 DDH 的,其下代患 DDH 的概率为 36%,孪生姐妹均发病的概率为 5%~6%。尽管臀位分娩在所有分娩方式中仅占 3%~4%,但臀位分娩发生 DDH 的概率高达 30%。此外,第一胎、羊水过少,尤其是并发其他畸形(斜颈、跖骨内收)可能提示有宫内挤压病史,容易因为胎儿时期髋关节受挤压而造成 DDH。部分地区出生后使用襁褓包裹新生儿的方法,使得双髋关节处于伸直位,也可能增加 DDH 的发病率。

2. 外观   如果患儿只存在轻度的 DDH 而未出现脱位,仅从外观上看没有明显异常。当髋关节脱位时,可出现臀纹或者腿纹不对称(图 4-12),患者下肢短缩,内收肌紧张。新生儿期可能无法扪及内收肌紧张,一般到 2~3 月龄时,内收肌才会出现紧张、挛缩。当双髋脱位时,可能出现双侧臀纹或者腿纹对称性改变,双下肢可能等长。此外髋关节脱位可能合并斜颈、跖骨内收、跟骨外翻、马蹄足等畸形。

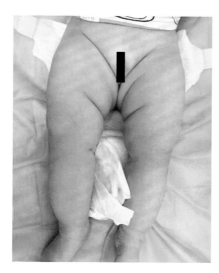
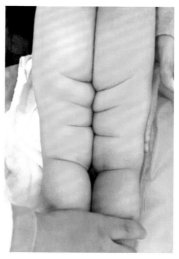

图 4-12   臀纹和腿纹不对称的外观表现

3. Ortolani 试验   Ortolani 试验是检查 3 个月以内婴儿髋关节脱位的主要体格检查方法。检查前,尽量保持患儿安静,仰卧位,屈髋、屈膝 90°,检查者双手放于患儿膝关节周围,拇指位于大腿内侧,示指和中指位于大转子部,双侧同时轻柔地外展大腿,同时示指将大转子向内上方按压,可以感觉到股骨头滑入髋臼内的弹跳感,称为 Ortolani 征阳性(图 4-13)。新生儿髋关节脱位进行此检查时可能没有明显的弹跳感,需要特别注意。

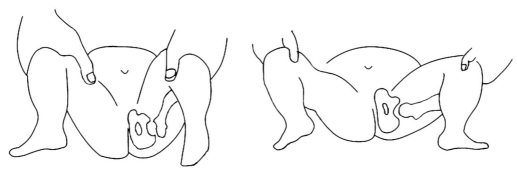

图 4-13   Ortolani 试验

4. Barlow 试验   Barlow 试验是检查 3 个月以内婴儿髋关节稳定性的主要体格检查方法。检查前,保持患儿安静、放松,患儿仰卧位,屈髋 90°,完全屈膝,检查者中指置于大转子,拇指按压于小转子,沿股骨长轴方向施加向后的力量,可以感觉股骨头从髋臼后缘滑出,撤消拇指和股骨长轴方向的力量,股骨头又自动回到髋臼内,这称之为 Barlow 试验阳性(图 4-14)。需要注意的是此项检查的假阳性率很低,假阴性率较高,需要结合其他检查确诊。

(二) X 线表现

新生儿的股骨头为软骨,一般生后 4~7 个月股骨头骨化中心才开始出现,所以 0~3 个月的婴儿行 X 线检查无法显示股骨头,目前主要的筛查和诊断方式还是髋关节超声。但是仍可以通过测量 X 线片上的指标来评估有无髋关节脱位。通过在骨盆正位上描绘 H 线和 P 线,可以评估股骨近端干骺端与 P 线之间的关系,当股骨近端干骺端与 P 线相交时,髋关节发育正常,当位于 P 线

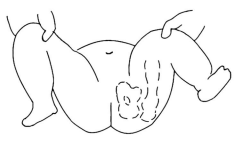

图 4-14　Barlow 试验

外时,髋关节存在发育不良、半脱位或脱位。1 岁以内患儿髋臼指数 <30°,若髋臼指数 >30°,考虑髋关节发育不良或髋关节脱位。可以通过将患儿双股骨外展 45°、内旋 25° 拍摄 Von Rosen 体位的 X 线片,正常情况下股骨干轴线延长线通过髋臼外上缘,髋关节脱位的情况下延长线通过髂前上棘,甚至高于骶骨。

(三) 超声表现

髋关节超声为筛查、诊断 6 个月以下婴儿 DDH 的主要检查方法。常用的超声技术为 Graf 超声技术。超声对软骨性的股骨头和髋臼成像良好,通过选取特定的标准平面,对骨性髋臼和软骨髋臼的观察测量,可以测量出 α 角和 β 角。Graf 超声将髋关节分为四种类型。Ⅰ 型:发育良好的髋关节,α 角 ≥ 60°;Ⅱ 型:髋臼骨化延迟,DDH,43° ≤ α 角 <60°;Ⅲ 型和Ⅳ型:髋关节存在半脱位或脱位,α 角 <43°。

十、婴儿期诊断[4 个月至行走之前(约 1 岁)]

随着婴儿的生长发育,患儿内收肌出现进展性挛缩,髋关节外展受限,可复位的髋关节变得不可复位,Ortolani 征和 Barlow 征不再适用,臀纹和腿纹进一步加深,双下肢不等长更加明显。X 线可以清晰显示股骨头骨化中心,可以进一步测量 CE 角,髋关节头臼指数等指标,还可以进行髋关节造影检查。由于髋关节脱位的患儿股骨头骨化中心出现较晚,一般 1 岁以内的患儿还可以行髋关节超声检查。

(一) 临床表现

1. 外观　随着患儿的生长发育,臀纹和腿纹不对称更加明显,褶皱变得更深。俯卧位时可以发现臀部扁平,特别是单侧髋关节脱位更加明显。髋关节脱位后,患侧大腿根部增宽,患肢缩短并出现 15°~20° 的外旋。

2. 查体方法　①外展受限:正常婴儿双侧髋关节外展可达 70° 以上,髋关节脱位的患儿患侧外展受限,可以双侧对比,更容易发现(图 4-15、图 4-16)。② Allis 试验:患儿取仰卧位,将双足足跟对齐,屈髋、屈膝,可以发现双膝关节高度不相等,患肢由于下肢短缩膝关节高度较低(图 4-17、图 4-18)。③望远镜征:患儿取仰卧位,检查者用一只手握住大腿远端,另一只手示指放在大转子上,另外手指放在髂骨上稳定骨盆,髋关节处于内收、屈曲位,推拉大腿可感觉到髋关节处于不稳定状态,称为望远镜征阳性。

(二) X 线表现

随着患儿股骨头骨化中心的出现,骨盆正位 X 线片成为评估髋关节发育的主要检查方法。以下 X 线表现均提示 DDH。

1. Perkins 象限　H 线与 P 线相交形成四个象限称为 Perkins 象限,正常情况下股骨头骨化中心位于内下象限,当髋关节脱位时股骨头骨化中心可能位于外下象限或者外上象限。

2. 髋臼指数　>30° 提示 DDH 或者髋关节脱位。

3. CE 角　<20°,甚至变为 0° 或者反转。

4. 双侧股骨头骨化中心或者股骨近端内侧到 Y 等同线的距离不对等,患侧增大。

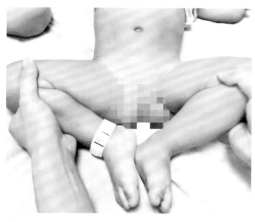

图 4-15 患儿,女,1 岁 1 个月。左髋关节外展受限,右髋关节外展正常

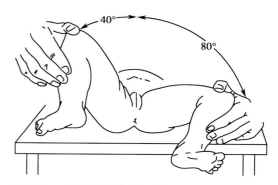

图 4-16 右侧髋关节外展受限,只能外展 40°,左侧髋关节外展 80°

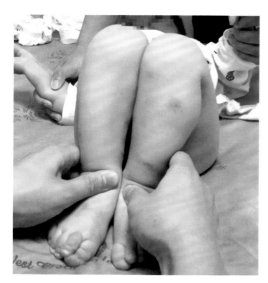

图 4-17 患儿,女,1 岁 6 个月。Allis 征阳性,双下肢不等长

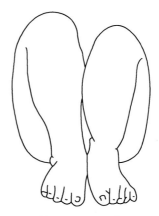

图 4-18 Allis 征
双足跟对齐,双侧膝关节不在一个平面,左下肢短缩。

5. Shenton 线或者 Menard 线不连续(图 4-19)。

6. Koehler 泪滴进行性增宽。

7. 髋关节头臼指数 >20%,髋臼深度 <25%。

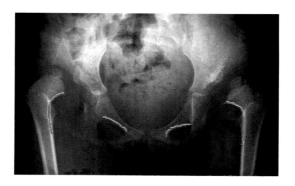

图 4-19 双侧 Shenton 线(红线)不连续,双侧髋关节脱位

49

（三）髋关节造影

髋关节造影为直接将造影剂注入关节腔内来显示髋关节发育情况的有创检查方法。适用于 3 个月以上的患儿，3 个月至 1 岁以内的患儿通常是在全身麻醉下进行，对于较大的患儿可以在辅助镇静剂的情况下进行。髋关节脱位的情况下，股骨头轮廓可能变扁，可观察到假臼轮廓，关节囊缩窄呈沙钟样，圆韧带拉长，盂唇可能被髋臼内填充的脂肪或者嵌入的圆韧带外翻，也可能被股骨头推向髋臼内，下方的横韧带可增大阻挡复位。

十一、学会行走之后的诊断

（一）临床表现

DDH 患儿开始行走后，临床症状会进一步发生变化，若仅存在 DDH 而未脱位，可能无明显临床症状。单侧脱位可逐步出现跛行，患侧大转子突出，臀部扁平，髋关节外展受限，脊柱可出现继发性侧弯。双侧脱位可出现典型的鸭步，查体可见会阴部增宽，因股骨头后移骨盆前倾，腰椎生理性前凸增大，腹部隆起（图 4-20）。由于髋关节脱位导致患侧臀外展肌无力，患侧下肢单腿负重时，出现骨盆向健侧倾斜，称为 Trendelenburg 试验阳性（图 4-21）。

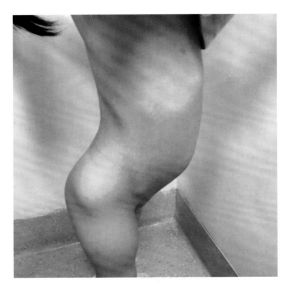

图 4-20 双侧髋关节脱位患儿
腰椎生理性前凸增大，大转子突出，腹部隆起。

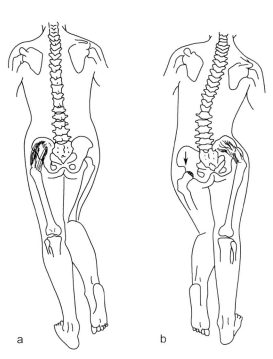

图 4-21 Trendelenburg 试验
a. 健侧下肢负重时，患肢屈髋可以保持骨盆平衡；
b. 患侧下肢负重时，臀外展肌无力，导致骨盆向健侧倾斜，称为 Trendelenburg 试验阳性。

（二）X 线表现

此年龄阶段的患儿，股骨头骨化良好，脱位更加明显，可在骨盆正位 X 线片上明显观察到。髋臼指数增大，Shenton 线不连续，股骨头向外上明显移位，甚至移位到髂骨，在髂骨上形成假臼。

综上所述，DDH 的诊断是一个不断完善的过程，随着对 DDH 病因、病理及发展的揭示，Ortolani 试验

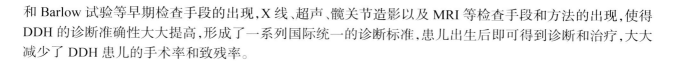

和 Barlow 试验等早期检查手段的出现,X 线、超声、髋关节造影以及 MRI 等检查手段和方法的出现,使得 DDH 的诊断准确性大大提高,形成了一系列国际统一的诊断标准,患儿出生后即可得到诊断和治疗,大大减少了 DDH 患儿的手术率和致残率。

【笔者经验】

1. 对于外院彩超怀疑 DDH 的患儿,常规需要我院彩超再次检查。

2. 年龄 >2 个月的初诊患儿,在外院彩超虽无异常,但我院查体发现腿纹不对称和或外展受限的婴儿,或者 Barlow 征阳性、Ortolani 征阳性的患儿,行彩超检查。

3. 年龄 >2 个月的患儿初诊到我院,查体发现无腿纹不对称和 / 或外展受限的男性婴儿不做常规筛查彩超,女性患儿常规筛查彩超。

4. 年龄 <6 个月的患儿行彩超检查,年龄 >6 个月的患儿行 X 线片检查。

5. 考虑到新生患儿髋臼通常存在出生时普遍存在发育不全的情况,对 <2 个月的足月新生儿可暂时不做超声筛查,除非有明确的 Ortolani 征阳性或肢体不等长等阳性体征。

6. 判读所有的超声筛查结果时,需注意针对早产儿进行年龄的矫正,即如孕 8 个月出生,生后 3 个月矫正年龄应是相当于成熟儿的生后 1 个月婴儿进行结果判读。

(邹 黎 唐学阳)

参考文献

1. Canale ST, Beaty JH. 坎贝尔骨科学 11 版 [M]. 王岩主译. 北京:人民军医出版社, 2009: 941-975.

2. Graf R, 赵黎. 婴幼儿髋关节超声波检查的方法和原理 [J]. 西安:第四军医大学出版社, 2011: 1-130.

3. 刘玲玲, 高月, 李琦, 等. 发育性髋关节发育不良磁共振检查的研究进展 [J]. 中国临床医学影像杂志, 2017, 28 (12): 893-896.

4. ORTOLANI M. Congenital hip dysplasia in the light of early and very early diagnosis [J]. Clin Orthop, 1976, (119): 6-10.

5. BARLOW T G. Diagnosis and treatment of congenital dislocation of the hip [J]. J Bone Joint Surg Br, 1962, 44: 292-301.

6. GRAF R. Fundamentals of sonographic diagnosis of infant hip dysplasia [J]. J pediatr Orthop, 1984, 4 (6): 735-740.

7. TONNIS D. Radiological classification and diagnosis [J]. Mapfre Medicina, 1992, 3 (suppl 1): 42-45.

8. NARAYANAN U, MULPURI K, SANKAR W N, et al. Reliability of a new radiographic classification for developmental dysplasia of the hip [J]. J Pediatr Orthop, 2015, 35 (5): 478-484.

9. TRENDELENBURG F. Trendelenburg's test: 1895 [J]. Cli Orthop Relat Res, 1998, (335): 3-7.

10. FISHER R, O'BRIEN T S, DAVIS K M. Magnetic resonance imaging in congenital dysplasia of the hip [J]. J Pediatr Ortho, 1991, 11 (5): 617-622.

第五章

儿童发育性髋关节发育不良的治疗

发育性髋关节发育不良（developmental dysplasia of the hip，DDH）或发育性髋关节脱位（developmental dislocation of the hip）作为小儿矫形外科常见疾病，其诊断、治疗和康复已进行了大量的临床和基础研究。DDH 可造成患儿步态异常、创伤性髋关节炎直至髋关节退行性变，最终致残。早诊断、早治疗是提高疗效，减少并发症的关键。

第一节　发育性髋关节发育不良的治疗共识

目前国内外 DDH 的治疗已比较成熟统一，根据年龄而各不相同。目前达成共识的治疗治疗方式有：

1. 出生至 6 个月　建议使用 Pavlik 吊带维持髋关节屈曲 100°~110°，外展 20°~50°，进行此治疗时需注意应 24 小时持续进行，使髋关节处于稳定位置从而促进髋臼和股骨头的发育。治疗开始后每 2 周复查髋关节彩超（<6 个月）或骨盆 X 线片（>6 个月）。若 3 周后取得同心圆复位，则继续维持 2~4 个月。然后使用外展支具直至髋臼指数 <25°，中心边缘角 >20°。如果 3 周后未取得复位，则停用 Pavlik 吊带，改用其他治疗方法。否则后脱位的股骨头持续压迫髋臼壁可致吊带病（髋臼后壁发育不良），股骨头持续维持较高压力也可导致股骨头缺血性坏死。其他治疗方法包括髋关节外展支具或直接采用闭合复位石膏外固定。

2. 7~18 个月　建议全身麻醉下切断内收肌（包括股薄肌和长收肌），部分患儿需切断髂腰肌后，以 Ortolani 手法进行闭合复位，髋人字形石膏外固定。若出现髋关节半脱位、全脱位则需手术治疗：可采用经内侧入路（Ludolff、Ferguson）或前外侧入路（Bikini、Smith-Peterson）进行切开复位。术前可行皮肤牵引 1~2 周，术后髋人字形石膏屈曲 100°~110°、外展 40°~50° 固定 3 个月后，更换石膏后继续石膏外固定或支具固定 3~6 个月。

3. 18 个月至 8 岁　首选一期手术切开复位，骨盆截骨，股骨近端截骨术。常用的骨盆截骨方式有：①改变髋臼方向的截骨术：Salter、三联（Triple）骨盆截骨术；②改变髋臼形态的截骨术：Pemberton 截骨术、Dega 截骨术等。术后髋人字形石膏外固定 4~6 周，部分大龄患儿（>5 岁）可行石膏外固定 3 周后下肢外展牵引 3 周。而后无负重关节活动 3~6 个月，复查骨盆 X 线片确认股骨截骨愈合，无其他并发症后可行走。每年需复查骨盆 X 线片直至骨骼成熟。

4. 8 岁以上（大龄 DDH），治疗存在争议。适应证欠明确，手术操作困难，手术并发症多，疗效不确定，故应谨慎采用，并有经验丰富的专职医师参与。单侧脱位的治疗目的是最大限度地恢复髋关节解剖和功能，为关节置换创造条件。均衡下肢长度预防继发脊柱畸形。双侧脱位有假髋臼形成者易过早诱发骨关节炎，可行姑息治疗。常用术式为骨盆内移截骨术（Chiari 手术）、髋臼扩大术（槽式延伸术、Staheli 术）、Shanz 截骨术（转子下外展截骨术）等。

需要注意的是，发育性髋关节脱位患儿千差万别，各不相同，因此应坚持个性化的治疗方式，不能拘泥于年龄的限制，而应根据患儿本身的病理改变特点选择最合适的手术方式。

第二节　Pavlik 吊带治疗

Pavlik 吊带方法是在 1946 年由捷克斯洛伐克骨科医师 Arnold Pavlik 设计的一种吊带，通过保持患儿屈髋屈膝的姿势，使髋关节处于最稳定的位置，在动态下促进头臼共同发育、塑形，达到治疗的目的（图 5-1）。

一、适应证

1. 6 个月以下的 DDH 患儿。
2. Graf 分型为 Ⅱ 型或 Ⅲ 型最佳。
3. Ortonali 征可以复位的或可以复位但不稳定的。

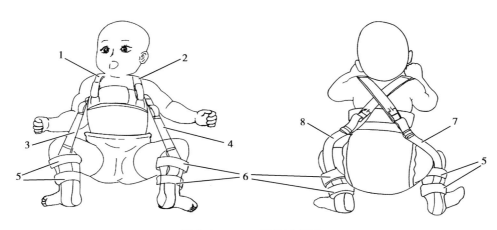

图 5-1　Pavlik 吊带示意图

1：右侧肩带；2：左侧肩带；3：右侧前方外展带；4：左侧前方外展带；5：右侧腿部带；
6：左侧腿部带；7：右侧后方外展带；8：左侧后方外展带。

二、禁忌证

1. 年龄 >9 个月。
2. Ortonali 征复位困难的。
3. Pavlik 吊带治疗 3 周后仍不能复位。
4. 胎儿型 DDH，屈髋状态下不能复位。
5. 髋关节内有阻挡股骨头及髋臼中心性复位的因素。

Pavlik 吊带包括体部（胸带、肩带）、左腿部和右腿部。穿戴时首先系上胸带，维持适当的松紧度，保持其在乳头平面，接着扣紧肩带，再将双足放入蹬带，调整使髋关节屈曲 90°~100°，外展不超过 60°。Pavlik 吊带的材质是柔软的带子，穿戴后患儿双下肢可在一定范围内内收和外展髋关节，在动态下通过头臼相互刺激进而发育和塑形。

三、注意事项

1. Pavlik 吊带必须 24 小时佩戴，除了洗澡可拆除吊带之外，即使吊带弄脏或被大便等污染也应尽快清洗干净烘干后继续佩戴。
2. 佩戴上 Pavlik 吊带后尽量保持患儿舒适，若患儿无明显原因出现哭闹，应对吊带进行调整。
3. 吊带里需穿戴衣裤、袜子，以免吊带摩擦颈部、肩部、腹股沟等部位，造成不必要的擦伤。每天均需检查以上部位是否有损伤。
4. 患儿佩戴 Pavlik 吊带时可躺，可抱，可随意蹬腿等活动，但不能随意拆除 Pavlik 吊带。
5. 佩戴 Pavlik 吊带之后应定期复查髋关节彩超，每周 1 次，持续 3 周，复查时可根据情况适当调整吊带的位置。3 周以后髋关节彩超提示髋关节已获得稳定的复位后，需继续持续佩戴，佩戴时间等于患儿髋关节已获得稳定的周龄。持续佩戴期，可每周减少 2 小时佩戴时间，直至仅夜间佩戴。在这期间，每2~3 周复查 1 次彩超。

四、优点

1. 无创操作，操作简便，家属易于接纳，婴儿治疗过程中无不适。

2. 不需要住院，家中即可进行治疗。

3. 通过保持患儿屈髋屈膝的姿势，使髋关节处于最稳定的位置，在动态下促进头臼共同发育、塑形，达到治疗的目的，不需要麻醉或复位操作。

4. 双侧髋关节外展在 Ramsey 安全区以内，股骨头缺血性坏死概率低。

五、并发症

1. 髋关节过度屈曲可导致股神经麻痹，表现为大腿前方感觉减退，股四头肌萎缩，停止使用 Pavlik 吊带后可逐渐恢复。

2. 髋关节过度外展可导致股骨头前脱位，表现为腹股沟区可扪及包块（前脱位股骨头），髋关节僵硬。此时应停用 Pavlik 吊带，采用皮肤牵引直至复位，而后髋人字形石膏外固定。

3. 股骨头缺血性坏死通常是由于使用吊带时外展过度，在 Pavlik 吊带治疗过程中发现股骨头缺血性坏死时应立即停用 Pavlik 吊带，采用皮肤牵引直至复位，而后髋人字形石膏外固定。

六、治疗流程

Pavlik 吊带治疗流程见图 5-2。

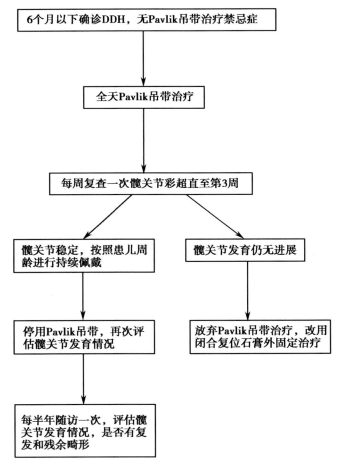

图 5-2 Pavlik 吊带治疗流程

【笔者经验】

1. Pavlik 吊带使用时双下肢可在一定范围内内收和外展髋关节,在动态下通过头臼相互刺激进而发育和塑形,因此吊带不应过紧,也不应完全限制双下肢活动。

2. 虽然 Pavlik 吊带治疗月龄 6 个月以下发育性髋关节脱位成功率较高,但仍有部分患儿髋关节不能完全复位或残余发育不良,需后续进一步的治疗甚至手术。

3. 佩戴时过度外展或佩戴 1 个月仍无好转迹象时,应警惕股骨头缺血性坏死的可能性,若髋关节彩超或 X 线片发现有股骨头缺血性坏死征象时应立即停用 Pavlik 吊带,采用皮肤牵引后,根据髋关节和股骨头情况进一步治疗。

第三节　内收肌切断、闭合复位髋人字形石膏外固定术

一、手术指征

1. Pavlik 吊带不能治疗或治疗失败的髋关节脱位或半脱位。
2. 年龄 6~18 个月。

二、操作流程

髋人字形石膏外固定术的操作流程见图 5-3。

1. 患儿取平卧位,麻醉满意后,以腹股沟区为中心消毒铺巾,隔离会阴部。
2. 外展髋关节确认内收长肌肌腱起点远侧 1cm 处纵向切开皮肤,长度约 2cm。
3. 切开内收长肌筋膜,暴露内收长肌腱性部分,分离肌束,电刀切断。
4. 再次外展髋关节,若外展仍不理想可松解内收长肌所有肌纤维。切断内收长肌时应注意其下方,内收短肌表面即为闭孔神经前支,应避免损伤。
5. 严格止血　注意止血避免局部积血引起感染。缝合切口。
6. 麻醉满意后,置于石膏床,对髋关节进行轻柔复位。
7. 当股骨头复位入真臼时,可听到"弹响",感觉到明显的"复位感"。
8. 逐渐内收髋关节直至股骨头再次脱位,以此确定 Ramsey 安全区。
9. 再次将股骨头复位后,稳定于安全区内;若无复位感和脱位感则需考虑是否有阻挡股骨头复位的因素,需切开复位。
10. 术中 X 线片证实股骨头中心性复位。
11. 维持髋关节复位,保持髋关节屈曲和外展,用棉垫从乳突平面开始向下经骨盆、大小腿直至踝关节包裹皮肤。
12. 从乳头平面开始缠绕石膏直至双侧膝关节,注意在腹股沟区需要缠绕足够层数的石膏稳定关节。
13. 另用长石膏从腹股沟向后绕过臀部、髂嵴直至腹部前方,用这些石膏将大腿和躯干石膏连接起来。同样方式缠绕右侧大腿和腹股沟。
14. 用长石膏从膝关节开始,跨过腹股沟区前外侧,向上直至胸壁连接大腿和躯干。
15. 用石膏再次从乳头平面缠绕至膝关节。再从膝关节缠绕至踝关节。注意关节部位应加强石膏固定,防止石膏活动。
16. 待石膏定形后,观察石膏最后的外形。

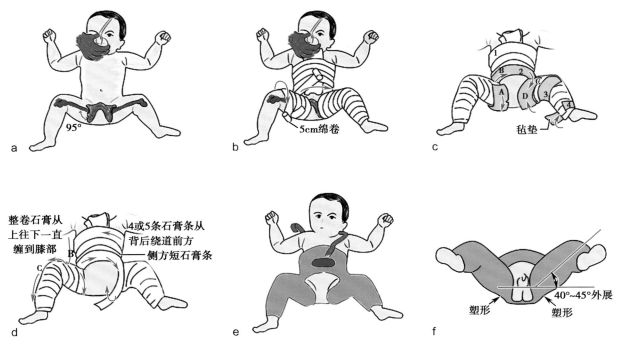

图 5-3　髋人字形石膏外固定术

1：第一条毡垫要超过石膏近端，保护石膏边缘皮肤；2：第二条毡垫从右侧腹股沟开始，绕过右侧臀部、髂嵴，腹部前方后左侧大腿外侧面，止于左侧腹股沟。（毡垫沿着 A、B、C、D 的顺序包裹）；3：第三条毡垫包裹保护膝关节周围；4：第四条毡垫包裹保护踝关节。

三、术后处理

术后石膏固定 3 个月后复查 X 线片，若髋关节位置好，无并发症，则再次石膏外固定 3 个月。3 个月后再次复查 X 线片后，再次外展支具固定 3 个月。之后拆除支具开始练习行走。若以上过程中任何一次复查 X 线片髋关节出现再脱位或其他并发症则终止治疗，进行切开复位手术（图 5-4）。

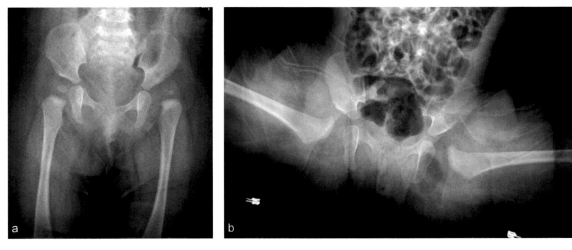

图 5-4　患儿，女，9 个月 10 天。主因左侧发育性髋关节脱位。行"左侧内收肌切断，髋关节闭合复位，髋人字形石膏外固定术"

a. 术前 X 线片提示左髋关节发育不良，髋关节脱位；b. 术后 X 线片提示内收肌切断后，使用髋人字形石膏将髋关节固定在复位位置。

四、优点

1. 无创 / 微创操作。
2. 操作简便、安全。
3. 内收肌切断手术适用于外展受限的患者，尤其是闭合复位时 Ramsey 安全区较小的患者，术后可明显扩大。

五、缺点

1. 石膏固定时间较长，治疗周期长。
2. 治疗过程中有再脱位的可能。
3. 治疗过程中股骨头有缺血坏死可能。
4. 护理较困难，如患儿全身棉垫石膏外固定，散热困难，夏天易高热甚至出现痱子。

【笔者经验】

1. 闭合复位时，动作应非常轻柔，动作粗暴极易损伤股骨头，造成继发股骨头缺血性坏死，同时也应避免反复复位操作。
2. 通过髋关节闭合复位髋人字形石膏外固定的治疗方法可以治疗大部分 DDH，但有股骨头缺血性坏死和再脱位的风险，若出现以上情况应该立即拆除石膏，二期切开复位手术治疗。
3. 通过内收肌的切断和松解可增大"安全角"范围，若"安全角"过小容易发生再次脱位和股骨头缺血性坏死。

第四节　髋关节切开复位术

髋关节闭合复位失败的患者则需要切开复位，切开复位可以在直视下清除阻挡复位的结构从而达到股骨头的中心型复位。切开复位的主要依据应该是髋关节局部的病理改变，而非年龄 >18 个月才能切开复位。临床上发现 <1 岁的患者在有明确阻挡闭合复位的因素下也可进行切开达到中心型复位。

一、前方入路

（一）适应证

1. 学步期儿童。
2. 闭合复位失败的患儿。
3. 前方可充分暴露，需要清除影响复位的前方阻碍的患者。
4. 需要同时进行髋臼手术的患者。

（二）操作流程

1. 患儿取仰卧位，垫高患侧臀部，麻醉满意后开始手术。
2. 常规消毒铺巾，消毒范围从胸廓下缘，包括骨盆，向下直至整个患肢，会阴部和对侧大腿根部也应消毒。
3. 可采用前方 Bikini 切口入路，起自髂嵴中点，经髂前上棘和骨盆中线之间沿 Langer 线向远端延长。

也可采用前方 Smith-Peterson 切口入路,起自髂嵴中点,经髂前上棘沿 Langer 线向远端外侧延长,指向髌骨外侧面。

4. 沿髂前上棘至股骨上段切开皮下组织和阔筋膜,暴露缝匠肌和股外侧皮神经。分离出股外侧皮神经后,用橡皮引流条牵拉保护。

5. 沿髂嵴外侧切开骨膜向内剥离髂骨骨膜,沿髂骨翼于骨膜下剥离阔筋膜张肌、臀中肌和臀小肌,直至暴露坐骨大切迹。

6. 于髂前上棘处分别切断缝匠肌和股直肌,并将肌肉牵向远端,充分显露髋关节前方。

7. 暴露髋关节内侧的髂腰肌,切断髂腰肌暴露整个股骨头关节囊。

8. 从关节囊最内侧到最外侧,T 形切开关节囊,尤其注意切开内侧关节囊,充分暴露髋臼。

9. 探查髋关节内阻挡复位的因素,切除圆韧带、横韧带以及髋臼内的纤维脂肪垫。若盂唇有内翻则可将其外翻,尽量不要损伤盂唇的生长带。

10. 将股骨头试行复位,复位后进行髋关节稳定试验,使髋关节做屈曲、后伸、内收和外展活动,测试髋关节稳定性。若髋关节从屈曲 90° 逐渐伸到 25° 左右,从外展 45° 逐渐到中立位,股骨头仍没有再脱位则表示髋关节稳定。若出现脱位则要寻找原因:如股骨颈前倾角过大或髋臼指数过大,并进行相应的手术。

11. 进行股骨头压力试验,轻柔牵引大腿,复位的股骨头应牵离髋臼 1mm 左右,若股骨头不易拉动则需要松解周围肌肉或缩短股骨以避免股骨头缺血性坏死。

12. 若髋关节复位后稳定,将髋关节在屈曲外展约 30°、内旋 20° 位置缝合髋关节囊。

13. 切除多余的关节囊后将关节囊紧缩缝合。

14. 缝合髂骨骨膜、股直肌和缝匠肌,缝合浅筋膜、皮下组织和皮肤。

15. 患侧髋关节外展 45°、屈曲 10°、内旋 20° 以髋人字形石膏外固定。

(三) 术后处理

1. 髋人字形石膏外固定 4~6 周。
2. 之后复查骨盆 X 线片确定髋关节位置好,拆除石膏。
3. 床上进行髋关节曲伸功能锻炼。
4. 术后 2 个月再次复查骨盆 X 线片确定髋关节位置好可下床活动,活动时应避免外伤导致髋关节再脱位。

【笔者经验】

1. 髋关节前方入路的主要优点是通过切断松解股直肌和髂腰肌后可以完全暴露髋关节的外、中、内方结构,尤其是对外上方组织的松解,是暴露最清楚的入路方式,但手术损伤较大。

2. 前方入路时应注意保护股外侧皮神经、股神经和坐骨神经,其中股外侧皮神经和股神经在处理股直肌时易被损伤,而坐骨神经在处理髂腰肌时易被损伤。

3. 前方入路切开和缝合关节囊时应注意尽量避免损伤旋股内、外动脉,其损伤和股骨头缺血性坏死直接相关。

4. 术中应注意避免髋关节未中心型复位,甚至错把"假臼"当"真臼"复位的情况。

二、内侧入路

髋关节内侧入路有操作简单、剥离损伤小的优点,但其不能完全暴露髋关节,尤其是髋关节上方和后方显示不足。同时,内侧入路有损伤旋股内动静脉的危险,股骨头缺血性坏死的概率也较高。此外,内侧入路不能同时进行髋臼截骨,因此一般用于年龄较小的患儿。

（一）手术适应证

1. 1 岁以下，尚未行走，闭合复位失败的患儿。

2. 髋外展 >60° 不能获得同心圆复位的患儿。

3. 闭合复位关节造影发现内侧关节间隙有造影剂残留的患儿。

4. 髋臼指数 >45° 的患儿。

5. 阻挡复位的因素主要在内侧，如：髂腰肌紧张卡压、圆韧带肥厚、横韧带紧张等。年龄 <18 个月，经闭合复位失败的患儿。

（二）操作流程

内侧入路的操作流程见图 5-5。

1. 患儿取仰卧位，麻醉满意后开始手术。

2. 常规消毒铺巾，消毒范围从胸廓下缘，包括骨盆，向下直至整个患肢，会阴部和对侧大腿根部也应消毒。

3. 皮肤切口可选择横行和纵行，髋关节屈曲 70°，外展外旋位，切口位于内收长肌后缘。

4. 切开皮肤、皮下组织、深筋膜。游离内收长肌将其切断并向外牵开。

5. 暴露闭孔神经前支及其血管并向上牵开。

6. 游离耻骨肌上下缘向下牵引暴露髂腰肌，切断髂腰肌后暴露髋关节关节囊。

7. T 形切开髋关节关节囊，切除关节囊内圆韧带、横韧带和纤维脂肪垫。

8. 髋关节试行复位，复位后进行稳定性试验。

9. 缝合浅筋膜、皮下组织和皮肤。

10. 患侧髋关节外展 45°、屈曲 10°、内旋 20° 以髋人字形石膏外固定。

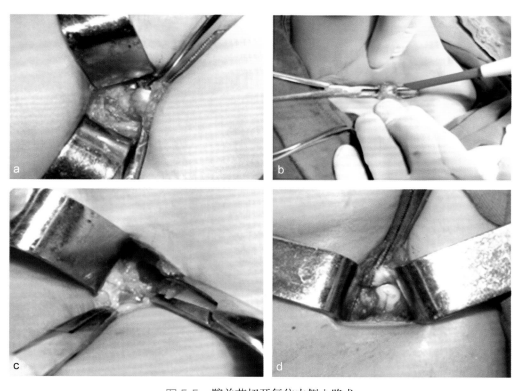

图 5-5　髋关节切开复位内侧入路术

a. 髋部内侧入路，切开皮肤，暴露内收长肌；b. 切断内收长肌；c. 钝性分离
内收大肌暴露髂腰肌；d. 暴露髂腰肌，切断髂腰肌后暴露关节囊。

【笔者经验】

1. 髋关节内侧入路有创伤小的优点，但因视野较小操作难度更大，不熟练时易损伤坐骨神经和股动静脉以及旋股内外动脉。

2. 内侧入路处理髋臼时较困难，应注意清除臼内的瘢痕和软组织以便复位。

3. 内侧复位对于髋关节外上方不能暴露，因此对于脱位较高的髋关节不适合。

4. 术中应注意充分松解内收肌和髂腰肌，充分暴露髋臼内侧，若松解不彻底会导致复位困难，也是复发因素之一。

第五节　改变髋臼方向的截骨术

一、Salter 截骨术

（一）适应证

1. 年龄　1.5~6.0 岁。
2. 头臼比例相称。
3. 股骨头位于髋臼平面。
4. 髋臼指数 <40°。

（二）操作流程

1. 患儿取仰卧位，将患侧髋部垫高，麻醉满意后，开始手术。

2. 常规消毒铺巾，消毒范围从胸廓下缘起，包括骨盆，向下直至整个患肢，会阴部和对侧大腿根部也应消毒。

3. 可采用前方 Bikini 切口入路，起自髂嵴中点，经髂前上棘和骨盆中线之间沿 Langer 线向远端延长。也可采用前方 Smith-Peterson 切口入路，起自髂嵴中点，经髂前上棘沿 Langer 线向远端外侧延长，指向髌骨外侧面。（图 5-6a）

4. 沿髂前上棘至股骨上段切开皮下组织和阔筋膜，暴露缝匠肌和股外侧皮神经。分离出股外侧皮神经后，用橡皮引流条牵拉保护。（图 5-6b）

5. 切开髂嵴骨膜，暴露髂骨骨质。（图 5-6c）

6. 于髂前上棘处分别切断缝匠肌和股直肌，并将肌肉牵向远端，充分显露髋关节前方。（图 5-6d）

7. 暴露髋关节内侧的髂腰肌，切断髂腰肌暴露整个股骨头关节囊。（图 5-6e、f）

8. 从关节囊最内侧到最外侧，T 形切开关节囊，尤其注意切开内侧关节囊，充分暴露髋臼。（图 5-6g、h）

9. 试行髋关节复位，探查髋关节内阻挡复位的因素，切除圆韧带、横韧带以及髋臼内的纤维脂肪垫。若盂唇有内翻则可将其外翻，尽量不要损伤盂唇的生长带。（图 5-6i~l）

10. 沿髂嵴外侧切开骨膜，向内剥离髂骨骨膜，沿髂骨翼于骨膜下剥离阔筋膜张肌、臀中肌和臀小肌，直至暴露坐骨大切迹。（图 5-6m、n）

11. 剥离髂骨内板骨膜后，用弯钳自骨膜下从髂骨内侧穿过坐骨切迹钳住钢丝锯一端，用钢丝锯沿坐骨大切迹到髂前下棘把髂骨切断。（图 5-6o、p）

12. 用骨刀从髂嵴上切取三角形骨块，注意三角形骨块底边要与髂前上下棘之间距离相同。（图 5-6q、r）

13. 用两把巾钳分别钳住截骨近远端，将远端髂骨向前、下、外侧牵引，在截骨间隙内插入三角形骨块，放开远端巾钳。（图 5-6s）

14. 2 枚克氏针从三角形骨块近端髂骨穿入，直至远端髂骨骨块，固定三角形骨块。（图 5-6t）

15. 将股骨头试行复位,复位后进行髋关节稳定试验,屈曲、后伸、内收和外展活动髋关节,测试髋关节稳定性。若髋关节从屈曲 90° 逐渐伸到 25° 左右,从外展 45° 逐渐到中立位,股骨头仍没有再脱位则髋关节稳定。(图 5-6u、v)

16. 进行股骨头压力试验,轻柔牵引大腿,复位的股骨头应牵离髋臼 1mm 左右,若股骨头不易拉动则需要松解周围肌肉或短缩股骨以避免股骨头缺血性坏死。

17. 若髋关节复位后稳定,将髋关节在屈曲外展约 30°,内旋 20° 缝合髋关节囊。(图 5-6w)

18. 切除多余的关节囊后将关节囊紧缩缝合。

19. 缝合髂骨骨膜、股直肌和缝匠肌,缝合浅筋膜、皮下组织和皮肤。

20. 患侧髋关节外展 45°,屈曲 10°,内旋 20° 髋人字形石膏外固定。(图 5-6x)

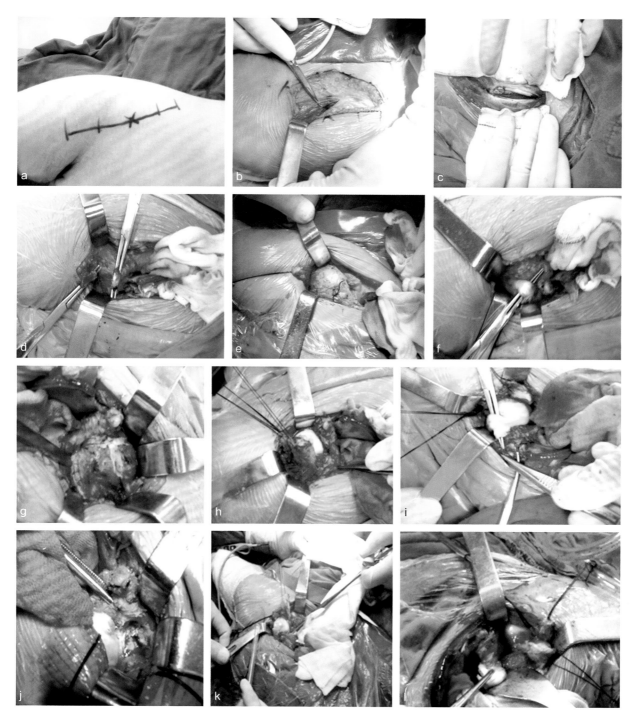

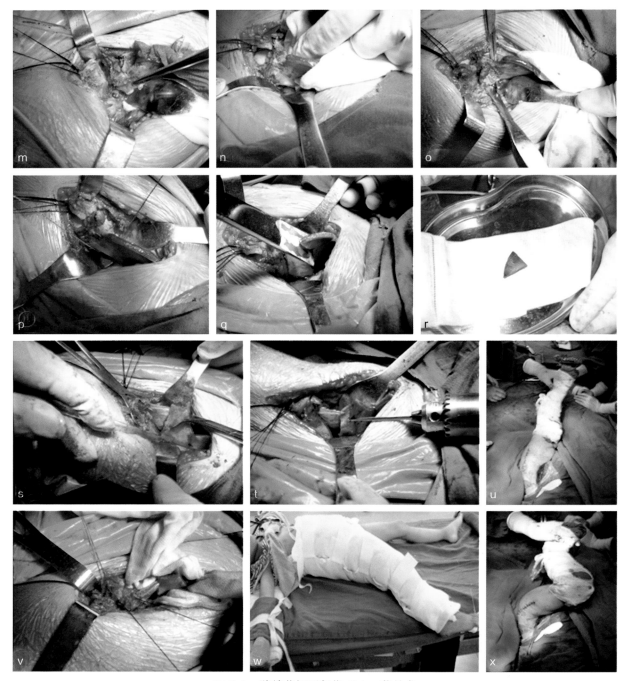

图 5-6 髋关节切开复位,Salter 截骨术

a. 手术切口(Bikini 切口);b. 切开股薄肌肌膜,同时注意保护股外侧皮神经;c. 切开髂嵴骨膜;d. 暴露、分离并切断股直肌;e. 充分暴露髋关节关节囊;f. 髋关节关节囊内侧分离,暴露并切断髂腰肌;g. 关节囊切开线路;h. 切开关节囊,进入关节腔;i. 暴露并全切除圆韧带;j. 清除髋臼内填充的软组织;k. 检查股骨头发育情况;l. 试行髋关节复位;m. 剥离髂骨内板骨膜直至坐骨大切迹;n. 剥离髂骨外板骨膜直至坐骨大切迹;o. 直角弯钳自内向外穿过坐骨大切迹;p. 导入线锯至坐骨大切迹至髂前上下棘间做外高内低斜形截骨;q. 用骨刀在髂骨上截取三角形骨块;r. 三角形骨块备用;s. 将髂骨截骨远端骨块向前下外方向牵引后,将三角形骨块嵌入截骨处;t. 三角形骨块位置满意后,从近端向远端打入 2 枚克氏针内固定;u. 将髋关节复位后,于伸直中立位和伸直内收位检查髋关节稳定性;v. 于屈曲中立位和屈曲内收位检查髋关节稳定性;w. 缝合髋关节关节囊和股直肌肌腱,逐层缝合切口;x. 长腿髋人字形石膏外固定。

(三)术中应注意避免的情况

1. 髋臼后缘缺乏应视为该手术禁忌证。

2. 避免截骨远端向后移位。

3. 避免截骨后缘断面张开。

（四）典型病例举例

1. 典型病例1　见图5-7。

2. 典型病例2　见图5-8。

3. 典型病例3　见图5-9。

4. 典型病例4　见图5-10。

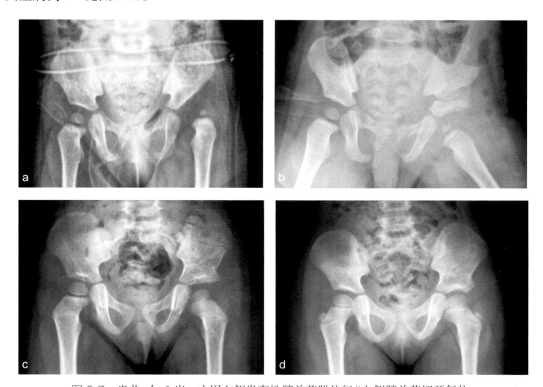

图5-7　患儿,女,2岁。主因左侧发育性髋关节脱位行"左侧髋关节切开复位,
骨盆Salter截骨,髋人字形石膏外固定术"
a. 术前X线片,提示左髋关节脱位;b~d. Salter截骨术后患者分阶段复查的X线片,
提示截骨部位完全愈合,髋臼对股骨头的覆盖明显增加。

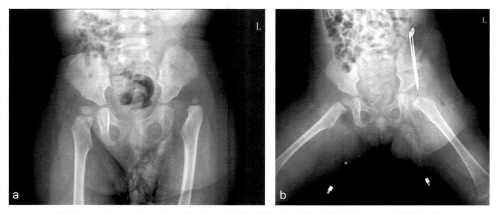

图5-8　患儿,女,1岁2个月。主因左侧发育性髋关节脱位行"左侧髋关节
切开复位,骨盆Salter截骨,髋人字形石膏外固定术"
a. 术前X线片提示左髋关节完全脱位;b. salter截骨术后,髋臼恢复对股骨头的覆盖和包容。

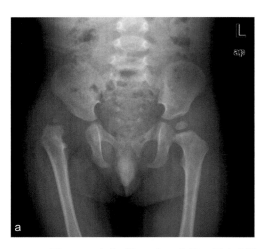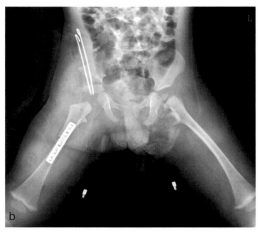

图 5-9　患儿,男,1 岁 5 个月。因右侧发育性髋关节脱位行"右侧髋关节切开复位,
股骨短缩旋转截骨,骨盆 Salter 截骨,髋人字形石膏外固定术"
a. 右髋 DDH 伴完全性脱位;b. 术中行 salter 截骨,同时行股骨去旋转截骨,
术后 X 线片提示髋白对股骨头的覆盖明显增加。

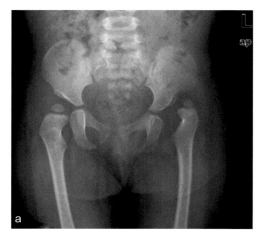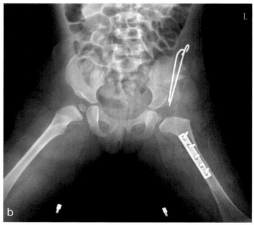

图 5-10　患儿,女,1 岁 7 个月。因左侧发育性髋关节脱位行"左侧髋关节切开复位,
股骨短缩旋转截骨,骨盆 Salter 截骨,髋人字形石膏外固定术"
a. 左髋 DDH 伴股骨头完全脱位;b. salter 截骨 + 股骨去旋转截骨术后,髋白恢复对股骨头的覆盖。

（五）术后处理

1. 术后 1 天即可复查骨盆正位 X 线片。
2. 术后 1 周左右打开上半石膏伤口换药,并使用皮肤牵引带进行下肢持续牵引,牵引重量为体重的 1/8。
3. 术后 2~6 周根据患儿年龄和病变情况以及术中髋关节稳定性于床上进行髋关节功能锻炼。
4. 术后 4 周拆除内固定克氏针和石膏,但不能站立和行走。
5. 术后 3 个月再次复查后可下床行走。

【笔者经验】

　　1. Slater 截骨术作为最常用的骨盆截骨术,有操作简单、不损伤 Y 形软骨从而不影响髋白发育、髋关节功能恢复快等优点。
　　2. 手术时应充分暴露髂骨内外板,注意坐骨大切迹下方即为臀下动脉和阴部内动脉,截骨

时应避免损伤。

3. Slater 截骨时骨盆截骨远端应向前、下、外旋转,尤其应注意向前和向外方向的旋转。

4. Slater 截骨术旋转是以耻骨联合软骨为铰链进行旋转,若耻骨联合已闭合则应更换其他截骨术式。

二、骨盆三联截骨术

对于大龄的发育性髋关节脱位患者来说,髋臼发育不良严重,甚至部分髋臼外缘已磨平,而 Y 形软骨和耻骨联合软骨闭合后使 Salter、Pemberton 等截骨术式无法进行,同时单纯的骨盆髂骨截骨(如 Dega 截骨术)也很难矫正髋臼的方向并恢复其对股骨头的覆盖。这种情况下,髂骨、耻骨、坐骨三联截骨后,髋臼的活动和旋转范围大大增加,可以同时满足矫正髋臼方向和股骨头覆盖的问题。

(一)适应证

1. 年龄 >8 岁,耻骨、Y 形软骨骨骺已闭合。
2. 头臼比例相称。
3. 髋臼方向异常的髋臼发育不良。
4. 髋臼后方覆盖不良。

(二)操作流程

1. 患者取仰卧位,将患侧髋部垫高,麻醉满意后,开始手术。
2. 常规消毒铺巾,消毒范围从胸廓下缘起,包括骨盆,向下直至整个下肢和半侧臀部,会阴部和对侧大腿根部也应消毒。
3. 大腿外侧纵向切口,直达大转子水平,切开阔筋膜张肌。
4. 分离臀大肌暴露下方的半腱肌、半膜肌和股二头肌。
5. 坐骨神经位于半膜肌外侧,注意保护以免损伤。
6. 暴露坐骨后沿骨膜下剥离坐骨支。
7. 克氏针定位准确后,紧贴着髋臼后缘,置入骨刀,于坐骨髋臼端进行坐骨截骨,骨刀向后外约 45° 完全截断坐骨。
8. 逐层缝合切口。
9. 沿髋部前方切口,自髂前上棘至股骨上段切开皮下组织和阔筋膜,暴露缝匠肌和股外侧皮神经。分离出股外侧皮神经后,用橡皮引流条牵拉保护。
10. 于髂前上棘处分别切断缝匠肌和股直肌,并将肌肉牵向远端,充分显露髋关节前方。
11. 剥离髂骨内板骨膜暴露髋关节内侧的髂腰肌,切断髂腰肌,暴露耻骨结节。
12. 在距耻骨结节约 1cm 处骨膜下剥离耻骨肌,充分显露耻骨支。
13. 用骨刀沿耻骨近髋臼端向后内 45° 截骨,截骨时应注意保护闭孔动静脉及神经。
14. 沿髂嵴外侧切开骨膜向内剥离髂骨骨膜,沿髂骨翼于骨膜下剥离阔筋膜张肌、臀中肌和臀小肌,直至暴露坐骨大切迹。
15. 显露髂骨翼,至坐骨大切迹,从坐骨切迹至髂前上下棘间行 L 形截骨,髋臼骨段松动,轻柔牵引将髋臼整体向前下外旋转至满意位置从髂骨翼打入 2~3 枚克氏针,髂前下棘打入 1~2 枚克氏针,形成三角形固定。
16. 从关节囊最内侧到最外侧,T 形切开关节囊,尤其注意切开内侧关节囊,充分暴露髋臼。
17. 探查髋关节内阻挡复位的因素,切除圆韧带、横韧带以及髋臼内的纤维脂肪垫。若盂唇有内翻则可将其外翻,尽量不要损伤盂唇的生长带。
18. 将股骨头试行复位,复位后进行髋关节稳定试验,屈曲、后伸、内收和外展活动髋关节,测试髋关节稳定性。若髋关节从屈曲 90° 逐渐伸到 25° 左右,从外展 45° 逐渐到中立位,股骨头仍没有再脱位则髋关节稳定。

19. 进行股骨头压力试验,轻柔牵引大腿,复位的股骨头应牵离髋臼 1mm 左右,若股骨头不易拉动则需要松解周围肌肉或短缩股骨以避免股骨头缺血性坏死。

20. 若髋关节复位后稳定,将髋关节在屈曲外展约 30°,内旋 20° 缝合髋关节囊。

21. 切除多余的关节囊后将关节囊紧缩缝合。

22. 缝合髂骨骨膜、股直肌和缝匠肌,缝合浅筋膜、皮下组织和皮肤。

23. 患侧髋关节外展 45°,屈曲 10°,内旋 20° 髋人字形石膏外固定。

(三) 术后处理

1. 术后 1 天即可复查骨盆正位 X 线片。

2. 术后 1 周左右打开上半石膏进行伤口换药,并使用皮肤牵引带进行下肢持续牵引,牵引重量为体重的 1/8。

3. 术后 2~6 周根据患儿年龄和病变情况以及术中髋关节稳定性于床上进行髋关节功能锻炼。

4. 术后 4 周拆除石膏,但不能站立和行走。

5. 术后 3 个月左右骨性愈合后拆除内固定克氏针。

6. 拆除克氏针后可下床行走。(图 5-11)

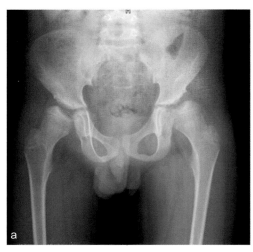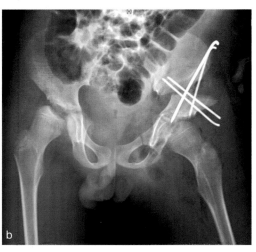

图 5-11　患儿,男,10 岁 8 个月。主因"走路摇晃 1 年余"入院,被诊断为"左髋关节半脱位,双侧股骨头坏死",行"左侧内收肌、髂腰肌松解、左髋关节切开复位、骨盆三联截骨矫形内固定、髋人字形石膏外固定术"
a. 术前 X 线片提示左髋 DDH,股骨头覆盖较差;b. 术后 X 线片提示截骨术后,髋臼恢复对股骨头的覆盖。

【笔者经验】

1. 骨盆三联截骨术是髋关节骨盆截骨术中难度最大的手术之一,需要在对 Salter 截骨术、Pemberton 截骨术熟练掌握的前提下进行该术式,不建议初学者尝试该手术。

2. 此手术的优点为通过截骨后髋臼可以充分自由旋转达到满意的方向和覆盖,可以增加大龄患儿髋臼后方和外侧的覆盖。

3. 此手术难度较大,在进行坐骨和耻骨截骨时尤其应注意避免损伤坐骨神经、闭孔神经、髂腹股沟神经和生殖股神经等。

4. 截骨后的髋臼骨块活动度大,可充分活动覆盖股骨头,应找到股骨头和髋臼最佳匹配曲率和覆盖率的位置后,再进行骨块的固定。

第六节　改变髋臼容积的截骨术

一、Pemberton 截骨术

Pemberton 截骨术也称为关节囊周围截骨术,是通过骨盆髂骨弧形截骨以 Y 形软骨为铰链旋转髋臼的一种截骨术式,可以增加髋臼对股骨头前外侧的包容。

（一）适应证

1. 1~12 岁髋臼软骨未闭合者。
2. 髋臼浅平者。
3. 髋臼指数 >40° 者。

（二）操作流程

Pemberton 截骨术的操作流程见图 5-12。

1. 患儿取仰卧位,将患侧髋部垫高,麻醉满意后,开始手术。
2. 常规消毒铺巾,消毒范围从胸廓下缘起,包括骨盆,向下直至整个患肢,会阴部和对侧大腿根部也应消毒。
3. 可采用前方 Bikini 切口入路,起自髂嵴中点,经髂前上棘和骨盆中线之间沿 Langer 线向远端延长。
4. 沿髂嵴外侧切开骨膜向内剥离髂骨骨膜,沿髂骨翼于骨膜下剥离阔筋膜张肌、臀中肌和臀小肌,直至暴露坐骨大切迹。
5. 向下剥离髂骨内外板骨膜直至髋臼边缘,拉钩充分暴露髂骨内外骨板。
6. 用窄骨刀从髂前下棘上方约 1cm 开始向坐骨大切迹截骨,逐渐弯向后方与关节囊止点平行。然后继续往 Y 形软骨方向截骨。注意髂骨内外板截骨线基本平行,但内板截骨线脚外侧低,弧度较小。
7. 用骨刀从髂嵴上切取三角形骨块,注意三角形骨块底边要与髂前上下棘之间距离相同。
8. 用两把巾钳分别钳住截骨近远端,将远端髂骨向前、下、外侧牵引,在截骨间隙内插入三角形骨块,放开远端巾钳。
9. 2 枚克氏针从三角形骨块近端髂骨穿入,直至远端髂骨骨块,固定三角形骨块。
10. 将股骨头试行复位,复位后进行髋关节稳定实验,屈曲、后伸、内收和外展活动髋关节,测试髋关节稳定性。若髋关节从屈曲 90° 逐渐伸到 25° 左右,从外展 45° 逐渐到中立位,股骨头仍没有再脱位则髋关节稳定。
11. 进行股骨头压力试验,轻柔牵引大腿,复位的股骨头应牵离髋臼 1mm 左右,若股骨头不易拉动则需要松解周围肌肉或短缩股骨以避免股骨头缺血性坏死。
12. 若髋关节复位后稳定,将髋关节在屈曲外展约 30°,内旋 20° 缝合髋关节囊。
13. 切除多余的关节囊后将关节囊紧缩缝合。
14. 缝合髂骨骨膜、股直肌和缝匠肌,缝合浅筋膜、皮下组织和皮肤。
15. 患侧髋关节外展 45°,屈曲 10°,内旋 20° 髋人字形石膏外固定。

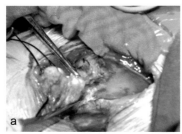 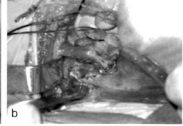 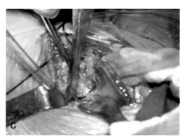

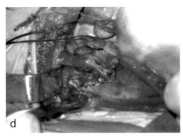
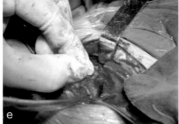
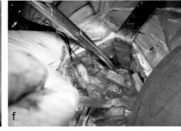

图 5-12 髋关节切开复位，Pemberton 截骨术

a. 剥离髂骨外板骨膜至髋臼髂坐软骨连接；b. 剥离髂骨内板骨膜至髋臼髂耻软骨连接；c、d. 分别自髂坐、髂耻软骨连接中心至髂前上下棘间做弧形截骨：外侧截骨线和内侧截骨线；e. 完成截骨，截骨端张开距离 2~3cm；f. 以髋臼软骨中心为支点，将远折段向前下外旋转移位后并排嵌入三角形髂骨维持转位稳定。

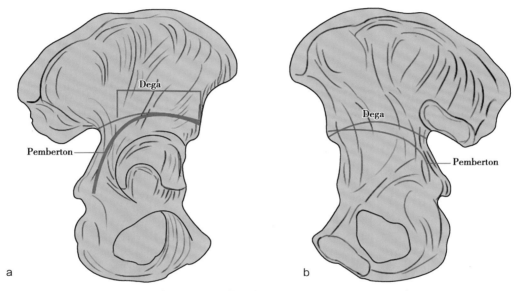

图 5-13 骨盆 Pemberton 截骨术和 Dega 截骨术的截骨线示意图
a. 外侧观；b. 内侧观。

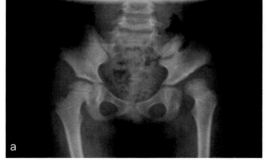
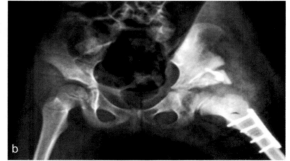
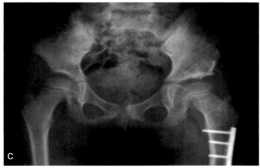

图 5-14 患儿，女，6 岁 10 个月。主因左侧发育性髋关节脱位行"左侧髋关节切开复位，股骨短缩旋转截骨，骨盆 Pemberton 截骨，髋人字形石膏外固定术"

a. 术前骨盆正位 X 线片，提示左髋 DDH；b. 术后骨盆正位 X 线片，提示左髋臼对股骨头的覆盖增加；c. 术后 1 年复查骨盆正位 X 线片，提示髋臼侧和股骨侧截骨部位完全愈合。

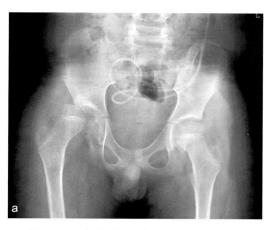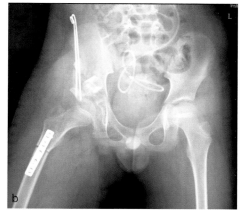

图 5-15　患儿,男,9 岁 10 个月。主因右侧发育性髋关节脱位行"右侧髋关节切开复位,
股骨短缩旋转截骨,骨盆 Pemberton 截骨,髋人字形石膏外固定术"
a. 术前骨盆正位 X 线片,提示右髋 DDH;b. 术后骨盆正位 X 线片,提示股骨头完全复位。

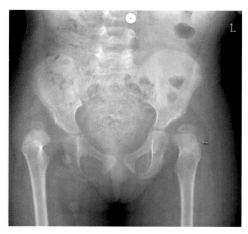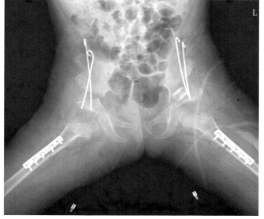

图 5-16　患儿,女,3 岁 3 个月。主因双侧发育性髋关节脱位行"双侧髋关节切开复位,双侧股骨
短缩旋转截骨,左侧骨盆 Pemberton 截骨,右侧骨盆 Salter 截骨,髋人字形石膏外固定术"

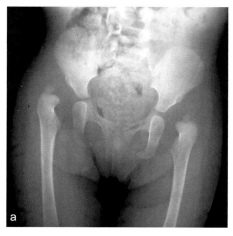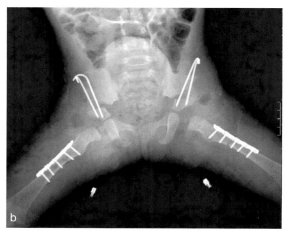

图 5-17　患儿,女,1 岁 4 个月。主因双侧发育性髋关节脱位行"双侧髋关节切开复位,
股骨短缩旋转截骨,骨盆 Salter 截骨,髋人字形石膏外固定术"
a. 术前骨盆正位 X 线片提示双髋 DDH,髋臼覆盖较差;b. 术后骨盆正位 X 线片,
提示双髋关节完全复位。

【笔者经验】

1. Pemberton 截骨术通常用于 Y 形软骨未闭合的患儿,若 Y 形软骨已闭合则需选择其他术式。

2. Pemberton 截骨术改变髋臼指数较 Salter 更大,因此髋臼指数较大的患儿较为适合采取该术式。

3. Pemberton 截骨术可以改变髋臼容积和曲率,因此术前应谨慎评估避免术后出现"头大臼小"的情况。

4. Pemberton 截骨术可以增加骨头前外侧的包容。

5. 术中应注意截骨方向应向 Y 形软骨中心,而不能截断髂骨。

二、Dega 截骨术

从概念上讲,与其他截骨术相比,Dega 截骨术更类似于 Pemberton 截骨术,两者均属骨盆不完全截骨,需要改变髋臼的形状,后方要留铰链,能提供不同程度的外侧覆盖。Dega 截骨与 Pemberton 截骨术的不同之处在于,其不是以 Y 形软骨作为铰链而是以髂骨后内侧骨板作为铰链从而改变髋臼形状。与 Pemberton 手术相比,其优点是操作略简单,不会造成 Y 形软骨损伤以及因此带来的髋臼 Y 形软骨早闭。此外,Dega 截骨术可以增加股骨头后方的覆盖。但从效果看,X 线片上很难与 Pemberton 截骨手术区别。

(一)适应证

1. 年龄 1~12 岁。

2. 头臼比例基本相称。

3. 髋臼指数 <40°。

(二)操作流程

Dega 截骨术的操作流程见图 5-18。

1. 患儿取仰卧位,将患侧髋部垫高,麻醉满意后,开始手术。

2. 常规消毒铺巾,消毒范围从胸廓下缘起,包括骨盆,向下直至整个患肢,会阴部和对侧大腿根部也应消毒。

3. 可采用前方 Bikini 切口入路,起自髂嵴中点,经髂前上棘和骨盆中线之间沿 Langer 线向远端延长。

4. 沿髂嵴外侧切开骨膜向内剥离髂骨骨膜,沿髂骨翼于骨膜下剥离阔筋膜张肌、臀中肌和臀小肌,直至暴露坐骨大切迹(图 5-18a、b)。

5. 向下剥离髂骨内外板骨膜直至髋臼边缘,拉钩充分暴露髂骨内外骨板(图 5-18c、d)。

6. 用窄骨刀从髂前上下棘中部开始向坐骨大切迹截骨,逐渐弯向后方与关节囊止点平行。然后继续往 Y 形软骨方向截骨,但应注意后方髂骨骨板应保持完整,不能完全切断。髂骨内外板截骨线应尽量平行,但内板截骨线较外侧低,弧度较小(图 5-18e)。

7. 用骨刀从髂嵴上切取三角形骨块,注意三角形骨块底边要与髂前上下棘之间距离相同。

8. 用两把巾钳分别钳住截骨近远端,将远端髂骨向前、下、外侧牵引,在截骨间隙内插入三角形骨块,放开远端巾钳(图 5-18f)。

9. 2 枚克氏针从三角形骨块近端髂骨穿入,直至远端髂骨骨块,固定三角形骨块。

10. 将股骨头试行复位,复位后进行髋关节稳定试验,屈曲、后伸、内收和外展活动髋关节,测试髋关节稳定性。若髋关节从屈曲 90° 逐渐伸到 25° 左右,从外展 45° 逐渐到中立位,股骨头仍没有再脱位则髋关节稳定。

11. 进行股骨头压力试验,轻柔牵引大腿,复位的股骨头应牵离髋臼 1mm 左右,若股骨头不易拉动则需要松解周围肌肉或短缩股骨以避免股骨头缺血性坏死。

12. 若髋关节复位后稳定,将髋关节在屈曲外展约 30°,内旋 20° 缝合髋关节囊。

13. 切除多余的关节囊后将关节囊紧缩缝合。

14. 缝合髂骨骨膜、股直肌和缝匠肌,缝合浅筋膜、皮下组织和皮肤。

15. 患侧髋关节外展 45°,屈曲 10°,内旋 20° 髋人字形石膏外固定。

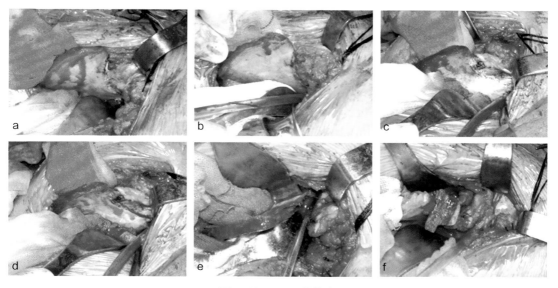

图 5-18　Dega 截骨术

a、b. 沿髂嵴外侧切开骨膜向内剥离髂骨骨膜,沿髂骨翼于骨膜下剥离阔筋膜张肌、臀中肌和臀小肌,直至暴露坐骨大切迹;c、d. 向下剥离髂骨内外板骨膜直至髋臼边缘,拉钩充分暴露髂骨内外骨板;e. 用窄骨刀从髂前上下棘中部向坐骨大切迹截骨;f. 用两把巾钳分别钳住截骨近远端,将远端髂骨向前、下、外侧牵引,在截骨间隙内插入三角形骨块,放开远端巾钳图。

（三）典型病例

1. 典型病例 1　见图 5-19。

2. 典型病例 2　见图 5-20。

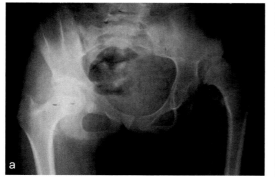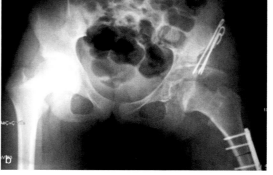

图 5-19　患儿,女,12 岁 5 个月。主因左侧发育性髋关节脱位行"左侧髋关节切开复位,
股骨短缩旋转截骨,骨盆 Dega 截骨,髋人字形石膏外固定术"
a. 术前骨盆 X 线片提示左髋 DDH,股骨头完全脱位;b. 截骨术后复查骨盆 X 线片,
提示股骨头完全复位,髋臼覆盖较好。

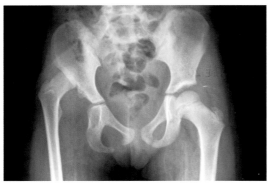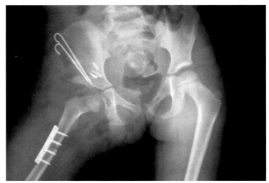

图 5-20　患儿,女,5 岁 6 个月。主因右侧发育性髋关节脱位行"右侧髋关节切开复位,
股骨短缩旋转截骨,骨盆 Dega 截骨,髋人字形石膏外固定术"

【笔者经验】

1. Dega 截骨术是以髂骨内板作为铰链进行旋转,因此对于 Y 形软骨闭合的患儿仍然适用。
2. 进行 Dega 截骨术时应注意不要将髂骨完全截断,应保留髂骨内板作为旋转中心。
3. Dega 截骨术可以增加股骨头外上方的覆盖率,对于浅平髋尤其适用。

第七节　股骨截骨术

一、股骨近端内翻截骨术

通过股骨近端内翻截骨,可以矫正术前的髋外翻至正常角度,同时截骨后增加了髋臼对股骨头的包容,改变了髋臼内的应力,达到治疗轻度 DDH 的目的。

(一)适应证

1. 髋关节不稳定。
2. 由于髋外翻导致的髋臼发育不良。

(二)操作流程

1. 患儿取仰卧位,将患侧髋部垫高,麻醉满意后,开始手术。
2. 从大转子向股骨远端做长约 8~12cm 的长切口,切开皮下组织和阔筋膜。(图 5-21a)
3. 分离骨膜,用骨刀在小转子稍远端的骨质上确定截骨平面。
4. 于大转子向股骨颈打入 2 枚引导钢针,根据术中 C 形臂 X 线透视机调整钢针方向和深度至合适位置。(图 5-21b、c)
5. 测量钢针的长度,根据钢针长度选择合适的截骨板(图 5-21d)。不同长度的截骨板适用于不同的患儿(图 5-21e)。
6. 将钢板刀板部沿引导钢针打入股骨颈内合适位置。(图 5-21f、g)
7. 沿股骨颈根部和横行截断股骨后同时内翻股骨颈。(图 5-21h)
8. 螺钉固定接骨板于股骨干上。(图 5-21i)
9. 术中 C 形臂 X 线透视机检查,颈干角满意后逐层缝合切口。术后复查 X 线片明确截骨板的位置和畸形纠正的程度(图 5-21j、k)

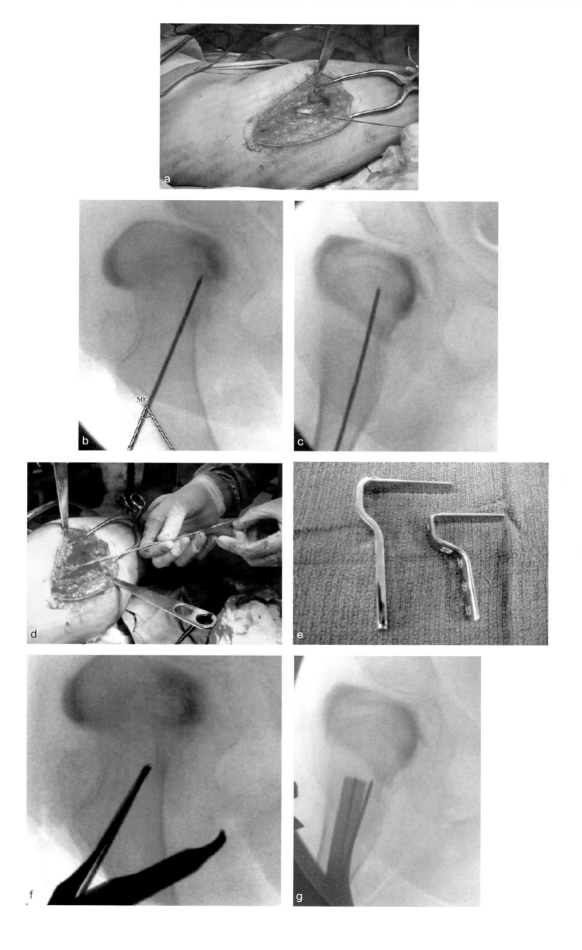

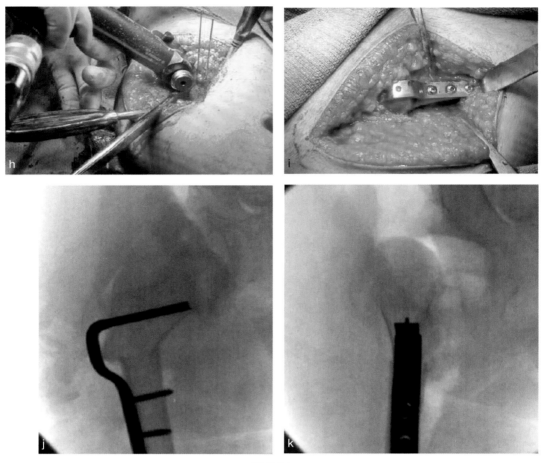

图 5-21

a. 从大转子向股骨远端做长约 8~12cm 的长切口,切开皮下组织和阔筋膜;b、c. 术中 C 形臂 X 线透视机调整钢针方向和深度至合适位置;d. 测量钢针测量引导钢针深度选择合适接骨板;e. 内翻矫形接骨板;f、g. 沿引导钢针打入钢板刀板部;h. 电钻横行截断股骨;i. 螺钉固定接骨板于股骨干上;j、k. 术后股骨颈正侧位 X 线片。

【笔者经验】

　　1. 此手术简单易行,通过改变髋臼内应力和肌力的方式解决轻度 DDH 的问题。

　　2. 对于 DDH 合并髋外翻畸形的患儿也适用。

　　3. 术后双下肢可能出现不等长,需进一步治疗。

二、股骨短缩去旋转截骨术

　　对于股骨颈前倾角过大的患儿,需要通过股骨去旋转矫正前倾角;而对于高位脱位或牵引效果较差的患儿,需要短缩股骨。

（一）适应证

　　1. 股骨头脱位较高,术前牵引效果不理想者。

　　2. 股骨头压力过高,有股骨头坏死风险者。

　　3. 前倾角过大者。

（二）操作流程

1. 患儿取仰卧位，将患侧髋部垫高，麻醉满意后，开始手术。

2. 从大转子向股骨远端做长约 8cm 左右的长切口，切开皮下组织和阔筋膜。

3. 暴露股骨干确定截骨平面，于截骨平面近远端钻孔标记。

4. 于截骨平面进行截骨，根据术前评估情况决定短缩长度，一般 1~3cm。

5. 根据截骨近远端钻孔标记进行反向旋转矫正前倾角。

6. 前倾角矫正满意后用接骨板螺钉进行内固定。

7. 术中 C 形臂 X 线透视机检查满意后，逐层缝合切口。

【笔者经验】

1. 股骨短缩去旋转截骨术并不能改变髋臼方向和容积，仅为髋关节复位提供更好的条件，一般与髋臼手术同时进行。

2. 对于术前股骨头脱位较高的患儿，股骨短缩更有利于术中复位，同时减轻术后股骨头压力，减少股骨头缺血性坏死概率。

3. 对于术前评估股骨颈前倾角过大的患儿需通过去旋转矫正前倾角。

（江　君　唐学阳）

参考文献

1. CHEN Q, DENG Y, FANG B. Outcome of one-stage surgical treatment of developmental dysplasia of the hip in children from 1. 5 to 6 years old [J]. A retrospective study. Acta Orthop Belg, 2015, 81 (3): 375-383.

2. WANG C W, WANG T M, WU K W, et al. The comparative, long-term effect of the Salter osteotomy and Pemberton acetabuloplasty on pelvic height, scoliosis and functional outcome [J]. Bone Joint J, 2016, 98-B (8): 1145-1150.

3. MING HUA D, RUI JIANG X, WEN CHAO L. The high osteotomy cut of Dega procedure for developmental dysplasia of the hip in children under 6 years of age [J]. Orthopade, 2016, 45 (12): 1050-1057.

4. SCHMIDUTZ F, ROESNER J, NIETHAMMER T R, et al. Can Salter osteotomy correct late diagnosed hip dysplasia: A retrospective evaluation of 49 hips after 6. 7 years？ [J]. Orthop Traumatol Surg Res, 2018, 104 (5): 637-643.

5. BAGHDADI T, BAGHERI N, KHABIRI S S, et al. The outcome of salter innominate osteotomy for developmental hip dysplasia before and after 3 years old [J]. Arch Bone Jt Surg, 2018, 6 (4): 318-323.

6. BULUT M, GÜRGER M, BELHAN O, et al. Management of developmental dysplasia of the hip in less than 24 months old children [J]. Indian J Orthop, 2013, 47 (6): 578-584.

7. SCHWEND R M, SHAW B A, SEGAL L S. Evaluation and treatment of developmental hip dysplasia in the newborn and infant [J]. Pediatr Clin North Am, 2014, 61 (6): 1095-1107.

8. KOTLARSKY P, HABER R, BIALIK V, et al. Developmental dysplasia of the hip: What has changed in the last 20 years？ [J]. World J Orthop, 2015, 6 (11): 886-901.

9. MCFARLANE J, KUIPER J H, KIELY N. Surgical treatment for developmental dysplasia of the hip-a single surgeon series of 47 hips with a 7 year mean follow up [J]. Acta Orthop Belg, 2016, 82 (4): 754-761.

10. CZUBAK J KOWALIK K, KAWALEC A, et al. Dega pelvic osteotomy: indications, results and complications [J]. J Child Orthop, 2018, 12 (4): 342-348.

11. LI Y, XU H, SLONGO T, ZHOU Q, et al. Bernese-type triple pelvic osteotomy through a single incision in children over five years: a retrospective study of twenty eight cases [J]. Int Orthop, 2018, 42 (12): 2961-2968.

12. KLEIN C, FONTANAROSA A, KHOURI N, et al. Anterior and lateral overcoverage after triple pelvic osteotomy in childhood for developmental dislocation of the hip with acetabular dysplasia: Frequency, features, and medium-term clinical impact [J]. Orthop Traumatol Surg Res, 2018, 104 (3): 383-387.

第六章

儿童发育性髋关节发育不良的远期随访

第一节　随　访　意　义

不论是通过保守或者手术的方法治疗,目的都是为了保持并稳定股骨头位于真正的髋臼内,形成同心复位的髋关节,从而建立良好的关节功能和行走步态。很多人误以为患儿保守治疗或者手术很成功就是治愈了,由于没用及时定期复诊、自己不恰当地佩戴支具及不合理的关节使用导致了许多原本可以避免的并发症。具体每种治疗方式均有可能出现的相应的并发症,如 Pavlik 吊带、石膏固定中有可能髋关节过度屈曲导致股神经麻痹、过度外展导致内下脱位以及下肢外旋等(图 6-1),手术治疗后常见并发症有出血、感染、下肢不等长、内外旋畸形等,但对于 DDH 治疗预后影响最严重的并发症有以下几种。

1. 髋关节再脱位、半脱位　手法复位保守治疗或手术截骨治疗等,部分股骨颈前倾角过大,脱位程度高,股骨头发育小扁平、股骨颈较短的容易再脱位,患儿依从性差,早期活动及不按规定时间、方法佩戴固定支具都会很大程度影响治疗的效果。这些都需要定期随访和指导,同时获取数据从而进一步指导临床工作(图 6-1)。

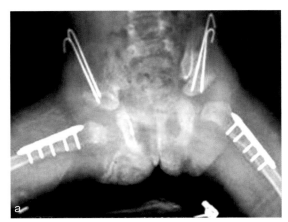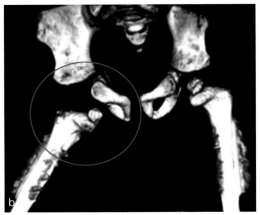

图 6-1　儿童 DDH 术后影像学随访
a. 术后三维 CT 成像;b. 术后骨盆正位 X 线片。

2. 股骨头缺血性坏死　前期的保守治疗及后期的手术治疗都需要将髋关节固定在特殊的体位较长时间,都有可能影响股骨头的血供。采取保守治疗的年龄小的患儿,由于其股骨头尚未骨化或骨化不全,对缺血更敏感;而年龄较大的手术患儿则需要承受手术创伤,这些都有可能导致远期股骨头缺血性坏死的发生。DDH 远期可能由于长期关节畸形受力不均等,关节腔压力增大也会出现股骨头坏死的情况,所以需要定期复诊,尽早发现并避免此类情况的发生(图 6-2)。

3. 关节功能障碍　保守治疗手法复位出现关节僵硬的比较少,但也需要定期复查,保证股骨头复位稳定的情况下,功能维持较好。而手术治疗的患儿在手术很成功的情况下,术后规范的功能锻炼非常重要,需定期复查,在医师的指导下进行有效的关节功能康复,否则出现髋关节活动障碍的风险较高。

相信随着社会的不断进步和医疗卫生条件的持续改善,对于 DDH 患儿做好更细致和更长远的随访,不断总结前期的经验教训,上述并发症的发生会明显降低,DDH 的治疗才会更加全面和系统。

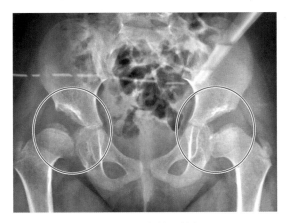

图 6-2　股骨头缺血性坏死

第二节　随　访　方　式

1. 0~6 个月（支具或吊带治疗的患儿）　若患儿佩戴如 Pavlik 吊带等支具治疗,建议每 1~2 周门诊复查,确保支具合适,每个月复查彩超或骨盆 X 线片（一般 4 个月以上的患儿）,直至彩超分型变为 Graf Ⅰ 型或骨盆 X 线片显示正常;若持续不能复位,需放弃支具治疗,及时采用前述闭合或切开的复位方法。

2. 6~12 个月（未截骨的石膏治疗患儿）　采用石膏固定后,每个月复查 X 线片,观察髋关节发育情况,确保髋关节维持中心性复位。治疗期间,更换石膏后需即刻摄片,以确保髋关节维持中心复位。如怀疑再脱位,需及时行 CT 确诊或排除,若的确存在再脱位,需立即重新复位并行石膏外固定。若连续石膏治疗 9个月仍存在关节不稳或关节严重发育不良,则转为截骨手术治疗。

上述两个阶段患儿复位治疗成功后,仍需严密随访,婴儿期每 3 个月复查 1 次骨盆正位 X 线片;1~3岁期间每年 1 次骨盆正位 X 线片检查;3~5 岁之后可每 3 年复查 1 次骨盆正位 X 线片,具体随访频率取决于其残余发育不良的严重情况,直至患儿成年。

3. 18 个月以上（截骨手术治疗的患儿）　一般手术后第 1 年,每 3 个月复查 1 次骨盆正位 X 线片;术后第 2 年,每 6 个月复查 1 次骨盆正位 X 线片;术后第 3~5 年每年复查 1 次;之后每 3 年复查 1 次,直至患儿成年,且成年后仍需定期于成人关节外科门诊随访。尤其需注意前后对比,根据每次具体随访情况,及时调整随访期限（表 6-1）。

表 6-1　随访方法

随访途径	内容	评估	指导
电话	患儿步态,生活自理能力,家属满意度,有无疼痛、跛行等	功能量表 家属满意度调查表	根据量表评分及异常情况及时指导,必要时门诊随访
微信、网络等新途径	除上述情况外,主要可搜集影像学资料	影像学指标:Severin 评分 功能指标: Mckay 评分;Harris 评分表	根据评分结果进行功能锻炼指导,必要时及时门诊就诊
门诊	患儿步态,有无疼痛、跛行,家属满意度。影像学检查及相关指标的评估;临床髋关节功能评分和生活质量评分	影像学指标:Severin 评分 功能指标: Mckay 评分;Harris 评分表	对于有条件的患儿,可与门诊复查,通过查体,影像学相关检查,关节功能评分等测量结果,能够更好地评价患儿恢复情况,并根据随访结果安排后续的治疗方案。
患儿家庭随访	对于特殊患者,必要时可根据就诊时地址上门随访		

第三节　随　访　内　容

内容包括:①影像学指标:彩超、X 线片、CT、MRI;②髋关节影像学及功能评价系统;③并发症:股骨头缺血性坏死、髋关节残余发育不良、髋臼碰撞、髋关节再脱位或半脱位、关节功能障碍等。

一、影像学指标

（一）超声检查评估

超声评估主要用于年龄较小患儿的 DDH 治疗,尤其是对于股骨头骨化中心出现之前行 Pavlik 吊带治疗的儿童。对于该类婴幼儿的治疗,一般在治疗的第 2 周就应该在穿戴吊带的情况下采用 Harcke 动态超声技术评估髋关节的复位情况和稳定性,但在超声检查过程中一定注意勿使髋关节发生再脱位。超声的复查一定要坚持到吊带治疗有效之后的一段时间,并且应动态观察,直至后期拍摄 X 线片测量髋臼指数等以评估髋臼的骨性发育不良。

超声评估的具体方法详见第四章第六节髋关节彩超在儿童髋关节脱位诊治评估中的应用,不再赘述。

部分作者建议 Pavlik 吊带治疗患儿每周复查 1 次超声检查,并按 Harding 和 Bowen 的五级标准进行分级。如每周复查髋关节超声应显示病情级别逐渐降低则表示治疗成功。部分作者认为如果治疗 3 周内不能降至二级,则考虑 Pavlik 吊带治疗失败,或者对于未复位的患者使用 Pavlik 吊带治疗超过 3~4 周仍然不能复位,则也要考虑治疗失败或者警惕医源性损伤发生的可能,应停用该方法治疗,改为手法复位和石膏制动。

（二）X 线检查

1. 髋臼指数　指经过髋臼外上缘与髋臼的髂骨下外侧点之间的直线与 H 线相交所形成的锐角。用来测量髋臼顶倾斜度和髋臼生长发育情况的指数。正常情况下从出生到 8 岁,髋臼指数逐渐减小,此后到成年期保持不变。正常值为:1 岁以下,<30°;1~3 岁,<25°;4 岁至成年,≤ 21°。≥ 4 岁如髋臼指数为 22°~24° 可诊断轻度发育不良;≥ 27° 为重度发育不良(图 6-3)。

然而,髋臼指数的测量存在一定的误差。Spatz 等报道,对于 6 个月至 2 岁 DDH 的患儿,一个有经验的小儿骨科医师在测量髋臼指数时仍然存在 ±4° 的误差。

2. Wiberg 中心边缘角(Wiberg central-edgeangle,CE 角)　指经过股骨头中心(C)作一垂线与另一从股骨头中心到髋臼外侧缘(E)的直线所成的角度。CE 角用来评估股骨头中心与髋臼顶宽度之间的关系。正常值 >20°,<20° 为髋臼发育不良。由于 5 岁以下儿童股骨头骨化中心尚未出现、或不对称、或存在多个骨化中心,不推荐测量 CE 角。

3. 髋关节头臼指数　在骨盆前后位 X 线片上,股骨头直径 a 和髋臼横径 b(深度)的比率称髋关节头臼指数,即髋关节头臼指数(acetabular head index,AHI)=b/a×100%。AHI 是衡量髋臼深度的参数,正常值为 85%,此值减小是 DDH 的特征(图 6-4)。

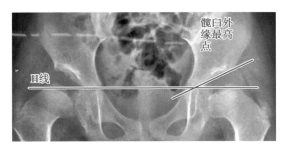

图 6-3　髋臼指数

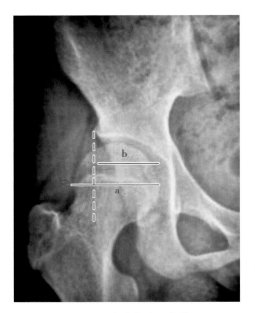

图 6-4　髋关节头臼指数

4. Sharp 髋臼角　指在骨盆前后位 X 线片上,连接左右泪滴下缘的水平线和髋臼外上缘与泪滴下缘连线所成的角度。正常值:33°~38°;正常上限:39°~42°;>42° 为 DDH(图 6-5)。

5. 髋臼深度　骨盆前后位 X 线片上,a 是连接髋臼外侧缘和泪滴下端的线段,b 是过泪滴最外侧面垂直于直线 a 的横行线段。髋臼深度 =b/a×100%。髋臼深度 <25% 表示 DDH(图 6-6)。

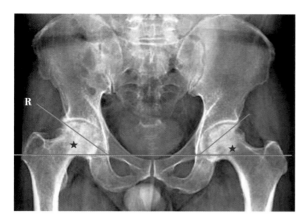

图 6-5　Sharp 髋臼角

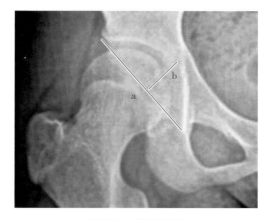

图 6-6　髋臼深度

6. Smith 不稳定指数　c 为骨盆中线至股骨近端干骺端内侧面之间的距离,b 为骨盆中线至 Perkin 线的距离,c 为 H 线至股骨近端上缘外侧的距离。c/b 表示股骨近端外侧位移,正常值为 0.6~0.9(图 6-7)。

7. Reimers 不稳定指数　B/A × 100%,A 为整个股骨头的宽度,B 为 Perkin 线外的股骨头宽度。正常值:4 岁以下为 0%;4~16 岁为 10%。33%~99% 为半脱位;100% 为全脱位(图 6-8)。

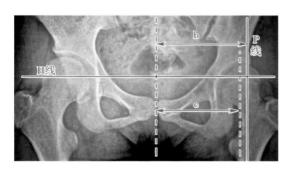

图 6-7　Smith 不稳定指数

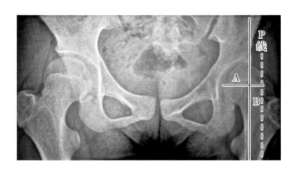

图 6-8　Reimers 不稳定指数

(三) CT 检查

1. 前髋臼指数(anterior acetabular index,AAI)和后髋臼指数(posterior acetabular index,PAI)　AAI 是指在髋关节 CT 横截面上,通过 Y 形软骨前缘线(基线)与 Y 形软骨前外角与髋臼前缘连线的夹角。PAI 是指在髋关节 CT 横截面上,通过 Y 形软骨前缘线(基线)与 Y 形软骨后外角与髋臼后缘连线的夹角。以上俩个指标主要用于表示髋臼前壁、后壁的弧度、覆盖程度和发育情况(图 6-9)。

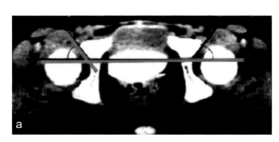

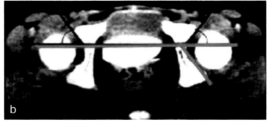

图 6-9　前髋臼指数(a) 和后髋臼指数(b)

关于 AAI 和 PAI 的研究较多,除了研究不同年龄段患儿正常值之外,还广泛运用于研究髋关节脱位时髋臼形态的变化,揭示出髋臼形态学上的病理变化。其数值随儿童年龄不同有所区别。Kotzias 对 50 例(30 例男性、20 例女性)髋关节进行测量后结果显示:<13 岁儿童的 AAI 平均值为 54°,PAI 为 56°;同时

随着年龄增大,AAI 和 PAI 均有减小趋势,提示随年龄增长髋臼前后壁均在发育,其对股骨头包容程度也逐渐增加。Buckly 等也对 41 例不同类型髋关节脱位和正常髋关节的患儿共 47 髋,进行了类似的研究,14 例平均年龄为 9.6 岁的正常儿童的 AAI 平均为 52.1° ± 8.2°,PAI 平均为 49.4° ± 4.3°,其 AAI 数值与 Kotzias 测量数据中的数值基本一致,但 PAI 值稍小。他们的研究还发现,神经肌肉源性髋关节脱位(大脑瘫、脊柱裂等)与正常髋关节的 AAI、PAI 值有明显差异,但发育性髋关节脱位与正常侧髋关节仅 AAI 值有明显差异,提示大脑瘫和脊柱裂导致的髋关节脱位有髋臼前后壁发育不良,而发育性髋关节脱位的患儿髋臼缺损主要出现在前壁。胡荣慧等测量 20 例年龄 1~8 岁单侧发育性髋关节脱位的患儿,其 AAI 为 54.51° ± 2.79°,PAI 为 44.54° ± 4.07°。他们同时发现患侧 AAI、PAI 较正常侧均明显增大(AAI=75.20° ± 4.07°,PAI=53.93° ± 4.53°),提示发育性髋关节脱位患儿髋臼前后壁均有不同程度的发育异常,弧度增大,对股骨头包容减小,从而导致股骨头不稳定伸直脱位的可能。此外,AAI 和 PAI 在正常人群有较大的正常范围,但对个体而言,手术侧髋臼指标应尽可能与对侧保持一致,从而减少因髋关节不对称引起的关节应力分布不均而导致的创伤性关节炎及再次脱位等并发症。高秀彩对单侧发育性髋关节脱位治疗后双髋 AAI 和 PAI 进行测量,发现正常侧 AAI 平均值为 49° ± 7°,PAI 为 54° ± 8°,治疗后残余畸形侧AAI 和 PAI 均明显高于健侧,表明 CT 扫描能精确地测量和反映治疗后髋臼前后壁的发育情况,在髋关节手术前后应提倡行双侧髋关节 CT 扫描。Gugenheim 等测量了 35 例 1~9 岁发育性髋关节脱位、继发性髋关节脱位和正常的患儿共 66 髋的 AAI 和 PAI,发现髋关节脱位的患儿 AAI 明显大于正常患儿,而 PAI 则无明显区别。他们认为发育性髋关节脱位和病理性继发髋关节脱位是由于髋臼前方真性发育不良,而非髋臼旋转不良,同时髋臼后方没有发育异常。

总而言之,AAI 和 PAI 能够精确地描述髋臼前壁及后壁的弧度、覆盖程度和发育情况,普遍用于对正常、异常和手术前后髋臼发育情况的评估。其特点为:①其数值越大,表示髋臼弧度越大、越平坦,对股骨头覆盖越差,发育越差;②正常情况下,随年龄增大 AAI 和 PAI 逐渐减小,表明髋臼逐渐发育的过程;③病理状态下可明显增大,根据疾病不同影响 Y 形软骨坐骨和耻骨部分的发育,导致 AAI 和 / 或 PAI 增大;④部分骨盆截骨手术对 AAI 和 PAI 有所影响,但目前研究和报道较少。

2. 轴面髋臼指数(axial acetabular index,AxAI) AxAI 是指前后髋臼指数之和,表示髋臼在轴面的深度(图 6-10)。数值越大,说明髋臼窝在轴面上越浅。此指数随着儿童生长发育而逐渐变小。研究髋臼深度的指标较多,从 X 线片和 CT 轴位片上均可直接测量髋臼深度,临床上使用较少。但 AxAI 的意义并非仅反映髋臼绝对深度,由于 AxAI 是前后髋臼指数之和,其数值还包含了反映髋臼轴面上总体发育情况的意义,因此 AxAI 是反映髋臼发育和深度的综合指标,较其他髋臼深度指标更有意义。Kotzias 的研究显示 50 例正常儿童的 AxAI 平均值为 110°,其数值随年龄逐渐减小。Buckly 等的测量结果为 101.6° ± 10.1°。Gugenheim 等测量了 35 例发育性髋关节脱位、继发性髋关节脱位和正常的患儿共 66 髋的 AxAI,发现脑瘫导致的髋关节脱位的患儿 AxAI 指数明显大于正常患儿,说明脑瘫导致的髋关节脱位患儿髋臼较正常更为浅平。Buckly 等的测量结果提示:髋关节脱位的 AxAI 指数明显大于正常髋关节,其中尤其以脑瘫导致的髋关节脱位最为突出。高秀彩在对单侧发育性髋关节脱位的双侧髋关节 AxAI 指数的研究中,也发现患侧髋关节 AxAI 指数明显大于正常侧。

3. 髋臼前倾角(acetabularanteversion angle,AAA) AAA 是指以髋臼前缘为顶点,顶点到基线的垂线与髋臼前后缘连线的夹角,表示髋臼在轴面的方向(图 6-11)。

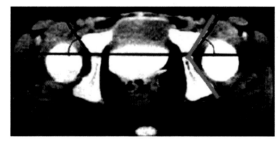

图 6-10 轴面髋臼指数

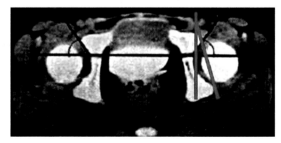

图 6-11 髋臼前倾角

1982 年,Browning 等首次对 5 例单侧 DDH 患儿的 CT 进行 AAA 的测量,其结果与之前在解剖标本上的数据基本一致,平均为 12.4°,他们发现部分患者的患髋 AAA 明显大于正常侧,当治疗后逐渐恢复正常;他们同时认为 AAA 的改变是发育性髋关节脱位的一个重要因素。1992 年,Jacquemier 等对 143 例 1~15 岁正常髋关节儿童进行了 AAA 的测量。他们发现儿童的 AAA 在 1~15 岁保持恒定,不随年龄而变化,平均值为 12.78°;而在 1 岁以前和 15 岁以后,AAA 都随年龄增长而呈上升趋势。Kotzias 的研究显示:50 例正常儿童的 AAA 平均值为 13°。Ogata 等测量了 27 例 2 岁 10 个月至 14 岁 3 个月单侧发育性髋关节脱位患儿的 AAA,正常侧平均值为 15.5° ± 5.9°,患侧为 16.2° ± 4.6°。贾惊宇等研究 50 例平均年龄 18 个月的单侧髋脱位的患儿发现,AAA 患侧为 16.99° ± 3.14°,正常侧为 11.85° ± 2.82°,有明显差异,证实了发育性髋关节脱位患儿髋臼前壁存在发育缺陷,是髋臼前倾的主要原因之一。卜晶慧等通过测量发育性髋关节脱位患儿和正常髋关节儿童 AAA 指数,发现髋关节脱位越重,AAA 越大。但近年来,有学者通过测量 AAA 后发现部分发育性髋关节脱位患儿有髋臼后倾的可能。Reynolds 等曾报道 1 例髋臼后倾伴髋关节疼痛的患者,他们认为由于髋臼方向的改变导致股骨颈和髋臼前缘出现碰撞从而导致疼痛。宋国勇等也发现在臼型的股骨髋臼撞击症中,髋臼前上缘骨质过度覆盖可形成髋臼后倾,在 CT 轴位片上可准确测量,当 AAA<4° 时,称为髋臼后倾。部分骨盆截骨手术,如 Salter、Pemberton、Steel 等术式也可改变髋臼方向,但若过度矫正则也有髋臼后倾的风险,出现髋关节碰撞和退行性改变。

AAA 是研究髋臼轴面方向的重要指标之一,而髋臼轴面方向也是近年来研究的热点,尤其是疾病本身和手术对髋臼方向的影响以及与预后的关系。其特点为:①反映了轴面上髋臼方向,正常情况下 1~15 岁的儿童约为 13° 左右,且 1~15 岁发育过程中 AAA 增长缓慢,基本保持恒定;15 岁以后,AAA 随年龄增长而呈上升趋势;②病理状态下,由于髋臼前后缘发育的情况和髋周骨量的缺损,AAA 会发生变化,反映出髋臼在轴面上的前倾或后倾;③AAA<4° 则提示髋臼有后倾的可能。

4. 髋臼侧倾角(acetabular version,AV)　AV 是指通过 Y 形软骨前缘线(基线)和 AxAI 平分线的夹角(图 6-12)。正值表示髋臼前倾,负值表示髋臼后倾。同为表示髋臼轴面方向的指标,AV 的测量和计算较复杂,远不如 AAA 直接有效,因此在临床研究中使用较少。Kotzias 的研究显示 50 例正常儿童的 AV 平均值为 5°。而在 Buckly 等的研究中,正常髋关节的 AV 值为 1.4° ± 4.2°,发育性髋关节脱位患儿的 AV 指数明显高于其他髋关节脱位的患儿和正常髋关节儿童。高秀彩在对单侧发育性髋关节脱位双侧髋关节治疗后残余畸形髋臼 AV 的研究中,发现治疗后髋关节的 AV 指数明显小于正常侧,表明通过治疗,患侧髋臼前倾变小。

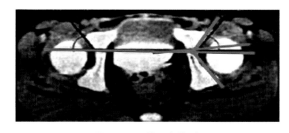

图 6-12　髋臼侧倾角

5. 前 CE 角(anterior center-edge angle,ACEA)和后 CE 角(posterior center-edge angle,PCEA)　ACEA 是指以下两条线之间的夹角:髋臼前缘顶点到股骨头中心的连线;髋臼前缘顶点到基线的垂线。PCEA 是指以下两条线之间的夹角:髋臼后缘顶点到股骨头中心的连线;髋臼后缘顶点到基线的垂线。股骨头中心的确定方法:任意两条股骨头切线形成夹角的平分线的交点。以上两个指标表示髋臼对股骨头的前方/后方的覆盖,角度越小,覆盖越好。Kotzias 的研究显示 50 例正常儿童的 ACEA 平均值为 31°,PCEA 平均值为 13°。Weiner 等通过 CT 测量 65 例(28 例男性、37 例女性)6 个月至 17 岁共 170 个正常髋关节的 ACEA 和 PCEA。结果提示 ACEA 和 PCEA 随年龄增大均逐渐减小,但 PCEA 减小速度更快,到 10~11 岁左右变为负数,表明髋臼后壁覆盖了 50% 以上的股骨头;而 ACEA 则始终未能变为负数。PCEA 无论任何年龄均大于 ACEA,表明髋臼的后壁对股骨头的覆盖面积始终大于前壁。

二、髋关节影像学及功能评价系统

髋关节影像及功能评价系统见图 6-13。

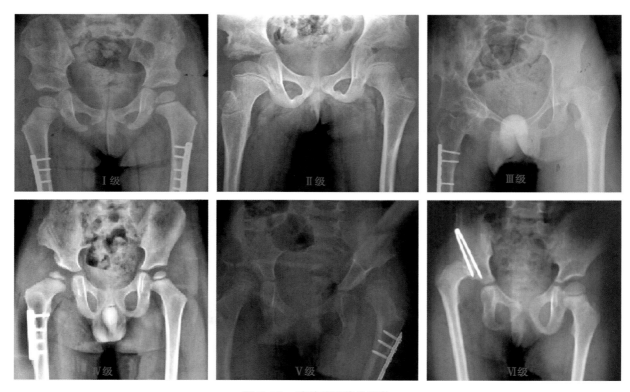

图 6-13　髋关节影像学评估

功能评分系统见表 6-2、表 6-3。

Ponseti 标准如下：

1 级：无症状。

2 级：走长路后髋部轻度疼痛。

3 级：跛行，活动无受限，无疼痛。

4 级：跛行，活动受限，无疼痛。

5 级：跛行且疼痛。

6 级：跛行，活动受限，疼痛。

表 6-2　改良 Severin 评分

分级	描述	CE 角
I	正常髋关节外貌	>15°（4~13 岁） >20°（>13 岁）
II	股骨头、颈或髋臼轻度畸形	>15°（4~13 岁） >20°（>13 岁）
III	股骨头、颈、髋臼或头臼中度发育不良或畸形	10°~15°（4~13 岁） 15°~20°（>13 岁）
IV	股骨头半脱位	
V	股骨头与假臼相关节	
VI	再脱位	

表 6-3 改良 Mckay 标准

分级	标准
优	髋关节稳定无疼痛;无跛行;Trendelenburg 征阴性;活动范围无受限
良	髋关节稳定无疼痛;轻度跛行;活动范围轻度受限
可	髋关节稳定无疼痛;跛行;Trendelenburg 征阳性;活动范围受限
差	髋关节不稳定或疼痛;Trendelenburg 征阳性

第四节 发育性髋关节发育不良相关并发症

一、股骨头缺血性坏死

股骨头缺血性坏死(avascular necrosis of femoral head,AVN)是治疗 DDH 最严重的并发症(图 6-14),对于 DDH 患者,导致 AVN 常见的原因是治疗过程中固定角度外展过大、内收肌紧张、股骨头骨软骨压力增高,也可见于手术过程中切开复位时造成的创伤。当髋关节处于外展位,内收肌群、耻骨肌、髂腰肌之间的旋股内侧动脉受压,导致股骨头血供受影响而出现 AVN。缺血主要影响股骨头骨化中心核及股骨近端骺板。AVN 的发生与患者的年龄或者固定制动持续时间没有特别的相关性,但对于股骨头骨化中心出现前的小婴儿采用闭合复位石膏固定,发生股骨头坏死的风险较高。过去,随着诊疗理念的不断深入和推广,更加注重早期诊断、复位前牵引、复位时手法轻柔、固定时避免过度外展屈曲内旋等体位,股骨头坏死的发生率已经下降至不到 10%,有些地方甚至更低。

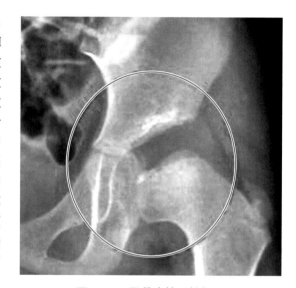

图 6-14 股骨头缺血性坏死

目前报道的 Pavlik 吊带治疗后的 AVN 发生率为 0~9%,降低髋关节过度外展体位的角度后 AVN 的发生率明显下降。闭合复位中 AVN 的发生率有报道为 8% 左右,而切开复位中 AVN 发生率大约为 12%,不同治疗方式 AVN 的发生率差异原因不清楚。对于复位前牵引是否能减少复位后 AVN 的发生率目前也有个别争议,也有学者报道了切开复位时入路方式不同发生 AVN 的风险有所差异,不同手术方式 AVN 发生率也有所不同。

AVN 的临床表现:主要表现为髋关节疼痛、跛行等。查体可能表现为:腹股沟中点稍下方压痛,可出现托马征,早期可有外展、内旋活动轻度受限。随着病情的发展,髋关节各向活动范围逐渐缩小,直至严重受限。这些症状和体征在儿童中可表现不明显,临床上有时难以发现。

股骨头坏死的诊断主要还是以影像学检查为依据,结合临床症状和体征以及既往手术病史等来确诊。常用的影像学检查是 X 线、CT 和 MRI 检查。

(一)X 线、CT 检查

虽然 X 线片对于早期 AVN 很少有阳性发现,但随着影像技术的进步,高质量的 X 线片对于骨密度及骨小梁的分辨程度越来越精细,可以发现 AVN 的一些早期表现。

如果 AVN 发生于股骨头骨化中心出现以前,X 线片表现为股骨头骨化中心出现延迟、股骨颈变宽等。

若 AVN 发生在股骨头骨化中心出现以后,则先表现为股骨头骨化核密度增高,继而出现吸收变化,例如股骨头骨质疏松、骨小梁模糊,以后可见局部骨密度增高,在骨密度增高区可伴有斑片状密度减低区。随着病情进展,早期可在关节面下出现新月形透亮区。坏死骨的塌陷造成了软骨下新月状缺损,在 X 线片上即表现为新月形的透亮区,即所谓的新月征。中期则出现股骨头轻度变形,关节面欠光滑完整,出现轻度台阶征,股骨头密度不均匀,出现囊性变。较严重的后期:股骨头明显变形、压缩、塌陷,骨密度不均匀,可累及整个股骨头,导致髋关节间隙狭窄和骨关节炎,甚至髋内翻。

(二)MRI 检查

MRI 可以探测到早期骨髓异常,对于 AVN 的早期诊断率较高。早期 AVN 的 MRI 典型征象是双线征,即局部外围低信号环绕内圈高信号,由于坏死区脂肪存在,间质反应区肉芽组织水肿充血成为内圈高信号,外围反应性硬化缘为增生的骨小梁,表现为低信号。同时 MRI 也可以用作评估髋臼软骨畸形及盂唇的损伤。

(三)股骨头坏死分期分型

AVN 的 X 线片表现结合临床进行分期分型,对临床治疗手段的选择有重要的指导意义。

儿童股骨头缺血性坏死常用的分类方法有:

1. Tonnis 和 Kuhlman 分类(1968 年)

Ⅰ度:改变最轻,股骨头骨化中心显示轮廓粗糙,内部结构呈颗粒状且不规则。

Ⅱa度:结构有可看到的子网掩码变化但无节裂。股骨头结构有可见的骨质改变但无皲裂或凹陷。

Ⅱb度:股骨头表面侧方有小的凹陷。

Ⅲ度:骨化中心呈小碎片或者扁平状。

Ⅳ度:明显累及骨骺板和骺端,影响股骨生长。

2. Bucholz 和 Ogden 分级(1978 年) 主要依据血供受阻情况分型。

Ⅰ型:由于旋股动脉主干的关节囊外阻塞所致,表现为骨化中心核出现延迟或者呈碎片状,斑片状软骨塑形。

Ⅱ型:主要是因为旋股内动脉后上分支受阻,导致股骨头软骨外侧部分受损及生长板外上部分骺板早闭,可分为Ⅱa型、Ⅱb型。Ⅱa型:生长板外侧部分受累。Ⅱb型:骺板外侧部分被破坏的同时,骨化中心核中央部分受累。

Ⅲ型:严重缺血导致股骨近端完全受累,受累部分包括干骺端、骺板、骨骺,出现股骨头扁平或变形。

Ⅳ型:由于旋股内动脉后下支阻塞,导致股骨颈短而内翻和巨髋症。

3. Kalamchi 和 MacEwen 分类(1980 年):目前多数小儿骨科医师愿意使用该分类方法(表 6-4)。

Ⅰ型:以股骨头骨化核延迟出现或者呈斑点状为特征。

Ⅱ型:股骨头骺板外侧部分受损,X 线片上显示外侧骨化中心、外侧骺板不规则,可见骨桥。

Ⅲ型:以骺板中心受损为特征,X 线片上显示干骺端中央部有较大缺损。

Ⅳ型:股骨头和骺板完全受损,早起发生股骨头畸形、扁平、巨髋症等。

表 6-4 Kalamchi-MacEwen 分型

Ⅰ型	以股骨头骨化核延迟出现或呈斑点状为特征
Ⅱ型	股骨头骺板外侧部分受损(缺血区)。X 线片示外侧骨化中心、外侧骺板不规则,可见骨桥。骺板或干骺端外侧可见缺损
Ⅲ型	以骺板中心受损为特征。正位 X 线片显示干骺端中央部有大的缺损
Ⅳ型	股骨头和骺板全部受损,早期出现股骨头畸形、扁平和巨髋症

4. Salter 分型标准

1）Ⅰ型：复位后 1 年内股骨头骨化核未出现。

2）Ⅱ型：复位后 1 年或更长时间股骨头骨化核仍未出现。

3）Ⅲ型：复位后 1 年内股骨颈增宽。

4）Ⅳ型：股骨头骨化核密度增高、随之有节裂。

5）Ⅴ：再骨化完成后残余畸形。

尽管上述对于股骨头坏死存在很多分型标准，但绝大部分均是根据股骨头坏死的病理过程将其分为Ⅰ型、Ⅱ型、Ⅲ型和Ⅳ型，即分别对应疾病的早期、中期、中晚期和晚期。四种分期的预后表现分别为：Ⅰ型，预后好，髋关节功能多正常。Ⅱ型，股骨颈变短，颈干角增大，股骨颈和股骨头常呈外翻畸形，青少年期可能出现髋臼对于股骨头包容不良。Ⅲ型，股骨颈短，头颈畸形持续存在。一般无颈干角改变、肢体不等长等。Ⅳ型，颈干角变小，髋内翻。可能因大转子过度生长导致外展肌无力，髋臼发育不良，出现肢体不等长等。

二、治疗后的残存发育不良

对于 DDH 患儿初步诊治之后，常会存在不同程度的残存发育不良，需要对于残存发育不良进行评估和采取相应的治疗措施以以确保获得髋关节长期的稳定性（图 6-15）。

（一）残存发育不良的机制

1. 原发因素 基因和环境因素。

2. 髋关节不稳定 由于关节囊过度松弛或者缺损，Ramsey 安全范围小、髋臼过浅或者治疗过程中外固定不充分等。

3. 髋关节复位不完全 未取得完全的同心圆复位或者固定时间不够发生股骨头缺血性坏死。

（二）Bowen 分型

1. 髋臼方向异常型 髋臼方向不正常，但股骨头是同心圆复位的，站立位负重时股骨头前外侧覆盖包容欠佳。

2. 宽大髋臼型 髋臼大而敞开，导致负重时股骨头不稳定，有可能出现下肢内旋时股骨头复位入髋臼内，而中立位时股骨头则有可能向外侧脱位。

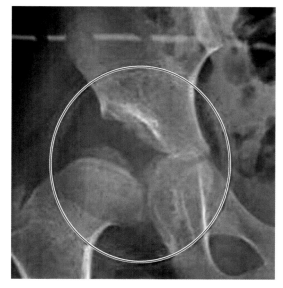

图 6-15 治疗后的残存发育不良

3. 髋臼外移型 由于长时间的半脱位或者脱位状态，导致髋臼窝内增生并被填充，此时内旋外展下肢并不能复位股骨头。

4. 假臼型 脱位的股骨头长期处于骨盆外侧，形成了不同于真臼的纤维软骨窝，也就是所谓假臼。

5. 股骨畸形型 股骨近段有比较严重的畸形如前倾畸形、股骨头缺血性坏死、股骨头变形、股骨头骺板生长停滞等。

（三）残存发育不良的评估

残存发育不良的患儿可能出现轻到重度的临床表现，轻度可没有特殊的临床症状及体征，重度可有跛行、长时间行走后疼痛、腹股沟区疼痛、腰椎前凸增大、Trendelenburg 征阳性等。

具体影像学评估指标已如前述，Kim 和 Wenger 进一步根据 CT 三维重建结果描述了儿童 DDH 的解剖类型（表 6-5）。

表 6-5　儿童 DDH 发育不良的解剖及类型

分型	CT 表现
正常髋	Shenton 线连续，股骨头位于髋臼中心。侧位，髋臼上缘为平滑凹陷
Ⅰ 型	Shenton 线不连续，外侧轻度覆盖不良或股骨头半脱位。侧位，髋臼上缘不规则
Ⅱ 型	髂骨、耻骨轮廓失常，偶有半脱位。侧位，髋臼倾斜度 +1，可有前半脱位
Ⅲ 型	髂骨、耻骨轮廓失常，常有半脱位，偶有全脱位。侧位，髋臼倾斜度 +1 或 0。髋臼缺损位于臼顶中上或稍前
Ⅳ 型	髂耻轮廓不清，半脱位或全脱位。侧位，髋臼全缺损

有作者认为，对于初次行 Pavlik 吊带、闭合复位或者切开复位治疗的患者，应在治疗后即拍摄骨盆正位 X 线片，对于可以行走的患者应该拍摄站立位骨盆 X 线片作为参考基线，用于后期比较患者是否存在残存的发育不良。之后每 3~6 个月复查拍摄骨盆 X 线片直至髋臼指数正常。一般而言，对于这种治疗的患者，治疗后髋臼指数应该随着年龄增长而降低，有人认为复位 2 年后髋臼指数应该恢复至正常，而对于 24 个月小儿，其髋臼指数大约应为 24°。如果髋臼指数没有持续减少或没有减少到正常，DDH 持续存在，必须仔细寻找原因。常见的导致上述治疗后髋臼指数下降不理想的原因有髋关节复位后不稳定、复位不充分、髋关节内解剖异常等。

对于髋臼前外缘发育不良较为有帮助的是拍摄假斜位 X 线片（false profile view）。假斜位 X 线片主要可用于评估 CE 角、髋臼对股骨头的包容以及前外侧股骨头被髋臼覆盖情况，正常侧位 CE 角为 28°（13°~40°，±5.5°），正常前外侧股骨头覆盖率为 70%~90%。

三、髋臼碰撞

髋臼碰撞是指髋关节在正常活动范围内，股骨和髋臼发生不适当的接触，阻碍功能性活动。髋臼碰撞的情况可发生于很多疾病如股骨头骨骺滑脱、DDH、髋关节内游离体以及医源性碰撞（例如骨盆截骨可能使髋臼过度旋转，使得髋臼缘接近股骨，从而影响髋关节功能性活动）。

对于 DDH 患者常见引起股骨髋臼碰撞的情况可以是髋臼缘碰撞（钳夹型）、凸轮样碰撞或者关节内碰撞（游离体）。

1. 髋臼缘碰撞（钳夹型）　是指髋臼外缘因压力过大而受到损坏，DDH 患儿若持续存在发育不良或半脱位、脱位等，髋臼对股骨头前外侧覆盖不佳，使得体重负荷集中在一个小范围内的关节软骨上，导致髋臼边缘受损，甚至由于股骨反复碰撞，在无骨性髋臼覆盖的区域盂唇变大增厚，甚至卷入髋臼内、盂唇撕裂等。而大部分这种损伤部位均位于前上方盂唇及髋臼软骨。轻度的髋关节半脱位，髋臼缘过度符合也容易导致盂唇分离或者髋臼缘骨折，甚至出现关节腔内游离体。

2. 凸轮样碰撞　是指股骨头或股骨颈失去球面结构的畸形，这样的凸轮样畸形在髋关节活动时，经常碰撞髋臼缘，导致盂唇和髋臼外侧骨性结构反复遭受微损伤。股骨近端结构异常也有可能使得髋关节外展时股骨头或颈外侧部分与髋臼缘发生碰撞，产生微小损伤并逐渐积累。

3. 关节内碰撞（游离体）　其他引起碰撞的方式，例如关节内游离体的存在，导致髋关节活动时出现局部表面软骨压力异常而受损。

四、髋关节再脱位或半脱位

早期的再脱位可发生于手法复位当时或者复位固定以后，其再脱位程度可以从轻度半脱位到完全脱位。晚期再脱位可发生于石膏固定期间或石膏拆除以后。

所有阻碍复位的因素均有可能导致再脱位，因此强调对于复位不满意的患儿应该做到复位满意，甚至切开复位。其他原因引起再脱位比如患者更换石膏时过于躁动、体格检查医师行为过于粗暴等也是引起再脱位的原因。

如患者在 Pavlik 吊带治疗期间发生了再脱位,那么应该做治疗的调整,必要时考虑闭合或切开复位石膏固定;对于复位后石膏固定期间出现了再脱位,则应立即拆除石膏,因为持续脱位状态下的石膏固定会导致医源性髋臼发育不良,使得治疗更加困难,对于这种情况,需要重新闭合或切开复位固定。

五、关节功能障碍

术后关节活动受限或强直,其原因多是手术损伤,或者已经发生损伤的关节软骨面加重损伤,或者术中松解髋关节周围软组织不充分、术后石膏固定太久、过早负重等,同时术后感染或者化脓性髋关节炎患者术后关节活动功能障碍发生率较高,患儿年龄较大、瘢痕体质也是术后发生髋关节功能受限的危险因素。对于 DDH 的各种治疗方案,尤其是涉及截骨手术的治疗方案,术后制动时间长,均有不同程度的关节功能不满意发生。

六、神经麻痹

在 DDH 的治疗过程中,有可能会因为各种治疗操作引起神经麻痹,其中坐骨神经和股神经有可能受损,例如复位时的过度牵引、术中医源性操作不当等。

对于 Pavilk 吊带治疗的患者,个别患者由于髋关节长期处于过度屈曲状态,容易造成腹股沟韧带下方的股神经卡压,多见于肥胖患儿,处理方法是减少髋关节的过度屈曲直至神经功能恢复。

对于髋关节手术的暴露,有可能手术操作过程中损伤股外侧皮神经。股外侧皮神经是腰丛的分支。股外侧皮神经来自第 2、3 腰神经前支后股,在腰大肌外斜向外下方走行,经髂肌前面在髂前上棘内侧穿过腹股沟韧带下方至股部,经缝匠肌前后面或穿过该肌肉上部,分成前、后两支,从阔深筋膜深面穿出至浅筋膜。前支负责髋膝及大腿前方的皮肤感觉,在髂前上棘下侧约 10cm 处穿出阔筋膜。后支负责大腿外侧皮肤的感觉。医源性股外侧皮神经损伤是在髂骨植骨手术中最易出现的并发症,表现为大腿前外侧麻木、感觉减退、疼痛。

七、其他

其他可能会出现的并发症有出血、感染、静脉血栓、骨化性肌炎、截骨端移位、股外侧皮神经麻痹、截骨后骨不愈合、固定物断裂等。

第五节　基于基础实验和临床随访的华西经验

一、珠链式支具治疗

珠链式支具治疗见图 6-16。

(一)随访要点

针对 6 月龄以下非畸胎性髋脱位的初诊患儿,我科采用珠链式支具治疗,治疗要求每日佩戴时间 >20 小时(24 小时内),每半个月复查彩超一次,直至彩超检查确定 Graf 分型降至正常(Ⅰ型),之后每半年复查一次骨盆 X 线片,确定是否存在复发、半脱位或髋臼残余发育不良等情况,患儿学会行走、髋关节负重后常规复查骨盆X 线片,6 岁前每 2~3 年复查一次骨盆 X 线片;若两次随访之间发

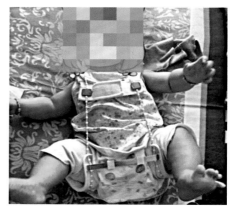

图 6-16　珠链式支具治疗

现任何异常,则参照前述治疗原则,根据年龄及病情及时展开治疗。

6 月龄以下儿童随访采用彩超检查。若连续三次彩超复查 Graf 分型、α 角、β 角或头臼包容等均无明显改善,或患儿治疗期间年龄已经大于 6 个月仍未正常,建议改用闭合复位或单纯切开复位、石膏外固定术治疗。

6 月龄以上用骨盆 X 线摄影检查,若股骨头骨化中心出现较晚,尤其 1 岁以上仍未见股骨头骨化中心的患儿,应高度怀疑出现股骨头缺血性坏死,可进行 MRI 检查确诊,并果断更换治疗方式。该年龄段婴儿行 MRI 检查时需常规用水合氯醛或苯巴比妥镇静,临床检查存在一定风险,需告知家属检查的必要性及风险,共同权衡利弊后进行。目前超声造影的声诺维尚无儿童应用的安全性评估,若该问题解决,后期可能应用超声造影来诊断股骨头缺血性坏死。

（二）随访常见问题及防治方法

1. 治疗失败　包括持续存在的脱位及发育不良,彩超检查 Graf 分型、α 角、β 角或头臼包容等均无明显改善,需及时更换为闭合或切开复位,人类位石膏外固定。

2. 股骨头缺血性坏死　通常是由于使用支具时外展过度,导致旋股内外侧血管受到牵拉,出现明显股骨头供血不足继发缺血坏死。若发现股骨头缺血性坏死征象时,应立即停用支具治疗,采用皮肤牵引直至复位,而后髋人字形石膏外固定。

3. 股神经麻痹　表现为大腿前方感觉减退,股四头肌萎缩,多因髋关节过度屈曲导致,停止使用支具后可逐渐恢复。

4. 股骨头前脱位　表现为腹股沟区扪及包块（前脱位股骨头）,髋关节僵硬。可因髋关节过度外展导致,此时应停用支具,采用皮肤牵引直至复位,而后髋人字形石膏外固定。

二、闭合复位屈髋外展位石膏外固定

（一）随访要点

针对 6~18 个月初诊病例或 6 个月以下治疗失败的病例,笔者单位采用全身麻醉下切断内收肌（包括股薄肌和长收肌）,部分患儿需切断髂腰肌后,以 Ortolani 手法进行闭合复位,人类位石膏外固定。术后人类位石膏屈曲 100°~110°,根据安全角范围确定外展角度［(90°+ 最小安全角)/2］,一般 50°~60° 左右,术中 C 形臂 X 线透视机确认髋关节为中心性复位,术后 1 个月、2 个月、3 个月、6 个月、9 个月常规摄骨盆 X 线片了解恢复情况,一旦出现脱位需立即复位,重新石膏外固定。固定 3 个月后,继续髋人字形外展石膏固定或支具固定 3~6 个月（更换后需再次摄片确认无脱位）,若连续观察 9 个月仍存在脱位、半脱位,需转为开放截骨手术治疗。

常规采用骨盆 X 线检查,若股骨头出现明显坏死、变形等,或股骨头骨化中心出现较晚,尤其 1 岁以上仍未见股骨头骨化中心的患儿,应高度怀疑出现股骨头缺血性坏死,可进行 MRI 检查以确诊,并果断更换治疗方式。

（二）随访常见问题及防治方法

1. 治疗失败　包括再脱位及发育不良,髋臼指数、头臼包容等均无明显改善,需转为开放截骨手术治疗。

2. 股骨头缺血性坏死　若发现股骨头缺血性坏死征象时,应行 MRI 检查进一步确诊。确诊出现股骨头缺血性坏死后,则需立即停用人类位石膏外固定,更换为外展位支具治疗;考虑到通常是由于旋股内外侧血管受到牵拉,出现明显股骨头供血不足继发缺血坏死,可适当降低外展角度来尽量规避该风险。

3. 石膏相关并发症　需石膏衬垫与松紧度合适,笔者单位在石膏上身前,先贴身裹好棉垫,腹部前方另外增加衬垫预留进食及腹式呼吸空间,同时采用前后两片石膏固定,回病房后每天定时翻身,防治压疮。

4. 股神经麻痹　表现为大腿前方感觉减退，股四头肌萎缩，多因髋关节过度屈曲导致，停止使用支具后可逐渐恢复。

5. 切口感染　切口感染发生率较低，但是儿童，尤其女童排尿后极易浸湿切口敷料，需及时更换；如果出现切口感染，可暴露伤口同时俯卧位引流疗法处理。

三、髋关节切开复位

（一）单纯切开复位

若前述 6~18 月龄儿童，闭合复位术中无确切复位感，关节造影或术中 X 线片未见中心复位，则需行关节囊切开复位：可采用经内侧入路（Ludolff、Ferguson）或前外侧入路（Bikini、Smith-Peterson）进行切开复位。笔者单位是经内收肌同侧切口，沿耻骨肌、短收肌间隙找到并暴露髂腰肌，予以切断。于髂腰肌深面扪清股骨头及髋臼间隙后 T 形切开关节囊，清除阻挡复位的因素（如肥厚的圆韧带、增生的臼内脂肪组织等），再参照前述闭合复位过程处理及随访。

并发症与闭合复位石膏外固定比较，主要还可能出现髋关节内感染、髋关节活动受限等，均需及时积极处理。

（二）髋臼重建性手术

对于 18 月龄以上的初诊患者；或 12~18 月龄，髋臼指数 >45°，后期残留髋臼发育不良、半脱位可能性大者；或脱位程度高，强行复位股骨头坏死风险大者，笔者单位也相对积极进行截骨手术治疗，最小患儿 15 月龄。但该类患儿髂骨较薄，行截骨及内固定时均需小心操作，防止骨块劈裂或塌陷。

四川大学华西医院自 20 世纪 60 年代至 20 世纪 80 年代，共完成 Salter 手术 >3 500 例，Pemberton 手术 >1 800 例，积累了丰富的经验，也吸取了不少教训。20 世纪 90 年代初报道大宗病例，手术成功率为 86.3%。在总结前期失败的经验教训、提高技术及改良器械的基础上，1996 年 10 月—2017 年 5 月采用截骨手术治疗小儿 DDH 3 800 余例，成功率 >99.8%。其中：1.5~7.0 岁 2 900 余例，术后再脱位 2 例，手术成功率 >99.9%；7~14 岁 900 余例，术后再脱位 3 例，手术成功率 >99.0%。

（三）建议

总结大宗病例手术成功经验及失败教训，我们提出以下共通性的建议。

1. 具体选择何种手术应根据术中病变情况灵活掌握，而绝不能仅凭术者术前主观愿望实施手术。因此，术者应熟练掌握各种手术技巧以应对出现的各种复杂情况。

2. 如有的病例适宜做 Salter 术，亦可做 Pemberton 术或 Dega 术，原则上首选做 Salter 手术，其次 Dega 术。因为 Pemberton 术操作相对复杂，还可能出现髋臼三角软骨损伤。

3. 追求术中一期中心复位　清理髋部内容物，显露真臼，切开内侧关节囊附着。切开内外侧内翻盂唇，而非切除，尽可能增加真臼容积。了解髋关节稳定性、头臼是否相称、是否中心复位以及有无髋臼后壁缺乏。

4. 分离、修剪关节囊　充分游离假臼处关节囊，切开大转子正上方关节囊并做适当分离，减少关节囊冗长、阻碍引起的假性颈短，降低大转子下移的概率。

5. 大转子下降　如确系大转子畸形引起的短颈畸形，则行大转子下移术，不必另做切口。大转子下移距离一般 0.5~1.0cm，以适合中心复位为前提。下移太多则可能引起止于大转子上份肌肉紧张、挛缩、头臼压力增加，股骨头坏死，关节僵硬可能性增大。

6. 避免髋臼外缘剥离过多或术中骨折导致髋臼缘吸收，出现残余发育不良甚至再脱位。

7. 嵌入骨块应妥善内固定，防止移位及髋臼指数丢失。

8. 术中判断中心复位情况　①看清髋臼软骨成分；②复位后股骨头紧贴髋臼上、内部分，外展 30° 髋臼外缘完全覆盖股骨头及颈上部分。

9. 截骨后检查关节的稳定性 缝合关节囊前检查髋关节在伸直内收 20°、屈曲 90° 时不脱位。如截骨后关节不稳定,而企图用紧缩缝合关节囊弥补是危险的,必须骨性结构稳定,而非软组织!

10. 缝合重建其解剖结构 多余的关节囊尽可能切除,缝合顺序:外侧、下方、上方,而内侧可不予缝合。

11. 如术中股骨头前倾角 >40°,术前牵引股骨头未能降至髋臼水平、年龄大于 3 岁、高脱位的患儿,应行股骨短缩旋转截骨。

12. 对于年龄大、高脱位的患儿,往往伴有臀肌挛缩,复位后应仔细检查有无臀大肌、臀中肌、臀小肌挛缩。如有则应松解挛缩的纤维索带,以防术后关节僵硬、股骨头缺血性坏死等。

13. 前倾角过大的患儿矫正前倾角后往往出现外旋肌(臀小肌、梨状肌及旋股内外肌)挛缩,应以予松解,以防矫正角度的丢失,甚至继发再脱位。

14. 康复锻炼 采用前后两片石膏外固定,10 天左右去掉前方石膏,于后方石膏内端坐 0~90° 训练;脱位程度高、大龄或已经出现股骨头缺血性坏死征象者,术后应在后片石膏内持续牵引,牵引重量 1/10~1/8 体重(包括行股骨短缩截骨的病例),锻炼起坐后当天、1 周及术后 1 个月常规复查骨盆 X 线片,术后 3 个月可拆除石膏,下床活动。

15. 随访(非常重要) 复查骨盆 X 线片时间一般手术后第 1 年,每 3 个月复查一次;术后第 2 年,每 6 个月复查一次;术后第 3~5 年每年一次;之后每 3 年复查一次,直至患儿成年,且成年后仍需定期于成人关节外科门诊随访。尤其注意对比前后骨盆 X 线片,根据具体每次随访情况,及时处理并发症并调整随访期限。

四、Salter 骨盆截骨术

Salter 骨盆截骨术由 Salter 于 1961 年首次报道,并逐渐成为治疗 6 岁以下 DDH 患儿的经典术式。因为其相对简单地操作及良好的预后,甚至被国内一些学者推荐作为符合条件的学龄前患儿的首选术式。但仍有部分患儿术后可能出现再脱位、残余髋臼发育不良、头颈畸形、股骨头缺血性坏死等并发症。

根据 Salter 的经验性理论,单侧 Salter 骨盆截骨术后应力集中点应该是耻骨联合附近,根据该理论来推断:只要术中对"柔韧"的耻骨联合进行足够的塑形,以及嵌插于截骨间隙的三角形骨块底边足够大,是可以进一步增大髋臼指数下降的范围的。但是,长期随访证实 Salter 截骨术只能改善髋臼指数约 15°,因而仅适用于髋臼指数 <45° 的患儿。

为明确该截骨术式的生物力学原理,笔者本人曾进行儿童尸体骨盆标本的生物力学研究,以期探索 Salter 截骨手术治疗 DDH 的生物力学原理。在骨盆上选定 9 个点作为应变片安放点:A(左侧骶骨近骶髂关节处)、B(髂骨左侧 Salter 截骨线上缘)、C(髂骨左侧 Salter 截骨线下缘,代表髋臼)、D(左耻骨上支靠近耻骨联合处)、D_1(右耻骨上支近耻骨联合处)、C_1(髂骨右侧 Salter 截骨线下缘,代表髋臼)、B_1(髂骨右侧 Salter 截骨线上缘)、A_1(右侧骶骨近骶髂关节处)、E(L_5 正中)。顺力线方向贴应变片并安装端子(图 6-17)。

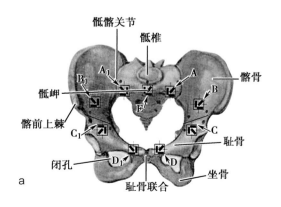
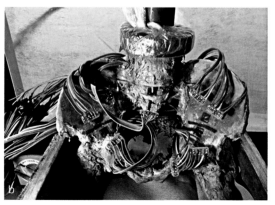

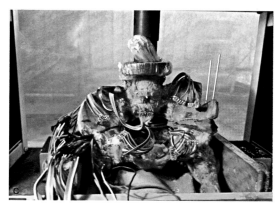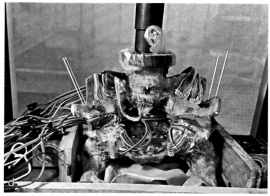

图 6-17　Salter 截骨手术治疗 DDH 的生物力学

a. 应变片贴放位置;b. 贴上应变片后的大体照;c. 左侧 Salter 截骨后加载垂直力量;
d. 双侧 Salter 截骨后加载垂直力量。

得到的实验结果如下:

1. 儿童骨盆是非均一的各向异性材料(图 6-18~ 图 6-21)。

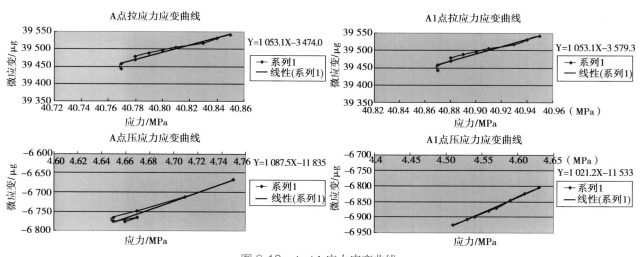

图 6-18　A,A1 应力应变曲线

X:横坐标对应数值;Y:纵坐标对应数值。

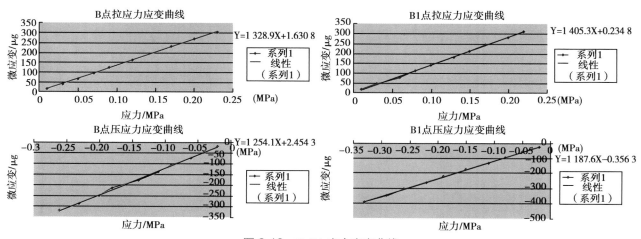

图 6-19　B,B1 应力应变曲线

X:横坐标对应数值;Y:纵坐标对应数值。

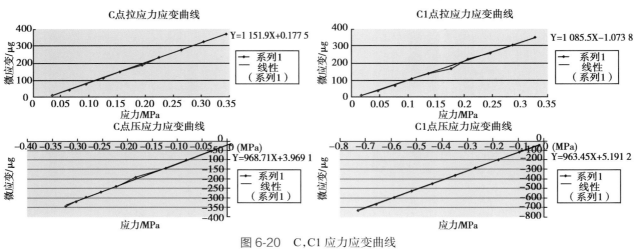

图 6-20 C,C1 应力应变曲线

X:横坐标对应数值;Y:纵坐标对应数值。

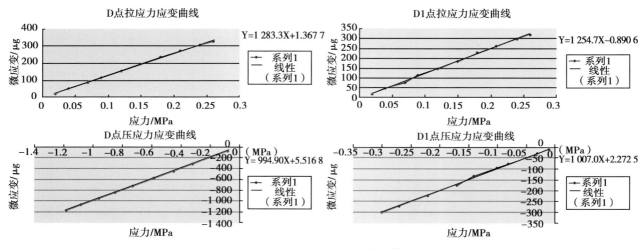

图 6-21 D,D1 应力应变曲线

X:横坐标对应数值;Y:纵坐标对应数值。

2. 骨盆各点应力(MPa)应变曲线比较,斜率为其弹性模量(图 6-22)。

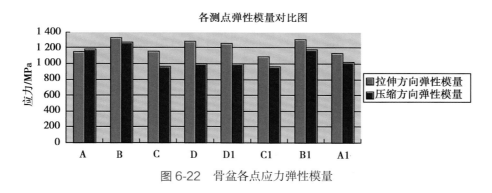

图 6-22 骨盆各点应力弹性模量

3. 不同测点的弹性模量不尽相同且同一测点不同方向弹性的模量也是不同的,骨盆环左右对应测点弹性模量差别不大,贴片位置可靠,所得数据可靠。具体包括:

(1)单侧(左侧)的 Salter 截骨后,截骨一侧应力分布增加,随着压力加大应力集中点逐步向耻骨联合方向移动;破坏实验时骨盆先从截骨一侧骶髂关节破坏(图6-23)。

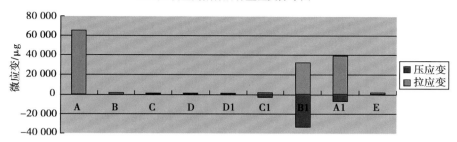

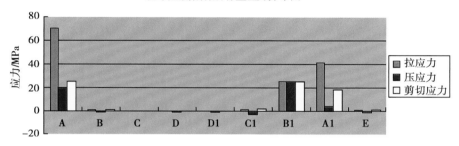

图 6-23　单侧 Salter 截骨应变

(2)双侧的 Salter 截骨后,骨盆双侧应力分布对称(图6-24)。

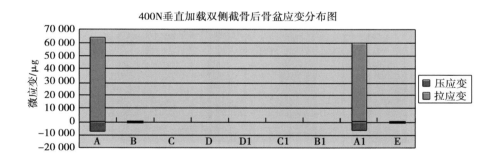

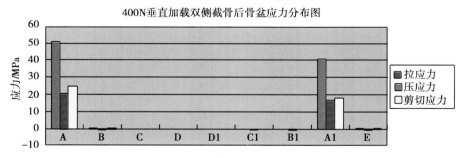

图 6-24　双侧 Salter 截骨应变

(3)截骨前、单侧和双侧截骨后,Salter 截骨线下方的 C 点(代表髋臼)自身对照结果:单侧截骨后,应力增加;双侧截骨后,应力基本不变;承受同等纵向压力的情况下,截骨后 C 点水平方向拉应变:单侧 > 双侧 > 截骨前。垂直方向压应变:双侧 > 单侧 > 截骨前(图6-25、图6-26)。

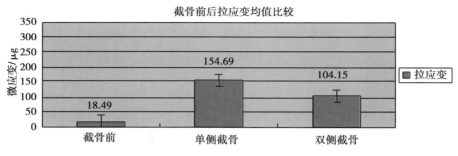

图 6-25　Salter 截骨前后拉应变比较

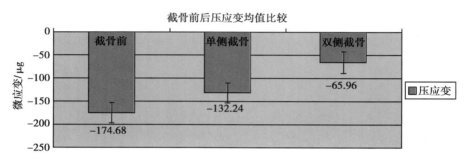

图 6-26　Salter 截骨前后应变均值比较

4. 因为骨是力学适应性结构,根据 Wolff 原理及 Frost 的实验研究,骨在产生应力发生应变时,当应变增加时会相应增加成骨以产生类似"缩小应变"的效应,当应变减少时会相应破骨以产生类似"增大应变"的效应,以维持"稳态"及新的组织力学匹配性。故而在 Salter 截骨后,水平方向拉应变:单侧 > 双侧 > 截骨前。垂直方向压应变双侧 > 单侧 > 截骨前。即表明,改变股骨头覆盖方面的能力(水平方向重建塑形)单侧 > 双侧 > 截骨前;加深髋臼窝的能力(垂直方向重建塑形)双侧 > 单侧 > 截骨前,这跟我们临床随访的结论有一致性(图 6-27、图 6-28)。

另一方面,逐级加载过程中,截骨侧应力集中点逐步下移,提示骶髂关节为骨盆环薄弱点,骶髂关节达最大牵张程度时,应力方能进一步传导。在 Salter 截骨远端向前下外旋时,骨盆环刚性结构的薄弱点都可能成为铰链。儿童耻骨联合虽为软骨连接,但软骨仅有有限的柔韧性,耻骨联合是否一定优

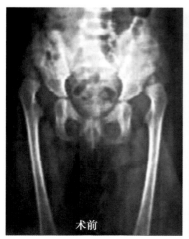

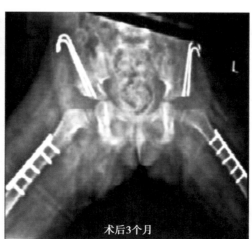

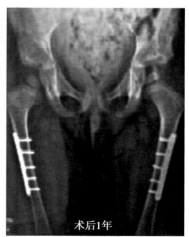

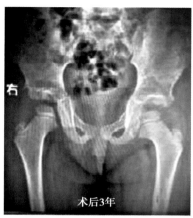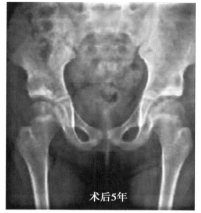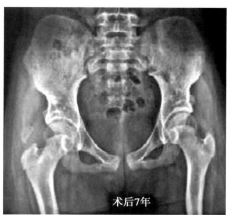

图 6-27 双髋一期截骨 X 线表现

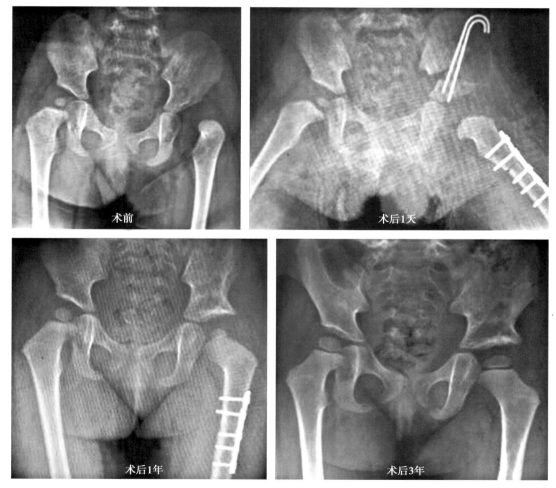

图 6-28 单侧 Salter 截骨术 X 线表现

先于骶髂关节成为最薄弱点,即优先成为铰链尚有待商榷;而骶髂关节在结构上应该是属于滑膜类关节,从它的运动方式来看又可以当做屈戍关节或者是滑车关节,相较而言也具有成为铰链的可能,且按照力矩＝力×力臂的原理,截骨对侧的骶髂关节似乎更可能成为"第一铰链"。有意思的是,Barnes 曾长期随访 Salter 截骨术后的患儿,竟发现有患儿健侧逐渐出现髋关节的发育不良,如果按照Salter 关于耻骨联合为铰链的理论,很难理解健侧出现的髋发育不良,但若截骨后是以对侧的骶髂关节为铰链旋转,则必然带来健侧一定程度髋臼指数的丧失,这也提示 Salter 截骨后以对侧骶髂关节为第一铰链似乎确实具有合理性(图 6-29)。

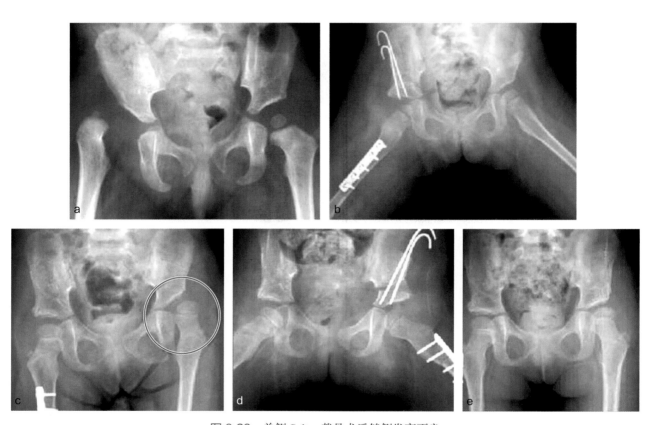

图 6-29　单侧 Salter 截骨术后健侧发育不良
a. 术前;b. 右侧 Salter 截骨术后 3 个月;c. 右侧 Salter 截骨术后 1 年继发左髋半脱位;
d. 左髋 Salter 截骨术后 3 个月;e. 左髋 Salter 截骨术后 1 年。

　　临床截骨手术后,我们将髋臼一侧向前、下、外翻转,更容易使髋臼指数下降,如果仅将髋臼一侧向外、下翻,常出现后期的髋臼指数丢失。如果耻骨联合作为翻转铰链,是很难理解这种髋臼指数丢失的;而如果以关节面略为矢状位的骶髂关节作为铰链,则在下翻髋臼侧的向"前"动作就显得很重要。因此我们推测,当单侧 Salter 截骨截断一端,远折端向前、下、外方向用力旋转时,截骨对侧的骶髂关节优先成为"第一铰链",而骶髂关节为微动关节,当骶髂关节达最大牵张范围时,截骨对侧的骨盆环应力集中点会下移,向耻骨联合方向移动,此时耻骨联合有可能成为"第二铰链"。有鉴于此,我们认为手术操作过程中有必要将远折端尽量向前、下、外的顺序翻转,以将铰链位点下移到耻骨联合,减少截骨块回弹,导致髋臼指数下降的可能(图 6-30)。

　　另外,如前述我们关于骨盆截骨前后应力分布的研究所示,单侧 Salter 截骨后骨盆环应力分布不均,截骨侧骶髂关节附近应力异常集中,可能导致截骨侧骶髂关节后期的骨关节炎,而截骨侧分配增多的应力传导至截骨侧股骨头,也可能导致后期出现股骨头缺血性坏死的概率增加。双侧截骨后骨盆环应力分布更加对称,更接近正常骨盆的应力分布特点,故而可能有利于其后期的骨盆环重塑,以及减小股骨头缺血性坏死概率。总之,双侧一期骨盆截骨较单侧截骨接近正常应力分布状态,且对于后期髋关节臼窝的重塑具有特殊意义,合适病例可以选用双髋一期手术治疗(图 6-27、图 6-31)。

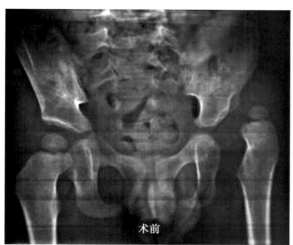

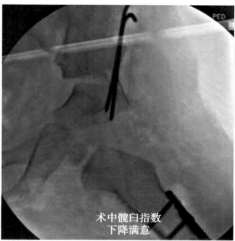

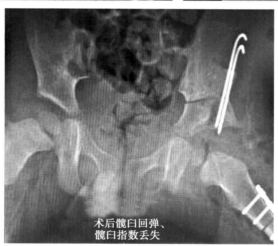

图 6-30　Salter 截骨术后 X 线表现

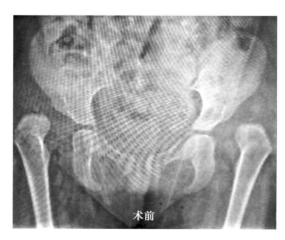

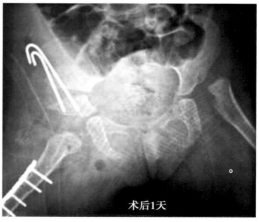

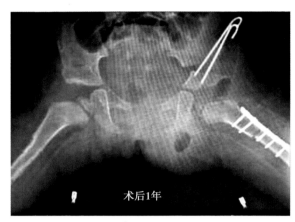
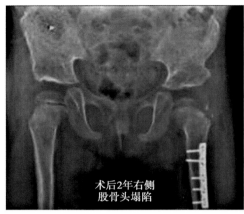

图 6-31　双髋分期手术 X 线表现

5. 双髋一期手术的注意事项

基于前述基础实验的研究理论,以及我们长期的临床随访,双髋一期截骨手术治疗 DDH 是可行的,这也是四川大学华西医院小儿骨科最有别于其他医疗机构的治疗策略。但双髋一期手术必须了解以下真相:

(1)一期同时开放复位治疗双侧发育性髋关节脱位手术难度和风险大大增加,需根据术者自身情况及医疗单位客观条件,格外谨慎选择病例。

(2)术者必须有治疗单侧髋关节脱位优良疗效的基础,根据个体化原则采用适合患者的截骨方式,不能盲目追求一期手术。

(3)一定要注意术中、术后各种并发症风险的控制,如出血,术中、术后脱位,关节僵硬等。因此术者必须有治疗单侧髋关节脱位熟练的手术技巧和极好的手术疗效。

(4)术中检查关节的稳定性至关重要:我们强调截骨完成后缝合关节囊前,只有在下肢伸直内收 20°,屈髋 90°,髋关节不脱位的情况下,才能保证双髋在术中操作过程中不至于因体位的改变出现脱位。也可杜绝术后再脱位的可能性。

(5)如骨性结构不稳定或截骨不到位一定要在术中找出原因,试图通过重建关节囊增加关节的稳定性反而会留下再脱位的隐患,是极其危险的。

(6)手术后必须早期有效地进行髋关节功能训练。一般术后 7~10 天开始训练并行下肢牵引。要求术后 3 个月行走前尽可能恢复屈髋 90°,双下肢并立呈中立位。否则一旦双髋关节僵硬会给患儿带来极大的不便。

通过我们的治疗经验,一期同时切开复位可作为治疗小儿双侧发育性髋关节脱位的一种治疗方式,只要严格掌握手术指征,选择适当病例,熟练掌握手术技巧,早期进行有效的功能训练,同样可达到单侧脱位的治疗效果。同时也减轻了患者多次手术带来的痛苦,大大节约了医疗资源,其优点不言而喻。反之,如术者单侧脱位疗效不佳,则不宜采用此方式。

五、Pemberton 骨盆截骨术

Pemberton 提出较大儿童发育性髋关节脱位和半脱位中,存在两个主要问题:一个是髋臼不仅浅平,而且更易向前外侧倾斜;另一个是完全性脱位的患者,相对于髋臼而言,股骨头通常较小,而半脱位患者相对于髋臼而言股骨头又较大。

为了解决这两个问题,1965 年 Pemberton 设计了关节囊周围髂骨截骨术,这一设计是以髋臼的 Y 形

软骨为铰链进行截骨,他注意到对髂骨截骨方向的不同获得对髋臼的覆盖方向也不一样。发育性髋关节脱位或半脱位,兼有臼小头大时,Pemberton 手术是一种优选手术;而头臼大小没有差异时,采用这一手术就会弊多利少。它的另一优点是能改变髋臼覆盖的方向,特别是想获得更多的外侧覆盖时。此术式还有一个优点是植骨稳定,可以不用克氏针固定,从而避免了二次手术取出克氏针。Pemberton 手术的先决条件包括同心复位及其髋臼有良好的再塑形能力(图 6-32)。

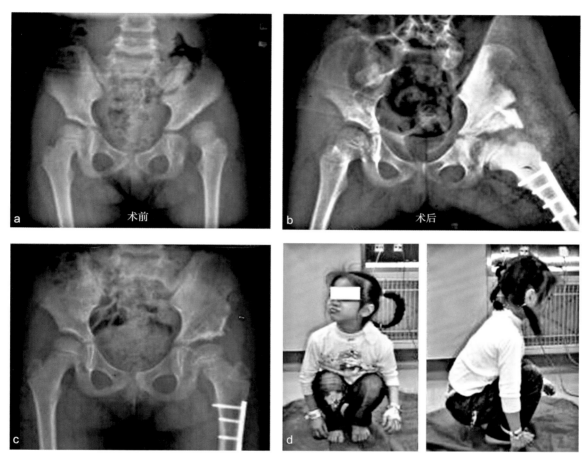

图 6-32 Pemberton 手术后随访
a. 术前;b. 术后;c. 术后 2 年;d. 术后患者髋关节功能恢复

从我们自己的经验来看,手术矫形要想获得比较好的效果,有如下建议。

1. 牢记手术适应证 截骨年龄至三角软骨闭合前,髋臼指数 >45°(45° 以下首选 Salter 截骨),可以增加髋臼表面积,但无法改善后方包容。

2. 截骨线 由下而上,用窄骨刀沿髋的周围 1cm 左右做弧形截骨,上自髂前上、下棘之间,下至三角软骨中心,在髋的上方谨防穿入髋臼,用弧形骨刀向前下外方向旋转,旋转的程度依脱位程度确定。

3. 避免过度下翻髋臼,警惕髋臼碰撞综合征。

4. 但因 Pemberton 截骨可能损伤 Y 形软骨和因此带来的髋臼 Y 形软骨早闭,故目前我科该术式临床应用已经日趋减少,逐渐由 Dega 骨盆截骨术替代。

六、Dega 骨盆截骨术

Dega 骨盆截骨术主要是用来改善发育性髋关节脱位前外侧覆盖。由于 1987 年 Dega 骨盆截骨术最初报道中所介绍的图谱有误,类似于 Albee 髋臼造盖术,因此造成目前该手术的混乱。

所有这些手术的截骨均经坐骨切迹,不留铰链,不剥离髂骨内板。从概念上讲,与其他截骨术相比,Dega 骨盆截骨术更类似于 Pemberton 截骨术,两者属骨盆不完全截骨,需要改变髋臼的形状,后方要留铰链,能提供不同程度的外侧覆盖。由于后方有铰链的存在,所以无法增加后方覆盖面。不同的是 Pemberton 截骨术是从前方一直到 Y 形软骨的髂骨坐骨结合部将髂骨完全截开,Dega 截骨术只截断 Y 形软骨线以上髂骨部分(髂骨坐骨部和髂骨耻骨部),保留坐骨切迹前方的后侧髂骨内外板皮质不截断,以形成铰链。和 Pemberton 截骨术相比,Dega 截骨术的优点是操作略简单,不损伤 Y 形软骨和因此带来的髋臼 Y 形软骨早闭,但从效果看,X 线片上很难与 Pemberton 截骨术区别。

根据我们的临床随访经验,手术矫形要想获得比较好的效果,有如下建议。

1. 牢记手术适应证　截骨年龄至三角软骨闭合前,髋臼指数 >45°(45° 以下首选 Salter 截骨),可以增加髋臼表面积,但无法改善后方包容。

2. 截骨线　相对于 pemberton 截骨,其内侧截骨线起自髂耻线旁 0.5~1.0cm,外侧截骨线起自髂坐线旁 0.5~1.0cm,三角软骨中心上方;在髋的上方谨防穿入髋臼,向上汇合于髂前上、下棘之间,用弧形骨刀向前下外方向旋转,旋转的程度依脱位程度确定。

3. 避免过度下翻髋臼,警惕髋臼碰撞综合征。

4. 截骨第一刀应平行于骨盆弓状线,避免破坏、翻转铰链。

5. Dega 术式作为骨盆截骨重建性手术方式,具有其独特优点:相对三联截骨,操作简单;相对 Salter 截骨术,理论上可以降低任意髋臼指数,改善头臼包容;相对 Pemberton 截骨术,不会破坏三角软骨中心,不会导致骨骺闭合。因此,我们在合适病例治疗时,该术式应用非常广泛,已经逐渐取代了 Pemberton 截骨术的治疗角色(图 6-33)。

根据前述基础实验的研究结果,要想术后髋臼恢复较好,必须尊重儿童骨盆生物力学特性,即儿童骨盆是一个非均一的各向异性的线弹性材料。髋臼重塑良好的前提:中心复位(改变受力)、髋臼翻转(改变弹性模量),故而首选髋臼重建性手术。姑息性手术是不得已的无奈选择,但是我们不推荐连姑息手术也不做直接等待成年期的关节置换(图 6-34)。

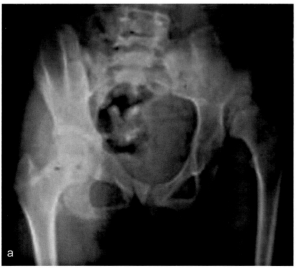
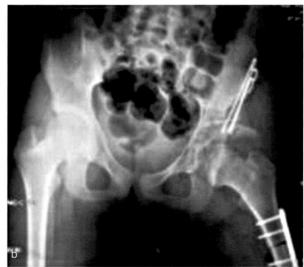

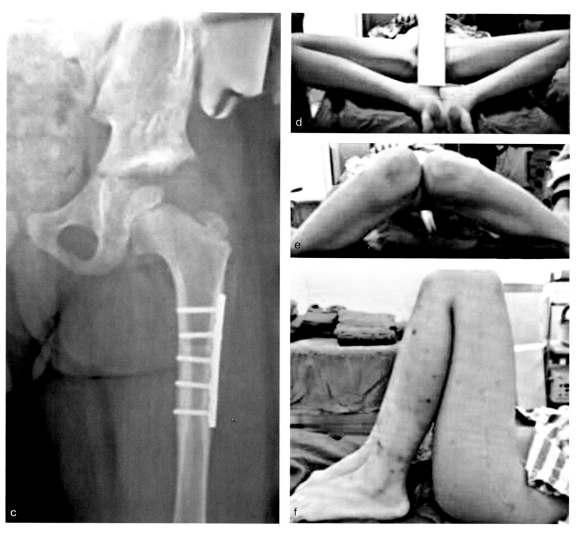

图 6-33 Dega 骨盆截骨术术后随访

a. 术前骨盆正位 X 线片;b. 术后复查骨盆正位 X 线片;c. 术后 1 年随访结果;d~f. 术后随访时髋关节功能恢复良好。

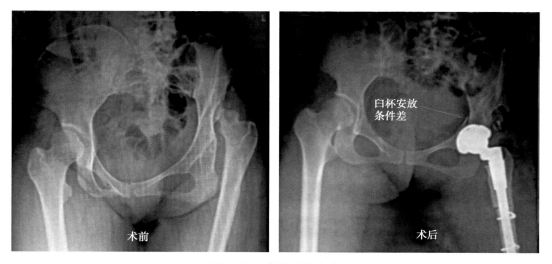

图 6-34 关节置换术后

如果仅是等待关节置换,不光生活质量差,可能第一次手术就连假体放置位置都没有,更遑论再手术翻修,届时局部条件更差!

【笔者经验】

1. 不管患儿是哪个年龄段、哪种脱位程度、选用何种术式,术后随访都尤其重要,术后随访有利于我们评估术式选择的准确与否以及促进手术技巧的改进。

2. 儿童处于不断生长发育期,体重、运动强度亦不断增加,每年甚至几个月其髋臼附近应力情况就会发生改变,从而出现再发畸形或残留半脱位、骨关节炎等,6 岁前每年复查一次骨盆 X 线片,6 岁以后每 2~3 年复查一次 X 线片直至成年。甚至成年后仍需于成人关节外科医师处常规定期复查。

3. 需截骨治疗的发育性髋关节脱位患儿,术后仍有较高关节置换率,尤其大龄儿童,我们相信,规范有计划地随访并及时干预,将极大改善其预后。

4. 提高随访率的关键是医患双方对随访重要性的高度共识,医师要在接诊及治疗过程中不断强调随访的重要性,同时与患方保持良好互动,尽量采用方便患儿的方式进行随访,诸如微信、QQ、医患互动 APP 等新平台。

5. 因人口流动性增大等多种因素影响,建立多中心随访及研究联盟,甚至共享病例库,将有助于提高 DDH 的随访率,降低随访评价偏倚,从而最大限度提高治疗效果,最终让患儿避免关节置换或尽量延缓关节置换时间。

(杨晓东　谢德琼　唐学阳)

参考文献

1. THOMAS S R, WEDGE J H, SALTER R B, et al. Outcome at forty-five years after open reduction and innominate osteotomy for late-presenting developmental dislocation of the hip [J]. J Bone Joint Surg Am, 2009, 89 (11): 2341-2350.

2. DONNELLY K J, CHAN K W, COSGROVE A P. Delayed diagnosis of developmental dysplasia of the hip in Northern Ireland: can we do better？ [J]. Bone Joint J, 2015, 97-B (11): 1572-1576.

3. ZHANG J, FENG C, YOU H, et al. Results of following-up for 5-10 years of periacetabular osteotomy for acetabular dysplasia in adolescence [J]. Zhonghua Wai Ke Za Zhi, 2014, 52 (12): 902-906.

4. ZHANG P, CHEN J Y, BI M N, et al. Applied research on autologous bone graft for acetabular defect of Crowetype Ⅲ and Ⅳ hip dysplasia [J]. Zhongguo Gu Shang, 2015, 28 (10): 928-931.

5. XU C, YAN Y B, ZHAO X, et al. Pedobarographic analysis following pemberton's pericapsular osteotomy for unilateral developmental dysplasia of the hip: an observational study [J]. Medicine (Baltimore), 2015, 94 (23): e932.

6. CHEN Q, DENG Y, FANG B. Outcome of one-stage surgical treatment of developmental dysplasia of the hip in children from 1. 5 to 6 years old. A retrospective study [J]. Acta Orthop Belg, 2015, 81 (3): 375-383.

7. THOMAS SR. A review of long-term outcomes for late presenting developmental hip dysplasia [J]. Bone Joint J, 2015, 97-B (6): 729-733.

8. EAMSOBHANA P, KAMWONG S, SISUCHINTHARA T, et al. The Factor Causing Poor Results in Late Developmental Dysplasia of the Hip (DDH) [J]. J Med Assoc Thai, 2015, 98 Suppl 8: S32-S37.

9. PIGOZZO MN, LAGANÁ DC, SESMA N, et al. Photoelastic stress analysis in mandibular bone surrounding bar-clip overdenture implants. Braz Oral Res, 2014, 28.

10. NOWLAN N C, CHANDARIA V, SHARPE J. Immobilized chicks as a model system for early-onset developmental dysplasia of the hip [J]. J Orthop Res, 2014, 32 (6): 777-785.

11. CHEN G X, YANG L, LI K, et al. A three-dimensional finite element model for biomechanical analysis of the hip [J]. Cell Biochem Biophys, 2013, 67 (2): 803-808.

12. VAN RIETBERGEN B, HUISKES R, ECKSTEIN F, et al. Trabecular bone tissue strains in the healthy and osteoporotic

human femur [J]. J Bone Miner Res, 2003, 18 (10): 1781-1788.

13. 阮世捷, 申丛, 李海岩, 等. 儿童肱骨三维有限元建模及验证. 中国组织工程研究, 2013; 30: 5472-5476.

14. HUAYAMAVE V, ROSE C, SERRA S, et al. A patient-specific model of the biomechanics of hip reduction for neonatal Developmental Dysplasia of the Hip: Investigation of strategies for low to severe grades of Developmental Dysplasia of the Hip [J]. J Biomech, 2015, 48 (10): 2026-2033.

15. EBERHARDT O, WIRTH T, FERNANDEZ FF. Arthroscopic anatomy of the dislocated hip in infants and obstacles preventing reduction [J]. Arthroscopy, 2015, 31 (6): 1052-1059.

16. IKE H, INABA Y, KOBAYASHI N. Effects of rotational acetabular osteotomy on the mechanical stress within the hip joint in patients with developmental dysplasia of the hip: a subject-specific finite element analysis [J]. Bone Joint J, 2015, 97-B (4): 492-497.

17. FU M, XIANG S, ZHANG Z, HUANG G, et al. The biomechanical differences of rotational acetabular osteotomy, Chiari osteotomy and shelf procedure in developmental dysplasia of hip [J]. BMC Musculoskelet Disord, 2014, 15: 47.

18. THOMAS D B, DANIEL T S. In vivo contact stress distributions in the natural human hip [J]. J Biomechanics, 1983, 16: 373-384.

19. ANTOLIC V, KRALJ I V, IGLIC A. Hip biomechanics in orthopaedic clinical practice [J]. Cell Mol Biol Lett, 2002, 7 (2): 311-315.

第七章

成人发育性髋关节发育不良的病史采集与体格检查

全面的病史采集、准确的体格检查及合理选择辅助检查项目是疾病正确诊断及治疗的前提,病史采集和体格检查所获得的临床资料可为辅助检查的选择提供方向,其价值是现代先进仪器设备所不能替代的。DDH 的病史采集及体格检查在不同年龄阶段患者中存在一定差异,除遵循诊断学基本原则外,还需结合该病的临床特点。本章将对成人 DDH 的病史采集及体格检查方法进行介绍。

一、成人发育性髋关节发育不良的病史采集

病史采集是成人 DDH 诊断的第一步,不仅可收集患者发病相关资料用于诊断和治疗,还可为良好医患沟通及医患关系的建立奠定基础。问诊是成人 DDH 病史采集的主要手段,是医师通过对患者和 / 或相关人员进行系统询问以获取疾病临床资料、经过综合分析而做出初步临床判断的一种诊断方法。下面主要从问诊角度介绍成人 DDH 的病史采集。

(一) 一般信息

包括患者的姓名、性别、年龄、民族、籍贯、出生地、职业、婚姻、通讯 / 联系方式、病史陈述者及可靠程度等,其中有些一般项目如职业、婚姻等也可放在个人史中采集。

(二) 主诉

主诉是患者感受最主要的痛苦、最明显的症状或体征,也是患者此次就诊的主要原因。主诉常是医师在全面了解病史后做出的概括与总结,包括主要症状、部位和持续时间三大要素,必要时还应包括重要伴随症状及诱因。确切的主诉可为病情提供初步诊断线索,比如 30 岁患者因"跛行 20 年余,双侧髋关节疼痛 1 年余"就诊,其中"跛行"和"疼痛"为主要症状、"髋关节"为主要症状发生部位、"20 年余"和"1 年余"为主要症状持续时间,根据该主诉可初步判断双侧髋关节先天性病变或幼年发病可能性较大。

(三) 现病史

现病史是成人 DDH 病史采集的主体部分,需详细记述疾病的发生、发展、演变及诊治经过,可按照以下内容和程序进行采集,但并非要绝对遵循此顺序,检查者在确保病史采集全面、准确的情况下可根据情况进行调整。

1. 起病情况与患病时间 起病情况是指疾病在何种状态下发病、缓急程度、可能的诱因等。患病时间是指从起病到就诊或入院的时间。两者在不同疾病中各有特点,对疾病诊断及鉴别诊断具有重要意义。比如,成人 DDH、骨关节炎等病变起病缓、患病时间长,而痛风性、感染性关节炎等多起病急、患病时间短。询问起病年龄有助于鉴别先天性和后天性病变,比如成人 DDH 多为青少年时期或更早起病,而原发性骨关节炎多为成年后发病。

2. 主要症状的特点 包括主要症状出现的部位、性质、持续时间、程度、加重或缓解因素等。髋关节不同部位的疼痛常反映不同的病变,比如:腹股沟区疼痛多见于髋关节病变;外侧大转子处疼痛常见于弹响髋或滑囊炎;后方中份疼痛多见于关节脱位或臀肌相关疾病;后上方疼痛常提示骶髂关节病变或肌筋膜炎;后下方疼痛可见于坐骨结节滑囊炎等。髋关节疼痛性质、持续时间、加重或缓解因素的不同也可反映病变的差异,比如:骨关节炎引起的疼痛多为间断性胀痛、钝痛;劳累或长距离行走后加重、休息后可缓解;痛风性关节炎引起的疼痛多为持续烧灼样痛,在食用富含嘌呤的食物后易诱发或加重;感染性关节炎引起的疼痛常为持续性刺痛,活动时明显加重、休息时不减轻;骨肿瘤引起的疼痛常表现为夜间痛,无明显的诱发和缓解因素。髋关节疼痛性质的改变多与病情变化有关,疼痛加剧常表示病情进展或恶化。成人 DDH 主要症状多为跛行、髋关节疼痛(多为胀痛、钝痛)及功能受限等,持续时间长,劳累后加重、休息后可缓解。此外,询问主要症状对患者日常工作和生活的影响程度(包括行走距离、穿鞋袜、上下公交车等)有助于了解患者对治疗的期望,若医师对疾病预后的估计与患者期望值相差太大,选择治疗方式时需慎重(尤其是外科治疗),同时需加强医患沟通。

3. 病因与诱因　询问与此次发病可能有关的病因(如有无明显病因、外伤或感染等)和诱因(如有无明显诱因、天气变化、特定的动作或活动等),DDH 多为幼年或青少年时期发病,患者多述无明显病因和诱因。

4. 病情的发展与演变　询问主要症状随时间的变化情况、有无新的症状出现及变化情况等。DDH 病情发展缓慢,主要症状因年龄和病变的严重程度而异,比如在青少年时期及更早时期主要症状为跛行,随年龄增长和病情发展,可逐渐出现髋关节疼痛、活动受限、行走乏力、腰部不适等症状。

5. 伴随症状　在主要症状的基础上出现的其他症状常常是鉴别诊断的依据或提示可能出现并发症。比如,针对跛行伴髋关节疼痛的患者,询问其有无全身其他关节疼痛有助于与类风湿关节炎、强直性脊柱炎和结缔组织病等引发的髋关节病变相鉴别,询问其病程中有无畏寒、潮热、盗汗、消瘦等症状有助于与骨关节结核、化脓性关节炎等相鉴别。闭孔神经同时支配髋、膝关节,髋关节病变若累及闭孔神经,可引起同侧膝关节疼痛,需注意鉴别。

6. 诊治经过　询问患者本次就诊前接受过的诊治情况,包括在什么医院就诊过、做过什么诊断、接受过什么治疗、服用过什么药物及治疗效果怎样等,这些信息可为本次诊断及治疗提供参考,但既往诊断不能代替本次诊断。此外,部分药物(如抗凝药物)会影响患者围术期安全,术前需要停用或调整剂量。

7. 其他　患病后的精神、体力、食欲、睡眠、二便等一般情况也应详细采集并记录,这对全面评估患者病情轻重、预后、辅助治疗措施及鉴别诊断等有参考作用。

（四）既往史

患者既往的健康状况和曾经患过的疾病、外伤史、手术史等,尤其是与此次主诉症状密切相关的情况,这对后续诊断及治疗具有参考及指导作用,比如询问有无外伤史有助于鉴别外伤性病变。

（五）系统回顾

简明扼要地了解患者各个系统是否存在除现有疾病以外的其他疾病,以及这些疾病是否与本次疾病之间存在相关性。尤其是对需要采取手术治疗的成人 DDH 患者,在病史采集时应同时注意了解患者的重要脏器功能,对初步判断其手术耐受性具有重要指导作用。

（六）个人史

了解患者的社会经历(出生地、居住地及居留时间)、职业、工作条件、习惯及嗜好等对疾病的诊断和鉴别诊断也有一定帮助。比如,大骨节病可在各个年龄组发病,以儿童和青少年多发,但其有明显的地域分布特点,山区和半山区常见,平原少见;舞蹈工作者、徒步爱好者及需要长时间行走或深蹲的人群发生髋关节滑膜炎的风险更高,其临床症状也可表现髋关节周围疼痛;激素、饮酒等可导致股骨头坏死,也表现为髋关节疼痛,在股骨头塌陷后可出现疼痛加重并伴跛行。

（七）其他

患者重要的婚姻史、月经史和生育史、家族史等信息均需采集,为后续体格检查及辅助检查的选择、医患沟通、诊疗方案的制订等提供参考。比如,女性患者月经期间一般不宜进行有创检查、操作或手术,某些遗传性疾病具有家族聚集现象等。

二、成人发育性髋关节发育不良的体格检查

骨科临床检查可在站立位、坐位及卧位(俯卧位、仰卧位)进行,检查床一般采用硬板床,检查时应遵循充分显露、两侧对比、动作轻柔、全面系统、按序进行、反复检查以及准确测量等一般原则,边检查边思考。成人 DDH 体格检查时,除遵循上述一般原则外,可按照视、触、动、量及特殊检查等顺序进行,但并非要绝对遵循此顺序,检查者可根据具体情况进行调整。

（一）视诊

又称望诊,应在充分显露、适当的体位及良好的光线环境下进行,左右对比、动态与静态结合、整体与局部结合。成人 DDH 视诊主要包括以下内容。

1. 姿势　从患者进入诊室或病房即可开始观察姿势和步态,从前、后及侧方多方位进行观察,并初步判断患者姿势和步态类型以及可能的原因。成人 DDH 病变程度轻者,姿势可正常,严重者可观察到明显姿势异常,比如站立时骨盆前倾、臀部后耸、腰椎前凸明显等。单侧 DDH 可见两侧腹股沟及臀部内下方皮肤皱褶不对称,患侧较健侧多而明显,患侧臀部扁平而增宽,两侧大腿间距增加,会阴部变宽(双侧 DDH 时更为明显)。多数成人 DDH 患者股骨颈前倾角大于正常,为恢复股骨头与髋臼的关系,部分患者习惯性内旋髋关节,端坐时双腿常呈 W 形、站立及行走时常表现为内八字步态等。

2. 步态　髋关节不同疾病可表现出不同跛行步态,比如,DDH 或其他病变导致患肢短缩,骨盆及躯干在行走时发生明显倾斜,患肢常以足尖行走或屈曲对侧膝关节来补偿肢体短缩;髋关节疼痛使患者在行走过程中,试图将患侧身体重量转移至对侧以减轻疼痛,患侧下肢负重时间相对缩短、负重后迅速抬起,导致行走时身体向一侧倾斜、摇摆(Duchenne 征);臀中肌麻痹时,骨盆稳定性减弱,在行走过程中左右交替起伏,躯干左右摇摆,形似鸭子走路,形成鸭步;髋关节强直可导致迈步时需转动躯干才能起步,动作非常呆板,形成呆步;脊髓损伤患者行走时双足间距加大,后脚拖拉于地面行走,形成拖步。

3. 髋关节局部情况　重点注意髋关节周围有无红肿、隆起、窦道、瘢痕、畸形、肌肉萎缩等情况,比如髋部红肿常提示髋关节和 / 或周围软组织炎症、有窦道伴流脓提示髋关节和 / 或周围软组织感染伴脓腔形成等。

4. 髋关节畸形　先天性疾病(如 DDH、先天性髋内翻、髋外翻等)及后天性疾病(如臀肌挛缩、髋部骨折、脱位等)均可导致髋关节畸形,明确髋关节畸形类型可为髋关节病变诊断提供指导。体格检查时应从前、后及侧方对髋关节畸形情况进行观察,重点关注以下内容:①髋关节能否保持中立位。髋关节后脱位时常表现为屈曲、内收、内旋畸形,前脱位时常表现为屈曲、外旋、外展畸形,感染导致关节囊挛缩常引起关节屈曲、内收畸形,先天性髋内 / 外翻时常表现为髋内收或外展畸形;②骨盆有无倾斜。需结合触诊进行,比较两侧髂嵴、髂前 / 髂后上棘等骨性标志是否对称、等高,脊柱畸形、髋内 / 外翻畸形、髋内收 / 外展畸形及双下肢不等长等均可引起骨盆倾斜;③腰椎有无过度前凸。DDH、髋关节屈曲畸形、骨盆前倾等均可导致患者臀部异常后凸、腰椎前凸增加、腹部隆起等表现;④脊柱有无侧凸。这与骨盆倾斜及关节畸形相关;⑤髋周肌肉有无萎缩。DDH、慢性感染、脊髓灰质炎后遗症、活动减少(失用性)等均可导致髋周肌肉不同程度萎缩。

5. 下肢短缩　可分为真性短缩和相对短缩,前者指患肢实际长度短于健肢,可由髋关节脱位、髋内翻、关节软骨磨损、股骨或胫骨陈旧性骨折、先天生长发育异常等原因引起;后者少见,是指一侧下肢过长而引起另一侧下肢相对短缩的情况,多由过度生长(骨肿瘤)、髋外翻等原因所致。肢体短缩可通过患肢足跟抬起、对侧膝关节屈曲、骨盆倾斜或腰椎侧凸等方式来部分或完全代偿。

（二）触诊

髋关节触诊前需要向患者解释清楚触诊目的,并保持手部温暖,操作轻柔,由浅入深、左右对比进行。髋关节触诊可分为指腹及指背触诊法,指腹的触觉较为敏感,指背对温度较为敏感。

1. 根据触诊部位,成人 DDH 触诊需重点关注以下内容。

（1）髂嵴及髂前上棘:患者取仰卧位,检查者双手检查两侧髂嵴、髂前及髂后上棘高度是否对称。髂嵴高低不等常见于骨盆倾斜、双下肢不等长及骶髂关节异常,髂前及髂后上棘高度不对称多由于髂骨旋转或既往髂嵴手术所致。

（2）大转子:大转子后上部位置表浅,易触及,是常用触诊位置。沿骨盆后外侧由上往下可触及到一小的隆起,即为大转子。正常大转子顶点与耻骨结节平齐,大转子位置改变(异常突出、高度改变等)可能是由于 DDH、下肢不等长、髋部骨折或骨折畸形愈合等原因所致;大转子处若有压痛应注意滑囊炎或梨状肌综合征;有叩痛应注意髋关节深部病变。

(3)腹股沟区:手指指腹置于腹股沟区,检查局部有无包块、压痛(必要时需结合内、外旋髋关节进行),感触活动时关节内是否存在异常感觉。髋关节后脱位时腹股沟区中央、股动脉后方较对侧空虚,前脱位时常可在髂前上棘后下方触及股骨头。

(4)梨状肌:梨状肌起自骶骨前面,出坐骨大孔后止于大转子后部。髂后上棘与尾骨尖之间连线中点至大转子尖连线为梨状肌下缘的体表投影,坐骨神经可从梨状肌下缘、上缘或肌腹穿出,梨状肌痉挛时若压迫坐骨神经可出现相应神经症状、梨状肌触诊呈条索状。

(5)其他部位:主要涉及髋周疾病的鉴别诊断。比如,用指腹触诊双侧耻骨结节是否对称、有无分离及上下错位等,上下或前后不对称提示可能存在骶髂关节半脱位或脱位,两侧分离可见于外伤性耻骨联合分离;检查坐骨结节有无压痛,若有压痛伴囊性肿物存在提示坐骨结节滑囊炎;运动损伤时可触及内收肌、髂腰肌、缝匠肌、长收肌等损伤部位压痛。

2. 根据触诊内容,成人 DDH 触诊主要包括以下方面。

(1)皮肤:检查髋周皮肤的温度、湿度、弹性、水肿、包块、瘢痕等情况,由于肌肉血管丰富,关节周围肌肉少的部位皮温略低于肌肉丰富的部位。局部皮温升高提示炎症及感染可能,皮温降低提示血运障碍可能。皮肤干燥常见于硬皮病、黏液性水肿等,皮肤潮湿可见于多汗症、腺病等。青少年皮肤弹性较好,中年以后皮肤弹性减退,但需注意与营养不良及消耗性疾病相鉴别。髋关节水肿相对少见。

(2)压痛:压痛点常提示病变位置所在,检查前可先让患者指明疼痛部位及范围,检查者由外周向中央、先轻后重、由浅入深地进行触诊检查,探明压痛部位、范围、深浅程度等情况,同时还应注意患者的表情和反应。髋关节疾病时腹股沟区可出现深压痛,梨状肌损伤时在其走行区域也可探及压痛点。

(3)包块:触及包块或结节时,由外周向中央、由浅入深地进行探查,尽可能明确其部位、深度、大小范围、形状、表面是否光滑、质地、活动度、有无压痛等情况,同时注意附近淋巴结肿大情况。DDH 伴股骨头后外侧脱位时,在髋关节后外方可触及硬性包块。髋关节前脱位时在髋关节前方可触及硬性包块,需注意髋关节脱位时能否触及包块(脱位的股骨头)与患者体位、肥胖等有关,髋关节前方包块还需注意与疝气、寒性脓肿等相鉴别。

(4)畸形:部分髋关节畸形可通过触诊明确病因,比如股骨头脱位时在关节前方或后方可触及圆形、表面光滑、质硬包块(脱位的股骨头)。

(5)异常感觉:常见的有肌腱弹响、异常活动、摩擦感等,对鉴别诊断有一定帮助,比如肌腱弹响多见于臀肌挛缩患者、骨擦感和异常活动多见于骨折患者等。

(6)其他:比如髋关节病变怀疑合并血管损伤时,需进行局部血管触诊,动脉主要用于判断局部血管是否有损伤,静脉主要用于判断局部血液充盈程度和循环血液量。

(三)动诊和量诊

髋关节动诊和量诊常可同时进行,髋关节运动常用矢状面、冠状面和水平面三个平面来描述,测量时采用不同样式的测角器、软尺等。关节中立位为 0°,按关节屈 / 伸(矢状面)、内收 / 外展(冠状面)、内旋 / 外旋(水平面)记录活动起始至终末的度数,两者之差即为活动度(或称活动范围),两者保持一致时可合并记录,不一致时应分别记录。比如,髋关节内收 45°、外展 45°,记录为 45°(内收)↔ 45°(外展),在冠状面的活动度为 90°。关节过伸时在度数前用"+"表示,如髋关节可后伸 10°、前屈 120°,记录为 +10°(伸)↔ 135°(屈),关节在矢状面上的活动度为 145°。关节屈曲挛缩或不能达到中立位 0° 时,在缺失度数前用"−"表示,如髋关节屈曲畸形,伸直差 20°,屈曲 100°,记录为 −20°(伸)↔ 100°(屈),关节在矢状面上的活动度为 80°。关节强直时仅记录强直位的度数即可,如髋关节屈曲 30° 位强直。

1. 髋关节屈 - 伸运动 为髋关节围绕旋转中心在矢状面内进行的运动。患者仰卧位,主动屈髋,使膝关节尽可能贴近胸壁,测量主动屈髋度数,正常时 >120°。髋关节伸直检查常从仰卧及俯卧两个体位进行:首先仰卧位,患髋先适当屈曲,再主动伸直、放平,以检查关节主动伸直功能,此时需排除腰椎前凸的代偿作用,即嘱患者将健侧髋膝关节尽可能屈曲,然后检查患髋能否伸直,如果不能,大腿轴线与床面的夹角即为患髋屈曲挛缩的度数(Thomas 征);如果能伸直,再嘱患者取俯卧位,检查者一只手固定骨盆,另一只手抬起下肢,记录髋关节后伸度数,同时对比两侧下肢后伸情况,正常髋关节可后伸 5°~20°。

2. 髋关节内收 - 外展运动　为髋关节围绕旋转中心在冠状面内进行的运动。内收可通过仰卧位时患肢在对侧下肢上方交叉或抬起对侧下肢再内收患肢的方式完成,正常内收约 25°。髋关节外展是指下肢从中立位向外移动的范围,正常外展约 40°。髋关节内收和外展运动检查也可在髋关节屈曲 90° 位进行,这对 DDH 患者有特殊价值,伴股骨头脱位时内收范围较正常大,但外展明显受限。

3. 髋关节内旋 - 外旋运动　为髋关节围绕旋转中心在水平面内进行的运动。患者取仰卧位,屈髋90°、屈膝 90°,检查者一只手握住膝关节以稳定髋关节,另一只手握住踝关节并向外或向内移动足踝使髋关节内旋或外旋,通过测量小腿轴线和中位线的夹角来定义内旋或外旋运动范围,正常内旋约 45°、外旋约60°。髋关节内旋及外旋运动也可在髋关节伸直位进行,患者取俯卧位,屈膝 90°,小腿向外或向内移动,小腿轴线与中位垂线的夹角即为内旋或外旋运动范围,正常内旋约 35°、外旋约 45°。在仰卧或俯卧体位下,双膝并拢、双足外移是对比两侧髋关节内旋运动较为灵敏的方法。成人 DDH 髋关节早期外旋运动受限更为明显,随病情加重(如继发髋关节骨关节炎),内旋运动逐渐受限。

4. 髋关节周围肌群功能检查　髋关节周围有丰富的肌肉覆盖,其肌腹收缩产生的肌力不仅是髋关节运动的动力来源,还参与维持骨盆及髋关节稳定。比如屈髋肌群无力直接影响从坐位站起、上坡、爬楼等动作;伸髋肌群无力导致步行和直立姿势困难、上坡和爬楼梯受限等;外展肌群(主要是臀中肌)无力可出现 Trendelenburg 步态等。髋周肌群功能检查一般是通过嘱患者主动使关节向某一方向运动、而检查者予以施加一反方向的力对抗其运动的方式进行,出现疼痛部位多为病变所在部位,比如抗阻屈髋时出现腹股沟区疼痛可见于髂腰肌滑膜炎或腹部疾病;抗阻伸髋时出现疼痛可见于臀大肌痉挛或坐骨结节滑囊炎(也可见于腰椎间盘突出、腰椎滑脱等);抗阻内收时出现疼痛可见于长收肌肌腱炎或撕裂损伤等。

5. 下肢长度测量　患者取仰卧位,双下肢伸直,调整骨盆位于中立位,即双侧髂前上棘与髂后上棘所在平面垂直于检查床。如果肢体有明显短缩,首先测量两侧足跟间的距离,若骨盆位置正常,该距离可反映双下肢长度差。下肢长度测量方法为髂前上棘至内踝尖或下缘的距离。股骨干长度常用大转子尖至膝关节外侧间隙的距离表示,但在肥胖患者中大转子尖不易触及,可通过活动髋关节来帮助定位。肢体短缩长度还可用足底加垫法进行测量,但临床实际应用较少。

6. 股骨大转子位置测量　大转子是髋关节体格检查、穿刺、手术等过程中重要的体表标志,DDH 患者常合并有股骨头半脱位、脱位、髋内翻等畸形,这些因素均可导致大转子位置改变(外突、上移等),体格检查时需要特别注意检查大转子位置。常用的大转子位置测量方法包括以下几种。

(1) Shoemaker 征:骨盆保持中立位,大转子尖至同侧髂前上棘连线(Shoemaker 线)的延长线与身体中线的交叉,正常情况下该交叉点位于脐或脐以上位置(图 7-1 蓝线),若各种髋关节疾病导致大转子位置上移,该交叉点位于脐以下位置(图 7-1 红线),即Shoemaker 征阳性。临床工作中,有经验的检查者触及同侧大转子尖和髂前上棘后通过目测交叉点位置即可大致进行判断。

(2) Bryant 三角:患者取仰卧位,骨盆保持中立位,髂前上棘至床面(水平面)的垂线、经大转子尖的水平线及髂前上棘与大转子间的连线所形成的三角形即为 Bryant 三角。三角形底边长度(大转子尖至髂前上棘垂线的水平距离)正常约 5cm,此边长减小或增大提示大转子上移或下移(图 7-2)。

(3) Nelaton 线:患者取仰卧位,屈髋 45°,同侧髂前上棘与坐骨结节之间的连线即为 Nelaton 线。正常时大转子尖端位于此线上,若位于此线上方或下方提示大转子上移或下移(图 7-3)。

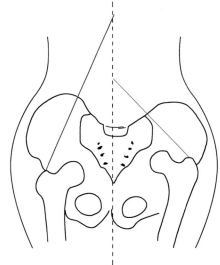

图 7-1　Shoemaker 征示意图

图中蓝线和红线均为单侧大转子到髂前上棘的连线,正常情况下两线相交于肚脐正中线,否则提示双侧大转子高度不一致。

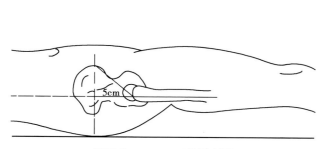

图 7-2　Bryant 三角示意图

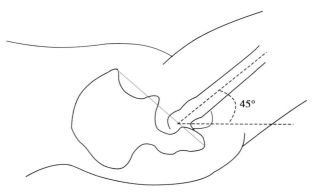

图 7-3　Nelaton 线示意图

7. 股骨前倾角测量　又称 Craig 试验。患者取俯卧位，屈膝 90°，检查者一只手触摸大转子，一只手握住踝关节摆动小腿，当大转子转向正侧方或与检查床平行时，此时小腿轴线与中位垂线之间的夹角就约等于股骨前倾角（图 7-4）。

髋关节动诊和量诊时需注意以下几点：

（1）髋关节动诊和量诊过程中均需维持骨盆稳定并保持中立位。

（2）应熟悉关节的正常活动范围，左右对比，同时需考虑年龄、职业、生活方式、锻炼方式等对关节活动的影响。

（3）先查主动活动，后查被动活动。主动活动正常时被动活动一般也正常，主动活动异常而被动活动正常多提示病变不在关节内，可能与神经、肌肉疾病有关；主动与被动运动均受限制提示病变可能在关节内或其周围软组织内。

（4）检查时不仅需要排除髋部疼痛、瘢痕、衣着过紧等因素可能对关节活动造成的影响，还应注意排除相邻关节对髋关节活动的补偿或限制，比如腰部各小关节可代偿部分髋关节活动受限，膝关节屈曲挛缩可继发髋关节屈曲挛缩等。

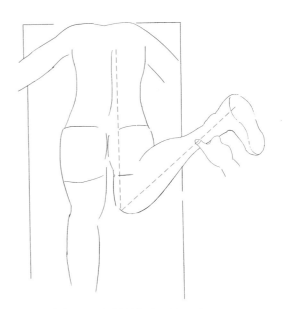

图 7-4　股骨前倾角测量示意图

（5）若一侧髋关节有畸形（如内收或外展畸形），对侧肢体应摆放于相同体位进行测量并比较。

（四）特殊检查

1. Trendelenburg 试验　又称单足站立试验，多用于评估成人髋关节稳定性和髋外展肌对骨盆的稳定能力，4 岁以下儿童因疼痛、协同及平衡能力较差导致假阳性率高。正常人单腿站立时，髋外展肌收缩，身体重心向负重侧偏移，骨盆倾斜，非负重侧臀部抬高（臀褶或髂嵴上提）（图 7-5a）。单腿站立时（若有手杖、拐杖等支持物时放负重侧），如果骨盆向非负重侧倾斜（非负重侧臀褶或髂嵴下降）即为 Trendelenburg 试验阳性，提示髋关节不稳（如 DDH）或臀中肌力量较差（图 7-5b）。Trendelenburg 试验应先做正常（或相对正常）一侧，除 DDH 外，臀肌萎缩、麻痹、肌力抑制或肌力减弱（如脊髓灰质炎、髋内翻、重症肌无力等）时也可出现阳性。

2. Duchenne 征　存在髋关节疼痛时，患者在行走过程中试图通过转移患侧身体重量至对侧髋关节以减轻疼痛，从而导致行走时身体向一侧倾斜、摇摆，即 Duchenne 征阳性，Duchenne 征与 Trendelenburg 征可同时出现。

3. Faber 征　又称 4 字试验、Patrick 试验、髋外展外旋试验。患者取仰卧位，患侧髋关节屈曲、外展、外旋，屈膝，小腿内收、外旋，将患侧足外踝置于对侧膝关节之上，双下肢形成 4 字形，检查者一只手固定骨

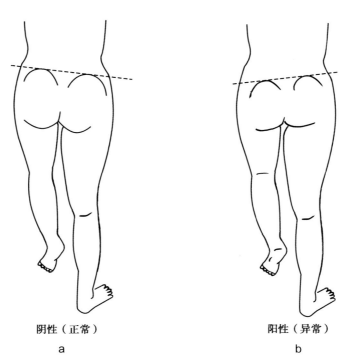

阴性（正常）　　　　　　　　　　　阳性（异常）
　　　a　　　　　　　　　　　　　　　　b

图 7-5　Trendelenburg 试验示意图

Trendelenburg 试验又称单足站立试验,在正常情况下,用单足站立时,臀中小肌收缩,对侧骨盆抬起,才能保持身体平衡(a);如果站立侧患有先天性髋关节脱位时,因臀中小肌松弛,对侧骨盆不但不能抬起,反而下降,为单足站立试验阳性(b)。

盆,另一只手置于患肢膝内侧并适当向下施压,若髋关节出现疼痛、膝部不能触及床面,即为 Faber 征阳性(图 7-6),提示髋关节病变。该试验阳性时还需注意与髂腰肌痉挛、骶髂关节病变相鉴别,可通过骨盆分离/挤压试验、床边试验等进行鉴别。

4. Allis 征　又称 Galeazzi 征、下肢短缩试验。患者取仰卧位,屈髋、屈膝 90°,双足平行放于床面,双踝并拢,足跟对齐,观察双膝高度是否一致(图 7-7)。正常人双膝顶点在同一水平,双膝不等高即为 Allis 征阳性。该试验仅适用于单侧病变患者,多见于 DDH、髋关节脱位、股骨或胫骨短缩(骨折重叠移位或畸形愈合、下肢先天发育不良等)等,此时需进一步测量双下肢长度、股骨和胫骨的长度进行对比分析。

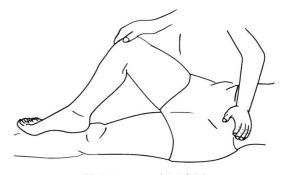

图 7-6　Faber 征示意图

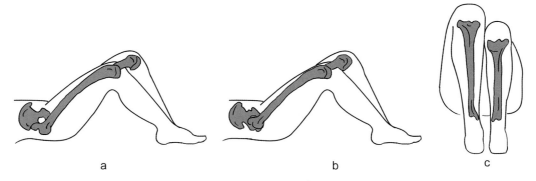

　　　a　　　　　　　　　　　　　　　b　　　　　　　　　c

图 7-7　Allis 征示意图
a. DDH 或髋关节脱位;b. 股骨短缩;c. 胫骨短缩。

5. Thomas 征　又称髋关节屈曲挛缩试验,是通过消除腰椎前凸而评估髋关节屈曲畸形的一种方法。患者仰卧位,健侧髋、膝关节尽量屈曲,大腿紧贴腹壁(可嘱患者双手抱住膝部或检查者帮助向膝关节施压)使腰椎平贴床面,以消除腰椎前凸的代偿作用。嘱患者伸直患肢,正常情况下可伸直紧贴床面,若患肢呈屈曲状态而不能伸直平放于床面即为 Thomas 征阳性,患侧大腿与床面所形成的角度即为髋关节屈曲畸形角度(图 7-8)。临床上多见于髋关节骨关节炎、类风湿关节炎、结核、股骨头缺血性坏死等,成人 DDH 合并骨关节炎时可出现 Thomas 征阳性。

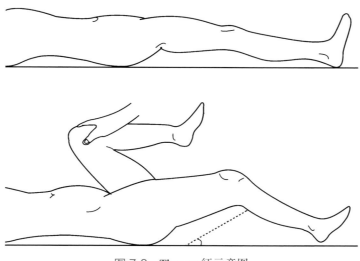

图 7-8　Thomas 征示意图

6. Yount 征及 Ober 征　当 Thomas 征阳性时,为了区别髋关节屈曲畸形是髂腰肌挛缩还是髂胫束挛缩导致的,可检查 Yount 征及 Ober 征。保持 Thomas 征阳性体位,将患侧下肢外展,当外展到一定角度时,屈曲畸形消失,髋关节可以伸直、放平,即为 Yount 征阳性,提示髂胫束挛缩参与了髋关节屈曲畸形。Ober 征(又称髂胫束挛缩试验)也可检查髂胫束挛缩情况,患者取侧卧位,健肢在下、患肢在上,健肢屈髋、屈膝以保持平衡及减少腰椎前凸,检查者站立于患者背后,一只手固定骨盆,一只手握住患肢踝关节,依次进行屈膝 90°、外展、后伸动作,放开踝关节,正常时患侧下肢应落在健肢后方,若保持外展姿势或落至健肢前方(即髋关节屈曲后才能下落)即为阳性,提示髂胫束或阔筋膜张肌挛缩。

7. 梨状肌试验　患者取侧卧位,健肢在下、患肢在上,患肢屈髋 60°、屈膝,检查者一只手稳住骨盆,一只手置于患肢膝外侧并适当施压,若出现梨状肌位置疼痛则为阳性。如果梨状肌压迫坐骨神经,可同时出现坐骨神经放射痛。也可嘱患者取仰卧位,屈髋、屈膝,检查者一只手置于膝关节外侧并适当用力将大腿向内推,嘱患者用力使大腿外展以对抗检查者推力,此时再嘱患者用力外旋,出现疼痛则为阳性。

8. Gauvain 征　又称大腿滚动试验。患者取仰卧位,双下肢自然伸直,检查者用手掌轻轻向内、外方向推动大腿使其来回滚动,若出现髋关节疼痛、髋周肌肉及同侧腹肌收缩即为阳性,多伴有关节活动受限。临床上 Gauvain 征阳性常见于髋关节脱位、髋关节炎性病变(骨关节炎、感染、结核等)和髋周骨折等。

成人 DDH 的病史采集及体格检查应全面、细致,同时要有整体观念,边检查边思考,在此基础上对病变类型及程度做出初步判断。然而,许多髋关节其他疾病也可以产生类似成人 DDH 下肢短缩、活动受限等临床表现,比如既往化脓性髋关节炎、先天性髋内翻、关节挛缩症、麻痹性髋关节脱位(脊髓灰质炎后遗症)、Still 病(儿童风湿病)等,从而使诊断产生混淆甚至造成治疗上的错误。因此,除了全面、细致的病史采集及体格检查外,还需在此基础上选择合理的辅助检查以明确诊断和帮助鉴别诊断。

【笔者经验】

1. 病史采集是成人 DDH 诊断和治疗的第一步，问诊是其主要手段。

2. 成人 DDH 体格检查可在站立位、坐位及卧位（俯卧位、仰卧位）进行，遵循充分显露、两侧对比、动作轻柔、全面系统、按序进行（视、触、动、量及特殊检查）以及准确测量等一般原则，检查者可根据具体情况进行调整。

3. 成人 DDH 的病史采集及体格检查应全面、细致，同时要有整体观念，边检查边思考，为辅助检查的选择提供方向。

（斯海波　沈彬）

参考文献

1. 万学红，卢雪峰．诊断学 [M]. 8 版．北京：人民卫生出版社，2013.68-82，206-207.

2. 赵玉沛，陈孝平．外科学 [M]. 3 版．北京：人民卫生出版社，2015.1011-1015.

3. 潘少川．发育性髋关节发育不良 [M]. 北京：人民卫生出版社，2009.39-61.

4. 裴福兴，邱贵兴．骨科临床检查法 [M]. 北京：人民卫生出版社，2008.163-184.

5. 裴福兴．骨科疾病临床诊疗思维 [M]. 北京：人民卫生出版社，2009.171-219.

6. 李卫平，王华明．发育性髋关节发育不良 [J]. 中国组织工程研究与临床康复，2011，15 (52): 9851-9854.

7. KOMIYAMA K, NAKASHIMA Y, HIRATA M, et al. Does high hip center decrease range of motion in total hip arthroplasty？ [J]. A computer simulation study. J Arthroplasty, 2016, 31 (10): 2342-2347.

8. PRATHER H, CHENG A, STEGER-MAY K, et al. Hip and lumbar spine physical examination findings in people presenting with low back pain, with or without lower extremity pain [J]. J Orthop Sports Phys Ther, 2017, 47 (3): 163-172.

9. TIAN F D, ZHAO D W, WANG W, et al. Prevalence of developmental dysplasia of the hip in chinese adults: a cross-sectional survey [J]. Chin Med J (Engl), 2017, 130 (11): 1261-1268.

10. CARROLL K L, SCHIFFERN A N, MURRAY K A, et al. The occurrence of occult acetabular dysplasia in relatives of individuals with developmental dysplasia of the hip [J]. J Pediatr Orthop, 2016, 36 (1): 96-100.

11. GARBUZ D S, MASRI B A, HADDAD F, et al. Clinical and radiographic assessment of the young adult with symptomatic hip dysplasia [J]. Clin Orthop Relat Res, 2004, (418): 18-22.

12. NUNLEY R M, PRATHER H, HUNT D, et al. Clinical presentation of symptomatic acetabular dysplasia in skeletally mature patients [J]. J Bone Joint Surg Am, 2011, 93 Suppl 2: 17-21.

13. TROELSEN A, ROMER L, SOBALLE K. Hip dysplasia: clinical assessment, radiologic evaluation and reference [J]. Ugeskr Laeger, 2007, 169 (5): 394-396.

14. WELLS J, NEPPLE J J, CROOK K, et al. Femoral morphology in the dysplastic hip: three-dimensional characterizations with CT [J]. Clin Orthop Relat Res, 2017, 475 (4): 1045-1054.

第八章

成人发育性髋关节发育不良的影像学评价

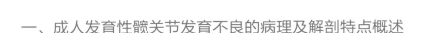

一、成人发育性髋关节发育不良的病理及解剖特点概述

DDH 多开始于胚胎期软骨原基阶段,为髋臼软骨发育障碍或软骨骨化障碍所致,存在髋臼发育浅小、髋臼倾斜度过大、对股骨头包容不足、股骨头外移、髋关节半脱位、关节应力异常等结构及功能异常。成人髋臼结构不良患者多在婴幼儿期缺乏临床症状及体征,导致病情隐匿,未能得到及时诊断和治疗,在青少年以后才出现临床症状及体征;而早期诊断出 DDH 的患者,如果未得到完全的治疗和纠正,成人后的病理改变和临床症状也会加重。关节因处于长期的异常应力而出现较多继发性改变,故成人 DDH 的关节结构形态改变较婴幼儿期及儿童期更为复杂。除了不同程度的关节发育不良改变,如髋臼发育浅小、髋臼面浅且倾斜、对股骨头覆盖较差、关节失去正常的解剖关系和生物力学内环境呈脱位或半脱位状态等外;同时还可能存在如髋关节间隙变窄,软骨面剥脱、增生,负重区软骨面不同程度硬化、囊性变及股骨头磨损、变形、塌陷等继发性骨关节炎改变;常并存软组织异常,如关节囊肥厚松弛,盂唇增生,腘绳肌、内收肌、股直肌短缩;患肢肌肉萎缩;股神经、坐骨神经及血管短缩等。

二、成人发育性髋关节发育不良的影像学检查路径

与成人 DDH 并存的关节结构形态改变及病理变化多而复杂,因此对影像学检查路径的选择需根据不同的疾病进程、病理及解剖改变特征、临床治疗需要等进行综合考虑。

(一) X 线检查

骨质密度较高,与周围软组织、肌肉可形成良好对比;同时松质骨与皮质骨本身之间有良好的天然对比,可在 X 线片上清晰成像。X 线检查本身具有较高空间分辨率及骨敏感性,同时具有操作简便、价格便宜等优点,是骨关节系统影像学检查首选的、最基本的方法,对 DDH 的患者而言更是重要的基础检查方法。X 线片可显示髋关节整体形态、有无关节脱位及股骨头脱位变形,并判别关节间隙的宽窄;同时可以显示骨结构如骨皮质、骨小梁的异常,有无骨赘、囊变等。在 X 线片上还可以做较多诊断性测量,包括髋臼深度、头臼指数、CE 角等,对成人 DDH 的诊断、分型及继发性改变的判定等方面可发挥巨大作用。

DDH 患者的 X 线片检查目的首先为提供诊断,其次是进行相关数据测量,最后是为制订手术方案提供帮助。最基本的检查方法是前后位骨盆或髋关节 X 线摄片。特殊体位如髋关节外展和内旋位 X 线片可判断股骨头是否呈同心圆包容于髋臼内,以确定是否宜行髋关节截骨术。术前为全面评估双下肢及脊柱继发性改变,可以拍股骨干正侧位及腰椎正侧位 X 线片,有条件时可行双下肢全长或全脊柱 X 线检查。

但 X 线片是从三维到二维的透射影像,重叠影响大,难以显示骨结构的细微变化;且软组织分辨率差,不能显示关节内及其周围软组织结构的细节;由于缺乏三维立体图像,因此对髋关节的三维形态学畸形评估准确性也较差。故在需要了解早期骨质及软组织改变,或者进行精准测量以制订手术方案等情况时应考虑结合 CT 或 MRI 检查。

(二) CT 检查

CT 检查密度分辨率高,无创伤,横断面图像无重叠,不受外固定支架或石膏的影响,扫描快速,图像清晰,价格适中,是骨关节与软组织病变的一种常用检查方法。CT 扫描可提供二维或三维的髋关节影像,有助于精确测量关节发育不良相关数据,准确评估髋关节三维形态学畸形及股骨头复位情况,可为骨科医师选择最佳的手术方案提供重要依据,提升安全性与精确度。二维 CT 由于易受病变区解剖形态学变异及患者体位不标准等影响,可能出现测量结果不可靠和重复性差等情况;但三维 CT 则可完全克服上述缺点,

可对不标准的患者体位进行校正,图像重建后还可以从任意角度和任意平面对其进行全方位整体观察,因此除能精准测量经典的 X 线测量指标外,还能测量常规 X 线片上难以测量或测量不准的指标,如髋臼扇形角、髋臼前倾角、股骨颈前倾角及结合前倾角等;亦可更好地显示髋臼的方向、深度、形态及头臼的对应关系,明确髋关节微小的三维形态畸形;并直观提取髋臼覆盖股骨头面积及股骨头最大横截面面积,计算髋臼股骨头覆盖率。也可以更好地评估治疗后股骨头复位情况。CT 三维重建图像还可用于全髋假体的计算机辅助设计及制作,提升关节置换术的精准度。

因此,CT 检查,尤其是三维 CT 检查是对常规 X 线检查有益甚至是必要的补充,在评估髋关节的三维形态学畸形以指导手术重建方案方面以及对手术纠正患者的疗效评估和术式改良等方面都具有重要意义。需注意的是,CT 检查对软组织分辨率虽高于 X 线检查,但整体对软组织的显示仍欠佳,对关节内结构、关节软骨、关节盘、半月板、关节盂唇、关节液、肌腱、韧带等的显示效果不如 MRI 检查;对于早期骨、软骨损伤的检测敏感度也不如 MRI 检查。CT 检查关节腔内造影可良好显示关节软骨缺损,但属有创检查,费用较高。整体而言 CT 检查具有较高的辐射暴露,故在进行髋关节影像学检查选择的时候,应根据具体情况和检查需求加以考虑。

（三）MRI 检查

MRI 检查对软组织分辨率高,无离子辐射损害,可清楚地显示关节软骨、关节腔、关节囊、韧带、肌肉和滑膜等 X 线、CT 均无法满意显示的软组织结构。MRI 检查能清楚显示具有良好软骨覆盖的髋臼及股骨头,故对婴幼儿及儿童期 DDH 的诊断,尤其是软骨性发育不良以及评估髋关节的生长发育方面具有重要价值,但在成人 DDH 中的诊断及评价价值则有所下降。MRI 检查能直接进行任意切面成像,提供检查部位的多方向断面图像,并在此基础上进行 DDH 相关指标测量,可准确确定关节缺损的部位、范围及程度,并了解关节囊及周围软组织如血管、神经的解剖关系,对指导手术治疗具有重要意义。同时,MRI 检查对骨髓病变显示敏感,对检测骨髓水肿、缺血坏死、早期骨质破坏囊变具有独特的优势,是发现 DDH 早期继发性改变的敏感工具,对治疗效果监测也特别有价值。但 MRI 影像参数繁多,解读复杂;对骨结构细节以及软组织钙化、积气等显示不如 CT 检查;对髋关节的整体显示不如 X 线片和 CT 三维重建成像,对轻、中度 DDH 不易检出;加之检查费用较为昂贵,故一般不作为常规检查,而是必要时的补充检查。

（四）超声检查

超声是利用声波回声原理来显像的一种检查方法。骨关节及软组织有不同的透声性,如骨骼无透声性,关节软骨有部分透声性,关节周围软组织有良好的透声性,因而可获得清晰的声学切面图像。实时超声还可观察关节的运动、软组织的弹性与移动度、血管和血流变化等,是 DDH,尤其是婴幼儿、儿童早期软骨尚未骨化时的重要筛查手段。但随着股骨头骨化中心的形成和增大,超声检查的作用也随之下降;对于成人 DDH 而言,超声存在易反射、穿透力差、声像分辨率低等缺点,只能进行局部断面成像难以对关节进行全面观察,导致其检查价值较为有限,可作为软组织继发病变检测的补充手段。

（五）放射性核素骨扫描

骨扫描可显示炎性和退行性骨关节病的部位,可检出 DDH 的继发性改变,但影像不具备特异性,且解剖关系显示不清,同时需注射放射性药物进行显像,故不是成人 DDH 的常用检查方法。

综上,多种影像学技术在对成人 DDH 的早期诊断、评估三维形态学畸形及制订合理的治疗方案、评估治疗效果等方面发挥着不同的作用。X 线、CT 和 MRI 检查是成人 DDH 诊断及评估的重要方法,它们各有优势,互为补充,故应根据患者病情及治疗需要,并结合各种检查的优缺点,合理选择费用/效益比最大的影像学技术,以提供早期诊断的有效指标,并协助制订合理治疗方案。

三、成人发育性髋关节发育不良的影像学检查表现及评价

(一) X 线片

DDH 患者 X 线检查的目的首先为提供诊断,其次是进行相关数据的测量,最后是为制订手术方案提供帮助。X 线检查常规应进行骨盆正位摄片,以评估双侧髋关节发育异常及脱位的程度和髋周骨量的情况。摄片时患者应平躺于检查台,双下肢内旋 15° 以获得股骨颈最大长度。特殊体位如髋关节外展和内旋位 X 线片可判断股骨头是否呈同心圆包容于髋臼内,以确定是否宜行髋关节截骨术,同时也可以提供股骨头、颈侧面形态学变化,以判定是否有髋臼撞击。髋关节置换术前评估时可加摄股骨干正侧位 X 线片和双下肢全长 X 线片,以评估股骨髓腔直径、双侧股骨、胫骨干和全下肢绝对长度差异等指标。如合并有腰椎畸形(如继发腰椎代偿性侧弯和前凸增大)的患者,可以同时行腰椎 X 线检查,必要时可拍摄全脊椎 X 线片,以观察整个脊椎的生理弧度和畸形程度。

1. X 线检查中对于髋关节形态学的观察　常规正位 X 线片可显示髋臼结构不良的表现有:髋臼畸形、浅平或斜度过大;髋臼顶外侧唇骨质发育不良,顶部短小,臼盖嘴消失;髋臼对股骨头的覆盖面积减少,股骨头外移,髋关节的内侧间隙加宽,关节半脱位或脱位(图 8-1)。髋臼前缘线和后缘线正常相交于髋臼外上侧缘,如果两线相交于髋臼中部为"交叉征"(crossover sign),提示髋臼存在后倾。

同时 X 线片可显示继发于 DDH 的相关改变(图 8-2)。①股骨头继发改变:部分患者股骨头可保持正常形态,但周围常可见有模糊的骨质增生,内下方有鸟嘴样骨赘,负重区域常有囊变;部分患者因髋关节长期处于异常应力状态而继发股骨头变形、增大,增生型股骨头周围可见大量骨质增生,晚期股骨头可呈斧头样变形;萎缩型股骨头则周围无明显骨性增生,但负重部位有囊变塌陷导致股骨头变小。②继发骨关节炎改变:除股骨头的增生囊变外,X 线片还可以观察到其他骨关节炎改变:髋臼顶及边缘增生硬化,髋臼盖白线增厚呈"描眉样",外缘可变尖或翘起,并可见骨性增生;后期可见关节面下囊性变和持重部位的关节间隙变窄,关节腔内可见低密度气体或高密度游离体以及髋臼旁软组织钙化及关节软骨变性、软骨下骨质硬化增生及囊性变等退行性变。

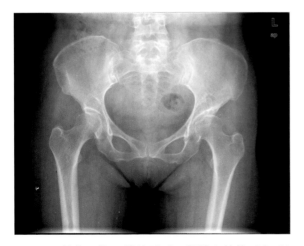

图 8-1　骨盆正位 X 线片显示双侧髋臼结构不良,以左侧为重:髋臼浅平、臼顶短小、外侧唇骨质发育不良,对股骨头覆盖减少;双侧股骨头轻度外移

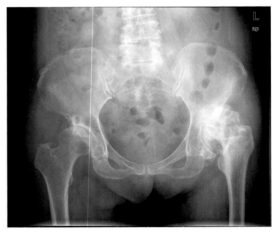

图 8-2　双髋 DDH 继发骨质增生,关节面下囊变、硬化;双髋关节间隙狭窄,双侧股骨头塌陷,以左侧为重,左侧股骨头多合并缺血坏死;左侧髋臼外上缘见明显骨赘形成,此时可影响 CE 角等测量值的准确性

股骨上段侧位 X 线片上若显示股骨颈凹陷幅度减低及头颈外侧相交处异常凸起,提示存在股骨头与髋臼撞击的可能。

2. X 线测量

(1)成人 DDH 的 X 线片常规测量见表 8-1 及图 8-3~ 图 8-6。

表 8-1 成人 DDH 的 X 线测量

测量指标	摄片方法	描述	正常及异常数值
中心边缘角(即 CE 角)	骨盆前后位	经股骨头中心垂线与股骨头中心至髋臼外上缘连线间的夹角,它反映股骨头被髋臼的包容情况,即负重范围	正常为 20°~40°,平均 36°;临界值 20°~25°;CE<角 20° 为髋臼发育不良
Sharp 角	骨盆前后位	两侧泪滴的连线与泪滴和髋臼外缘的连线所形成的夹角	正常值男性为 32°~45°,女性为 34.5°~47.5°;此角 >45° 可诊断有髋臼发育不良
髋臼深度	骨盆前后位	耻骨联合上缘与髋臼上缘连线至髋臼底的最大距离	正常成人:男性为 13mm(7~18mm),女性为 12mm(9~18mm)
股骨颈干角	骨盆前后位	股骨干轴线与股骨颈轴线间夹角	正常值 110°~140°;>140° 为髋外翻;<110° 为髋内翻
承重髋臼指数(acetabular index angle,AC 角;亦称 Tonnis 角)	骨盆前后位	从髋臼外缘向髋臼中心连线与经髋臼中心水平线相交所形成的锐角	正常值 <13°,否则为 DDH
头臼指数(acetabular head index,AHI)	骨盆前后位	股骨头最内点至髋臼外上缘垂直线的间距与股骨头直径之比,提示髋臼对股骨头的包容率;当超过正常的下限值时,股骨头承受身体重量的受力点外移,髋关节呈半脱位状态	平均男性为 86.22%,女性为 87.59%,其下限值为 76.00%,低于此值提示可能存在髋关节脱位或半脱位

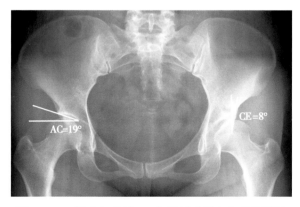

图 8-3 X 线片上进行 CE 角及承重髋臼指数的测量

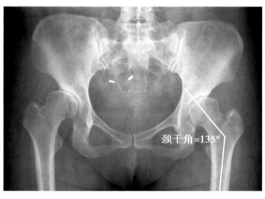

图 8-4 X 线片上进行股骨颈干角的测量

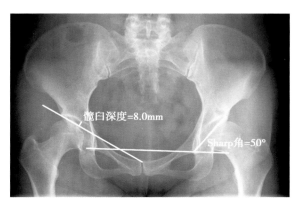

图 8-5 X 线片上进行 Sharp 角以及髋臼深度的测量

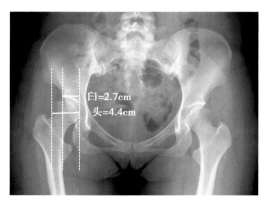

图 8-6 X 线片上进行头臼指数的测量(头臼指数计算:2.7/4.4×100%=61%)

CE 角越小，AHI 的比值越小，提示髋臼发育不良越严重，越易继发骨关节炎，其发生时间也越早。需要注意的是，髋臼边缘所继发的骨性增生导致髋臼外缘代偿性加宽（假臼缘形成）可使 CE 角测量值偏大；而股骨头向外移位或半脱位，或继发肥大变形时可致 CE 角测量值偏小，此时应结合髋臼角及髋臼深度等其他指标，必要时结合 CT、MRI 二维断面或三维重建测量综合考虑。

（2）DDH 临床分型（Crowe 分型）的 X 线测量：DDH 临床分型的目的在于通过对畸形严重程度分类，选择相应的手术方法；主要包括 Crowe 分型和 Hartofilakidis 分型两种。Hartofilakidis 分型将 DDH 分为三型：Ⅰ 型，股骨头在真性髋臼内；Ⅱ 型，股骨头在假性髋臼内，真假臼部分重叠；Ⅲ 型，股骨头脱位在高位假性髋臼内，与真臼无重叠。

Crowe 分型于 1979 年由 Crowe 等提出，目前为 DDH 疾病最重要的分型方法，在临床工作中使用广泛。根据对骨盆正位 X 线片（AP 位）同侧髋关节的四个解剖部位：股骨头（垂直高度）、骨盆（高度）、股骨头颈内侧交界部位、髋臼下缘（泪滴）相应指标的测量对 DDH 进行分型。

Crowe 分型的相关定义：①脱位高度，即股骨头、颈内侧交界处至泪滴连线的距离；②参考高度，即正常股骨头高度或骨盆高度（从髂嵴最高点到坐骨结节最低点的距离）的 1/5。根据脱位高度与参考高度的比值，可将 DDH 分为 Ⅰ~Ⅳ 四种类型（图 8-7~ 图 8-10）。

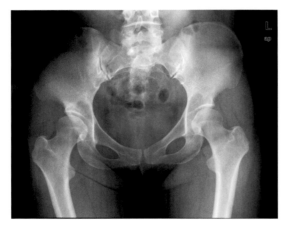

图 8-7　Crowe Ⅰ 型，脱位高度 < 股骨头垂直高度的 50%；或 < 骨盆高度的 10%

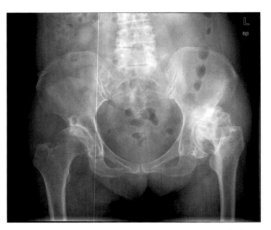

图 8-8　Crowe Ⅱ 型，脱位高度为股骨头垂直高度的 50%~75%；或骨盆高度的 10%~15%

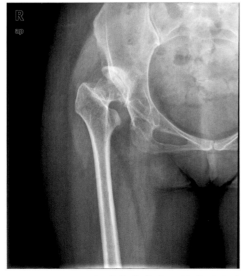

图 8-9　Crowe Ⅲ 型，脱位高度为股骨头垂直高度的 75%~100%；或骨盆高度的 15%~20%，此时股骨头处于半脱位状态

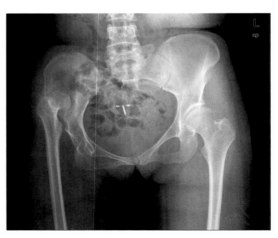

图 8-10　Crowe Ⅳ 型，脱位高度 > 股骨头垂直高度的 100%；或 > 骨盆高度的 20%，此时股骨头处于完全脱位的状态

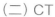

（二）CT

1. CT 图像采集及重建　需要进行三维重建观察以及多平面评估时应选用 3D 薄层扫描（层厚 1mm），后续可使用最大密度投影法行 3D 重建及根据断面需要进行多平面重建；仅进行二维断面扫描或平面重建时，为确保后续测量数据准确，需去除骨盆倾斜影响，确保双侧髋关节中心在同一水平层面，并进行精确定位：轴位扫描多在大转子上一层面，即经双侧股骨头中心水平面采集，经此断面可特异性测量髋臼扇形角、髋臼前角、髋臼后角、髋臼前倾角、股骨颈前倾角等数据；冠状位重建断面图像则应确保通过股骨头中心，以准确测量 CE 角及 AC 角等。使用特殊技术或软件可从薄层 CT 三维重建数据中提取髋臼覆盖股骨头面积及股骨头最大横截面面积，并计算两者比值从而获取髋臼股骨头覆盖率，能够对髋关节覆盖和头臼的匹配性做定量分析，可更为精确地确定缺损程度，为外科医师提供手术路径图谱。同时还可利用髋关节三维重建模型，进行假体重建模拟，在三维空间内进行假体模型和手术模拟操作。

2. 成人 DDH 的 CT 形态学改变　CT 可更为直观和细致地观察髋关节形态及骨质异常变化（图 8-11）；形态学上可显示髋臼窝变浅（常呈拉直状、变形臼窝内可见脂肪垫增生）；同时能提供发育不良的准确定位，如髋臼前缺损、后缺损或全面缺损；直观显示关节后间隙及内间隙的增宽，股骨头移位（尤其是 X 线片较难显示的股骨头前移或向前外移位）；以及继发性骨关节炎表现：髋臼缘增生性骨赘；X 线片难以显示的髋臼或股骨头早期囊变、硬化；关节积液和髋臼旁软组织钙化。中后期髋臼多发囊样变常可见沿髋臼外缘或顶部呈串珠状排列；股骨头持重部囊性变

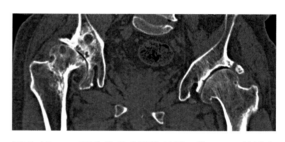

图 8-11　CT 冠状位重建图像显示双髋 DDH，并继发髋臼骨质增生、骨赘形成；髋臼及股骨头多发囊变；双侧股骨头变形塌陷；髋关节间隙狭窄并关节间隙积气

多发者也可沿髋臼外缘对应区呈串珠状排列；囊性变可伴分隔，边缘有硬化环。

3. 成人 DDH 的 CT 测量（表 8-2，图 8-12~ 图 8-15）　在通过股骨头中心的 CT 冠状位重建断面图像上可以进行 CE 角及 AC 角（图 8-12）等的测量，并可以与骨盆前后位 X 线片的测量结果相互对照；由于没有重叠干扰，多数数据优于 X 线测量。一些 X 线片无法测量或测量不准的指标可在特定 CT 断层图像上测量并计算，所获得数据还能够弥补 X 线片的不足，更为准确地评价髋臼的发育状态。

表 8-2　成人 DDH 的 CT 特异性数据测量及计算

测量指标	摄片方法	描述	正常及异常数值
髋臼扇形角（horizontal acetabular sector angle，HASA）	经双侧股骨头中心 CT 轴位断层	横断位 CT 图像上两侧股骨头中心连线与髋臼前后缘分别至股骨头中心连线交角，即 AASA 和 PASA 之和，可体现髋臼对股骨头的包容情况，即负重范围（图 8-13）	正常此角 >140°
髋臼前角（anterior acetabular sector angle，AASA）	经双侧股骨头中心 CT 轴位断层	两侧股骨头中心连线与髋臼前缘至股骨头中心连线的交角，用以评价髋臼对股骨头前份的覆盖情况（图 8-13）	正常此角 >50°，减小提示髋臼前方覆盖缺损
髋臼后角（posterior acetabular sector angle，PASA）	经双侧股骨头中心 CT 轴位断层	两侧股骨头中心连线与髋臼后缘至股骨头中心连线的交角，用以评价髋臼对股骨头后份的覆盖情况（图 8-13）	正常此角 >90°，减小提示髋臼后方覆盖缺损
髋臼前倾角	经双侧股骨头中心 CT 轴位断层	髋臼前后缘连线与双侧股骨头中心连接垂直线间的夹角；它提示髋臼开口方向在轴面上的内收程度（图 8-14）	正常为 16°~18°；增大提示 DDH
股骨颈前倾角	经股骨颈及股骨髁最突出层面 CT 轴位断层	股骨颈前倾角是股骨颈轴线与股骨髁冠状面所成的夹角（图 8-15）	正常为 10°~15°；增大提示髋关节存在脱位
结合前倾角	N/A	髋臼前倾角和股骨颈前倾角之和，可用来衡量髋关节的稳定性，指导全髋关节置换术	

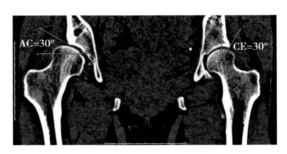

图 8-12 经股骨头中心 CT 冠状位重建断面图像上进行 AC 角及 CE 角的测量

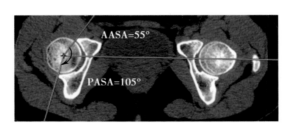

图 8-13 在 CT 轴位断面上对髋臼前角、髋臼后角、髋臼扇形角(髋臼前角 + 髋臼后角)的测量

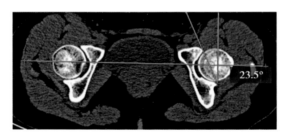

图 8-14 髋臼前倾角测量示意图

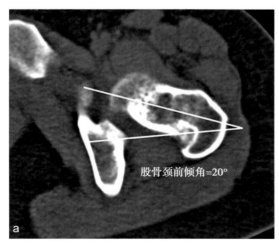
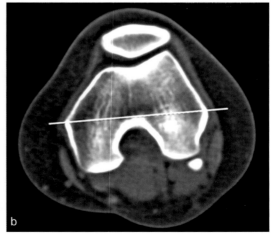

图 8-15 CT 轴位断面上股骨颈前倾角的测量(股骨颈轴线与股骨髁冠状面所成的夹角)

a. 股骨颈轴线和股骨髁通髁线做成的角度,即为股骨颈前倾角,图中为 20°;b. 股骨髁通髁线。

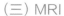

（三）MRI

MRI 不需后处理重建,可直接在扫描时根据需要进行任意切面成像,提供检查部位的多方向的断面图像。常规可进行横轴位以及冠状位扫描,采集 T_1WI 及 T_2WI 及质子密度加权图像 PDWI+ 压脂影像,需行特殊断面测量时可根据断面要求直接成像。行 MRI 扫描时牵引患肢,可显示一层关节液将髋臼软骨与股骨头软骨分开,对软骨病变的检测和分析更为有效。钆延迟增强 MRI 软骨扫描,T_2 mapping 以及 T_1-rho 等磁共振扫描新技术可有助于检测关节软骨的生物化学改变,更早期地观察到软骨的病理改变。

1. 成人 DDH 的 MRI 表现　使用 MRI 断层图像对 DDH 进行数据测量的方法与 CT 测量基本类似,MRI 的测量准确度与 CT 及 X 线片测量类似,没有明显高于 CT 测量。故成人 DDH 的 MRI 表现,主要涉及关节形态及关节不同结构如软骨、骨质及软组织等改变。关节形态改变可见:①髋臼窝小,髋臼顶窄而短(冠状位),或髋臼前唇短小(轴位),对股骨头包容不足,股骨头裸区增大;②股骨头变形,或有股骨头向前或向外移,关节脱位或半脱位。

2. MRI 可敏感显示早期继发性骨关节炎的改变　①髋臼及股骨头持重部关节软骨变薄、信号异常或缺损;②髋臼及股骨头关节面下囊性变,T_1WI 呈低或中等信号,T_2WI 为高信号或略高信号(图 8-16),可伴周边高信号骨髓水肿或低信号骨质硬化;③髋臼唇的肥大、信号改变、撕裂(图 8-17);④关节脱位可造成关节囊被逐渐拉长,高位脱位关节囊可呈"葫芦样"由真臼延伸到假臼,并可伴发关节囊增厚以及粘连等改变;⑤关节积液和髋臼旁软组织囊肿或钙化;⑥圆韧带伸长、变性以及撕裂;髋周及臀部肌肉松弛、短缩及萎缩和部分纤维化;⑦对于股骨头缺血性坏死等改变更加敏感,可早期发现股骨头缺血性坏死等改变。

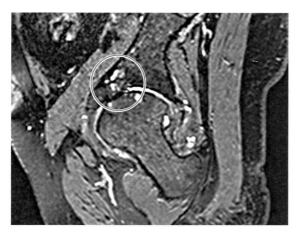

图 8-16　MRI T_2 压脂像显示继发的前唇软骨下及股骨头骨质囊变

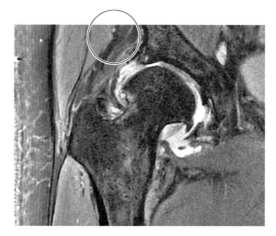

图 8-17　MRI 质子密度加权成像显示髋臼外上唇的增厚突起及其内信号异常,同时可见髋臼对股骨头包容不足,股骨头变形塌陷,骨质增生、骨赘形成以及关节囊内积液

【笔者经验】

1. 成人 DDH 并存多而复杂的关节结构形态改变及病理变化,对影像学检查路径的选择需结合疾病进程、病理及解剖改变特征、临床治疗需要、各种检查的优缺点等因素进行综合考虑。

2. X 线、CT、MRI 等多种影像学技术在成人 DDH 的诊断、三维形态学畸形测量及评估、治疗方案制订、治疗效果评价等方面发挥重要作用,各有优势、互为补充。

（邹翙　刘畅）

参考文献

1. MURPHY S B, GANZ R, MÜLLER M E. The prognosis in untreated dysplasia of the hip: a study of radiographic factors that predict the outcome [J]. J Bone Joint Surg Am, 1995, 77: 985-989.

2. CLOHISY J C, CARLISLE J C, BEAULÉ P E, et al. A systematic approach to the plain radiographic evaluation of the young adult hip [J]. J Bone Joint Surg Am, 2008, 90 (suppl 4): 47-66.

3. BOUTTIER R, MORVAN J, MAZIERES B, et al. Reproducibility of radiographic hip measurements in adults [J]. Joint Bone Spin, 2013, 80 (1): 52-56.

4. 田军，毕万利，孟繁禄，等. 成人髋臼发育不良性骨关节病的影像学表现 [J]. 中华放射学杂志, 2003, 37 (2): 135-139.

5. BELTRAN L S, ROSENBERG Z S, MAYO J D, et al. Imaging evaluation of developmental hip dysplasia in the young adult [J]. AJR Am J Roentgenol, 2013, 200 (5): 1077-1088.

6. CLOHISY J C, CARLISLE J C, BEAULÉ P E, et al. A systematic approach to the plain radiographic evaluation of the young adult hip [J]. J Bone Joint Surg Am, 2008, 90 (suppl 4): 47-66.

7. STULBERG S D. Acetabular dysplasia, development of osteoarthritis of the hip. In: Harris W H. The hip: proceedings of the second open scientific session of the hip society [M]. St Louis, MO: Mosby, 1974: 82-93.

8. HADDAD F S, GARBUZ D S, DUNCAN C P, et al. CT evaluation of periacetabular osteotomies [J]. J Bone Joint Surg Br, 2000, 82 (4): 526-531.

9. NAKAMURA S, YORIKAWA J, OTSUKA K, et al. Evaluation of acetabular dysplasia using a top view of the hip on three dimensional CT [J]. J Orthop Sci, 2000, 5 (6): 533-539.

10. MECHLENBURG I, NYENGAARD J R, RØMER L, et al. Changes in load-bearing area after Ganz periacetabular osteotomy evaluated by multislice CT scanning and stereology [J]. Acta Orthop Scand, 2004, 75 (2): 147-153.

11. MURPHY S B, KIJEWSKI P K, MILLIS M B, et al. Acetabular dysplasia in the adolescent and young adult [J]. Clin Orthop Relat Res, 1990, (261): 214-223.

12. 张雁伟，程晓光，吴志刚，等. 髋臼发育不良患者髋臼周围截骨术前的三维 CT 测量 [J]. 中国医学影像学杂志, 2012, 20 (5): 339-342.

13. 杨育晖，左建林，高忠礼. 成人髋关节发育不良髋臼侧影像学评估的研究进展 [J]. 中国矫形外科杂志, 2016, 24 (15): 1390-1394.

14. 杨本涛，王振常，徐爱德，等. 正常成人髋臼前倾角的 CT 测量 [J]. 临床放射学杂志, 2000, 19 (12): 814-815.

15. GRISSOM L, HARCKE H T, THACKER M. Imaging in the surgical management of developmental dislocation of the hip [J]. Clin Orthop Relat Res, 2008, 466 (4): 791-801.

16. ITO H, MATSUNO T, HIRAYAMA T, et al. Three-dimensional computed tomography analysis of non-osteoarthritic adult acetabular dysplasia [J]. Skeletal Radiol, 2009, 38 (2): 131-139.

17. GARBUZ D S, MASRI B A, HADDAD F, et al. Clinical and radiographic assessment of the young adult with symptomatic hip dysplasia [J]. Clin Orthop Relat Res, 2004, (418): 18-22.

18. CHEN L, BOONTHATHIP M, CARDOSO F, et al. Acetabulum protrusion and center edge angle: new MR-imaging measurement criteria—a correlative study with measurement derived from conventional radiography [J]. Skeletal Radiol, 2009, 38 (2): 123-129.

19. ROSENBAUM D G, SERVAES S, BOGNER E A, et al. MR imaging in postreduction assessment of developmental dysplasia of the hip: goals and obstacles [J]. Radiographics, 2016, 36 (3): 840-854.

20. LLOPIS E, CEREZAL L, KASSARJIAN A, et al. Direct MR arthrography of the hip with leg traction: feasibility for assessing articular cartilage [J]. AJR Am J Roentgenol, 2008, 190 (4): 1124-1128.

21. NAKANISHI K, TANAKA H, NISHII T, et al. MR evaluation of the articular cartilage of the femoral head during traction: correlation with resected femoral head [J]. Acta Radiol, 1999, 40 (1): 60-63.

第九章

成人发育性髋关节发育
不良的鉴别诊断

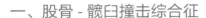

一、股骨 - 髋臼撞击综合征

(一) 基本概念

股骨 - 髋臼撞击综合征 (femoroacetabular impingement, FAI) 是一组以股骨的近端和 / 或髋臼的解剖学异常为特征的疾病。Ganz 等于 2003 年首先提出了 FAI 的概念,认为 FAI 是由髋关节形态异常引起的,局部的解剖学异常导致髋关节在运动时,出现股骨头颈和髋臼的异常碰撞,进而导致髋臼、盂唇及软骨损伤,最终导致髋关节的退行性改变。其症状主要表现为腹股沟区疼痛(在联合髋关节屈曲内旋时疼痛尤其明显)和髋关节屈曲时内旋受限。

(二) 病因及发病机制

该病可能由于股骨近端和髋臼的异常解剖结构有关。髋臼侧正常解剖结构一般是髋臼前部低,后部隆起,下部有深而宽的缺口,有横韧带通过并封闭,形成半球形凹窝,周边有软骨组织形成的盂唇缘,加大了髋臼深度,使其面积超过球形的一半。髋臼唇的切面呈三角形,基底部附着于髋臼的边缘,尖部为游离缘。股骨侧正常解剖结构特点为股骨头呈圆形,约占整个圆形的 2/3,其上主要为关节软骨覆盖,边缘形成关节盂唇;软骨下为骨板壳,在顶稍后有一小窝,为股骨头韧带附着处,股骨颈稍向前倾,中部较细,外侧有大转子,内侧为小转子,是多组肌肉的附着处。髋臼形态学改变如发育畸形、髋臼后倾、髋臼内陷等,都可导致撞击产生,从而出现髋臼缘的盂唇及软骨产生损伤,此外股骨颈或者前外侧短缩的头颈连接导致髋臼唇被钳夹于股骨颈等骨性结构之间并被磨损变性也可能是重要的发病原因。部分患者尽管具有正常的髋关节解剖结构,但因长期遭受超生理功能活动的剪切力伤害,导致髋关节在活动时反复碰撞,也是 FAI 的一种重要发病原因。

(三) 临床表现

FAI 好发于运动量较大的中青年,年龄多在 25~50 岁之间。在本病的最初阶段,患者通常主诉腹股沟区以及髋关节无规律的间断慢性疼痛,同时伴有髋关节的活动受限,都因髋关节活动过度(如体育运动或长时间行走)或长时间保持坐位后加重。85% 的患者存在中度或重度疼痛,且 81% 的患者疼痛位于腹股沟区,剧烈活动或长时间保持坐位可加重症状。随着疾病的进展,还可有腰背部、骶髂关节、臀部或大转子处疼痛,但疼痛处一般不低于膝关节平面。查体主要表现为腹股沟区深压痛,髋关节活动受限,特别是屈曲、内收、内旋受限。撞击试验阳性率高达 99%。若撞击发生在髋臼前外侧时,前方撞击试验阳性,具体方法为:患者取仰卧位,当髋关节被动屈曲接近 90° 和内收时,髋关节内旋。屈曲和内收导致股骨颈和髋臼缘接近;额外的内旋应力导致在盂唇上的剪切力,并且当有软骨损害、关节盂唇损害或两者都存在时会产生剧烈的疼痛。若撞击发生在髋臼下后方时,后方撞击试验阳性,具体方法为:患者仰卧在床边,并且让患肢悬空于床尾外,从而使髋关节伸展。伸展位外旋产生腹股沟深部疼痛表明后下方撞击。根据导致撞击的机制不同,临床通常分为以下三种类型。

1. 凸轮撞击(cam type)　通常存在于经常运动的男性,由于股骨头颈前外侧交界处的骨性突起导致关节间隙狭小,从而使得髋关节在屈曲和内旋时被挤压、碰撞并剪切髋臼软骨及髋臼唇,剪切力造成髋臼唇从表面向内部损伤及从髋臼上撕裂,髋臼软骨的损害通常发生在髋臼的前上部负重区,尤其是位于关节透明软骨和盂唇纤维软骨移行区等部位更易发生撕裂。

2. 钳夹撞击(pincer type)　通常存在于喜好活动的中年女性,它通常由于髋臼前外侧局部过度覆盖或整体过度包容,从而使得髋关节在屈曲和内旋时股骨头颈连接处与髋臼缘异常接触,反复撞击接触后导致髋臼唇变性,进一步引起髋臼内部囊性变以及髋臼唇周骨化和髋臼加深。该慢性损伤常位于髋臼软骨周围的狭窄长条状区域。髋臼唇周围的变性通常以骨化形式表现。

3. 凸轮钳夹撞击(mixed type)　虽然凸轮撞击和钳夹撞击都可以单独导致 FAI 的发生,但临床上大部分 FAI 患者是两种类型并存的。在 Beck 等对 149 个髋关节的研究中,他们发现只有 26 个(17.4%)髋关节单独发生凸轮撞击,16 个(10.7%)髋关节单独发生钳夹撞击,表明凸轮撞击和钳夹撞击很少独立发生,FAI 的大部分情况为这两种机制的复合体,并把这种复合体归类为凸轮钳夹撞击。

（四）影像学表现

1. X 线检查　常用标准的骨盆前后位 X 线片。早期改变以软骨退变为主,X 线片难有阳性发现,但是 Clohisy 等认为蛙状位 X 线片更容易发现异常,可能对早期诊断有一定帮助。进展期的 FAI 所见包括髋臼唇硬化、髋臼缘骨赘或游离钙化、关节间隙变窄、软骨下骨硬化及股骨颈前上区纤维囊性改变。

（1）凸轮撞击(cam type)　在头颈交界处发现局限性骨性突起或偏心距(offset)缩短,头颈比例失常。股骨头头颈结合处的异常突起在水平位投照和蛙式位投照下表现较明显,突起处及其相对的髋臼缘(即碰撞的发生处)(图 9-1)。偏心距是水平位投照 X 线片上平行的股骨颈切线与股骨头前缘切线之间的距离,正常值为 11.6mm,若偏移量 <9mm 则考虑异常;头颈偏移量 / 股骨头直径为偏移量比,<0.17 则考虑异常。

（2）钳夹撞击(pincer type)　髋臼缘明显硬化、髋臼缘骨赘及髋臼后倾、髋臼过深、纤维囊性变等改变。正常髋臼前后壁边缘投影呈不相交的人字形,后壁边缘投影应较前壁投影偏外侧;而钳夹撞击中后倾的髋臼前后壁边缘投影呈相交的 X 形,Reynolds 等称为"交叉征"或"8 字征",是髋臼后倾的表现。CE 角是骨盆前后位 X 线片上通过股骨头中心垂直线和股骨头中心与髋臼外上缘连线构成的角,其正常值为 32° 左右,若 >40°,则提示髋臼过度覆盖。

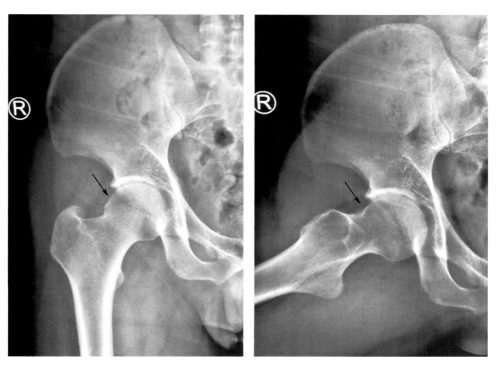

图 9-1　股骨髋臼撞击综合征
X 线片上显示股骨头颈结合处的异常突起(箭头所指)。

2. CT 检查　CT 扫描有助于分析髋臼和股骨头的形态、股骨头颈的偏移量以及软骨下囊性变等。CT 可检查出股骨头颈连接处的前外侧偏移量减小,股骨头颈联合处前上缘可见骨性突起(图 9-2)。从而更好地评估 FAI 的类型和损伤程度。

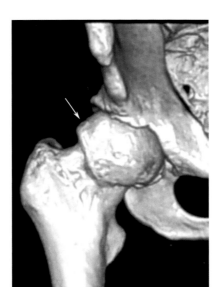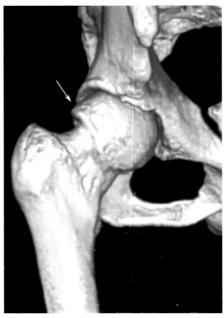

图 9-2　股骨髋臼撞击综合征 CT 三维成像

3. MRI 检查　MRI 能很好地反映 FAI 的病理过程,可较好显示凸轮撞击时的骨质和软骨病变,如股骨头形态的异常、股骨头颈交界处的畸形及骨质的创伤性改变,尤其是关节软骨和髋臼唇的显示。若 MRI 显示股骨头颈交界处靠近囊性改变区域出现骨髓水肿需考虑存在 FAI(图 9-3)。磁共振关节造影中 α 角的测量对于 FAI 的诊断更为敏感。其测定方法为:分别确定股骨头中心点、股骨颈最窄处中心点、股骨头圆形轮廓和股骨头颈前上缘相交点,三点连线,以股骨头中心为顶点的角即为 α 角。正常 α 角不超过 55°,α 角的大小与软骨、盂唇损伤和关节活动度降低的程度有关,并且 FAI 患者 α 角明显大于正常人。Kassarjian 等提出凸轮撞击患者磁共振关节造影表现的三联征:α 角增大、前上方软骨损伤以及前上方盂唇撕裂。

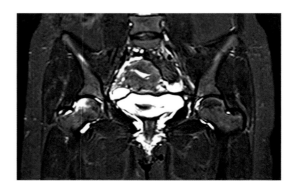

图 9-3　右侧股骨髋臼撞击综合征,髋臼外上方盂唇撕裂,股骨头外上方水肿

【笔者经验】

　　1. FAI 多发于中青年人群,表现为腹股沟区或臀部疼痛,通常在髋关节活动到某特定体位时疼痛剧烈,查体时撞击试验有助于临床判断。

　　2. X 线片关节间隙无明显异常,软骨下骨无硬化,并且关节边缘无骨赘形成,部分患者 X 线片可见髋臼或股骨头颈交界处异常骨性凸起或解剖结构异常,这是与骨关节炎鉴别的重要参考标准;MRI 有助于判断盂唇及关节软骨损伤。

二、股骨头缺血性坏死

(一)基本概念

股骨头缺血性坏死(avascular necrosis of femoral head,AVN)是骨科一种常见难治性疾病,具体发病机制尚不明确,其特征性病理改变为由于血液供应受阻导致的骨坏死。股骨头缺血性坏死是一种进展迅速的疾病,大部分病例在 2 年内出现股骨头塌陷,导致关节功能障碍。目前尚无全球范围内股骨头缺血性坏死发生的流行病学研究报道。美国、韩国、日本报道的每年新发 AVN 病例数高达 10 000~20 000。而我国近年来调查研究显示 AVN 患病率高达 0.725%,据估计我国现有的 AVN 患者多达 812 万,数量远在美国之上。股骨头缺血性坏死多发生于 30~50 岁青壮年,男性发病多于女性,双侧发病率逐年提高。

(二)病因及发病机制

目前股骨头缺血性坏死的具体发病机制尚不明确,但是研究认为导致 AVN 的最常见的危险因素包括:①糖皮质激素的应用:激素是 AVN 最常见的危险因素之一,研究表明 2~3 个月内使用泼尼松龙或其等效剂量 >2g 的患者与骨坏死相关,长期低剂量使用激素与骨坏死也存在相关性。②酒精:长期过量饮酒是股骨头坏死的高危因素。研究发现,酒精与骨坏死发生具有显著的量效关系,并且骨坏死发生与酒精的累计效应有关。③基因多态性:基因多态性是指基因组序列上的差异,是决定机体对疾病易感性与抵抗力、疾病临床表现多样性以及不同个体对药物反应性的重要因素。研究发现基因多态性在 AVN 的发生发展中起到重要作用。内皮细胞一氧化氮合成酶(endothelialnitric oxide synthase,eNOS)基因多态性是 AVN 一个遗传性危险因素。此外 I 型胶原、血管内皮生长因子等的基因多态性在 AVN 发生发展的作用也逐渐受到关注。④其他:其他引起 AVN 的病因还包括吸烟、血红蛋白异常相关疾病、凝血功能障碍、骨髓及髓外造血异常、减压病、免疫缺陷病毒感染、放射线照射以及原因不明的特发性 AVN。

各种因素引起的 AVN 病例过程相似,即早期表现为细胞坏死,中晚期表现为坏死与修复共存。目前对于 AVN 的发病机制存在以下几种假说:①骨质疏松学说:激素通过诱导成骨细胞表达 NF-κB 受体活化因子配体(receptor activator of nuclear factor-κB ligand,RANKL)、集落刺激因子(colony stimulator factor 1,CSF-1),下调骨保护素(osteoprotegerin,OPG)表达,提高 RANK/RANKL 的结合水平,从而增加破骨细胞的生成与活性,同时抑制破骨细胞凋亡,促进骨吸收引起骨质疏松,造成局部骨强度下降,此时在正常的应力下产生骨小梁的微骨折,最终导致股骨头塌陷、引发股骨头缺血性坏死。②脂质代谢紊乱学说:激素等刺激机体肝脏脂质代谢增多,引起高脂血症,使骨细胞内脂质蓄积最终导致骨细胞死亡。最新研究显示,他汀类降脂药能够降低兔激素性 AVN 相关的高脂血症、降低 AVN 的发生率。③凝血机制改变学说:长期大剂量服用激素可导致基因突变使血液处于高凝状态并介导股骨头静脉内血栓形成,骨内静脉压增高、瘀滞,动脉血流受损,造成骨细胞缺血、缺氧、坏死,使骨组织结构和功能破坏,最终引起 AVN。④细胞异常分化与代谢学说:在超生理剂量和 / 或酒精作用下,骨髓间充质干细胞(mesenchymal stem cell,MSC)向成骨细胞分化减弱,而向成脂肪细胞分化增强,并且脂肪细胞增殖、肥大,导致骨内压力增大,局部骨组织缺血、变性、坏死。同时研究发现激素、酒精刺激可抑制成骨细胞增殖、成骨活性与功能表达,导致成骨不足、骨生成减少、骨修复障碍甚至停滞,最终引发 AVN。⑤二次碰撞理论:AVN 是多因素性疾病,它与遗传易感因素和暴露于特定的危险因素有关,是遗传因素和危险因素综合作用的结果,其机制可能是长期一个或多个危险因素作用引起机体相关基因突变,血液处于高凝状态,此时收到某一个或者多个外界因素的作用后,很容易发生血管内凝血阻断血供而发生骨坏死,该理论认为 AVN 的发生是在遗传易感因素的基础上受到后天获得性因素碰撞的结果。

(三)临床表现

AVN 早期可以没有临床症状,腹股沟深部疼痛是最常见的临床表现,活动、负重时疼痛出现或加重,休息后缓解。疼痛可呈持续性或者间歇性,如果是双侧病变可呈交替性疼痛,疼痛性质在早期多不严重,但逐渐加重。股骨头塌陷时可出现跛行、行走困难,伴关节活动受限。早期体格检查可能无明显阳性体征。随着疾病的发展,体格检查可出现髋内旋时诱发关节疼痛、内收肌压痛。当股骨头发生塌陷时,可出现受累关节活动度减小、疼痛步态和活动时关节内弹响等,至中晚期关节活动明显受限,其中以内外旋和外展受限最为明显。

临床上,根据影像学检查结果对股骨头坏死进行分期,用于指导临床治疗和判断疾病的预后。股骨头坏死目前常采用的分期方法有，Ficat-Alert 分期、ARCO（association research circulation osseous）分期及宾夕法尼亚大学（University of Pennsylvania）分期。Ficat-Alert 分期是 AVN 最常用的分期方法，该方法根据放射学改变进行分期（表 9-1）。

表 9-1　股骨头坏死的 Ficat-Alert 分期

分期	症状	X 线表现	骨扫描	病理发现	活检
0	无	正常	摄入减少	-	-
I	无 / 轻度	正常	股骨头冷区	股骨头负重区梗死	大量死亡的骨髓细胞，成骨细胞，骨源组细胞
II	轻度	股骨头密度改变	摄入增加	梗死区自发修复	坏死骨小梁间新骨沉积
IIA		硬化或者囊肿，关节间隙和头外形正常	摄入增加		
IIB		头扁平（新月征）			
III	轻度～中度	失去球形，塌陷	摄入增加	软骨下骨折、塌陷，坏死区碎裂	骨折线两侧可见坏死的骨小梁和骨髓细胞
IV	中度～重度	关节间隙变窄，髋臼改变	摄入增加	骨关节炎改变	髋臼软骨退行性改变

（四）辅助检查

1. X 线片　普通的 X 线片是诊断 AVN 的主要手段，通常拍摄标准骨盆前后位和蛙式位片。X 线片对于早期病变（Ficat I 期）诊断是困难的，对于 Ficat II 期以上的病变可显示硬化带、囊性变、斑点状硬化、软骨下骨折及股骨头塌陷等改变。X 线检查对于确定 AVN 的临床分期和制订最佳治疗方案有一定意义。（图 9-4）

2. CT 检查　CT 检查应用于 AVN 诊断的主要优势是能够显示微小的病灶，并且判断是否存在股骨头塌陷，从而为手术和 / 或治疗方案的选择提供信息。（图 9-5）

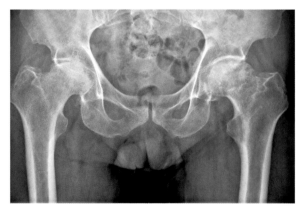

图 9-4　双侧股骨头坏死，Ficat IV 期，股骨头塌陷，正常轮廓消失，关节间隙变窄

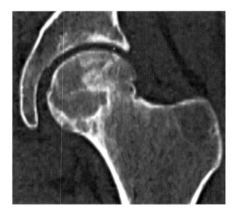

图 9-5　CT 检查显示股骨头病变范围，并且发现股骨头已经塌陷

3. MRI 检查　MRI 检查是目前诊断早期 AVN 最具灵敏性和特异性的检查方法，早期发现 AVN 的灵敏度和特异度分别达 99% 和 98%。早期 AVN 在 T_1WI 表现为坏死骨和活性骨之间有一条低信号带，在 T_2WI 上变现为高信号双线征（double line sign），表示介于坏死骨和有活性骨之间含有大量新生血管的肉芽组织对死骨的修复和爬行替代。MRI 检查还可以确定坏死区的部位、大小。三维扰相梯度回波 MRI、连续 DWI 动态 MRI 用于评价股骨弥散等将会在更早期发现并明确 AVN 诊断，特别是对高危人群的筛查、动态监测方面，有重要的意义和价值。（图 9-6）

4. 骨扫描　骨扫描以前多用于影像学检查阴性但又高度怀疑 AVN 的高危人群。通常坏死区扫描呈冷区改变。骨扫描对于 AVN 诊断价值不大,缺乏灵敏性和特异性。

（五）诊断

本病诊断主要依据病史及临床表现,结合影像学检查,诊断一般不难。当患者髋部、腹股沟区疼痛,并且活动时疼痛加重,关节功能受限,结合既往有糖皮质激素应用史或饮酒史,中青年人群,应高度怀疑 AVN 的可能性。应该注意的是,糖皮质激素及酒精诱发的 AVN 通常累及双侧,当发现一侧有坏死病灶但对侧尚无临床症状时,应进

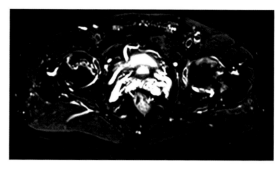

图 9-6　双侧股骨头坏死,左侧 Ficat Ⅲ 期,右侧 Ficat Ⅱ 期,MRI 示 T_2WI 表现为高信号双线征

行髋关节 MRI 检查,明确或排除对侧股骨头缺血性坏死可能。早期 AVN 患者常无任何临床症状,称之为无症状股骨头缺血性坏死。

【笔者经验】

1. 股骨头缺血性坏死通常发病人群为 20~50 岁的中青年,大部分患者有服用激素或饮酒史,疾病起病隐匿,并且进展迅速,呈"过山车"现象,起初多表现为腹股沟区及臀部酸胀、隐痛,并且疼痛与关节活动有一定相关性,随着病情逐渐发展,股骨头塌陷坏死物质释放到关节腔引起滑膜急性炎症时疼痛达到高峰,随后疼痛症状逐渐减轻,后期发展为骨关节炎时疼痛症状再次加重。

2. 股骨头坏死的临床特点是髋关节活动受限出现时间早,尤其是内旋受限,临床查体发现内旋受限时通常提示股骨头已经出现塌陷,绝大多数患者在发病 2 年内即出现股骨头塌陷。

3. X 线片是诊断股骨头缺血性坏死的重要辅助检查,特征性改变为股骨头内骨小梁稀疏、中断,有环状硬化带。影像学检查中与其他疾病鉴别最重要的特点是短期内 X 线片连续出现股骨头塌陷、碎裂,而髋臼基本无明显改变。

三、强直性脊柱炎

（一）基本概念

强直性脊柱炎（ankylosing spondylitis）是一种以脊柱和骶髂关节等中轴关节病变为主要特征的慢性结缔组织疾病,累及关节及邻近韧带,最后造成纤维性或骨性强直和畸形,也可累及髋关节等,但极少累及膝关节和上肢关节。

（二）病因及发病机制

目前尚不明确,一般认为是遗传和环境因素相互作用所致。①遗传:遗传是强直性脊柱炎发病的重要因素。强直性脊柱炎患者一级亲属中 HLA-B27 阳性率高达 20%,患病危险性比一般人群高 20~40 倍。②感染:肠道及泌尿系统肺炎克雷伯菌与衣原体等感染与强直性脊柱炎发病最为密切。HLA-B27 与肺炎克雷伯菌之间存在分子模拟现象,即 HLA-B27 和不同的细菌产物之间存在相同的抗原决定簇,导致机体发生交叉免疫反应。③自身免疫异常:血清中免疫球蛋白、循环免疫复合物、IL-6、TNF-α 等炎症细胞因子增高所造成的免疫异常是本病发生的重要因素。本病主要病理变化为脊柱和骶髂关节的慢性非特异性炎症,累及关节囊、肌腱、韧带骨附着点。初期以淋巴细胞、浆细胞浸润为主,伴少数多核白细胞。炎症引起

附着点侵蚀,附近骨膜炎症,进而肉芽肿形成钙化,新骨形成,反复发作致使韧带骨化,形成骨桥或骨板,导致关节强直。

(三) 临床表现

本病好发于青少年男性,男女比例约为 10:1,发病高峰年龄为 20~30 岁,有明显的家族性发病倾向。一般起病隐匿、发展缓慢,全身症状轻微。早期症状常为骶尾部、腰痛和僵硬,少部分患者以颈部或胸背部疼痛为首发症状,常有夜间疼痛加重或翻身困难,累及髋关节时出现腹股沟区疼痛,晨起时脊柱有僵硬感,适当活动后缓解。症状逐渐发展加重,出现足跟、足底部以及脊柱旁、髂嵴等肌腱附着点疼痛,并逐渐出现脊柱活动受限,直至强直。髋关节受累时患者采取躯干及髋关节屈曲姿势以缓解疼痛,最终可导致严重的驼背及髋关节屈曲强直,无法平视前方。由于脊肋和横突关节受累可引起胸廓活动受限,导致肺功能降低。部分患者因颞下颌关节受累导致张口困难。

早期体格检查常有骶髂关节深压痛、腰背部棘突压痛以及叩击痛,脊柱的前屈、后伸、侧弯等各方向活动度受限,胸廓活动度降低,累及髋关节时可有腹股沟区压痛以及活动度受限。晚期可出现驼背畸形、头部前伸或髋关节屈曲强直畸形。

(四) 辅助检查

1. 实验室检查　血液学检查中 C- 反应蛋白、红细胞沉降率及免疫球蛋白增高,但缺乏特异性。HLA-B27 阳性有助于提示诊断,90% 以上的患者呈阳性,而类风湿因子和抗核抗体阴性。

2. 影像学检查　X 线片是诊断强直性脊柱炎重要的辅助检查。典型的骶髂关节炎可表现为关节面模糊、软骨下骨密度增高、骨质破坏、囊性变,随着病变进展,可出现关节间隙变窄甚至消失。根据 X 线片改变可将骶髂关节病变分为 0~Ⅳ级:0 级为正常;Ⅰ级为可疑病变;Ⅱ级为轻度异常,表现为关节面及软骨下骨局限性的侵蚀、硬化,关节间隙正常;Ⅲ级为骶髂关节炎,出现关节侵蚀、间隙变窄或部分融合;Ⅳ级为重度异常,关节间隙消失。脊柱 X 线片可见骨小梁稀疏、椎旁韧带钙化、椎体方形变、椎小关节面模糊和脊柱 "竹节样" 变等。骨盆 X 线片可表现出 "蝴蝶征",髋关节间隙消失或骨性强直,骨质疏松及骨硬化不明显。CT 能够显示骶髂关节早期病变,可增加早期骶髂关节异常的检出率。(图 9-7)

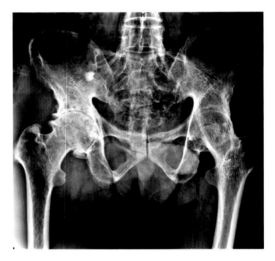

图 9-7　强直性脊柱炎,双侧闭孔及髂翼增大,双侧骶髂关节及左侧髋关节骨性融合,右髋关节间隙均匀变窄,关节边缘骨赘

(五) 诊断

强直性脊柱炎的诊断主要依靠病史、查体以及骶髂关节的 X 线检查。典型的病例诊断并不困难,但对于部分临床表现不典型的病例,需要与其他疾病相鉴别,亲属中有强直性脊柱炎的患者有助于提示诊断。目前,临床上多采用 1984 年修订的强直性脊柱炎纽约分类标准进行诊断(表 9-2)。

表 9-2　强直性脊柱炎分类标准(1984 年修订,纽约)

1. 下腰痛至少 3 个月,疼痛随活动改善,休息后不减轻
2. 腰椎在前后和侧屈方向活动受限
3. 胸廓扩展范围小于同年龄和性别的正常值
4. X 线检查提示:双侧骶髂关节为 2~4 级或单侧骶髂关节炎 3~4 级

注:X 线提示骶髂关节炎,并分别附加上述 1~3 条中任何 1 条,即符合强直性脊柱炎的诊断条件。

【笔者经验】

1. 强直性脊柱炎好发于中青年,起病隐匿,常以骶尾部及腰背部僵硬、疼痛起病,特点为炎性腰背痛,即休息或晨起时僵硬、疼痛症状明显,活动后改善,病情发展导致脊柱各方向活动均受限,累及髋关节时病情发展迅速,髋关节活动度在短时间内即可出现明显下降,晚期合并屈髋畸形时可出现 Thomas 征阳性。

2. 实验室检查是诊断强直性脊柱炎的重要参考指标,疾病活跃期常常伴有 CRP、红细胞沉降率等炎性指标升高,另外 90% 的患者 HLA-B27 呈阳性。

3. 骨盆及脊柱 X 线片是诊断强直性脊柱炎的重要辅助检查。骨盆 X 线片可见骨盆异常后旋,双侧闭孔增大、髂骨翼增大,呈"蝴蝶征"现象,并且骶髂关节不同程度受累,可表现为关节间隙模糊、硬化甚至完全融合。腰椎 X 线片在疾病晚期可呈典型"竹节样"改变。疾病累及髋关节时,早期可见关节腔肿胀积液、逐渐演变为关节间隙均匀变窄,伴有显著骨质疏松,最后骨小梁通过关节面,形成骨性强直。

四、类风湿关节炎

(一) 基本概念

类风湿关节炎(rheumatoid arthritis,RA)是一种累及全身的慢性、自身免疫性疾病,其特征是外周关节的非特异性、对称性炎症,关节滑膜慢性炎性增生形成血管翳,侵犯关节软骨、软骨下骨、韧带和肌腱等,造成关节软骨、骨和关节囊的破坏,最终导致关节畸形和功能丧失,部分患者合并不同程度的全身表现。

(二) 病因及发病机制

本病是一种由抗原驱动、T 细胞介导及遗传等多因素相关的自身免疫性疾病,与病毒感染、遗传因素、内分泌因素以及环境因素有关。易感基因参与、感染因子及自身免疫反应介导的免疫损伤和修复是类风湿关节炎发病及病情演变的基础。抗原多肽通过抗原提呈细胞激活 T 细胞,导致其他免疫细胞的活化,免疫球蛋白、致炎性细胞因子以及氧自由基等炎性介质产生增多,进而引起血管炎、滑膜增生、软骨及骨破坏等类风湿关节炎的特征性病理变化。

(三) 临床表现

本病好发于 20~45 岁女性患者,男女比例为 2:1,RA 发病一般较为隐匿,先出现乏力、食欲缺乏、体重减轻、全身肌肉痛、低热和手足麻木、刺痛等全身症状,进行性多关节受累,但也可急性发病,同时累及多关节。病变持续发展,有不规则发热、显著贫血、脉率增快和情绪低落。受累关节最敏感的体征是关节肿胀与压痛,多数活动性炎症关节最终出现滑膜增厚。典型病例手小关节(尤其是近端指间关节和掌指关节)、腕、足、肘及踝关节呈对称性受累,但首发症状可以出现在任何关节。关节畸形可迅速发展,最终可出现严重的屈曲挛缩,功能完全丧失。主要症状和体征包括:

1. 关节疼痛和肿胀　关节疼痛是最先出现的症状,开始可为酸痛,随着关节肿胀逐步明显,疼痛也趋于严重,伴有关节局部积液、皮温增高。症状反复发作后,患肢肌肉萎缩,关节呈梭形肿胀。关节压痛程度常与病变严重程度有关。患者常主诉开始活动关节时疼痛加重,活动一段时间后疼痛及活动障碍即明显好转。关节痛与气候、气压及温度变化有关。

2. 晨僵　清晨起床后出现关节僵硬或全身发紧感,持续时间较长,多超过 30min,活动一段时间后症状缓解或消失。与其他关节病的晨僵现象的区别在于类风湿的晨僵是典型而持久的。

3. 多关节受累　以近节指间关节受累最常见,其次是掌指、趾、腕、膝、肘、踝、肩及髋关节等,最后是关节活动受限、强直和畸形。常见的畸形是手指纽扣眼畸形,其次是鹅颈状畸形,即手指近侧指间关节过伸,远侧指间关节屈曲,掌指关节向尺侧半脱位。腕、肘、膝、髋等关节强直于屈曲位。颈椎常受累,C_{1-2}半脱位可引起脊髓压迫症状。病变关节附近肌肉萎缩,肌力减退。

4. 骨质疏松　在本病患者相当常见,并且随着病情严重程度、病程延长而更加明显,可能与成骨细胞功能降低、溶骨作用增加和钙吸收减少有关。

5. 关节外表现　皮肤菲薄是常见临床表现,有 10%~30% 的患者在肘、腕或者踝部等骨突出部位发生皮下结节,即类风湿结节,该体征出现较晚,但是对诊断有帮助;其次还可表现为肌腱及腱鞘、滑囊炎症,严重者可导致肌腱断裂、粘连,以及局部骨质侵蚀破坏;少部分可表现为内脏结节、引起小腿部溃疡和多发性神经炎及血管炎、胸膜或心包积液,少数伴有淋巴结和脾大,可有发热,但通常为低热。

(四) 辅助检查

1. 实验室检查　实验室检查主要包括炎性标志物 C- 反应蛋白、红细胞沉降率等,该指标与病情活动指数相关,也是监测治疗效果的重要参考指标。此外自身抗体检测也有助于诊断,如类风湿因子(阳性率 60%~78%,特异度 86%)、抗环状瓜氨酸抗体(阳性率 47%~82%,特异度 96%)、SA 抗体(阳性率 34~45%,特异度 98%)、抗 II 型胶原抗体(阳性率 30%~63%,特异度 94%)。关节滑液检测多呈炎性特点,白细胞总数可达 10 000 个 /mm³,早期类风湿关节炎患者,滑液内单核细胞为主,补体 C3 多下降,C3a 和 C5a 则可升高,滑液内可检出类风湿因子、抗 II 型胶原抗体等。

2. 影像学检查　主要为 X 线检查,早期表现为受累关节周围的骨质疏松,近端指间关节的梭形肿胀、关节面模糊或毛糙,晚期出现关节间隙变窄甚至消失,由炎症及失用而致普遍性骨质疏松。

(五) 诊断

本病诊断的主要依据为病史及临床表现。结合血清学及影像学检查,诊断一般不难。目前国际上仍采用美国类风湿病学会于 1987 年修订的 RA 分类标准(表 9-3)。符合七项条件中至少四项可诊断为类风湿关节炎。上述标准的敏感度达 94%,特异度 89%。但是对早期、不典型及非活动性类风湿关节炎患者容易漏诊。

表 9-3　美国类风湿学会 1987 年修订的类风湿关节炎分类标准

1. 晨僵,持续至少持续 1 小时(≥ 6 周)
2. 至少 3 个关节区的关节炎。关节肿痛涉及双侧近端指间、掌指、腕、肘、膝、踝及跖趾关节共 14 个关节区中至少 3 个,且同时周围软组织肿胀或积液(≥ 6 周)
3. 手关节炎。关节肿痛累及腕、掌指或远端指间关节炎(≥ 6 周)
4. 对称性关节炎。同时出现左、右侧的对称性关节炎(近端指间关节、掌指关节及跖趾关节不要求完全对称)(6 周)
5. 皮下结节
6. 类风湿因子阳性,正常人群中的阳性率 <5%
7. 手和腕关节 X 线片显示受累关节骨侵蚀或骨质疏松

【笔者经验】

　　1. 类风湿关节炎是一种累及全身的结缔组织疾病,通常伴有双侧掌指 / 指间、腕、肘及髋膝关节疼痛、肿胀及晨僵等现象,临床特征显著,疾病活跃期常伴有 C- 反应蛋白、红细胞沉降率等炎性指标显著增高,是鉴别其他疾病的重要参考特征。

　　2. X 线片表现为关节腔肿胀、关节间隙均匀变窄、骨质疏松,少部分病例合并不同程度病理性骨折、股骨头或髋臼骨质吸收。

五、髋关节骨关节炎

(一) 基本概念

髋关节骨关节炎 (osteoarthritis of hip joint) 是由年龄、过度机械应力、外伤等多种因素引起关节软骨纤维化、皲裂、溃疡、脱失而导致的变性,进而出现软骨下骨硬化、非负重部位形成骨赘以及韧带、滑膜炎症的髋关节慢性退行性疾病。

(二) 病因及发病机制

本病发病机制尚不明确,通常认为与年龄、异常生物力学、软骨代谢异常以及遗传等多因素有关。根据有无明确的诱发因素,髋关节骨关节炎分为原发性和继发性两大类。

1. 原发性髋关节骨关节炎　是指发病原因不明,无遗传缺陷、关节结构异常、全身代谢异常等,髋关节没有感染、创伤等病史,可能是全身或局部的综合因素所致,如软骨营养、代谢异常,长期应力不平衡,生物化学的改变等,常为多关节受损,病情发展缓慢,临床上原发性髋关节骨关节炎发生率非常低。

2. 继发性髋关节骨关节炎　在髋关节原有病变的基础上,促使发生骨关节炎,病变常局限于单个关节。常见的因素包括:①先天性髋关节解剖异常,如韧带松弛、DDH;②儿童时期发生的关节结构改变,如 Perthes 病、股骨头头骺滑脱;③损伤或机械性磨损,如关节内损伤或骨折,骨折后对线不良,脱位、职业病引起的关节长期损伤,肥胖等;④继发于其他关节病,如焦磷酸盐关节病、痛风、感染;⑤股骨头缺血性坏死。

两种类型的骨关节炎在疾病后期临床表现和病理改变相同,但是在疾病早期,区分这两种不同类型骨关节炎对治疗方法的选择具有重要意义。

(三) 临床表现

原发性骨关节炎多发生在 50 岁以后,女性多于男性,常有多个关节受累;继发性骨关节炎的发病年龄偏小,平均约 40 岁左右,仅有少数关节受累。两者在临床症状和体征方面并无明显差别,一般起病缓慢,开始可因劳累、轻微外伤或受凉而出现髋关节周围、腹股沟区、大腿内侧或臀部的酸胀不适或钝痛,少部分患者可表现为坐骨神经走行区或膝关节疼痛,可受寒冷、潮湿的影响而加重,部分患者伴有跛行,通常活动后加重,休息后减轻。疾病早期髋关节处于一定位置过久,可出现暂时性僵硬,变换姿势时疼痛,因此,患者常有晨起活动痛,活动一段时间后关节变得灵活并且疼痛减轻,过度活动后疼痛症状又加重。部分患者会有关节活动时咯吱声,是由于不平整关节面滑动所致,当增生骨赘脱落形成游离体时,可出现关节交锁。关节疼痛症状总体来讲是疼痛反复发作,发作间歇期缩短,发作频率越来越高,症状逐年加重。体格检查通常髋关节无明显肿胀,部分患者腹股沟区、大转子上 / 后方或臀部可有深压痛、叩击痛,4 字征阳性,内旋患髋可加重疼痛,因为内旋可使关节囊容积缩小,合并屈髋畸形时可有 Thomas 征阳性。

(四) 辅助检查

1. 实验室检查　实验室检查一般无异常,通常 C- 反应蛋白、红细胞沉降率等炎性指标正常,主要用于与其他疾病鉴别诊断。关节液检查一般不作为常规检查项目,骨关节炎患者关节液正常呈透明、淡黄色,偶有血性渗出或稍混浊,黏度正常或稍降低,透明质酸浓度正常,蛋白含量轻中度增高。

2. 影像学检查　X 线片是诊断骨关节炎最主要的辅助检查。骨关节炎在 X 线片上表现根据病情的不同阶段具有显著差别。最常用的骨关节炎 X 线片影像分级为 Kellgren-Lawrence (K-L) 分级:0 级为正常关节;Ⅰ级为软骨下骨硬化,可疑的关节间隙变窄和关节边缘唇样变;Ⅱ级为明确的骨赘,明确的关节间隙变窄;Ⅲ级为多个中度大小的骨赘,明确的关节间隙变窄,软骨下骨硬化和可疑的骨结构畸形;Ⅳ级为大量骨赘,关节间隙显著变窄,软骨下骨严重硬化,明确的骨结构畸形。(图 9-8~ 图 9-10)

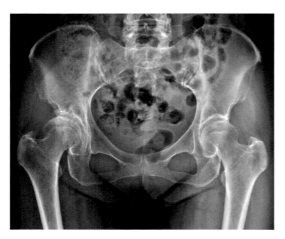

图9-8　双侧DDH继发骨关节炎（Crowe Ⅰ型）

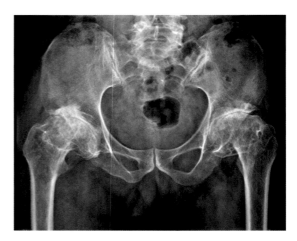

图9-9　双侧股骨头头骺滑脱继发骨关节炎

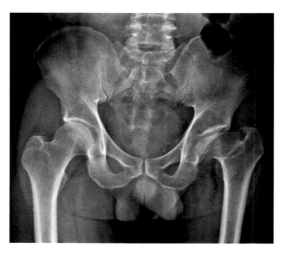

图9-10　左髋Perthes病继发骨关节炎

（五）诊断

　　根据患者年龄、疼痛特点以及临床检查，并结合影像学检查结果，特别是X线片特征性改变，包括早期可见髋臼顶部软骨下骨硬化，中晚期可见关节面毛糙、不光滑，关节间隙变窄，软骨下骨明显硬化和关节边缘骨赘，部分患者在髋臼顶部或股骨头内出现单个或数个大小不等的囊性改变，周围骨质硬化，一般诊断不难。

【笔者经验】

　　1. 髋关节原发性骨关节炎比较少见，通常病史较长，X线表现为髋关节负重区关节间隙变窄比较明显，关节边缘骨赘增生较少，软骨下骨硬化程度不重，髋臼和股骨头软骨下骨可见多发细小囊性变。

　　2. 髋关节骨关节炎通常继发于DDH、Perthes病等髋关节解剖结构异常，X线片能够直观发现这些解剖异常，但是在连续X线片上股骨头形态、轮廓一般不会出现明显改变。

　　3. 髋关节疼痛主要为负重痛，休息后缓解，查体时髋关节屈髋、内外旋诱发疼痛，4字征阳性，但关节活动度一般无明显下降，除非关节周围有大量骨赘形成。

（石小军）

参考文献

1. GANZ R, PARVIZI J, BECK M, et al. Femoroacetabular impingement: a cause for osteoarthritis of the hip [J]. Clin Orthop Relat Res, 2003, 417: 112-120.

2. BECK M, KALHOR M, LEUNIG M, et al. Hip morphology influences the pattern of damage to the acetabular cartilage: femoroacetabular impingement as a cause of early osteoarthritis of the hip [J]. J Bone Joint Surg Br, 2005, 87 (7): 1012-1018.

3. PHILIPPON M J, MAXWELL R B, JOHNSTON T L, et al. Clinical presentation of femoroacetabular impingement [J]. Knee Surg Sports Traumatol Arthrosc, 2007, 15 (8): 1041-1047.

4. BECK M, LEUNIG M, PARVIZI J, et al. Anterior femoroacetabular impingement: part II. Midterm results of surgical treatment [J]. Clin Orthop Relat Res, 2004, (418): 67-73.

5. SIEBENROCK K A, KALBERMATTEN D F, GANZ R. Effect of pelvic tilt on acetabular retroversion: a study of pelves from cadavers [J]. Clin Orthop Relat Res, 2003, 407 (407): 241.

6. CLOHISY J C, NUNLEY R M, OTTO R J, et al. The frog-leg lateral radiograph accurately visualized hip cam impingement abnormalities [J]. Clin Orthop Relat Res, 2007, 462 (462): 115-121.

7. JAMES S L, ALI K, MALARA F, et al. MRI findings of femoroacetabular impingement [J]. Ajr Am J Roentgenol, 2006, 187 (6): 1412-1419.

8. BEALL D P, SWEET C F, MARTIN H D, et al. Imaging findings of femoroacetabular impingement syndrome [J]. Skeletal Radiology, 2005, 34 (11): 691-701.

9. REYNOLDS D, LUCAS J, KLAUE K. Retroversion of the acetabulum. A cause of hip pain [J]. J Bone Joint Surg Br, 1999, 81 (2): 281-288.

10. TANNAST M, KUBIAK-LANGER M, LANGLOTZ F, et al. Noninvasive three-dimensional assessment of femoroacetabular impingement [J]. J Orthop Res, 2007, 25 (1): 122-131.

11. JOHNSTON T L, SCHENKER M L, BRIGGS K K, et al. Relationship between offset angle alpha and hip chondral injury in femoroacetabular impingement [J]. Arthroscopy, 2008, 24 (6): 669-675.

12. KASSARJIAN A, YOON L S, BELZILE E, et al. Triad of MR arthrographic findings in patients with cam-type femoroacetabular impingement [J]. Radiology, 2005, 236 (2): 588-592.

13. 戴克戎, 裴福兴. 中华骨科学 - 关节外科卷 [M]. 北京: 人民卫生出版社, 2014: 315-319.

14. 胥少汀, 葛宝丰, 徐印坎. 实用骨科学 [M]. 4 版. 北京: 人民军医出版社, 2012: 1857-1879.

15. 陈孝平, 石应康, 邱贵兴. 外科学 [M]. 北京: 人民卫生出版社, 2005: 1047-1049.

16. 戴克戎, 裴福兴. 中华骨科学 - 关节外科卷 [M]. 北京: 人民卫生出版社, 2014: 247-250, 254-257, 277-279.

17. 胥少汀, 葛宝丰, 徐印坎. 实用骨科学 [M]. 4 版. 北京: 人民军医出版社, 2012: 1644-1651.

18. 陈孝平, 石应康, 邱贵兴. 外科学. 北京: 人民卫生出版社, 2005: 1094.

19. 胥少汀, 葛宝丰, 徐印坎. 实用骨科学. 4 版. 北京: 人民军医出版社, 2012: 1631-1638.

20. 陈孝平, 石应康, 邱贵兴. 外科学 [M]. 北京: 人民卫生出版社, 2005: 1095.

21. 吴在德, 吴肇汉. 外科学 [M]. 7 版. 北京: 人民卫生出版社, 2008: 305-306.

第十章

単一骨盆截骨术治疗
髋臼侧发育不良

DDH 的治疗目的在于恢复或者纠正股骨头与髋臼的不良对应关系,增大髋臼对股骨头的包容与覆盖,加大髋关节承重面积,重建或改善患髋的生物力学关系。经过治疗的接近正常的髋关节将会缓解疼痛,改善髋关节功能,延缓骨关节炎的进展。原则上治疗越早,效果就越好,待疾病发展到终末期,便只能选择关节置换手术了。一般认为治疗 DDH 截骨术的最佳年龄为儿童期的 5~6 岁,此年龄段骨组织的生物弹性和塑形能力最好,因此各式各样的截骨术式在儿童骨科中被广泛讨论和应用。但是,很多患者在青春期或者成年后才被发现,因此成人骨盆截骨术治疗 DDH 值得深入探讨。

一、分类

所有骨盆截骨术都是被设计用来增加髋臼对股骨头的包容度和加大头 - 臼之间的承重面积,这可以通过重新定向髋臼的方向,重新塑造髋臼的形状或者增加髋臼的边缘来达成目的。一般而言,骨盆截骨术可分为两大类:重建性骨盆截骨术和挽救性骨盆截骨术。

重建性骨盆截骨手术适用于髋关节轻度发育不良,头 - 臼同心圆吻合度良好,股骨颈干角基本正常,骨关节炎不明显的患者。重建性骨盆截骨手术预后较好,它可以进一步分为髋臼成形术(又称髋臼重塑形截骨术)和髋臼重定向截骨术。

髋臼成形术,又称髋臼重塑形截骨术,顾名思义就是改变髋臼的形状和大小,包括 Pemberton 骨盆截骨术和 Dega 骨盆截骨术。

这类手术是在髋臼上方的髂骨做截骨,利用臼顶骨质的弹性弯曲能力,改变髋臼的外形,降低髋臼顶部的倾斜度,Pemberton 所描述的截骨术,其截骨线从髂前下棘稍上位置向后下截断全层髂骨,其后侧止于 Y 形软骨,术中将髋臼顶部向前外侧旋转弯曲时,Y 形软骨起着铰链的作用。因此,此类术式适用于 2 岁至 Y 形软骨闭合之前的儿童患者。青春期或者成年后,Y 形软骨闭合,此类手术不再适用。Dega 骨盆截骨术于 1969 年首次被报道,其将髂骨内侧骨板的前部和中部截断,并不完全截断髂骨,将保留下来的髂骨后中部和坐骨切迹作为铰链。保留下来未被完全截断部分的髂骨余量根据情况可多可少,因此铰链位置多变,因而在 Y 形软骨闭合和未闭合时均适用。但无论是 Pemberton 还是 Dega 髋臼成形术,均是利用臼顶骨质的弹性弯曲再塑性能力,改变髋臼的形状,而青春期或成人患者骨的弹性和重塑能力显著下降,手术效果欠佳。

与髋臼成形术不同,髋臼重定向截骨术不改变髋臼的形状和大小,通过在髂骨或联合坐骨、耻骨截骨,造成包含髋臼的一小段骨骼可以旋转移动,以此改变髋臼的方向,达到治疗的目的。因而相较于髋臼成形术,它们适用于年龄稍长的患者,包括:单一骨盆截骨术(Salter 骨盆截骨术)、骨盆双联截骨术(Sutherland 骨盆截骨术)、三联骨盆截骨术(Le Coeur 骨盆截骨术,Steel 骨盆截骨术)、髋臼旋转截骨术(Wagner 骨盆截骨术,Ninomiya 骨盆截骨术)和 Ganz 的 Bernese 髋臼周围截骨术(PAO 骨盆截骨术)(图 10-1、图 10-2)。

相比之下,挽救性骨盆截骨术适用于头 - 臼同心圆吻合度差、重度脱位、股骨近端畸形严重的患者,这些病例采用重建性骨盆截骨术难以矫正畸形,只好选择挽救性骨盆截骨术,其主要目的在于缓解疼痛,延缓不可避免的关节成形术,并在此期间尽可能改善功能。包括 Chiari 骨盆截骨术和髋臼加盖术。与重建性截骨术相比,其预后更差。

骨盆截骨术分类复杂,不同类型又有众多术式,图 10-3 列举了各类型截骨术的经典代表术式。

二、术式选择

众多骨盆截骨术术式如何选择,取决于患者的年龄、临床症状、关节畸形的严重程度、股骨头与髋臼的对合关系以及髋关节骨关节炎的严重程度。前文已经提到,对于 X 线片显示脱位程度较重,外展位片中股骨头与髋臼的对合关系无改善,股骨近端畸形严重的患者,可以慎重选择挽救性骨盆截骨术。

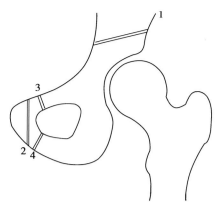

图 10-1 三种不同截骨术的手术示意图

1. Salter 单一骨盆截骨术;1+2. Sutherland 骨盆双联截骨术;1+3+4. Le Coeur 骨盆三联截骨术。

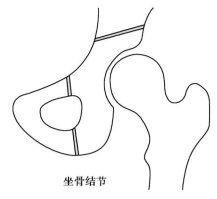

图 10-2 Steel 骨盆三联截骨术,在坐骨结节处截骨

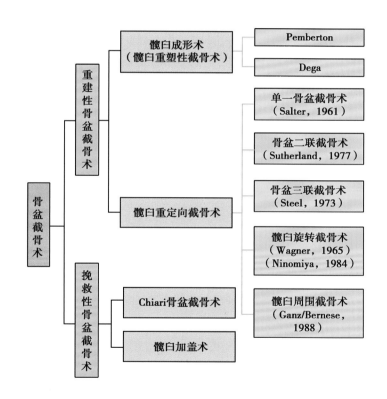

图 10-3 骨盆截骨术详细分类及经典代表术式

重建性骨盆截骨术中的 Pemberton 和 Dega 髋臼成形术主要适用于 2 岁至 Y 形软骨闭合之前的儿童患者。

重建性骨盆截骨术中的髋臼重定向截骨术(骨盆单联或多联截骨),适用于儿童或成人患者中年龄较轻、40 岁以下、主要症状以髋关节疼痛为主、股骨头与髋臼匹配良好、股骨颈干角基本正常、X 线片无严重骨关节炎表现者,该系列术式可以恢复髋臼解剖覆盖。对于符合上述基本条件但是股骨颈干角明显增大、呈髋内翻畸形的患者,可以联合股骨近端内翻截骨术纠正股骨外翻畸形并改善股骨头的覆盖。对于虽符合上述基本条件,但是年龄较大(>40 岁者),多不考虑行截骨术,可以暂时选择保守治疗,待骨关节炎严重影响其生活质量后直接行全髋关节置换术。

多联截骨较单联截骨而言,截骨块旋转度有所提升,但仍相对局限,1983 年瑞士医师 Ganz 设计了 Bernese 髋臼周围截骨术,Ganz 医师在瑞士的 Bernese 大学工作,因此将这种手术命名为 Bernese 髋臼周围截骨术。该手术在紧邻髋臼周围做髂骨、耻骨和坐骨的截骨,使髋臼游离,相较于单一、双联和三联骨盆截骨术,游离的髋臼旋转和倾斜自由度更大,外科医师可以在矢状面和冠状面内重新调整髋臼的位置。因此随着 Bernese 髋臼周围截骨术的推出,许多先前认为头臼匹配度较差,髋臼发育不良严重的患者也适用于这一术式,关于 Bernese 髋臼周围截骨术后面章节将有详细的介绍。本章重点介绍 Salter 单一骨盆截骨术。

三、适应证及禁忌证

1961 年,Salter 首次报道了此单一骨盆截骨术式,他所提出的截骨位置、原则、手术技术以及切开复位脱位的髋关节,半个世纪以来,不断被借鉴和发展,Salter 认为,DDH 患者的髋臼对股骨头包容度不足主要表现在当髋关节伸直时,髋臼对股骨头的前外缘覆盖不够;当髋关节内收时,髋臼对股骨头上方覆盖不够。因此 Salter 在坐骨大切迹至髂前下棘稍上位置处将髂骨截断,然后以耻骨联合的软骨为铰链,通过将截骨远端向前侧、外侧和下方旋转,改变髋臼的方向,增加对股骨头前外缘的包容,而髋臼的容积和形状保持不变。截骨部位张开的楔形空隙,从髂骨翼取骨块填充固定。

此术式在髂骨截骨之后,是以耻骨联合的软骨为铰链进行旋转。相较于儿童,成人耻骨间盘的纤维软骨和周围韧带连接牢固而稳定,因此髂骨旋转受限,即使女性的耻骨间盘较男性的更厚,裂隙也较大,有一定的可动性,但是游离度仍然有限。所以,Salter 单一骨盆截骨术更适用于儿童。但由于后续的骨盆双联截骨术和三联截骨术均以此术式为基础,本章仍将详细介绍。

Salter 单一骨盆截骨术前基本要求是头臼获得稳定的同心圆复位并具备良好的髋关节功能(屈曲 >100°,外展 >30°,无明显的旋转受限)。其禁忌证包括:

1. 股骨头达不到髋臼相对水平位置。
2. 内收肌和髂腰肌经松解仍有挛缩。
3. 头大臼小,股骨头与真臼不同心,关节面不一致。
4. 髋臼指数过大。一般认为髋臼指数在 45° 以上者,髂骨截骨难以解决其稳定性问题。
5. 髋关节活动度明显受限。
6. 年龄过大。

四、术前准备

术前进行牵引主要有以下作用:①松弛挛缩的软组织,对于术中需要同时进行复位的患者,更容易复位;②增加复位后股骨头的稳定性,防止因肌肉挛缩而产生再次脱位;③减轻术后股骨头与髋臼之间的压力,防止软骨面受压迫坏死及股骨头无菌性坏死。

除 3 岁以下和股骨头向上移位轻者可采用皮肤牵引外,一般建议行胫骨结节骨牵引,对年龄大、脱位高者可以采用股骨髁上牵引。牵引时抬高床脚 10~20cm,作为对抗牵引。牵引方向应取患髋轻度屈曲、与躯干的纵轴一致或轻度内收位牵引。若将患肢放在外展位牵引,脱出的股骨头可能受到髂骨的阻挡,不能牵引下降。当股骨头牵至髋臼平面时,患髋可逐渐外展和伸直,以牵拉挛缩的软组织。

患者的年龄、病变各不相同,所需的牵引重量和时间也各异,一般由轻到重,逐渐增加,牵引时间为 2~4 周,如股骨头下降不够,可适当延长时间。牵引过程中应注意测量双下肢长度,检查腹股沟部是否可触及股骨头,牵引 2 周后每周在牵引状态下摄片,以确定股骨头的位置。待股骨头下降到髋臼平面并维持 1~2 周后即可进行手术。

1. 如计划术中行股骨短缩,术前可不需牵引治疗。需要注意的是,大龄或成人高位脱位患者牵引复位多数较困难,一般不牵引而行股骨短缩。

2. 做好全身情况和手术区皮肤准备。

3. 备血　如估计手术困难大或需同时加做其他手术者,应配血 200~400ml。

4. 术前须自行排空膀胱或留置导尿。

五、手术技术及难点

1. 患者取仰卧位,患侧腰背及臀部用可透 X 线的扁枕垫高,向对侧倾斜,与手术台面成 30° 角。

2. 可先行内收肌腱切断术。

3. 从髂嵴中点正下方开始,沿髂嵴向前延伸至髂前上棘正下方,然后稍转向大腿前侧,指向腹股沟韧带中点,长约 8~10cm,切口根据需要,可以继续向下或向下外延伸。

4. 解剖并保护股外侧皮神经　显露位于髂前上棘与髌骨连线上的缝匠肌与阔筋膜张肌间隙,在此间隙内侧,髂前上棘下方约 2.5cm 处,靠近缝匠肌的外侧缘,游离股外侧皮神经,将其牵向内侧保护。由远向近钝性分离缝匠肌与阔筋膜张肌间隙,将缝匠肌向内侧牵开,阔筋膜张肌向后外侧牵开,如此可显露其深层的股直肌。

5. 显露髂骨部分　沿髂嵴切开深筋膜和附着的肌肉,显露其下方的髂嵴软骨。从中间切开髂嵴上的软骨:起自髂嵴中后 1/3,止于髂前上棘。用骨膜剥离器分离切开的软骨,骨膜下剥离髂骨翼两侧的肌肉,暴露髂骨内板和外板。内侧需进一步显露至髂前下棘,外侧暴露至关节囊的上侧,分别向内侧与外侧牵开缝匠肌和阔筋膜张肌,显露股直肌。骨蜡封填髂骨板上的滋养血管,干纱布充填止血。

6. 切断髂腰肌腱　常规切断髂腰肌腱性部分。在髂前下棘的内侧,切开髂骨内板的骨膜即可见到髂腰肌,向远端分离至关节囊的前内侧。在髂腰肌深层分离出腱性部分,用直角血管钳由内向外勾出髂腰肌腱,锐性切断。

7. 如关节脱位需要同时施行切开复位的话,要常规显露关节囊,然后倒 T 形切开关节囊,切开的关节囊的倒 T 形底边用丝线标记并牵引,之后完成髋臼内处理,必要时做股骨转子下短缩截骨,最后修补关节囊,使髋关节获得稳定的同心圆复位。

8. 骨膜下分别由髂骨外板和内板暴露坐骨大切迹　暴露大切迹时,须在骨膜下操作以免损伤其下的臀上动脉和坐骨神经。将直角钳从大切迹的内侧向外穿过,送入线锯抽出。拉钩分别置于坐骨大切迹的内外侧进行保护,将线锯向两侧尽量分开并保持张力下截骨,截骨线与髂骨垂直,从坐骨大切迹至髂前下棘的上缘。

9. 取三角形植骨块,底边的大小为髂前上、下棘之间的距离。Salter 取植骨块的方式是连同髂前上棘一并切取,笔者建议保留髂前上棘(肌肉附着点),改为在髂嵴的中后方切取,缺损部分愈合后不改变髂骨的形态。

10. 用 4 把手巾钳钳夹髂骨截骨的近、远端,截骨远端的巾钳放置宜深,过浅旋转远端时可能会撕裂髂前下棘。近端用巾钳把持固定作为远端旋转的杠杆,将远端向下、向前、稍向外旋转,使截骨端的前侧张开,后侧保持连续性。同时将患肢做 4 字试验,并向下紧压膝关节,以耻骨联合为中心,使异常的髋臼方向确实得到矫正,在旋转远端髂骨时,要防止远侧端向内侧移位损伤坐骨神经及血管。

远端旋转的程度是使髂前下棘对应髂前上棘,维持在同一序列上。从髂骨外上方斜向内下方到髋臼后内方,两枚螺纹克氏针或长螺钉贯穿固定截骨近端、植骨块及截骨远端,植骨块与截骨的近、远端的内侧缘平齐,能防止克氏针穿入关节内。

11. 股骨旋转截骨术及股骨短缩截骨术　股骨旋转截骨术适用于前倾角在 45°~60° 以上者,应与上述手术同时进行。一般于小转子下截骨,通常用线锯,截骨后近截骨端内旋或远截骨端外旋,用 4 孔接骨板固定,但要注意矫正不要过度。股骨短缩截骨术适于年龄偏大的高位脱位患者,特别是术前牵引未到位者,亦在小转子下截骨,短缩 2cm 左右,也可同时矫正前倾过大,然后也用 4 孔接骨板固定。

六、手术注意事项

1. 如同时行髋关节切开复位,可常规切断髂腰肌,减轻股骨头复位后头臼之间的压力。

2. 暴露髂骨内、外板时,髂嵴上的软骨宜从中心切开。如从髂嵴的外侧臀肌附着点处切开,可能会完全切断臀肌的血供和神经支配,影响外展肌力,可能是术后跛行的原因之一。

3. 避免骨盆截骨平面过高,应在坐骨切迹到髂前下棘紧贴股直肌直头上方截骨,非髂前上、下棘之间;截骨方式为垂直截骨,非外低内高的斜行截骨。

4. 术中感觉截骨远端旋转困难,多与成人耻骨联合活动度有限有关,如旋转角度不能满足手术需要,可考虑是否行骨盆双联或三联截骨,请参考后面章节。

5. 避免用椎板撑开器、自动拉钩、巾钳同时牵拉、分离截骨的近端和远端,这种操作只能让截骨两端分离而不是让截骨远端旋转,但 DDH 髋臼病理改变的关键是方向上的异常,只有通过截骨远端的旋转才能获得满意的矫正。另外截骨远近端分离,还会造成下肢不必要的延长。

6. 建议用两枚螺纹克氏针固定,亦可用长螺钉(9~11cm)代替,否则可导致截骨端处松动及移位。不可用锤子敲入克氏针做固定,会造成截骨端后侧的分离,导致骨盆不必要的延长。认真检查螺纹针有无进入髋关节内。

7. 克氏针未进入髋关节内的主要依据:①手术台上做髋关节被动伸屈活动时,髋关节活动良好,无摩擦感;②切开关节囊用手触摸髋臼上缘无异物感;③手术台上摄髋关节正位 X 线片,证实克氏针不在髋关节内。剪断针尾,弯折后附于髂骨外板处。常规闭合切口。

8. 骨盆截骨远端向前、向下、向外旋转时,防止截骨远端向内侧移位损伤坐骨神经及血管。

9. 截骨远端向外旋转的程度,应使髂前下棘对应髂前上棘,保持在同一序列上。截骨远端向下、向外旋转过多,可导致过度包容,造成髋臼后倾,临床可有屈髋受限。且髋臼后倾时,屈髋时股骨颈与髋臼前缘产生撞击,损伤盂唇和软骨导致早发骨关节炎。由于截骨远端作为整体旋转,因此术后闭孔较健侧变小。若截骨远端外旋过大,表现为不仅仅是闭孔明显变小,而且坐骨棘显现,笔者称之为坐骨棘征阳性,提示外旋过多,髋臼后倾。为避免之,术中应在克氏针固定后检查,若屈髋 ≤ 90° 或摄片显示坐骨棘征阳性,应予调整。

10. 在两截骨端的间隙内填入三角形骨块,骨块的凹面应该向骨盆内侧面,保持骨盆内侧壁的完整性。在骨盆的外侧凹陷处,填入碎骨块,旨在增强两截骨端骨愈合作用。

七、术后处理

髋人字形石膏固定髋关节于外展 30°、屈曲与内旋各 15° 位。6 周后去除石膏裤,主动练习髋关节屈伸活动:鼓励患者坐起,双手交叉触脚,练习穿袜子。可辅以 CPM 机被动锻炼。术后 1 个月、2 个月、3 个月、6 个月、9 个月复查 X 线片,根据截骨处愈合情况决定负重时间和去除内固定的时间。

八、总结

Salter 在 1961 年首次报道了单一骨盆截骨术,此术式便一举奠定了髋臼重定向截骨术的基本理论和原则。后续的骨盆双联和三联截骨均是在其基础上不断借鉴和改进而来。此系列术式的理论基础是,认为 DDH 患者的髋臼对股骨头包容度不足主要表现在伸直位髋臼对股骨头的前外缘覆盖不够,内收位对股骨头上方覆盖不够。因此,Salter 骨盆单一截骨术在坐骨大切迹至髂前下棘稍上位置处将髂骨截断,然后以耻骨联合的软骨为铰链,通过将截骨远端向前侧、外侧和下方旋转,改变髋臼的方向,增加对股骨头前外缘的包容,而髋臼的容积和形状保持不变。截骨部位张开的楔形空隙,从髂骨翼取骨块填充固定。

【笔者经验】

　　1. 熟悉骨盆截骨手术分类及各种不同截骨手术的适应证，根据患者病情特点，选择适合的手术方式和手术时机。

　　2. Salter 单一骨盆截骨术是骨盆双联、三联截骨术的基础，理解其手术要点和髋臼重定向的生物力学意义非常重要。

　　3. 完善术前准备和计划，术中注意截骨位置的判断，利用 C 形臂 X 线透视机确定旋转髋臼的程度和角度，避免矫正不足或过度。

　　4. 术后早期髋关节暂制动，促进截骨愈合，截骨处愈合后早期主动练习髋关节屈、伸和外展活动。鼓励患者坐起，双手交叉触脚，练习穿袜子等，促进日常关节功能尽快恢复。

（沈　彬　马　俊）

参考文献

1. HARRIS N H. Acetabular growth potential in congenital dislocation of the hip and some factors upon which it may depend [J] . Clin Orthop Relat Res, 1976, (119) : 99-106.

2. PONSETI I V. Growth and development of the acetabulum in the normal child. Anatomical, histological, and roentgenographic studies [J] . J Bone Joint Surg Am, 1978, 60 (5) : 575-585.

3. WEDGE J H, WASYLENKO M J. The natural history of congenital dislocation of the hip: a critical review [J] . J Bone Joint Surg Br, 1978, 61-B (3) : 334-338.

4. COOPERMAN D R, WALLENSTEN R, STULBERG S D. Acetabular dysplasia in the adult [J] . Clin Orthop Relat Res, 1983, (175) : 79-85.

5. WEINSTEIN S L. Natural history of congenital hip dislocation (CDH) and hip dysplasia [J] . Clin Orthop Relat Res, 1987, (225) : 62-76.

6. WEDGE J H, SALTER R B. Innominate osteotomy: its role in the arrest of secondary degenerative arthritis of the hip in the adult [J] . Clin Orthop Relat Res, 1974, (98) : 214-224.

7. GANZ R, KLAUE K, VINH T S, et al. A new periacetabular osteotomy for the treatment of hip dysplasias [J] . Technique and preliminary results. Clin Orthop Relat Res, 1988, (232) : 26-36.

8. LEUNIG M, BEAULÉ P E, GANZ R. The concept of femoroacetabular impingement: current status and future perspectives [J] . Clin Orthop Relat Res, 2009, 467 (3) : 616-622.

9. KÖHNLEIN W, GANZ R, IMPELLIZZERI F M, et al. Acetabular morphology: implications for joint-preserving surgery [J] . Clin Orthop Relat Res, 2009, 467 (3) : 682-691.

10. SHARP I K. Acetabular dysplasia: the acetabular angle [J] . J Bone Joint Surg Br, 1961, 43 (2) : 268-272.

11. LEQUESNE M. False profile of the pelvis. A new radiographic incidence for the study of the hip. Its use in dysplasias and different coxopathies [J] . Rev Rhum Mal Osteoartic, 1961, 28: 643-652.

12. CHOSA E, TAJIMA N, NAGATSURU Y. Evaluation of acetabular coverage of the femoral head with anteroposterior and false profile radiographs of hip joint [J] . J Orthopa Sci, 1997, 2 (6) : 378-390.

13. JAWISH R, NAJDI H, KRAYAN A. Periacetabular quadruple osteotomy of the pelvis in older children: computed tomography scan analysis of acetabular retroversion and anterior overcoverage of the hip, preventing femoral acetabular impingement [J] . J Pediatr Orthop B, 2018, 27 (3) : 257-263.

14. AMERICAN ACADEMY OF PEDIATRICS. Clinical practice guideline: early detection of developmental dysplasia of the hip [J] . Pediatrics, 2000, 105 (4) : 896-905.

15. SHAW B A, SEGAL L S. Evaluation and referral for developmental dysplasia of the hip in infants [J] . Pediatrics, 2016, 138 (6) : e20163107.

16. CLARKE N M, CLEGG J, AL-CHALABI A N. Ultrasound screening of hips at risk for CDH [J] . Failure to reduce the incidence of late cases. J Bone Joint Surg Br, 1989, 71 (1) : 9-12.

17. TÖNNIS D, STORCH K, ULBRICH H. Results of newborn screening for CDH with and without sonography and correlation of risk factors [J] . J Pediatr Orthop, 1990, 10 (2) : 145-152.

18. SUCATO D J, JOHNSTON C E, BIRCH J G, et al. Outcome of ultrasonographic hip abnormalities in clinically stable hips [J] . J Pediatr Orthop, 1999, 19 (6) : 754-759.

19. ECEVIZ E, UYGUR E, SÖYLEMEZ M S, et al. Factors predicting the outcomes of incomplete triple pelvic osteotomy [J] . Hip Int, 2017, 27 (6) : 608-614.

20. GUEVARA F, FRANKLIN S P. Triple pelvic osteotomy and double pelvic osteotomy [J] . Vet Clin North Am Small Anim Pract, 2017, 47 (4) : 865-884.

21. AMSTUTZ H C, LE DUFF M J. Effects of previous osteotomy on outcome of hip resurfacing arthroplasty [J] . Orthopedics, 2017, 40 (4) : e609-e616.

22. PEMBERTON P. Pericapsular osteotomy of the ilium for treatment of congenital dislocation of the hip [J] . J Bone Joint Surg, 1965, 47 (2) : 65-86.

23. PEMBERTON P A. Pericapsular osteotomy of the ilium for the treatment of congenitally dislocated hips [J] . Clin Orthop Relat Res, 1974, (98) : 41-54.

24. SALTER R B. Specific guidelines in the application of the principle of innominate osteotomy [J] . Orthop Clin North Am, 1972, 3 (1) : 149-156.

25. SALTER R B, DUBOS J P. The first fifteen years' personal experience with innominate osteotomy in the treatment of congenital dislocation and subluxation of the hip [J] . Clin Orthop Relat Res, 1974, 98: 72-103.

26. SUCATO D J. Treatment of late dysplasia with Ganz osteotomy [J] . Orthop Clin North Am, 2006, 37 (2) : 161-171.

27. CLOHISY J C, BARRETT S E, GORDON J E, et al. Medial translation of the hip joint center associated with the Bernese periacetabular osteotomy [J] . Iowa Orthop J, 2004, 24: 43-48.

28. HUSSELL J G, MAST J W, MAYO K A, et al. A comparison of different surgical approaches for the periacetabular osteotomy [J] . Clin Orthop Relat Res, 1999, (363) : 64-72.

第十一章

骨盆双联截骨术治疗髋臼侧发育不良

Salter 单一骨盆截骨术由于仅仅截断了髋臼上方的髂骨,因此截骨后调整髋臼位置时,是以耻骨联合作为旋转中心的。但是随着患者年龄的增长,耻骨间盘的纤维软骨和周围韧带连接逐渐发育而变得牢固,耻骨联合这个旋转中心就好似一个生锈的铰链,严重阻碍髂骨的旋转。即使女性的耻骨间盘较男性的更厚,裂隙也较大,有一定的可动性,但是游离度仍然有限。研究表明,单一骨盆截骨术对髋臼角度的纠正,受限在 10°~15° 之间,所以其更适用于 6 岁以内的儿童。

1977 年,Sutherland 报道骨盆双联截骨术,用于解决前述局限,治疗较大年龄患者的 DDH。本手术是在完成 Salter 骨盆单一截骨后,再在耻骨联合和耻骨结节之间截骨,因此称为 Sutherland 骨盆双联截骨(图11-1)。由于增加了耻骨联合处的截骨,它可获得比骨盆单一截骨术更多的自由度,髋臼能充分旋转,改善其对股骨头的覆盖。采用 Steel 三处髂骨截骨术虽然也能增加髋臼的旋转度,但本术式手术损伤小,方法较简便。

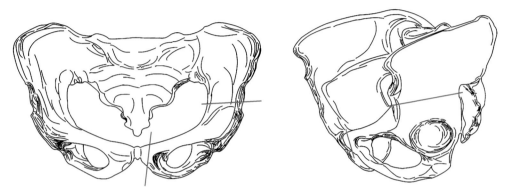

图 11-1　Sutherland 截骨位置示意图

髂骨截骨的位置与 Salter 单一骨盆截骨相同,注意耻骨联合处截骨需确保:截骨内侧段
保留少量松质骨和外侧段保持闭孔的完整性。

一、术前准备

1. 牵引　术前进行患肢牵引是很有必要的,除非同时行股骨短缩术。牵引的作用:①使挛缩的软组织松弛,手术容易复位;②使复位后的股骨头更稳定,防止因肌肉挛缩而产生再脱位;③减轻术后股骨头与髋臼之间的压力,以防止软骨面受压迫坏死及股骨头无菌性坏死。

成人患者一般采用克氏针胫骨结节骨牵引,对于年龄偏大脱出位置较高者,可采用股骨髁上牵引。牵引时抬高床脚 10~20cm,以对抗牵引。牵引方向应取患髋轻度屈曲、与躯干的纵轴相一致或轻度内收位。若将患肢放在外展位牵引,脱位的股骨头可能抵在髂骨上而受到阻挡,不能牵引下降。当股骨头牵至髋臼平面时,患髋可逐渐外展和伸直,以牵拉挛缩的软组织。

牵引的重量开始由轻到重,开始可用 2~3kg,以后逐渐加重至 7~8kg,一般不超过 7~8kg。胫骨结节牵引重量略小于股骨髁上牵引。患者的年龄、病变各不相同,所需的牵引重量和时间也各异。牵引过程中应注意测量双下肢的长度,检查腹股沟部是否可触及股骨头,一般牵引 2~4 周后,复查 X 线片,如股骨头下降不够,可适当延长牵引时间,后每周在牵引下摄 X 线片一次,以确定股骨头的位置。待股骨头下降到髋臼平面并维持 1~2 周后即可进行手术。

如同时采用股骨短缩的术式,术前可不需牵引治疗。青少年或成人高位脱位患者牵引复位多数较困难,一般不牵引而行股骨短缩术。

2. 做好全身情况和手术区皮肤准备。

3. 备血　如估计手术困难大或需同时加做其他手术者,应配血。双联截骨较骨盆单一截骨复杂,可配血 300~600ml。

4. 术前须自行排空膀胱或留置导尿。

二、手术技术及难点

1. 麻醉和体位　全身麻醉、基础麻醉加硬膜外麻醉或基础麻醉加骶管麻醉。患者取仰卧位,患侧臀部和背部垫高使身体向健侧倾斜 30°。

2. 髂骨截骨　过程和 Salter 单一骨盆截骨术一样,操作步骤请参考第 10 章。

3. 耻骨联合处截骨　按 Salter 术式完成髂骨截骨术后,开始耻骨截骨。沿耻骨联合和耻骨上支走行,做正中弧形切口。切开皮肤、皮下组织和筋膜。分离并向外侧牵开男性精索或女性圆韧带。紧靠耻骨和耻骨联合处分离和切断腹直肌及锥状肌。自耻骨前缘游离内收长肌肌腱。切开骨膜,并在骨膜下游离耻骨上、下支的内侧部分,显露耻骨联合与闭孔内侧。

用注射针头轻刺耻骨联合上缘的纤维软骨,找到耻骨联合和耻骨交界处。然后用小尖嘴单关节咬骨钳在耻骨结节与耻骨联合之间、紧靠耻骨联合的位置,咬除 0.7~1.3cm 宽的一条耻骨,使耻骨完全离断。但注意要在耻骨内侧段保留少量松质骨、外侧段保持闭孔的完整(图 11-2)。用巾钳提起耻骨截骨的外侧端,沿耻骨下缘向外行骨膜下剥离 2~3cm。

4. 重新定位髋臼位置　用 4 把手巾钳钳夹髂骨截骨的近、远端,截骨远端的巾钳放置宜深,过浅旋转远端时可能撕裂髂前下棘。近端用巾钳把持固定作为远端旋转的杠杆,将远端向下、向前、稍向外旋转,使截骨端的前侧张开,后侧保持连续性。同时将患肢做 4 字试验,并向下紧压膝关节,以耻骨联合为中心,使异常的髋臼方向确实得到矫正,在旋转远端髂骨时,要防止远侧端向内侧移位损伤坐骨神经及血管。

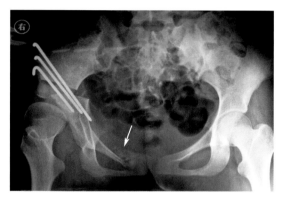

图 11-2　截骨位置不佳的骨盆正位 X 线片
箭头所示截骨位置过于远离耻骨联合而靠近闭孔,
破坏了闭孔的完整性。

远端旋转的程度需使髂前下棘对应髂前上棘,维持在同一序列上。在两截骨端的间隙内填入三角形骨块,骨块的凹面应该朝向骨盆内侧面,以保持骨盆内侧壁的完整性。在骨盆的外侧凹陷处,填入碎骨块,旨在增强两截骨端骨愈合的作用。从髂骨外上方斜向内下方到髋臼后内方,两枚螺纹克氏针贯穿固定截骨近端、植骨块及截骨远端,植骨块与截骨近、远端的内侧缘平齐,能防止克氏针穿入关节内。克氏针未进入髋关节内的主要依据:①手术台上做髋关节被动屈伸活动时,髋关节活动良好,无摩擦感;②切开关节囊用手触摸髋臼上缘无异物感;③手术台上摄髋关节正位 X 线片,证实不在髋关节内。剪断针尾,弯折后附于髂骨外板处。常规闭合切口。

5. 股骨旋转截骨术及股骨短缩截骨术　股骨颈前倾角超过 45° 的患者可酌情考虑行股骨旋转截骨术,应与上述手术同时进行。一般于小转子下截骨,通常用线锯,截骨后近截骨端内旋或远截骨端外旋,用 4 孔接骨板固定,但要注意矫正不要过度。股骨短缩截骨术适于年龄偏大高位脱位患者,特别是术前牵引未到位者,亦在小转子下截骨,短缩 2cm 左右,也可同时矫正前倾过大,然后也用 4 孔接骨板固定。

6. Sutherland 截骨术联合关节镜　对于成人 DDH 的患者,年龄越大,患髋关节内由于骨质反应性增生,形成的硬化骨越多,而且由于髋臼发育不良,臼窝浅,窝内常被覆增生的纤维组织,圆韧带肥厚,单纯截骨重定位髋臼位置,并不能解决上述问题。因此,四川大学华西医院曾报道 Sutherland 骨盆双联截骨的改进术式,在截骨基础上,联合关节镜手术,去除关节内增生组织及硬化骨,清理臼窝内异常增厚的纤维组织,修整盂唇,取得了满意的效果。研究表明术后患者髋关节 Harris 评分由术前平均 41.7 分提高到术后91.1 分,其中 Harris 评分 90 分以上者达 54.5%。术后八项有关生存质量的评价均有不同程度的提高,躯体健康状况较精神健康状况提高明显。

关节镜从经耻骨联合水平线与经髂前上棘垂线的交点处进入,保持其与冠状面和矢状面各成45°角,由外下向内上从关节囊前侧进入关节腔,使用球形磨钻磨去增生组织及硬化骨,再用刨削器彻底清理髋臼窝增生组织,修整盂唇,成形髋臼,目视下观察股骨头与重定位的新髋臼,确保头-臼同心圆匹配,最后使用射频行关节腔内止血后拆除关节镜(图11-3)。

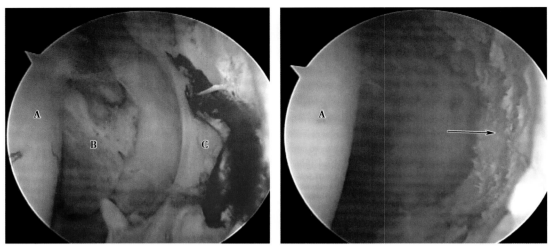

图 11-3　关节镜下可见圆韧带肥厚,盂唇增生
A:股骨头;B:圆韧带;C:盂唇;箭头示镜下清理髋臼卵圆窝内增生组织,代偿性肥厚的盂唇已被修整。

关节镜手术本身创伤小,既能去除患髋关节内增生的组织及硬化骨,同时对关节内尚正常的结构和关节面的破坏小;而且关节镜手术显露清晰,可以直视下尽可能恢复重定位后的髋臼与股骨头的同心圆关系,使两者良好包容。

三、手术注意事项

1. 耻骨截骨时注意勿损伤精索、膀胱、尿道、尿生殖膈和阴部内动脉。
2. 要特别轻柔细致地游离耻骨上缘和耻骨下缘,并用尖咬骨钳咬除耻骨至耻骨完全离断,但同时要注意截骨内侧段保留少量松质骨和外侧段须保持闭孔的完整。
3. 应正确掌握髋臼的旋转方向　两处截骨后髋臼部分应遵守耻骨截骨端向内、向后上和髂骨截骨远端向前、向下牵拉的原则,才能达到充分旋转髋臼和内移髋关节的目的。
4. 骨盆双联截骨是在 Salter 单一截骨的基础上,增加了耻骨联合处的截骨,因此 Salter 骨盆单一截骨手术注意事项也必须掌握(请参考第十章)。

四、术后处理

基本处理与 Salter 骨盆单一截骨术相同,髋人字形石膏固定髋关节于外展30°、屈曲与内旋各15°位。也可患肢持续皮牵引,牵引重量2kg,主要目的是限制髋关节屈曲活动以保护缝匠肌和股直肌在骨盆附着处的正常愈合。相较于单一截骨术,石膏固定时间建议延迟至6~8周,之后主动练习髋关节屈伸活动:鼓励患者坐起,双手交叉触脚,练习穿袜子。可辅以 CPM 机被动锻炼,分别于术后1个月、2个月、3个月、6个月、9个月复查 X 线片,根据截骨处愈合情况决定负重和去除内固定的时间。负重时间相较于单一截骨术适当延后(图11-4)。

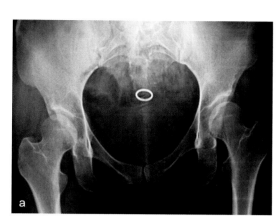
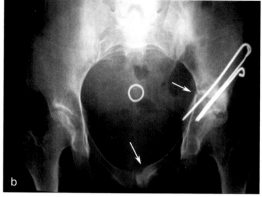
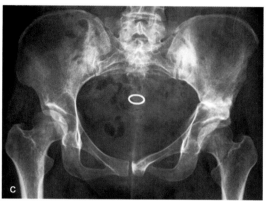

图 11-4　Sutherland 双联截骨术患者随访情况

a. 患者女性,28 岁。主因"双髋疼痛、跛行"入院。X 线片示双髋 DDH;b. Sutherland 双联截骨术后,箭头所示截骨位置;c. 去除牵引后患者拄双拐开始下床,患肢不负重,术后 2 个月,逐渐开始增加患肢负重及加强肌肉力量的训练,术后 3 个月弃拐行走,截骨愈合后取出内固定,术后左髋疼痛缓解,X 线片示左股骨头覆盖率明显增加。

五、总结

Sutherland 双联截骨术是为了解决单一骨盆截骨术后,耻骨联合限制截骨块的旋转移动而设计的,通过增加耻骨联合处的截骨,它可获得比骨盆单一截骨术更多的自由度,髋臼能充分旋转,改善其对股骨头的覆盖。四川大学华西医院曾在 Sutherland 双联截骨术的基础上,联合关节镜手术,取得了更好的疗效,关节镜手术本身创伤小,既能去除患髋关节内增生组织及硬化骨,修整盂唇,又对关节内尚正常的结构和关节面的破坏小;而且关节镜手术显露清晰,可以在直视下尽可能恢复重定位后的髋臼与股骨头同心圆的关系,使两者良好包容。

【笔者经验】

1. 了解从 Salter 单一截骨术发展至骨盆双联截骨术的历史和两者的异同。熟悉骨盆截骨手术分类及各种不同截骨手术的适应证,根据患者病情特点,选择适合的手术方式和手术时机。

2. 根据患者病情程度决定术前是否行患肢牵引。青少年或成人高位脱位患者牵引复位多数较困难,一般不牵引而直接行股骨短缩。

3. 相较于 Salter 单一截骨术,Sutherland 双联截骨术手术过程复杂,术前备血,术中血液回收,常规使用氨甲环酸等保证手术安全性。

4. 耻骨联合处截骨时,宜紧靠耻骨联合使耻骨完全离断,但要注意耻骨内侧段保留少量松质骨和外侧段保持闭孔的完整。

5. 在截骨基础上,可联合关节镜手术。既能去除患髋关节内增生组织及硬化骨,又对关节内尚正常的结构和关节面的破坏小;而且关节镜手术显露清晰,可以直视下尽可能恢复重定位后的髋臼与股骨头同心圆关系,使两者良好包容。

(沈　彬　马　俊)

参考文献

1. SUTHERLAND D H, GREENFIELD R. Double innominate osteotomy [J] . J Bone Joint Sur Am, 1977, 59: 1082-1091.

2. SANCHEZ-SOTELO J, TROUSDALE R T, BERRY D J, et al. Surgical treatment of developmental dysplasia of the hip in adults: Nonarthroplasty options [J] . J Am Acad Orthop Surg, 2002, 10 (5) : 321-333.

3. TONNIS D, HEINECKE A. Acetabular and femoral anteversion: Relationship with osteoarthritis of the hip [J] . J Bone Joint Surg Am, 1999, 81 (12) : 1747-1770.

4. ITO H, MATSUNO T, MINAMI A. Intertrochanteric varus osteotomy for osteoarthritis in patients with hip dysplasia: 6 to 28 years followup [J] . Clin Orthop Relat Res, 2005, (433) : 124-128.

5. HAILER N P, SOYKANER L, ACKERMANN H, et al. Triple osteotomy of the pelvis for acetabular dysplasia: age at operation and the incidence of nonunions and other complications influence outcome [J] . J Bone Joint Surg Br, 2005, 87 (12) : 1622-1626.

6. BYRD J W, JONES K S. Hip Arthroscopy in the presence of dysplasia [J] . Arthroscopy, 2003, 19 (10) : 1055-1060.

7. MASON J B, MCCARTHY J C, O'DONNELL J, et al. Hip arthroscopy: Surgical approach, positioning, and ditraction [J] . Clin Orthop, 2003, (406) : 29-37.

8. HARRIS N H. Acetabular growth potential in congenital dislocation of the hip and some factors upon which it may depend [J] . Clin Orthop Relat Res, 1976, (119) : 99-106.

9. PONSETI I V. Growth and development of the acetabulum in the normal child. Anatomical, histological, and roentgenographic studies [J] . J Bone Joint Surg Am, 1978, 60 (5) : 575-585.

10. WEDGE J H, WASYLENKO M J. The natural history of congenital dislocation of the hip: a critical review [J] . Clin Orthop Relat Res, 1978, (137) : 154-162.

11. COOPERMAN D R, WALLENSTEN R, STULBERG S D. Acetabular dysplasia in the adult [J] . Clin Orthop Relat Res, 1983, (175) : 79-85.

12. WEINSTEIN S L. Natural history of congenital hip dislocation (CDH) and hip dysplasia [J] . Clin Orthop Relat Res, 1987, (225) : 62-76.

13. WEDGE J H, SALTER R B. Innominate osteotomy: its role in the arrest of secondary degenerative arthritis of the hip in the adult [J] . Clin Orthop Relat Res, 1974, 98: 214-224.

14. GANZ R, KLAUE K, VINH T S, et al. A new periacetabular osteotomy for the treatment of hip dysplasias. Technique and preliminary results [J] . Clin Orthop Relat Res, 1988, 232: 26-36.

15. LEUNIG M, BEAULÉ P E, GANZ R. The concept of femoroacetabular impingement: current status and future perspectives [J] . Clin Orthop Relat Res, 2009, 467 (3) : 616-622.

16. KÖHNLEIN W, GANZ R, IMPELLIZZERI F M, et al. Acetabular morphology: implications for joint-preserving surgery [J] . Clin Orthop Relat Res, 2009, 467 (3) : 682-691.

第十二章

骨盆三联截骨术治疗髋臼侧发育不良

Pemberton 髋臼成形术受 Y 形软骨的活动性限制,而且以软骨为铰链会导致骨骺早闭。Salter 骨盆一联截骨术能应用于稍大儿童或青少年,但它的疗效也取决于耻骨联合的活动性,单一骨盆截骨术对髋臼角度的纠正,受限在 10°~15° 之间,股骨头的覆盖率有限,所以其更适用于 6 岁以内的儿童。前文介绍的骨盆双联截骨术,由于增加了耻骨联合处的截骨,排除了耻骨联合活动性限制,可获得比骨盆单一截骨术更多的自由度,髋臼能充分旋转,改善其对股骨头的覆盖,加上髋臼向内侧移位,水平力臂减少,增加了髋关节的稳定性。而骨盆三联截骨术则是相对更加复杂的截骨术,它在 Salter 骨盆一联截骨术的基础上,分别在耻骨上支和耻骨下支(或坐骨支)再做两处截骨,能提供更好的矫形效果并增加股骨头的覆盖。

但是,由于髋关节囊周围韧带和骨盆后份区域解剖结构的复杂性,学者们对耻骨支和坐骨支截骨的最佳位置产生了争议,基于不同的观点,文献报道了几种不同的三联截骨手术方法。但其基本原则是,截骨位置越靠近髋关节,截骨后髋臼的游离度越大,越容易获得更大的股骨头覆盖率。

一、常见术式

(一) Le Coeur 三联截骨术

Le Coeur 是第一个描述骨盆三联截骨术的人,1965 年首次在法语文献中报道,或许是语言覆盖面有限的缘故,它在欧洲以外的地区反而不如后来出现的同类术式为人们所熟知。如图 12-2 所示,他建议通过在大腿内侧的小切口行耻骨上、下支截骨,其优点是避开了坐骨支周围的复杂韧带结构,解剖简单,操作相对容易,可以经皮小切口完成截骨,但缺点也正是因为截骨位置选在耻骨下支而非坐骨支,远离了髋关节,导致髋臼旋转度受限。后续 Steel、Tönnis 和 Carlioz 等学者的改进方法均选择在坐骨支进行截骨,区别仅在于坐骨支截骨位置差异,而髂骨和耻骨上支的截骨位置大同小异。

(二) Tönnis 三联截骨术和 Carlioz 三联截骨术

基于截骨位置越靠近髋关节,截骨后髋臼的游离度越大,越容易获得更大的股骨头覆盖率这一原则,Tönnis 将坐骨支截骨位置调整到骶棘韧带坐骨附着处近端。由于截骨位置十分靠近髋关节,Tönnis 截骨术的显著优点是髋臼活动度大,可大角度旋转,但缺点包括手术入路复杂,切口与坐骨神经解剖关系紧密,容易造成坐骨神经损伤。通过尸体研究,de Kleuver 等还发现股静脉在截骨时也容易被损伤。

Carlioz 介绍的三联截骨术与 Tönnis 三联截骨术大致相同,1982 年首次在法国《矫形外科与运动器官修复杂志》(*Rev Chir Orthop Reparatrice Appar Mot*)上报道,不同之处在于他设计的截骨位置在骶棘韧带和骶结节韧带之间。

(三) Steel 三联截骨术

在 Steel 改进的骨盆三联截骨术中,坐骨支截骨处位于坐骨结节,在骶棘韧带和骶结节韧带坐骨附着处内侧,因此这些韧带一定程度上会限制截骨后髋臼的旋转,对于那些中重度髋臼发育不良,要求大角度旋转髋臼的病例并不特别适合。同时也不适用于继发于神经肌肉系统障碍的 DDH,如脑瘫、脊髓脊膜膨出、脊柱裂或 CMT 病(Charcot-Marie-Tooth diease)。

Steel 骨盆三联截骨术的缺点包括:①坐骨截骨切口位于臀部负重区,当患者坐位时,可能会很痛苦;②由于剩余的完整骶棘韧带所施加的限制,髋臼旋转重新定位的能力受到限制;③有作者还报道了与手术相关的其他并发症包括麻痹性肠梗阻、骨化性肌炎、坐骨不连,以及由于改变了骨盆环结构而造成的女性产道异常,自然分娩困难。

虽然 Steel 三联截骨术存在局限,但其操作相对前两种术式简单,远离坐骨神经,风险较小,在手术效果和安全性上平衡性最好,因此该术式影响更大,更流行。本章将重点介绍 Steel 三联骨盆截骨术。

Steel 骨盆三联截骨术将耻骨支、坐骨支和髋臼上方的髂骨都截断,重新定位髋臼方向并植骨后用克氏针固定。成功的手术可使股骨头覆盖率得到明显提升,Trendelenburg 步态也会消失。Steel 对 45 例患者 52 个髋关节手术进行术后随访,结果表明满意度达 77%(40/52),12 个不满意的髋关节仍有疼痛而且容易疲劳,其中 2 例 Trendelenburg 征仍阳性。

二、术前准备

在前面单一截骨术和双联截骨术章节(第十章及第十一章),已经对骨盆截骨术的术前准备进行了详细描述,三联截骨手术的基本原理、髂骨支和耻骨支的截骨步骤等均与之相同,术前准备也一样,请参考前两章。

三、手术步骤

1. 患者仰卧于手术台上,屈髋、屈膝 90°,保持髋关节可在外展、内收和旋转中立位自由活动。

2. 在大腿后侧和臀部铺单,显露坐骨结节。于臀沟近端 1cm 处做垂直于股骨干长轴的横切口。将臀大肌拉向外侧,在坐骨起点暴露腘绳肌。从坐骨上锐性切断位于表浅的股二头肌,暴露出半膜肌和半腱肌之间的间隙。坐骨神经位于外侧足够远,一般不会受损伤。

3. 用一把弯止血钳,经坐骨深面的半膜肌和半腱肌间隙进入闭孔。提起闭孔内肌和闭孔外肌起点,止血钳的尖端从坐骨支的下缘露出来,在这个过程中保证止血钳一直与骨质相接触。

4. 用一把骨刀指向后外侧与垂直方向呈 45° 角,把坐骨支完全截断。复位股二头肌的起始部。把臀大肌与深筋膜缝合,关闭切口。

5. 更换手术衣、手套和手术器械,开始手术的第二步,即髂耻部的操作。采用后路切口。皮肤准备区域为中间到中线,上方到肋缘。下肢可自由铺单。通过前方髂股入路,把髂骨和臀肌从髂骨翼上外翻。在髂前上棘切断缝匠肌和腹股沟韧带外侧止点,把它们内翻。

6. 经骨膜下将髂肌和腰大肌从骨盆内表面剥离,这能保护神经束。离断髂腰肌起点的腱性部分,显露耻骨结节。从耻骨上支骨膜下剥离耻骨肌,显露耻骨上支至耻骨结节内侧 1cm。

7. 用 1 把弯止血钳贴近骨质处,从耻骨上支进入闭孔,穿过闭孔膜,止血钳的尖端就从耻骨支下缘穿出。如果骨质很厚,再用 1 把止血钳从耻骨上支下缘向上穿入,并且与第 1 把止血钳相连接。

8. 用骨刀指向后内侧并与垂直方向呈 15° 角,截断耻骨支。用止血钳保护好闭孔动脉、静脉和神经。采用 Salter 骨盆截骨术用线锯截断髂骨,参考第 10 章。截骨术完成后,从骨盆内侧壁松解骨膜和筋膜,使髋臼侧截骨端游离。

9. 如果股骨头脱位或是半脱位,同时打开关节囊,清除阻碍复位的软组织,把股骨头尽可能地复位回 Y 形软骨的中心部分,然后关闭关节囊。

10. 用巾钳持住髂前下棘,旋转髋臼侧截骨端达到预想的位置,通常向前方和侧方,直到股骨头被覆盖。在年长儿童中,可用板状撑开器将截骨处撑开,因为他们的骶髂关节相对稳定并且不容易发生半脱位。当髋臼旋转到正确的位置后,把从髂骨上缘截取的骨质植入截骨处,加固髋臼。用 2 根克氏针穿过髂骨内壁交叉固定植骨块。允许耻骨肌和髂腰肌复位。将缝匠肌和腹股沟韧带的外侧部分缝合回髂前上棘,逐层关闭切口。

四、手术注意事项

Steel 骨盆三联截骨术是在单一截骨术和双联截骨术基础上的改进和发展,因此前两个章节描述的注意事项必须掌握。

尽管相对于 Tönnis 和 Carlioz 三联截骨术,Steel 三联截骨术距离坐骨神经较远,但是骨膜下分离到坐骨切迹时仍要注意切勿穿破骨膜,用牵开器保护,防止损伤坐骨神经。

五、术后处理

基本处理与 Salter 骨盆单一截骨术相同,由于三联截骨术后,髋臼完全游离,其稳定性受到影响,因此术后可能需要髋人字形石膏制动。髋人字形石膏固定髋关节于外展 30°、屈曲与内旋各 15° 位。由于进行了三处截骨,石膏固定时间适当延长,之后髋关节开始主动和被动活动。开始尝试挂拐不完全负重行走,分别于术后 1 个月、2 个月、3 个月、6 个月、9 个月复查 X 线片,根据截骨处愈合情况决定负重和去除内固定时间。

Lipton 和 Bowen 曾对 Steel 三联截骨术进行了改进:他们在坐骨截骨时不仅将坐骨支截断,还切除一块 1.0~1.5cm 的骨块,使髋臼内置和旋转更容易。同时用 2 个 7.3mm 的空心螺钉取代施氏针来加固髂骨截骨术。手术步骤通过 2 个切口完成:一个坐骨切口和一个 bikini 切口。他们认为,改进后的 Steel 三联截骨术不仅增加了对于股骨头的覆盖,增强了髋关节承重后的稳定性,而且不需要行髋人字形石膏制动。研究显示 11 例患者共 13 个髋关节(平均年龄 15 岁),术后 2 年随访 12 个髋关节结果很好,其中 10 例患者完全解除了髋关节的疼痛,所有的截骨部位都获得了骨愈合,没有内固定失败或矫形效果丢失。

六、总结

骨盆三联截骨术相对于单一截骨术和双联截骨术来说,髋臼得到充分游离,旋转自由度更大,由于髋关节囊周围韧带和骨盆后份区域解剖结构的复杂性,学者们对耻骨支和坐骨支截骨的最佳位置产生了争议,基于不同的观点,众多学者介绍了不同的截骨方法,但其基本原则是,截骨位置越靠近髋关节,截骨后髋臼的游离度越大,越容易获得更大的股骨头覆盖率。Le Coeur 在坐骨支截骨,解剖简单,操作容易,但是远离了髋关节,髋臼游离度会受影响;Tönnis 在骶棘韧带坐骨附着处近端截骨,截骨位置十分靠近髋关节,髋臼活动度大,可大角度旋转,但缺点包括手术入路复杂,切口与坐骨神经关系紧密,容易造成坐骨神经损伤,甚至股静脉在截骨时也容易被损伤;Carlioz 介绍的三联截骨术与 Tönnis 截骨术大致相同,在骶棘韧带和骶结节韧带之间截骨;Steel 建议在骶结节韧带内侧、坐骨结节处截骨,在手术效果和安全性上平衡性最好,因此该术式影响更大、更流行。

【笔者经验】

1. 熟悉常见骨盆三联截骨手术方式,各自不同的截骨位置及优缺点。Steel 三联截骨术操作相对简单,远离坐骨神经,风险较小,在手术效果和安全性上平衡性最好。

2. 相对于 Tönnis 和 Carlioz 三联截骨术,Steel 三联截骨术距离坐骨神经较远,但是骨膜下分离到坐骨切迹时仍要注意切勿穿破骨膜,用牵开器保护,防止损伤坐骨神经。

3. 有研究认为,若坐骨截骨时不单纯只将坐骨支截断,还切除 1 块 1.0~1.5cm 的骨块,可使髋臼内置和旋转更容易。

4. 三联截骨手术步骤多,过程复杂,常规术前备血,使用自体血回输及氨甲环酸减少失血,保证手术安全。

5. 三联截骨术后,髋臼完全游离,稳定性受到影响,术后需要髋人字形石膏固定髋关节于外展 30°、屈曲与内旋各 15° 位。根据截骨处愈合情况决定负重和去除内固定时间。

(沈　彬　马　俊)

参考文献

1. STEEL H H. Triple osteotomy of the innominate bone [J] . J Bone Joint Surg Am, 1973, 55 (2) : 343-350.

2. STEEL H H. Triple osteotomy of the innominate bone. A procedure to accomplish coverage of the dislocated or subluxated femoral head in the older patient [J] . Clin Orthop Relat Res, 1977, (122) : 116-127.

3. TÖNNIS D, BEHRENS K, TSCHARANI F. A modified technique of the triple pelvic osteotomy: early results [J] . J Pediatr Orthop, 1981, 1 (3) : 241-249.

4. KONYA M N, AYDN B K, YLDRM T, et al. Does previous hip surgery effect the outcome of Tönnis triple periacetabular osteotomy?Mid-term results [J] . Medicine (Baltimore) , 2016, 95 (10) : e3050.

5. DE KLEUVER M, HUISKES R, KAUER J M, et al. Three-dimensional displacement of the hip joint after triple pelvic osteotomy. A postmortem radiostereometric study [J] . Acta Orthop Scand, 1998, 69 (6) : 585-589.

6. AMINIAN A, MAHAR A, YASSIR W, et al. Freedom of acetabular fragment rotation following three surgical techniques for correction of congenital deformities of the hip [J] . J Pediatr Orthop, 2005, 25 (1) : 10-13.

7. PEMBERTON P A. Pericapsular osteotomy of the ilium for treatment of congenital subluxation and dislocation of the hip [J] . J Bone Joint Surg Am, 1965, 47 (1) : 65-86.

8. PEMBERTON P A. Pericapsular osteotomy of the ilium for the treatment of congenitally dislocated hips [J] . Clin Orthop Relat Res, 1974, (98) : 41-54.

9. VEDANTAM R, CAPELLI A M, SCHOENECKER P L. Pemberton osteotomy for the treatment of developmental dysplasia of the hip in older children [J] . J Pediatr Orthop, 1998, 18 (2) : 254-258.

10. COLEMAN S S. The incomplete pericapsular (Pemberton) and innominate (Salter) osteotomies; a complete analysis [J] . Clin Orthop Relat Res, 1974, (98) : 116-123.

11. FACISZEWSKI T, KIEFER G N, COLEMAN S S. Pemberton osteotomy for residual acetabular dysplasia in children who have congenital dislocation of the hip [J] . J Bone Joint Surg Am, 1993, 75 (5) : 643-649.

第十三章

髋臼周围截骨术治疗
髋臼侧发育不良

DDH 是一种常见的发育性疾病,多数由于先天遗传性因素而导致发病,而关节的过度磨损还有未及时矫正的青少年及幼年时期的关节脱位等后天因素也可导致此类疾病的发生。随病程进展,发育不良的髋臼整体变浅,对股骨头的覆盖面积减少,关节面之间匹配度丧失,导致髋关节局部的应力异常集中和应力增加,关节软骨最终无法承受这种应力增加,逐步发展为髋关节骨关节炎,这是导致髋部疼痛的主要病因之一,严重影响患者的生活与工作。DDH 包括髋臼侧畸形和股骨侧畸形两个方面,而大部分 DDH 患者的初始症状主要原发于髋关节的髋臼侧畸形。为此,髋臼周围截骨手术应运而生,使用各种截骨手术方法将髋臼作为一个整体转动从而达到加强髋臼覆盖的目的,最终矫正髋臼侧的解剖畸形。自 20 世纪以来,许多医师相继报道了各种纠正髋臼畸形的重建性髋臼截骨手术方法(也包括骨盆截骨手术),包括一相骨盆截骨术(Salter,1961 年)、二相骨盆截骨术(Sutherland,1977 年)、三相骨盆截骨术(Steel,1973 年)、髋臼周围旋转截骨术(Tagawa H,Ninomiya S,1984 年)、伯尔尼髋臼周围截骨术(Ganz,1988 年)等。这些手术的目的均在于增加髋臼对股骨头的覆盖、改善关节面匹配度、纠正髋关节局部应力的异常集中、恢复正常髋关节的生物力学环境、终止或延缓继发性骨关节炎的发展、避免或推迟人工关节置换手术,为青少年或中青年患者提供一种保髋的治疗方案。其中一相、二相、三相截骨术适用于幼儿和儿童期。而青少年和成人,因其骨盆顺应性差,韧带和软组织限制髋臼旋转,骨盆截骨术容易造成骨盆环破坏,且成年患者难以接受石膏外固定等原因不适宜做这类手术。目前世界上较为流行的治疗青少年和成人 DDH 的重建性截骨术式为伯尔尼髋臼周围截骨术(Bernese periacetabular osteotomy,PAO)和髋臼旋转截骨术(rotational acetabular osteotomy,RAO)。

一、手术指征

施行髋臼周围截骨术的最佳时机应是在患髋疼痛出现之后、严重的骨关节炎发生之前的窗口期。具体来说,目前普遍认为髋臼周围截骨术适用于 Corwe Ⅰ型(股骨头颈内侧交界处与泪滴的垂直高度差小于股骨头垂直高度的 50% 或小于骨盆高度的 10%)和 Corwe Ⅱ型(股骨头颈内侧交界处与泪滴的垂直高度差为股骨头垂直高度的 50%~75% 或小于骨盆高度的 10%~15%)的 DDH 患者,手术年龄通常在 10~40 岁之间(根据具体情况年龄范围也可在 5~50 岁之间,确定最小年龄须以 Y 形软骨闭合为基准),患者髋部疼痛超过 6 个月但活动度基本正常,存在 DDH 的影像学证据但 X 线片示股骨头无明显变形,外展内旋位 X 线片示头臼关系对应较好,骨关节炎分期低于 Tönnis Ⅱ级,关节间隙基本正常,满足上述条件的患者均可考虑通过 PAO 或 RAO 手术进行治疗(图 13-1)。

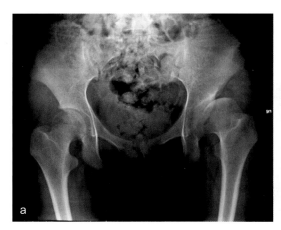
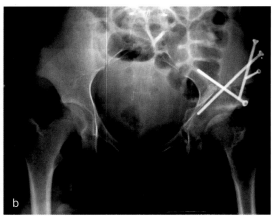

图 13-1　患者女性,14 岁。左髋疼痛伴跛行 1 年余

a. 骨盆正位 X 线片示左髋发育不良,Corwe Ⅰ型;b. 行髋臼周围截骨术后骨盆正位 X 线片,可见左髋股骨头覆盖明显改善。

对于年龄太小、髋臼骨骺线尚未闭合的患者,以及年龄太大已经出现严重骨质疏松的患者均不适合进行该手术。另外,髋关节活动度受限 >50%、股骨头变形明显、骨关节炎 Tönnis Ⅱ级以上、关节间隙狭窄的患者,以及外展内旋位 X 线片示股骨头覆盖无明显改善者,因其预后不佳而不推荐使用此类术式。

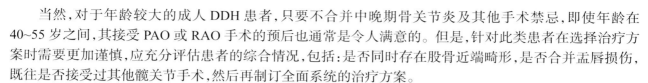

当然,对于年龄较大的成人 DDH 患者,只要不合并中晚期骨关节炎及其他手术禁忌,即使年龄在 40~55 岁之间,其接受 PAO 或 RAO 手术的预后也通常是令人满意的。但是,针对此类患者在选择治疗方案时需要更加谨慎,应充分评估患者的综合情况,包括:是否同时存在股骨近端畸形,是否合并盂唇损伤,既往是否接受过其他髋关节手术,然后再制订全面系统的治疗方案。

最后,临床上有部分患者出现髋部疼痛症状后,通过查体和辅助检查发现髋臼畸形比较严重,且疼痛症状经局部封闭证实确实由 DDH 所致,但患者疼痛和跛行的程度尚未严重影响生活。如果这类患者要求医师早期进行手术干预,则可对其进行客观全面的科学宣教,在患者知晓截骨手术风险、完全理解 DDH 疾病进展规律的前提下,如果患者仍强烈要求手术,也可对此类患者施行髋臼周围截骨手术进行治疗,以改善髋关节吻合度,增大关节接触面积,降低关节内压力,使尚未出现严重症状但正在进行的关节损毁过程停止,甚至逆转。

总之,进行髋臼周围截骨手术需要格外慎重,严格掌握手术指征和手术时机。如手术失败将加大二次手术或远期关节置换手术难度,降低关节功能。

二、术前评估及检查

髋臼周围截骨术具有相当的难度,需要主刀医师具有丰富的髋关节手术经验。同时,详细和完善的术前计划和术前检查,对髋臼畸形的准确评估,更是手术成功的重要保证,因此需要引起足够重视。

(一)拍摄 X 线片评价髋臼畸形程度

1. 常规位置 X 线摄片　首先需要拍摄骨盆站立正位 X 线片评价髋臼畸形程度,评价髋臼与股骨头之间的位置关系,分析髋臼的前后缘形态。在此位置摄片主要需要测量的指标包括:①外侧 CE 角(lateral central-edge angle,LCE),即通过股骨头中心点的垂线与髋臼外侧缘的夹角。通常认为该角 <20° 提示髋臼发育不良(图 13-2a);20°~24° 提示临界的发育不良;>40° 提示髋臼覆盖过度。②臼顶倾斜角,即经臼顶负重区硬化带的内下缘画两条直线,一条经过臼顶外缘,另一条与骨盆水平轴线平行,两条线之间的夹角即为臼顶倾斜角(Tönnis 角)。此角 >10° 则可考虑 DDH,角度越大髋关节的稳定性越差,<0° 则提示髋臼可能存在过度覆盖(图 13-2a)。③ Shenton 线(耻骨下缘与股骨颈内侧缘连成的弧线)的连续性,此弧线反映了股骨头和髋臼的关系,其连续性中断则提示 DDH,关节半脱位或脱位。另外,可拍摄双侧髋关节 65° 斜位 X 线片(假斜位),此时使用同样的测量方法得到的 CE 角称为前 CE 角(anterior central-edge angle,ACE),<20° 提示髋臼发育不良,提示股骨头前方覆盖不足(图 13-2b)。

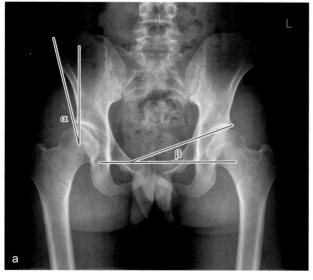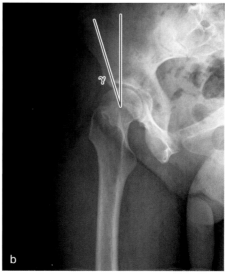

图 13-2　X 线片评价髋臼畸形程度

a. 患者男性,19 岁。双侧 DDH,骨盆正位 X 线片示右髋 LCE 角(α)约 13°,臼顶倾斜角(β)约 20°,均提示髋臼发育不良;
b. 患者女性,21 岁。右髋关节假斜位 X 线片示右髋 ACE 角(γ)约为 17°,提示股骨头前方覆盖不足。

2. 特殊位置 X 线片　除了上述常规摄片方法之外,我们还需要针对 DDH 患者进行几项特殊位置的 X 线片检查。首先我们需要拍摄双髋关节外展内旋正位片(下肢外展 30°,内旋 20°),即所谓"功能位"X 线片,通过此种体位的摄片可以评价髋臼与股骨头之间的对位关系。更重要的是在这种位置拍摄的 X 线影像可以模拟截骨手术完成后的头臼关系,从而预测手术效果,如果功能位 X 线片示头臼关系对应较好,股骨头覆盖明显改善,则 DDH 患者行髋臼截骨术后预后较佳(图 13-3a)。之后我们还要拍摄患者的双下肢全长 X 线片(图 13-3b),通过全长片评估双侧股骨干、胫骨干和全下肢绝对长度的差异,下肢力线情况,以及膝关节和踝关节是否存在内外翻畸形,从而制订更为具体的手术方案。

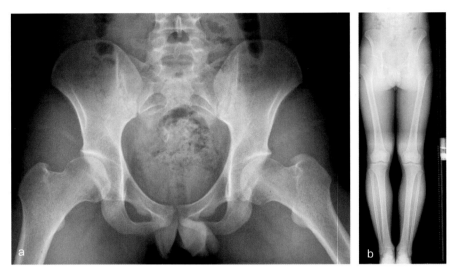

图 13-3　术前需拍摄双髋关节外展内旋正位 X 线片和双下肢全长 X 线片

a. 双侧 DDH 患者,拟行右侧 PAO 术,术前拍摄双髋关节外展内旋正位 X 线片,示双侧髋臼与股骨头对位良好;b. 双下肢全长 X 线摄片,可评估双侧股骨干、胫骨干和全下肢绝对长度的差异,下肢力线情况,以及膝关节和踝关节是否存在内外翻畸形。

(二) CT 及 MRI 检查评价股骨侧畸形及髋关节病变程度

术前需完善患者的髋关节 CT 扫描,检查范围应包含骨盆到股骨髁的全长薄层扫描,除了进一步在 CT 水平面、冠状面和矢状面进行髋臼畸形的评估外,我们需要重点观测股骨前倾角大小。股骨的前倾角需要在髋臼断面和股骨髁断面分别测量并计算(图 13-4)。通常认为股骨前倾角过大(>40°)时,需要同时行股骨截骨手术矫正(本章主要讨论髋臼侧畸形,故不对股骨侧畸形展开讨论)。最后,我们还要进行髋关节 MRI 检查(有条件的单位建议行单髋 MRI 扫描),主要目的是评价关节软骨磨损情况,评估截骨后是否在新的关节承重面具有足够的软骨覆盖,明确有无盂唇损伤及内翻。若存在明显盂唇损伤及其他异常,则需要进行关节切开探查或在截骨术前先行髋关节镜探查清理,镜下手术修补盂唇损伤,处理髋臼周围病变,为截骨术后患髋的正常功能恢复创造条件,避免术后撞击。

(三) 术前建立计算机三维模型模拟截骨手术

术前利用计算机软件(笔者单位使用 Mimics 软件),将患者的 CT 或 MRI 数据导入后,可建立患者骨盆的三维模型,从而可以在 3D 模型上精确寻找髋臼周围截骨术中各部分截骨的方向和截骨线的长度,可以在术前根据不同患者的具体情况进行个体化计算机模拟截骨手术。髋臼周围截骨术中四个截骨步骤的难点主要在于髂骨后柱截骨线的选择。截骨太少则易进入关节腔,截骨太多则易引起髂骨后柱骨折,进而破坏骨盆环的完整性,亦不利于之后对截骨块的旋转。而计算机三维模型的模拟手术则可提供不同的尝试,并可以随意翻转骨盆模型(图 13-5)。在模拟髋臼周围截骨术成功后,测量记录各截骨线的长度和方向,为正式手术提供具体的数据和角度参考依据,这也符合目前精准医疗的导向和要求,为每个患者提供个体化医疗。

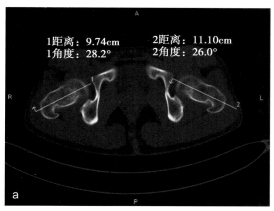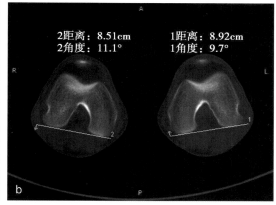

图 13-4　双侧 DDH 患者,术前进行 CT 扫描,检查范围从骨盆到股骨髁,评估股骨前倾角时需在髋臼断面(a)和股骨髁断面(b)分别测量并计算

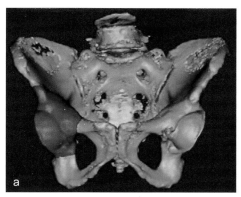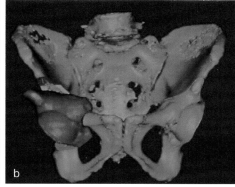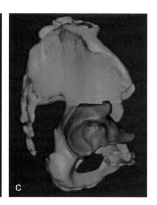

图 13-5　三维模拟髋臼周围截骨术

a. 红色区域为髋臼截骨块;b. 髋臼截骨块向前外侧旋转;c. 旋转后外侧观,可见髋臼后柱完整。

三、手术技术

(一) 伯尔尼髋臼周围截骨术

1988 年 Ganz 教授等首先报道应用髋臼周围截骨术治疗 DDH,取得了满意的矫正效果。该术式被称为 Bernese 截骨术或 Ganz 截骨术(图 13-6),其截骨为多边形的近关节截骨(图 13-7),骨盆后柱保持连续性,有利于保护坐骨神经,术后真骨盆形态保持不变,从而允许女性患者正常分娩,该术式最大限度地减少内固定的使用,并允许患者早期挂双拐下床活动,因而受到关节外科医师的广泛推崇。此外,与后面介绍的髋臼旋转截骨术(rotational acetabular osteotomy,RAO)相比,伯尔尼髋臼周围截骨术(Bernese periacetabular osteotomy,PAO)可以实现旋转中心的内移及下移,有利于严重畸形的矫正。伯尔尼外科中心一项随访时间为 20 年的研究结果表明,术后保存髋关节的患者比率达到 60%。Albers 等对 147 例患者(165 髋)进行 PAO 手术治疗,随访时间 10 年,其 PAO 术后保髋率已经达到 77%~86%。从 PAO 术发展至今,随着手术技术和适应证更加完善和清晰,在未来相信还可能达到更高的保髋率。

1. 麻醉方式、体位和手术入路　PAO 手术难度较大,手术时间长,术中对肌松要求较高,因此常规选择全身麻醉,并且患者往往更加年轻,全身麻醉的耐受性也较好。患者仰卧于可透 X 线的手术床上,常规消毒、铺巾,患侧下肢消毒包裹,以便自由活动,术前应留置导尿管,准确监测手术期间的出入量。PAO 手术有时出血量较多,笔者所在单位在术中常规使用自体血回输系统。

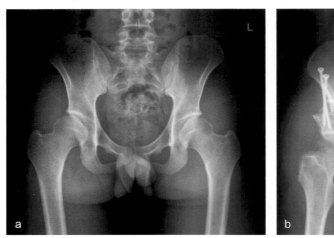
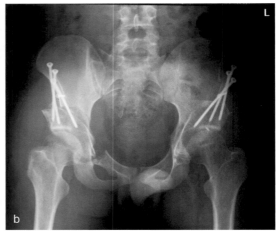

图 13-6 双侧 DDH 患者行 PAO 术矫正治疗

a. 术前骨盆正位 X 线片示患者双侧髋臼发育不良；b. 左髋 PAO 术后 1 年，右髋 PAO 术后 1 周余，
双侧股骨头覆盖明显改善，头臼对位良好，左髋截骨块已愈合。

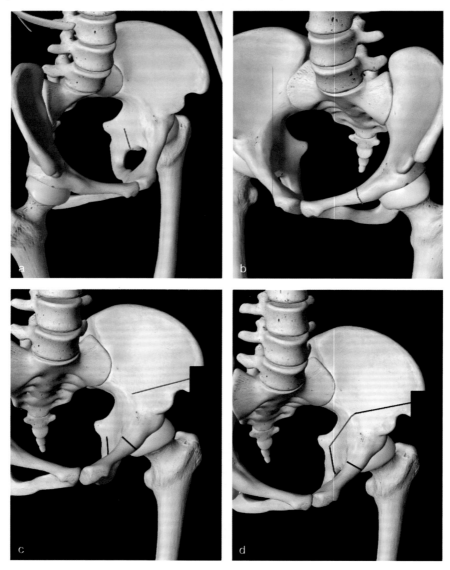

图 13-7 PAO 截骨术原理示意图

a. 坐骨部截骨；b. 耻骨部截骨；c. 髂骨截骨；d. 髋臼后柱截骨。

PAO 常见的手术入路包括 Ganz 报道的 Smith-Petersen 入路以及经髂腹股沟入路，这两种手术入路都充分考虑了截骨块的血供。经髂腹股沟入路对骨盆内深部结构显露较好，每一步截骨均在直视下进行。但是髂腹股沟入路无法打开前关节囊，对关节内和股骨颈的病变难以处理。虽然使用 Smith-Petersen 入路进行坐骨部截骨时，无法在直视下操作，但可通过触摸髋臼下沟及借助 C 形臂 X 线透视机完成术中监视。与髂腹股沟入路相比，Smith-Petersen 入路还可以避免截骨时对髂血管产生的牵拉张力，不易发生血管并发症，因此笔者所在单位通常采用改良 Smith-Petersen 入路（图 13-8）。改良 Smith-Petersen 入路切口长约12cm，于缝匠肌与阔筋膜张肌间隙游离股外侧皮神经，将其牵向内侧加以保护。沿髂嵴切开骨膜，骨膜下剥离显露髂骨内板。做髂前上棘截骨（2cm×1cm），将截骨块连同腹股沟韧带与缝匠肌牵向内侧，在此处截骨改善了真骨盆的显露，尤其是四边体的显露，有利于截骨操作。

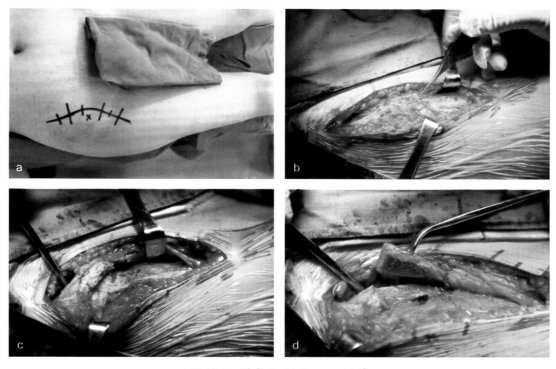

图 13-8　改良 Smith-Petersen 入路

a. 改良 Smith-Petersen 入路切口，长约12cm；b. 于缝匠肌与阔筋膜张肌间隙游离股外侧皮神经；c. 将股外侧皮神经牵向内侧加以保护；d. 做髂前上棘截骨（2cm×1cm），将截骨块连同腹股沟韧带与缝匠肌牵向内侧。

此外，如果患者的股骨近端无凸轮畸形，MRI 检查也显示无盂唇撕裂或软骨缺损，也可以采用 Novais 等报道的 rectus-sparing 入路。通过这种方法，可不用进行髋关节前路切开术，不必于髂前下棘与髋臼缘分离股直肌，这样做是为了尽量减少术后疼痛，并可能提高术后髋关节的屈曲力量。

2. PAO 截骨术步骤及手术要点

（1）坐骨支截骨：骨膜下剥离显露耻骨粗隆及髂骨四边体。游离股直肌，但不予切断，这有利于术后早期股四头肌功能训练。将髂肌自关节囊剥离，于髂腰肌肌腱与关节囊之间进行分离直至髋臼下沟。扪及髋臼下沟，根据术中透视定位，用带 30° 角、宽 1.5cm 月牙形骨刀经股骨头颈内下方关节囊外行坐骨部截骨（图 13-9a），截骨深度约 1.5~2.0cm，在接近闭孔外肌近端位置截骨可避免损伤到附近的旋股内侧动脉。坐骨部截骨可能会使截骨块丧失来自臀下动脉和阴部内动脉的血供，但只要闭孔血管和旋股内侧动脉的吻合支保持完整，通常可为其提供充足的血供。注意外侧皮质截骨不要太深，特别是在髋关节屈曲和内收位时，因为此处靠近坐骨神经。

（2）耻骨支截骨：根据术中透视定位，在耻骨粗隆内侧约 1cm 处行耻骨部截骨（图 13-9b），此步骤需要注意保护闭孔神经与血管，如出现自发的下肢内收提示闭孔神经被牵拉或刺激。在上方观察，截骨线应垂直于耻骨支长轴;从前方观察,截骨线应从近端外侧斜行至远端内侧。截骨的关键是要沿着髂耻隆突内侧截骨,以避免造成截骨进入关节内。

(3)髂骨截骨:于髂前上、下棘之间行髂骨外板剥离,宽度约2.5cm,但不进入坐骨大切迹顶点。用摆锯做髂骨截骨,截骨线起自髂前上、下棘之间垂直于手术台,止于距骨盆弓状线约1cm、距骶髂关节约3cm处(图13-9c)。髂骨截骨的终点是整个髋臼周围截骨块的后上角,也是后柱截骨的起点,位于坐骨切迹和髋臼后部的中间位置。

(4)髋臼后柱截骨:屈髋45°并外旋下肢,充分显露髂骨四边体、坐骨大切迹及坐骨棘,用往复锯做髋臼后柱截骨(截骨线距坐骨大切迹约1.5cm),分别与髂骨截骨线与坐骨截骨线相连(图13-9d)。这里改用往复锯替代骨刀做髋臼后柱截骨是笔者的改良。由于髋臼后柱的位置深在,用骨刀做髋臼后柱截骨时容易滑脱,极易发生髋臼后柱劈裂骨折。改用往复锯做髋臼后柱截骨使髋臼后柱截骨更准确、便捷,不易发生后柱劈裂。对于年龄稍大的患者(30~40岁),由于骨质硬,截骨时容易沿截骨线方向劈裂,造成髋臼后柱骨折,在术中操作时要格外谨慎。可以在截骨线拐角处预先将骨盆内板部分截断,然后再将截骨线连在一起。坐骨神经大多数情况下经梨状肌下孔出骨盆,手术显露时需要将一把圆撬放在坐骨大切迹处以方便截骨,并且骨盆后柱的截骨要保留约1cm宽的骨连续性,这时有梨状肌和圆撬的保护,不容易损伤坐骨神经。而如果遇到坐骨神经经梨状肌上孔出骨盆的情况时,损伤的风险要大一些,截骨操作时尤其要保证骨盆后柱的连续性,并且放置圆撬时要紧贴骨盆壁操作。

(5)关节切开术及囊内检查:髋关节撞击(femoral acetabular impingement,FAI)是PAO术后患髋残留疼痛、关节活动度减少以及骨关节炎进展加重的主要原因。因此如果术前确认患髋存在关节内病变,如盂唇撕裂、凸轮型撞击损伤或游离体,可在术中进行关节切开术及囊内检查,以股骨颈的前侧和外侧中心位置行T形关节囊切开术(也可行Z字形切开),以避免损伤途经股骨颈后侧和上侧的韧带血管。T形切口中的垂直方向切口沿着股骨颈长轴,而水平切口沿着髋臼缘。首先行关节囊T形切口的垂直切口,这有利于在做水平切口(T形顶部)时能观察到盂唇。用锚钉修复撕裂的盂唇,用骨刀或高速磨钻修整股骨头颈结合部的凸轮型畸形。通过髋关节屈曲内旋检查切除是否充分,是否存在撞击。冲洗关节腔后用可吸收缝线间断缝合关闭关节囊。

3. 旋转截骨块及髋臼固定　在完成上述步骤并确认截骨完全后,则可进行髋臼骨块的旋转,最常见的覆盖不足往往来自前方和外侧,所以正确的手法是向上轻微提起髋臼骨块,然后向外侧、前方和内收位旋转骨块。向前外侧旋转骨块达到髋臼前倾,实现前方覆盖,内收骨块获得外侧覆盖。正确定位后,髋臼骨块后上方尖角应轻微插入到上方完整的髂骨截骨处,髋臼骨块突出的尖端应大致与完整髂嵴的上部在一条线上。经C形臂X线透视机观察外侧CE角、臼顶倾斜角、髋臼前后缘的位置、Shenton线等指标,证实股骨头获得良好的覆盖,同时观察髋臼在后前位X线上不出现"交叉征"(cross sign),以免髋臼截骨块向前旋转过度。同时观察髋关节屈曲,如屈曲范围较术前减少10°~20°左右,则认为髋臼前侧覆盖基本满意。需要注意的是,截骨块合适的矫正位置是一种微妙的平衡,有时过度追求正常的CE角会造成矫正过度,事实上相比之下应该更注重臼顶倾斜角的恢复以避免过度矫正。股骨头外侧覆盖过多在术中通过X线片很容易发现,但前侧过度覆盖往往很难发现,往往是在术后复查时摄患髋假斜位X线片(false profile radiograph)时测量ACE角才能发现。这种前方过度的覆盖可引起股骨颈和髋臼缘的撞击,术中可在截骨块固定后通过极度屈曲患髋来检查有无撞击以避免前方的过度矫正。最后固定髋臼,通常以3枚皮质骨螺钉固定髋臼截骨块,之后务必用拉力螺钉将髂前上棘截骨块原位固定,恢复腹股沟韧带张力,预防发生股疝。逐层缝合切口,放置引流管,此时再次透视,评估矫正效果及位置满意。(图13-10)

(二)髋臼旋转截骨术

1984年日本的Tagawa H和Ninomiya S教授首先报道应用髋臼旋转截骨术治疗DDH。髋臼旋转截骨术的原理是在保持关节囊完整的情况下,在髋臼的骨性部分做弧形截骨,将截骨后的髋臼向前、向外、向下旋转以增加髋臼对股骨头的覆盖面,增强髋关节的稳定性。从解剖结构上矫正了髋臼发育不良,消除了

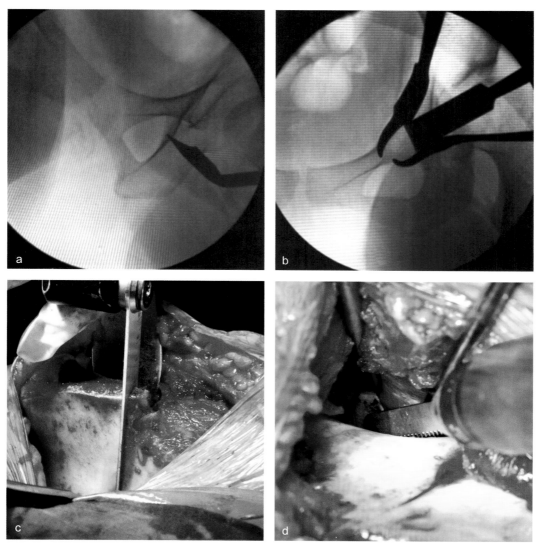

图 13-9　PAO 截骨手术步骤

a.根据术中透视定位,用带 30° 角、宽 1.5cm 月牙形骨刀经股骨头颈内下方关节囊外行坐骨部截骨;b.在耻骨粗隆内侧约 1cm 处行耻骨截骨;;c.用摆锯做髂骨截骨,截骨线起自髂前上、下棘之间垂直于手术台,止于距骨盆弓状线约 1cm、距骶髂关节约 3cm 处;d.用往复锯做髋臼后柱截骨。

髋关节负重软骨变性的因素。该术式重建了髋关节正常的解剖关系,同时有研究报道 RAO 手术有利于局部成软骨细胞活性的增加,改善髋关节周围的血运,促进髋臼软骨的发育,为髋关节继续发育创造条件。髋臼向外、向下、向前移动,充分覆盖在股骨头上,使股骨头作用在髋臼上的压力分散、压强减小。2016 年 Yasunaga Y 等报道了一项关于 RAO 手术治疗 DDH 继发性骨关节炎的随访研究(145 髋,随访年限 20 年),结果表明仅有 17% 的 DDH 继发早期骨关节炎患者术后进展至骨关节炎期,6% 的患者最终进行了关节置换手术。可见髋臼周围截骨手术对 DDH 继发的早期骨关节炎也有较好的疗效,在相当程度上延缓甚至终止了骨关节炎的进程。

1. 麻醉方式、体位和手术入路　和 PAO 一样,RAO 同样对术中肌肉松弛度要求较高,因此常规选择全身麻醉。患者侧卧于可透 X 线的手术床上,常规消毒、铺巾,患侧下肢消毒包裹,以便自由活动,术中不需要牵引床或任何牵引装置。手术切口起自髂嵴顶点,向远端弧形延伸,止于大转子水平远端,距大转子约 4cm 处,剥离皮下组织,向后方牵开皮瓣,常规电凝止血。

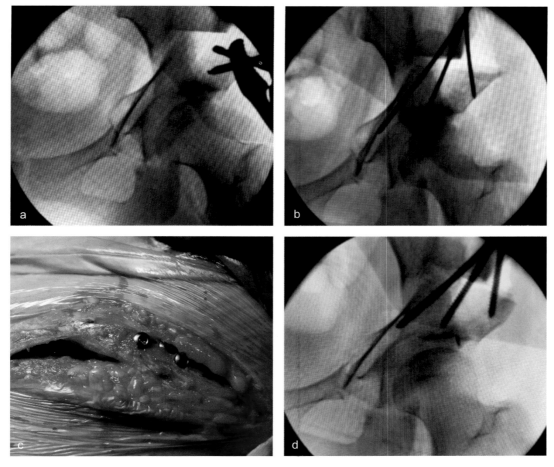

图 13-10　旋转截骨块及髋臼固定

a. 透视下进行髋臼骨块的旋转,向前外侧旋转骨块达到髋臼前倾,实现前方覆盖,内收骨块获得外侧覆盖; b. 临时固定髋臼,透视髋臼覆盖满意;c. 通常以 3 枚皮质骨螺钉固定髋臼截骨块;d. 再次透视,评估矫正效果位置满意。

（1）前方显露：RAO 的截骨入路是髋臼前方和后方两侧显露的联合入路,前方截骨入路基本与 Smith-Petersen 入路相同,于缝匠肌与阔筋膜张肌间隙进入,识别并游离股外侧皮神经加以保护。识别阔筋膜张肌、缝匠肌和股直肌,由髂前上棘开始,分离阔筋膜张肌和缝匠肌,显露股直肌和髂腰肌。用骨膜剥离器由髂骨外侧面骨膜下剥离臀中肌、臀小肌,以显露髋臼的前缘和上缘,但不要切断臀中肌及阔筋膜张肌在髂嵴上的起点。切断股直肌向下翻转,显露关节囊。于髂前上、下棘处沿髂骨内板行骨膜下髂肌剥离,可见髂腰肌腱,剥离并将髂腰肌腱牵向前方,暴露髂耻隆起,此处为耻骨截骨的截骨位点。至此,联合入路的前半部已显露了髋臼的前缘、上缘和前下缘。

（2）后方显露：显露深层的臀中肌后缘和外旋肌群,于大转子上方剥离外旋肌群向后翻转,注意保护坐骨神经。沿深层的关节囊后壁,向后剥离髂骨后方直至坐骨大切迹缘和坐骨小切迹。沿臀中肌后缘行关节囊外剥离,至臀小肌与关节囊之间,通过隧道与前方显露入路部分汇合,Hohmann 拉钩置于坐骨大切迹及坐骨下方,协助显露。这样,髋臼后壁、后下缘已经完成显露。

（3）截骨前关节镜探查：在截骨开始前可先行关节镜探查,主要目的是评价关节软骨磨损情况,评估截骨后是否在新的关节承重面具有足够的软骨覆盖,明确有无盂唇损伤及内翻,若存在明显盂唇损伤及其他异常,则可镜下行探查清理,修补盂唇损伤,处理髋臼周围病变,为截骨术后患髋的正常功能恢复创造条件,避免术后撞击。

2. 截骨线的确定及截骨方法　首先使用弧形骨刀对耻骨进行单独截骨,以髂耻隆起为标志紧靠隆起的耻骨缘为截骨点截骨。髂骨和坐骨的截骨为连续性的关节囊外截骨,髋臼后下缘以髋臼下沟中心为截

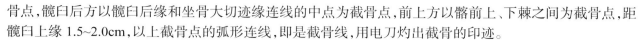

骨点,髋臼后方以髋臼后缘和坐骨大切迹缘连线的中点为截骨点,前上方以髂前上、下棘之间为截骨点,距髋臼上缘1.5~2.0cm,以上截骨点的弧形连线,即是截骨线,用电刀灼出截骨的印迹。

截骨顺序从前上方和上方开始,然后转向后方和后下方。截骨前需要预先使用空气钻,沿髂骨和坐骨的截骨线垂直钻入松质骨内,切开外侧皮质骨,然后再改用弧形骨刀垂直方向顺着其弧度深度凿入完成截骨,截骨时需要仔细辨认锤击的声音变化以判断截骨深度是否已经到达皮质骨内板,避免凿入过深截骨块进入骨盆或关节内截骨。如前所述利用空气钻预先截骨的技术会使这种对锤击音的辨认更为容易且可以使骨刀更稳定地切入松质骨,并使得对髂骨内板的截骨更为精确。

3. 旋转截骨块及髋臼固定　截骨后髋臼完全游离,但关节囊必须完整地附着在被完全游离的髋臼上。外展外旋患髋,使得截骨块更容易移动。用剥离器于截骨线最高处撬动游离的髋臼,使髋臼向前外侧方旋转,靠近骨盆侧的截骨块应尽可能的薄,并取除骨盆侧任何多余的骨块,以增大髋臼对股骨头的包容,使得股骨头尽可能内移,C形臂X线透视机透视下进一步调整游离髋臼的位置和方向,直至获得满意的头臼对合关系为止。截骨块的旋转使得髋关节各部分所受应力更为平均,并使得原本处于半脱位状态的股骨头处于一个更正常的位置。

从髂骨翼外板凿取1块或2块楔形骨块,在髋臼上方截骨面的间隙中嵌插植骨。然后用2枚可吸收螺钉斜向上穿过髋臼前上缘和植骨块固定在髂骨上。妥善止血,逐层缝合切口,放置引流管,此时再次透视,评估矫正效果位置满意。

最后,需要特别注意的是,实施髋臼周围截骨术后,虽然截骨后的截骨块旋转使髋臼空间构象接近正常,可以降低远期全髋关节置换时的髋臼假体失效风险。但由于髋臼的结构发生了改变,因此在行全髋关节置换时应慎用髋臼的骨性标志,以免髋臼假体安放错误。

四、术后康复

髋臼周围截骨术后的康复治疗至关重要,按术后不同阶段介绍如下。

1. 术后1~2天　可以做双侧髋关节、膝关节被动屈伸锻炼。手术侧屈髋、屈膝角度不超过60°。身体状况较好者,可将病床调整至45°坐数分钟。

2. 术后3天至3周　术后3天可开始挂双拐下床站立,练习用双拐非负重行走。可于病床上进行髋关节、膝关节主动屈伸锻炼。在无明显疼痛的情况下,术后1周可在亲属帮助下练习侧卧(向未手术侧翻身),坐于床边练习伸膝活动,锻炼股四头肌力量。不引起明显疼痛的前提下可进行手术侧下肢向前、向后轻微摆动,做臀部、大腿部肌肉锻炼。

3. 术后3~12周　继续练习挂双拐行走,术后6周左右手术侧下肢可轻微落地并轻微用力(即部分负重,但不能超过体重1/3的力量)。鼓励臀中肌力量练习,即侧卧于未手术一侧,伸直手术侧膝关节、髋关节,每次向后上抬起约15°~30°。鼓励俯卧位向后伸腿练习(臀大肌力量练习)。部分13~20岁年轻患者,若无明显疼痛,可以于10周后开始挂单拐行走练习。需注意术后3个月内应避免抗阻力练习。

4. 术后12周至6个月　12周左右复查影像学检查示骨质愈合后可尝试完全负重。继续行股四头肌、臀大肌、臀中肌力量练习,鼓励加强髋关节活动度练习。去掉双拐后行走若没有明显疼痛不适,允许但不鼓励下蹲、上下楼练习。需要向患者强调走路姿态练习,行走过程中两足落地时间逐渐一样,纠正摇摆、跛行、肩膀歪斜等不良姿势。

每例DDH患者的病情和畸形程度不同,手术方案不同,康复锻炼过程也不可能完全一致。作为关节外科医师,需要结合患者的具体情况,循序渐进,进行术后康复锻炼的指导。

五、并发症

髋臼周围截骨术由于操作复杂,多数并发症发生在手术早期经验不足阶段。因此要求术者严格把握手术指征,有良好的手术技术和经验以确保手术效果,避免手术并发症的出现,以下为髋臼周围截骨术后的常见并发症。

1. 截骨块矫正不佳 髋臼周围截骨术难度较大的步骤之一是髋臼截骨块的转位。截骨矫正不佳包括矫正不足和过度矫正等。如果过度矫正严重,髋臼切迹也会成为负重区的一部分。因此,术中不应过度追求正常的 CE 角,避免过度矫正的危险。股骨头前侧过度覆盖往往很难发现,其可引起股骨颈和髋臼缘的撞击。术中可在截骨块固定后通过极度屈曲患髋来检查有无撞击以避免前方过度矫正。截骨块的转位应围绕髋关节旋转中心,否则会造成髋关节和截骨块的内移或外移,相对应会导致髋臼内陷或髋臼外侧骨折。术前对患者个体解剖和覆盖缺损的详细认识和术前设计、术中透视以及术中对合适矫正位置的正确判断能尽量减少上述情况的出现。术前三维 CT 重建和基于 CT 技术的术前模拟可能会解决这些问题。

2. 关节内截骨 负重区关节面截骨是非常严重的并发症,可导致术后早期和快速进展的髋关节骨关节炎。而非负重区关节内截骨多发生在髋臼下缘,即坐骨下支的截骨,不会有严重影响。术前对髋臼四边体部位的解剖要有充足的认识。术中需要仔细辨认坐骨棘和闭孔。髂骨和耻骨上支的截骨通过截骨前克氏针定位可明确截骨线的位置,耻骨上支的截骨位置必须位于髂耻隆起的内侧。

3. 髋臼后柱骨折 髋臼后柱的连续性中断见于少数患者,它通常不造成明显的问题,一旦发现就要求患者避免负重直到有骨痂形成。髋臼后柱的连续性有利于截骨块的稳定和术后活动。如果髋臼后柱连续性中断没有发现,有造成截骨块继发移位的可能性。

4. 内固定物相关并发症 内固定物的问题包括内固定物固定失败和内固定物的局部症状。由于内固定通常仅采用 3 颗左右的螺钉,术后过早的完全负重会导致内固定物的固定失败,造成术后髋臼截骨块的移位。因此术后 6 周内患肢的严格免负重是必需的。内固定物若引起的局部症状,则可以通过及时取出而解决。

5. 截骨延迟愈合或不愈合 属于术后晚期的并发症,通常多见于截骨块矫正度数比较大、造成截骨处间隙大的患者,可通过植骨及内固定预防和处理。耻骨截骨处的延迟愈合在随访的 X 线片上最为常见,通常没有临床症状。髂腰肌的嵌入是造成耻骨截骨不愈合的原因之一,建议术中检查。另外对于耻骨截骨处的植骨可能会由于术后截骨端的微动导致植骨块脱落,术中可使用缝线将植骨块固定于截骨两端。

6. 股外侧皮神经损伤 股外侧皮神经在髂腹股沟入路中不可避免地要受到牵拉,是神经损伤中最常见的并发症,最常见的损伤为术中牵拉和碾挫。建议采用笔者单位改良的 Smith-Petersen 入路,可在一定程度上减少此并发症的发生。

7. 坐骨神经损伤 坐骨神经的损伤非常少见,主要发生在骨盆后柱截骨操作时,特别是遇到少数坐骨神经经梨状肌上孔出骨盆的患者,发生损伤的风险则会大一些。截骨操作时尤其要保证骨盆后柱的连续性。

8. 股动脉、股静脉及股神经损伤 这类并发症的发生主要是由于在组织分离时造成的血管壁损伤和器械的牵拉损伤。术中会造成大出血,术后造成动脉栓塞、下肢静脉血栓形成等。术中通过屈曲患髋可以减小神经血管的张力,并避免粗暴地牵拉,可以减少这一并发症的发生。

9. 切口疝 发生的原因与缝合不严、肥胖、腹部肌肉薄弱和慢性持续性的腹内压增高有关。术后采用腹带加压包扎和早期下床活动以尽早恢复胃肠功能,防止便秘,有利于预防切口疝的发生。

六、总结

保髋理念已经在世界范围内流行,并且近年来也在国内得到快速普及,引起许多关节外科医师的兴趣和关注,骨科医师们意识到关节外科不再仅仅局限于关节置换手术。特别是对于中青年的 DDH 患者而言,除了等待置换,髋臼周围截骨术为其提供了一种新的选择和治疗机会,可以保留自身的髋关节,通过截骨手术矫正髋臼畸形,改善髋关节功能,延缓髋关节的退变,从而推迟或者避免关节置换,大大提高了患者的生活质量。本章尽可能全面地介绍了髋臼周围截骨术治疗髋臼侧发育不良的基本原则和手术要点,须知无论此类保髋技术如何进步发展,术者自身手术经验的积累和手术技巧的不断提高才是保证手术成功的关键。

【笔者经验】

1. 施行髋臼周围截骨术的最佳时机应是在患髋疼痛出现之后、严重的骨关节炎发生之前的窗口期。其中，一相、二相、三相截骨术适用于幼儿和儿童期，而青少年和成人 DDH 的重建性截骨术式为 PAO 和 RAO。

2. 详细和完善的术前计划和术前检查是髋臼周围截骨术成功的重要保证，包括常规位置 X 线片、特殊位置 X 线片、CT 及 MRI 检查及计算机三维模型模拟截骨等。

3. PAO 和 RAO 作为髋臼旋转截骨的重要手术方式，尤其适用于中青年的 DDH 患者，但手术难度较大，需要一定的学习曲线，以获得满意的手术效果，减少术后并发症。

（李 扬 陈晓东）

参考文献

1. YASUNAGA Y, OCHI M, YAMASAKI T, et al. Rotational acetabular osteotomy for pre-and early osteoarthritis secondary to dysplasia provides durable results at 20 years [J] . Clin Orthop Relat Res, 2016, 474 (10) : 2145-2153.

2. YASUNAGA Y, OCHI M, TERAYAMA H, et al. Rotational acetabular osteotomy for advanced osteoarthritis secondary to dysplasia of the hip. Surgical technique [J] . J Bone Joint Surg Am, 2007, 89 Suppl 2 Pt. 2: 246-255.

3. DOMB B, LAREAU J, REDMOND J M. Combined hip arthroscopy and periacetabular osteotomy: indications, advantages, technique, and complications [J] . Arthrosc Tech, 2014, 3 (1) : e95-e100.

4. YASUNAGA Y, YAMASAKI T, OCHI M. Patient selection criteria for periacetabular osteotomy or rotational acetabular osteotomy [J] . Clin Orthop Relat Res, 2012, 470 (12) : 3342-3354.

5. CLOHISY J C, SCHUTZ A L, JOHN L S, et al. Periacetabular osteotomy: a systematic literature review [J] . Clin Orthop Relat Res, 2009, 467 (8) : 2041-2052.

6. NAKAMURA S, NINOMIYA S, TAKATORI Y, et al. Long-term outcome of rotational acetabular osteotomy 145 hips followed for 10—23 years [J] . Acta Orthop Scand, 1998, 69 (3) : 259-265.

7. NINOMIYA S. Rotational acetabular osteotomy for dysplastic hip [J] . J Bone Joint Surg Am, 1984, 66 (3) : 430-436.

8. ZHANG J, WEI J, MAO Y, et al. Range of hip joint motion in developmental dysplasia of the hip patients following total hip arthroplasty with the surgical technique using the concept of combined anteversion: A study of crowe I and II patients [J] . J Arthroplasty, 2015, 30 (12) : 2248-2255.

9. ZHU J, CHEN X, CUI Y, et al. Mid-term results of Bernese periacetabular osteotomy for developmental dysplasia of hip in middle aged patients [J] . Int Orthop, 2013, 37 (4) : 589-594.

10. ZHANG J, WANG L, MAO Y, et al. The use of combined anteversion in total hip arthroplasty for patients with developmental dysplasia of the hip [J] . J Arthroplasty, 2014, 29 (3) : 621-625.

11. SHOJI T, YAMASAKI T, IZUMI S, et al. Evaluation of articular cartilage following rotational acetabular osteotomy for hip dysplasia using T2 mapping MRI [J] . Skeletal Radiol, 2018, 47 (11) : 1467-1474.

12. TANAKA T, MORO T, TAKATORI Y, et al. Evaluation of the three-dimensional bony coverage before and after rotational acetabular osteotomy [J] . Int Orthop, 2018, 42 (11) : 2527-2534.

13. HAMADA H, TAKAO M, SAKAI T, et al. Morphological variation of the anterior inferior iliac spine affects hip range of motion in flexion after rotational acetabular osteotomy [J] . Int Orthop, 2018, 42 (6) : 1247-1252.

14. GEORGIADIS A G, DUTT V, TRUONG W H, et al. Anteverting Bernese periacetabular osteotomy in the treatment of neurogenic hip dysplasia in cerebral palsy [J] . J Pediatr Orthop B, 2018, 27 (6) : 473-478.

15. NOVAIS E N, DUNCAN S, NEPPLE J, et al. Do radiographic parameters of dysplasia improve to normal ranges after bernese periacetabular osteotomy? [J] . Clin Orthop Relat Res, 2017, 475 (4) : 1120-1127.

16. NOVAIS E N, CARRY P M, KESTEL L A, et al. Does surgeon experience impact the risk of complications after Bernese periacetabular osteotomy? [J] . Clin Orthop Relat Res, 2017, 475 (4) : 1110-1117.

17. GRAMMATOPOULOS G, BEAULÉ P E, PASCUAL-GARRIDO C, et al. Does severity of acetabular dysplasia influence

clinical outcomes after periacetabular osteotomy?—a case-control study [J] . J Arthroplasty, 2018, 33 (7) : S66-S70.

18. MARANHO D A, WILLIAMS K A, MILLIS M B, et al. Mid-term results of periacetabular osteotomy for the treatment of hip dysplasia associated with down syndrome: minimum follow-up of five years [J] . J Bone Joint Surg Am, 2018, 100 (5) : 428-434.

19. SIEBENROCK K A, SCHOENIGER R, GANZ R. Anterior femoro-acetabular impingement due to acetabular retroversion: treatment with periacetabular osteotomy [J] . J Bone Joint Surg Am, 2003, 85 (2) : 278-286.

20. GANZ R, KLAUE K, VINH T S, et al. A new periacetabular osteotomy for the treatment of hip dysplasias technique and preliminary results [J] . Clin Orthop Relat Res, 1988, (232) : 26-36.

21. 朱俊峰 , 崔一民 , 沈超 , 等 . Bernese 截骨联合骨软骨成形术治疗髋关节发育不良 [J] . 中国骨肿瘤骨病 , 2011, 10 (5) : 435-440.

22. 张翔 , 陈晓东 . CT 三维重建在髋臼截骨术中的临床意义 [J] . 上海交通大学学报 (医学版) , 2009, 29 (2) : 167-170.

23. 王颖 , 陈晓东 . PAO 治疗成人 DDH 的预后影响因素 [J] . 解剖与临床 , 2010, 15 (5) : 376-378.

24. 陈晓东 . "保髋" 之路将越走越宽 [J] . 中华关节外科杂志 (电子版) , 2017, 11 (3) : 219-221.

25. 张洪 , 徐辉 , 康倩 , 等 . 经骨盆内髋臼周围截骨术治疗成人髋臼发育不良 [J] . 中华骨科杂志 , 2001, 21 (11) : 658-661.

26. 黄野 , 张洪 , 徐辉 , 等 . 经髂腹股沟入路伯尔尼髋臼周围截骨的中期随访 . 中华骨科杂志 , 2007, 27 (7) : 499-504.

27. 吕明 , 张洪 , 蒋增辉 , 等 . 经髂腹股沟入路伯尔尼髋臼周围截骨术后并发症 : 182 例回顾性分析 [J] . 中国组织工程研究与临床康复 , 2007, 11 (45) : 9137-9141.

28. 陈晓东 , 崔一民 , 沈超 , 等 . 髋臼周围截骨治疗髋关节发育不良 [J] . 中华骨科杂志 , 2010, 30 (2) : 143-147.

29. 吴文华 , 杨鸿生 . 髋臼旋转截骨术治疗成人髋臼发育不良 [J] . 中国现代手术学杂志 , 2005, 9 (2) : 114-117.

30. Albers CE, Steppacher SD, Ganz R, et al. Impingement adversely affects 10-year survivorship after periacetabular osteotomy for DDH. Clin Orthop Relat Res, 2013; 471 (5) : 1602-1614.

第十四章

股骨近端内翻截骨术
治疗股骨侧发育不良

DDH 是小儿骨科最常见的髋部发育畸形之一。根据畸形的程度不同,DDH 患者的临床表现也不尽相同。从髋关节的不稳定到髋关节完全脱位,患者可表现为皮纹不对称、下肢短缩外旋、腰前弓增大、髋关节外展受限等,后期如继发骨关节炎可造成髋关节疼痛加重。该病在国内发生率较国外高,流行病学结果显示国内发病率可高达 10% 左右,尤其以女性为主。近几年由于医疗水平的提高,儿童疾病筛查的普及,DDH 的发病率逐年降低,尤其成年后需要接受关节置换的患者数量明显降低,但 DDH 仍然在我国接受关节置换的疾病中排名前三。

DDH 的发病原因及病理机制目前尚不清楚,与多种因素有关。遗传和环境被认为是最为重要的两个发病因素。女性发病率明显高于男性,因此国外文献报道该病的发生可能与内分泌和激素水平有关。同时,文献报道臀产位的儿童发病率更高,因此认为 DDH 的发生与胎位有关。另外,部分地区习惯使用双下肢捆绑襁褓儿童,这样一种生活习惯也被认为与 DDH 的发病有关。

一、股骨近端畸形的解剖特点

DDH 保髋治疗的目标就是尽可能恢复髋关节正常的解剖结构,其中恢复髋臼和股骨头正常的同心圆关系是重中之重。对于由股骨头、股骨颈和大小转子组成的股骨近端而言,其正常发育生长需要股骨头和髋臼之间相对运动和配对压力而达到相互模塑的作用,即股骨近端正常的生长发育需要股骨头位于真臼内,下肢应力通过股骨近端传导,配合周围软组织肌肉的牵拉张力作用,最终使得股骨近端发育正常;同时,正常的股骨头解剖结构也是促进髋臼正常生长发育的必要条件,股骨头对髋臼的反作用压力可促进髋臼向正常的深度、角度和形态发展。

因此,对于 DDH 患者而言,由于其发育过程中存在一定程度的关节不稳或关节脱位,其股骨近端畸形程度与股骨头脱离髋臼正常同心圆的时间长短有着直接的关系。轻度关节不稳或早期关节脱位,股骨近端畸形程度往往不重,经过保守治疗恢复正常的头臼关系后,畸形往往能够得到很大程度的缓解;如早期关节不稳或脱位不予以纠正,往往会造成股骨近端的病理变化进行性加重,其再塑形能力大大下降。脱位后的股骨头如不予以复位,可导致股骨头长期位于真臼位上方,造成股骨头内侧所受应力增加,外侧应力相应降低,导致股骨头骨骺不能正常发育,后期可表现为骨骺表面凹凸不平,形态不规则;同时由于股骨头缺乏髋臼上缘的阻挡作用,脱位后的股骨头同时受到髂骨的阻挡作用,导致 DDH 患者的股骨颈往往较长,且颈干角和前倾角明显增加,从而发生更加严重的高位脱位。正常儿童出生时颈干角平均是 137°,后逐渐减小,成年后男性平均为 131°,女性平均为 134°。而 DDH 患者的颈干角往往较大,常常超过 140°,且随着脱位程度的增加而逐渐增大,在此基础上往往合并有前倾角增大,部分患者前倾角可从正常的 12°~15° 增加到 60°。

因此,采用股骨近端内翻截骨,通过减小颈干角的方式来增加头臼覆盖、降低脱位的发生、保证股骨头髓核的正常发育就显得十分重要。尤其是在 DDH 发病早期,纠正股骨近端畸形,恢复头臼正常的对合关系,可明显降低成年后患者关节畸形的程度,降低二期接受关节置换手术的患者比例。

二、发育性髋关节发育不良的治疗原则

DDH 的治疗重点在于早期诊断和早期治疗。患儿一旦诊断为 DDH,应立即开始治疗,效果往往较好,关节功能及关节的解剖结构可随着生长发育逐渐恢复正常。一旦错过治疗最佳时机,则会严重影响关节功能,补救治疗的结果往往造成成年后继发骨关节炎而接受关节置换手术。

DDH 患者一般遵循保守治疗、保髋治疗和关节置换这一治疗流程。出生后 18 个月内是保守治疗的最佳时期,这一阶段患儿髋关节病理改变尚不明显,通过手法复位 + 辅助外固定的治疗方法,恢复髋关节正常的头臼对合关系,髋关节可最大限度地恢复正常解剖结构。如果早期保守治疗效果不佳,或错过保守治疗最佳时机,则头臼关系的恢复较为困难,此时髋关节已出现结构畸形,则往往需要通过保髋手术达到矫形目的。

三、手术方案选择

手术治疗方案包括髋周截骨术、关节融合术和关节镜手术。对于截骨术而言,其目的在于增加关节覆盖,纠正髋关节解剖畸形,增大髋关节承重面积,重建髋关节正常的力学关系,恢复关节功能,延缓骨关节炎的发展,推迟成年后接受关节置换的时间。

20 世纪 50 年代开始,髋周截骨术被广泛用于 DDH 的保髋治疗。根据截骨部位可主要分为骨盆截骨术和股骨截骨术。骨盆截骨术包括常用的一相截骨术(Salter 截骨术和 Pemberton 截骨术)、二相截骨术(Sutherland 截骨术)和三相截骨术(Steel 截骨术),同时也包括目前较为流行的髋臼旋转截骨术和髋臼周围截骨术。股骨截骨术主要包括股骨内翻截骨术、股骨外翻截骨术和股骨旋转截骨术。

四、手术方式

对于 DDH 患者的截骨手术而言,骨盆截骨的手术方式多种多样,包括早期的 Ferguson 截骨术、经典的 Salter 截骨术,以及在此基础上进一步改进的 Pemberton 截骨术和 Dega 截骨术。相对于骨盆截骨手术方式的多样性,股骨近端畸形的截骨矫形手术方式主要包括内翻截骨术、外翻截骨术、旋转截骨术和短缩截骨术。内翻截骨术最常用的手术方式是近端粗隆下内翻截骨术。通过股骨近端截骨术,减小颈干角,从而增加股骨头在髋臼内的包容,进而改变股骨头负重力点,最终达到降低关节内压力、促进髋臼发育的目的。

股骨内翻截骨术的手术指征包括:① 1.5~12.0 岁年龄区间的患儿;②诊断为 DDH,前期经过保守治疗效果不佳,髋关节仍旧没有完全复位的患儿;③股骨颈干角明显增大,往往超过 140°,髋臼指数超过 30°;④合并髋关节半脱位或完全脱位,Shenton 线不连续,股骨头不在 Perkin 方格内下象限。

股骨内翻截骨术的手术禁忌证:①患者年龄不是在 1.5~12.0 岁区间。患儿年龄 <1.5 岁,可首选保守治疗;年龄 >12 岁,单纯内翻截骨术疗效不确切,如需手术往往需要联合髋臼侧截骨;②其他原因导致的髋关节脱位,如化脓髋治愈后髋关节脱位,髋关节外伤性脱位等;③股骨颈干角无明显增大,颈干角 <140°。单纯内翻截骨效果不佳;④其他手术禁忌,如合并感染等。

五、术前准备

术前准备中最重要的是拍摄标准位 X 线片,包括骨盆正位 X 线片、患肢的股骨颈正斜位 X 线片和髋关节的三维 CT 重建(图 14-1)。有条件的医院建议拍摄双下肢全长 X 线片(图 14-2)。标准的骨盆正位 X 线片应该是双下肢与肩同宽,双足内旋 15° 左右,以便消除股骨颈的前倾角。术前根据影像学资料测量股骨头脱位高度和股骨颈干角以便对截骨的部位和截骨角度做好计划。

六、手术步骤

内翻截骨术前通常需要进行精确的计划,通过不同体位的 X 线片,确定截骨的位置,并进一步确定内翻角度。内翻角度过小,手术效果不确切;内翻角度过大,过度矫形会增加术后并发症的发生率。因此通常需要准确计划内翻的角度。固定材料可选择钉板系统,如角钢板,也可以选择克氏针或斯氏针。

手术体位可选择侧卧位或平卧位,以平卧位居多。麻醉满意后,取 Smith-Peterson 切口,依次切开皮肤和皮下组织,锐性切开阔筋膜,显露骨外侧肌及其大转子下缘起点。注意保护阔筋膜下方的股外侧皮神经。显露股直肌,切开髂骨骨骺后,股骨大转子下沿腱性部分切断股外侧肌,沿股外侧肌后缘暴露股骨粗线及骨膜,小心剥离粗隆部位的部分骨膜,保护软组织袖套。于股直肌外侧分离旋股外侧动脉升支并结扎切断。

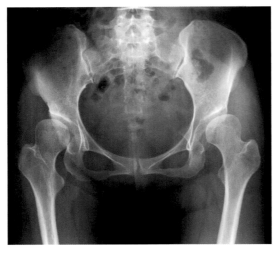

图 14-1　术前常规拍摄骨盆正位 X 线片,显示双髋
DDH,股骨颈干角明显增大,呈髋外翻畸形

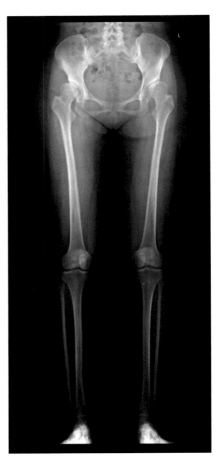

图 14-2　术前拍摄双下肢全长 X 线片,有
利于判断下肢长度

清理关节囊外脂肪组织,显露股骨颈前方关节囊,T 形切开后暴露股骨头颈部。切断圆韧带止点并外旋股骨,将髋关节从前方脱位后彻底清理髋臼内增生软组织,清理髋臼周围增生的盂唇,并切断髂腰肌。

根据术前计划,采用摆锯行股骨近端楔形截骨,楔形骨块的大小和高度应符合术后内翻角度的调整。截骨后取下截骨块,即可内翻股骨近端。采用克氏针临时固定截骨端,C 形臂 X 线透视机透视下检查股骨内翻角度和截骨面的对合是否满意。满意后予以角接骨板固定,或选用直接骨板提前预弯成需要的角度。接骨板远端一般选择 3 枚螺钉固定即可。大部分 DDH 患者合并有股骨颈前倾角增大,可在内翻截骨的同时适当矫正股骨前倾角。内固定植入后再次行 C 形臂 X 线透视机透视,证实内翻度数满意及内固定位置良好,并逐层关闭切口(图 14-3)。

术后需予以髋人字形石膏固定,保持患髋于外展 30°、内旋 15° 的位置,同时保持膝关节屈曲 10° 左右。术后抗生素及其他处理方法同常规患者。需要配合 4~6 周髋人字形石膏外展位固定。6 周后复查 X 线片并逐渐部分负重,12 周后可完全负重。

七、临床效果和分析

DDH 患儿多数合并有不同程度的股骨颈干角和前倾角增大。由于患儿股骨头长期处于半脱位或完全脱位状态,股骨头内侧受到的压力增大,外侧压力相对减小。股骨头缺乏髋臼顶的"限制"作用后,往往会表现为股骨颈变长,颈干角变大,表现为"向上生长"的趋势。同时,由于脱位的股骨头受到髂骨的阻挡,股骨颈前倾角也会相应增大。脱位时间越长,患儿的股骨颈干角和前倾角随着生长发育会逐渐变大,从而造成髋关节生物力学性能发生异常,进一步加重脱位的程度。

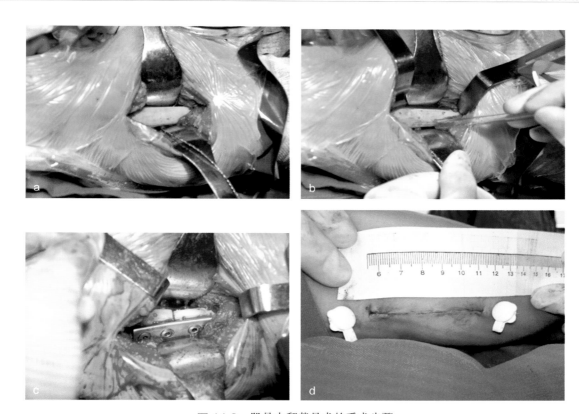

图 14-3　股骨内翻截骨术的手术步骤

a. 充分暴露股骨近端,准备截骨;b. 截骨前可先利用克氏针在截骨两端进行标记,有利于判断截骨的角度和旋转;
c. 截骨后利用接骨板固定截骨断端;d. 手术后切口长度展示。

　　DDH 的治疗是一个系统工程,患儿不同生长发育阶段的针对性治疗措施不尽相同。6 个月至 1 岁年龄段的患儿,常常使用保守治疗方式,以期通过大腿位置的调整来恢复髋关节同心圆的解剖对位,达到复位的目的。最常用的矫形器是 Pavlik 吊带。对于年龄超过 1 岁的患儿,如果髋关节出现半脱位和完全脱位,往往需要采取手术治疗。手术方式通过不断进步和发展,已经形成了部分经典的手术方式,包括髋臼侧的 Ferguson 截骨术、Salter 骨盆截骨术、Pemberton 髋臼截骨术、Dega 髋臼截骨术等;股骨侧的短缩旋转截骨术、股骨内翻截骨术和外翻截骨术等。

　　股骨内翻截骨术用于治疗颈干角过大的 DDH 患儿已经得到公认。李斌等通过三维 CT 对髋关节发育不良患者术后再脱位的原因进行分析,发现术后再脱位组患儿的颈干角比正常组和术后未脱位组均有明显统计学差异,提示颈干角的纠正可以预防术后髋关节脱位再次发生。因此,对于合并颈干角超过 140° 的 DDH 患儿,应在进行髋臼截骨、增加股骨头覆盖率的同时,联合股骨内翻截骨,恢复正常的颈干角和股骨头负重,可获得更良好的临床效果。Zweifel 等对 52 例 DDH 的患者进行了内翻截骨矫形,并随访 17.8 年,结果显示截骨后的患者在骨关节炎发病进程、关节功能等方面均有明显改善。Rozkydal 等对 28 例合并颈干角增大的 DDH 患者进行股骨内翻截骨的手术治疗。纳入患者的颈干角为 145°~168°,平均随访 22 年,结果显示,截至 22 年随访终点,18 例患者髋关节功能良好,10 例患者接受髋关节置换手术。Kaplan-Meier 生存曲线显示,10 年随访时髋关节的生存率为 89%,20 年生存率为 75%,25 年生存率为 67%。19 例患者对股骨内翻截骨手术效果十分满意;关节功能评分从术前的 48 分,提高到末次随访的 78 分。笔者认为,内翻截骨手术对于合并髋外翻的 DDH 患者十分有效,可以很好地延缓关节置换手术的时间。

　　由于 DDH 患者通常不是单一股骨颈干角增大,往往合并有髋臼侧的发育畸形,大部分患者甚至髋臼侧畸形程度大于股骨侧。因此,单一使用股骨内翻截骨术往往不能满足要求,常常需要联合髋臼侧截骨矫形,即所谓的联合截骨术。联合截骨术在临床效果、保髋年限方面均优于单一股骨侧或单一髋臼侧截骨术。

Hess 等对 22 例(33 髋)DDH 患者进行髋臼和股骨内翻联合截骨治疗,术后患者髋臼 CE 角基本恢复至正常范围,颈干角从术前的 150° 降低至术后的 120°,平均降低 31°。长期随访结果发现,17 例患者生活质量较高,除了重体力劳动和剧烈运动以外,其余日常活动均不受影响。除 6% 的患者并发股骨头缺血性坏死以外,其余患者均未再次出现股骨畸形。笔者认为髋臼和股骨联合截骨术可更好地用于 DDH 患者,术后并发症发生率低,且能够更好地恢复髋臼和股骨头的同心圆对合关系。Song 等对 39 例(55 髋)合并髋关节脱位的脑瘫患儿进行截骨矫形,以期纠正患儿的髋关节脱位症状。39 例患者分为单一股骨内翻截骨组和联合截骨组,前者纳入 31 髋,后者纳入 24 髋。术前单一股骨截骨组和联合截骨组的髋臼覆盖率分别为 56% 和 63%。研究结果发现,单一股骨截骨组术后再发脱位的比例为 24%,而联合截骨组仅为 13%,两者有统计学差异。笔者推荐对于髋臼覆盖率低于 70% 的患者,使用联合截骨的方式进行矫形手术,可有效避免术后再发脱位的风险。

八、常见并发症

内翻截骨术常见的并发症主要包括截骨部位不愈合、内固定失效等,这些主要与手术技术和操作有关。有部分患者可能出现内翻截骨角度过大或者内翻不足,原因主要是术前计划不到位或术中未完全按照术前计划进行截骨。髋内翻不足可降低术后保髋治疗的临床效果,过度内翻可能会造成股骨颈干角过小,偏心距增大,截骨部位剪切应力增加而导致骨折不愈合或臀中肌无力。截骨部位应位于转子间区,不应过度靠近股骨颈,否则可影响股骨头血供而出现股骨头缺血性坏死。

【笔者经验】

1. 儿童的 DDH 治疗应该尽早,一旦诊断,应立即开始治疗,遵循保守治疗、保髋治疗和关节置换这一流程。

2. 股骨内翻截骨术的方式多种多样,但最核心的是对手术指征的把握。

3. DDH 患儿出现单一颈干角增大的情况较少,多合并有髋臼侧发育畸形,因此在股骨内翻截骨的基础上,往往需要联合髋臼侧的截骨矫形手术。

4. 文献报道股骨内翻截骨术后临床疗效较好,可明显延长后期行关节置换手术时间,但国内相关报道还较少,需要进一步深入研究。

（曾　羿）

参考文献

1. 潘少川 . 发育型髋关节发育不良 [M] . 北京 : 人民卫生出版社 , 2009: 12.

2. 孙德立 , 肖毅 . 发育性髋关节脱位诊断与治疗 [M] . 济南 : 济南出版社 , 2002: 170.

3. 李斌 , 李锋 , 刘复奇 , 等 . 发育性髋脱位术后再脱位的三维 CT 分析 [J] . 组织工程与重建外科杂志 , 2010, 6 (1) : 41-45.

4. 彭建平 , 王旭义 , 陈晓东 , 等 . 发育性髋关节发育不良患者股骨近端畸形特点的研究 [J] . 中华关节外科杂志 (电子版) , 2017, 11 (3) : 228-233.

5. ZWEIFEL J, HONLE W, SCHUH A. Long-term results of intertrochanteric varus osteotomy for dysplastic osteoarthritis of the hip [J] . Int Orthop, 2011, 35 (1) : 9-12.

6. ROZKYDAL Z, JANICEK P, OTIEPKA P. Proximal femoral varus osteotomy in adults after developmental dysplasia of the hip: long-term results [J] . Acta Chir Orthop Traumatol Cech, 2010, 77 (6) : 489-493.

7. SPENCE G, HOCKING R, WEDGE J H, et al. Effect of innominate and femoral varus derotation osteotomy on acetabular development in developmental dysplasia of the hip [J] . J Bone Joint Surg Am, 2009, 91 (11) : 2622-2636.

8. SONG H R, CARROLL N C. Femoral varus detoration osteotomy with or without acetabuloplasty for unstable hips in cerebral

palsy [J] . J Pediatr Orthop, 1998, 18 (1) : 62-68.

9. 崔一民, 陈晓东, 朱俊峰, 等 . 髋臼周围截骨联合股骨转子间截骨术治疗复杂的髋关节发育不良的近期疗效 [J] . 中华骨科杂志 , 2015, 35 (3) : 212-217.

10. HESS T, ESSER O, MITTELMEIER H. Combined acetabualoplasty and varus derotation osteotomy in congenital dislocation of the hip. Long-term results [J] . Int Orthop, 1996, 20 (6) : 350-356.

第十五章

股骨近端外翻截骨术
治疗股骨侧发育不良

DDH 患者在股骨侧多表现为颈干角增大、股骨颈增长、头颈比例缩小、髋关节偏心距减小和前倾角增大。对于 DDH 患者，股骨近端截骨矫形手术主要包括股骨近端内翻截骨术、股骨近端外翻截骨术、股骨近端旋转截骨术和股骨近端短缩截骨术。由于 DDH 患者股骨侧的解剖畸形特点，目前主流的截骨手术方式为内翻截骨，同时联合适当的旋转和短缩截骨，以期能够完全矫正股骨近端畸形。其中，髋内翻截骨用来纠正髋外翻畸形，旋转截骨用来矫正过大的前倾角，股骨短缩截骨用来缩短股骨绝对长度，避免股骨头压力过高而出现骨骺缺血坏死。

相对于上述几种截骨方式，股骨近端外翻截骨术使用较少。该类手术方式主要针对严重髋内翻的患者，希望通过股骨近端外翻截骨来增加颈干角，恢复髋部正常的解剖结构和生物力学性能。先天性髋内翻畸形的发病率较低，文献报道仅为 1/25 000 左右，临床并不常见。1881 年，Fiorani 等首先发表文章描述了 1 例患者出现"股骨颈向内弯曲"的情况。随后在 1894 年，Hofmeister 等利用 X 线片明确了该类患者股骨颈向内侧弯曲，并正式命名为髋内翻畸形。随后的几十年内，多位学者对髋内翻畸形进行研究。早期的学者认为髋内翻为先天性，属于胚胎发育异常，并将其命名为"婴儿型髋内翻"。随后，Duncan 等学者认为髋内翻其实是在婴幼儿出现，并随着生长发育而逐渐加重，在 2~3 岁左右出现典型症状，因此将其更名为"发育性髋内翻"。另外，还有后天由于其他原因导致的髋内翻，处理原则与儿童发育性髋内翻不尽相同。

一、髋内翻的分类

根据发病原因，可将髋内翻分为三类，包括：先天性髋内翻、发育性髋内翻和继发性髋内翻。

先天性髋内翻指在胚胎时期即存在髋部畸形导致的内翻，新生儿出生后即表现为髋内翻畸形，多合并明显的股骨短缩。该类型从广义上也属于发育性髋内翻的一种类型。常见的病因包括先天性骨骺发育不良、先天性骨干骺端发育不良和 Morquio 病等。

发育性髋内翻的发病率无人种和性别差异，流行病学调查显示男女发病率相似，单侧发病更为多见。有家族遗传史、父母有髋内翻畸形者，后代更易发病。该类型的定义为幼儿时期出现的髋内翻，随着年龄和生长发育而逐渐加重。

继发性髋内翻是指由于其他原因造成的髋内翻，包括创伤、肿瘤、骨代谢疾病、感染等因素。手术失败、内固定失效所造成髋内翻也属于该类。

由于先天性髋内翻和发育性髋内翻均与骨骺发育异常有关，从广义上讲属于一大类，因此本章节将两者合并到一起描述。对于继发性髋内翻本章节不做描述。

二、髋内翻的病理生理过程和解剖特点

对于发育性髋内翻的病因目前尚无定论。部分学说的提出试图解释该疾病，包括原发性软骨缺陷、骨代谢异常学说、胚胎时期血流异常学说、股骨颈受压学说和骨骺延迟成熟学说等。发育性髋内翻畸形的基本病理生理改变为股骨头骺板下端和相邻股骨颈部软骨成骨出现异常，股骨头骨化中心的生长发育和大转子骨化中心的生长发育不一致，从而造成股骨头颈部逐渐内翻。随着小儿生长发育，在站立行走后髋关节生物力学性能进一步异常而最终导致髋内翻。

初始股骨头骺发育异常启动髋内翻病理过程后，幼儿在生长发育过程中髋部生物力学性能的改变进一步加重髋内翻畸形。根据 Pauwels 提出的髋关节生物力学理论，股骨头颈部受到的应力包括髋部压力、股骨颈内侧压应力、外侧张应力和剪切力。正常情况下，源自躯干的髋部压应力垂直作用于股骨头骺板，向下作用于股骨颈，形成内侧的压应力和外侧的张应力及剪切力。股骨头颈部的正常发育需要保证髋部的压力是垂直作用于骺板的，同时内侧的压应力和外侧的张应力及剪切力互相平衡，这样才能保证股骨头颈部内外侧的对称性发育。婴幼儿由于先天性股骨头骺发育的异常，导致在幼儿时期即出现初始的髋内翻征象，在 1 岁前患儿以爬行为主，髋部压力并没有直接传递到股骨头骺板。2~3 岁后，患儿可直立行走并跑跳，髋部压力作用于内翻的股骨头骺板，该压力并不与骺板垂直，可导致骺板受到剪切力而向内侧倾

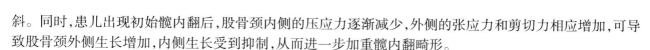

斜。同时，患儿出现初始髋内翻后，股骨颈内侧的压应力逐渐减少，外侧的张应力和剪切力相应增加，可导致股骨颈外侧生长增加，内侧生长受到抑制，从而进一步加重髋内翻畸形。

发育性髋内翻如不加以早期干预，患者成年后可出现髋内翻畸形典型的特征性改变，表现为颈干角明显减少、股骨头变小且形态不规则、股骨头扁平和股骨颈变粗变短。同时髋臼侧也常伴有形态改变，主要为髋臼覆盖差和形态不规则，类似于斜坡样。髋关节可出现半脱位征象，Shenton 线不连续。出现继发性头骺滑脱和分离时，会表现出股骨头向内下方移位，呈现"吐舌头"样典型表现。

三、髋内翻原因分析及治疗策略

对于出现明显髋内翻的患者，首先需要鉴别造成髋内翻的原因，主要有以下三类疾病：发育性髋内翻、先天性股骨缺陷髋内翻和获得性髋内翻。后两者与发育性髋内翻不同，主要是后天因素或关节外因素造成的，患者往往已经成年，治疗上主要根据病因来纠正髋内翻。发育性髋内翻往往是先天性，患者年轻且多为儿童，如早期不加以治疗，成年后往往遗留明显畸形，并最终需要接受关节置换手术。

需要指出的是，发育性髋内翻患者选择手术治疗还是保守治疗，主要根据其内翻程度。临床上判断髋内翻程度的测量指标主要包括颈干角、头干角和 HE 角（图 15-1）。其中颈干角的测量主要用于骨骺已经闭合的成人患者，后两者的测量主要用于头骺未闭的儿童和青少年。其中 HE 角是使用范围最广的评价指标。临床上多以 HE 角超过 60° 作为手术治疗的指征。

四、手术治疗方案

发育性髋内翻由于胚胎时期的发育畸形以及患儿出生后的生长畸形，保守治疗效果常常较差，该类患者往往需要早期手术。因此，对于临床上已经确诊为髋内翻的患者，如出现跛行、肢体短缩和外展功能受限等临床症状，应该及早手术。影像学检查的手术标准是颈干角 <110°，HE 角 >60°。但也有学者认为 HE 角 >60° 已经属于重度内翻，应该在更早期进行手术纠正，因此建议 HE 角 >45° 即需要进行手术治疗。手术年龄以 4~8 岁最为合适，年龄太大可能会出现继发性骨盆倾斜和脊柱侧弯。截骨的方式主要包括 Pauwel 截骨法、Wagner 截骨法和 Borden 截骨法。上述截骨方法虽然各有不同，但基本的理念均是通过转子间区的截骨矫形，纠正过小的颈干角，恢复股骨头颈部正常的颈干角和前倾角，从解剖和生物力学方面恢复正常的髋关节功能。

五、术前准备

术前准备同常规手术。需要注意的是标准骨盆和髋关节 X 线片的拍摄。术前需要通过标准的骨盆正位和髋关节正斜位 X 线片来评估髋内翻的程度，同时需要做到准确的术前计划，明确截骨的部位和截骨的量，截骨后 HE 角和颈干角能够增大多少，避免出现截骨后髋内翻改善不足或过度改善导致髋外翻。有条件的单位可拍摄髋关节三维 CT 和双下肢全长 X 线片，有助于提供更加准确的数据，利于术前计划。

六、手术步骤

手术的具体方式同第十三章髋外翻的截骨矫形手术。患儿往往采取仰卧位，常规消毒铺巾。如需要联合髋臼侧截骨矫形，则往往选择 Smith-Peterson 入路；如仅行髋内翻矫形，则采用股骨近端外侧切口，分离软组织和肌肉后显露股骨转子间区。根据术前计划进行股骨转子间区截骨。截骨前先在股骨上段前正中皮质或外侧皮质做一标记，以便截骨后的股骨旋转对位。标记方法可以用电刀烧灼，或用摆锯或克氏针进行骨性标记。根据不同的截骨方法进行截骨，截骨部位一般选择成角最大处，以利于畸形矫正，一般位于粗隆间或粗隆下。一般选择外侧皮质开角截骨，通过楔形截骨的方式截骨，截骨后将楔形骨块拿掉后来

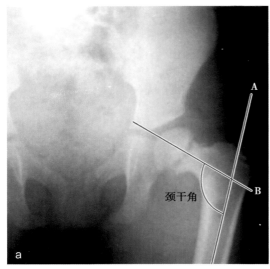 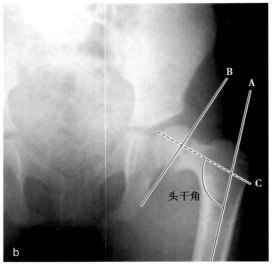

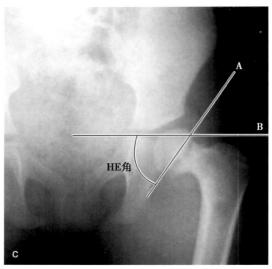

图 15-1　发育性髋内翻常用的 X 线测量指标

a. 颈干角：股骨干轴线 A 与股骨颈轴线 B 的夹角；b. 头干角：股骨骺线 B 的垂线 C 与股骨干轴线 A 的夹角；c.HE 角
（Hilgenreiner-epihpyseal 角）：Hilgenreiner 线（通过 Y 形软骨中心的横线）B 与股骨头骺线 A 之间的夹角。

矫正内翻畸形。截骨后的内固定方法一般采用接骨板固定,常见的接骨板包括 T 形接骨板、蛇形接骨板或三叶接骨板。也有文献报道克氏针也是有效和简便的固定方法。单独纵行的常规接骨板在防止干骺端旋转方面作用欠佳而较少使用。接骨板固定时需要特别注意螺钉不要太长,以免损伤骨骺。

　　与髋外翻畸形的截骨矫形一样,术后患者需要进行石膏辅助外固定,保持轻度屈髋、外展 30° 左右的旋转中立位。石膏固定的时间在 4~6 周,拆除石膏后在床上进行功能锻炼,2~3 个月后根据骨折愈合的情况决定下床负重时间。

七、临床效果和分析

　　对于 HE 角超过 45° 的髋内翻患者,手术治疗矫正内翻畸形几乎是唯一有效的选择。尽管截骨方式不尽相同,但矫正髋内翻、恢复正常颈干角的手术目的是一致的。手术的临床疗效是令人鼓舞的,术后患者关节功能得到明显改善,且延长了后期需要行关节置换的时间。Elzohairy 等对 18 例（18 髋）先天性髋内翻患者进行截骨矫形手术,采用 T 形接骨板固定截骨端。其中男性 12 例,女性 6 例,随访时间为 29 个月。随访结果显示,术后患者的 Larson 髋关节指数从 57.8 上升到 97.0 分。影像学显示所有患者截骨端均为骨性愈合,颈干角从术前的93.7°提高至129.9°。术后患者肢体短缩程度由术前的2.8cm减少到1.3cm,且没有明显的并发症。Rizk等的临床研究认为,交叉克氏针的内固定方式也可以很好地固定截骨断面,且该种方法更加简便,适用范围更广。Bartonicek等的研究证实了对于生长发育停止后的患者,外翻截骨仍然具有一定的临床适应证。笔者纳入了15例平均年龄为43岁的髋内翻患者,采用髋外翻截骨手术进行矫形并进行了长达10年的随访。随访结果显示,Harris评分从术前的83分上升到末次随访的93分。3例患者分别在术后7.5年、11年和12年进行了关节置换手术。笔者认为髋外翻手术治疗在成年后的髋内翻患者中仍具有一定的适应证,尤其可以改善关节功能、推迟关节置换的手术时间。Chotigavanichaya等对2002—2011年接受外翻截骨手术的11例(12髋)患者进行回顾性研究。平均4.2年的随访结果显示:颈干角从术前的79.8°提高到123.7°;HE角从术前的70.0°下降到39.3°;患者的肢体不等长程度从术前的2.2cm改善至1.7cm;Harris评分从术前的68分提高至96分,且无一例并发症发生。

八、常见并发症

与股骨内翻截骨类似,该治疗方法常见的并发症包括截骨部位不愈合、内固定失效等,较严重的并发症是骨骺损伤,可造成患儿肢体生长发育受限、长短腿等。

【笔者经验】

1. 先天性髋内翻、发育性髋内翻和继发性髋内翻在临床上需要区别,不同的分类在处理方案上存在一定的差异。

2. 截骨的方式多种多样,但基本的理念均是通过转子间区的截骨矫形,纠正过小的颈干角,恢复股骨头颈部正常的颈干角和前倾角,从解剖和生物力学方面恢复正常髋关节功能。

3. 目前的文献报道结果较为满意,术后可明显恢复正常的颈干角,但主要是国外的报道结果,国内报道相对缺乏。临床疗效还需要进一步随访。

(曾　羿)

参考文献

1. 潘少川. 发育型髋关节发育不良 [M]. 北京:人民卫生出版社, 2009: 12.
2. 阿不力孜吐尔送, 曹力. 发育性髋内翻的手术治疗新进展 [J]. 新疆医科大学学报, 2012, 35 (8): 1129-1132.
3. ELZOHAIRY M M, KHAIRY H M. Fixation of intertrochanteric valgus osteotomy with T plate treatment of developmental Coxa Vara [J]. Clin Orthop Surg, 2016, 8 (3): 310-315.
4. RIZK A S. Transfixing kirshner wires for fixation of intertrochanteric valgus osteotomies in management of pediatric coxa vara [J]. J Orthop Traumatol, 2017, 18 (4): 365-378.
5. CHOTIGAVANICHAYA C, LEEPRAKOBBOON D, EAMSOBHANA P, et al. Results of surgical treatment of coxa vara in children: valgus osteotomy with angle blade plate fixation [J]. J Med Assoc Thai, 2014, 97 (Suppl 9): S78-S82.
6. TRIGUI M, PANNIER S, FINIDORI G, et al. Coxa vara in chondrodysplasia: prognosis study of 35 hips in 19 children [J]. J Pediatr Orthop, 2008, 28 (6): 599-606.

第十六章

改良关节囊关节成形
术治疗青少年或青年
时期的发育性髋关节
发育不良髋关节脱位

DDH 是导致髋关节继发性骨关节炎的最常见原因,包括了从髋臼轻微发育不良到髋关节半脱位甚至完全脱位的各种程度的髋臼和股骨近端乃至继发整个下肢力线的畸形。当 DDH 继发骨关节炎已导致明显的关节损害时,全髋关节置换术(total hip arthroplasty,THA)被公认为是最可靠和最适合的减轻患者疼痛和保留关节功能的治疗方法。

20 世纪 70 年代和 80 年代,关节置换术得到了举世瞩目的发展,其术后所获得的立竿见影的效果令许多医师都一度摒弃了对成年 DDH 患者行骨盆和股骨截骨术。虽然随着材料学的发展和手术技术的进步,如今 THA 的可靠性越来越高,手术指征也越来越广,但随着时间的推移,人们发现出现了越来越多由磨损碎屑所导致的骨溶解和假体松动失败,尤其是对于那些年轻、生命周期长、活动水平高的患者。为了解决磨损和骨溶解的问题,科学家们研发出了新的摩擦界面,但目前为止,这些新的界面和科技都仍有其自身的局限性。因此,对于年轻患者的 THA 切记三思而行。如果患者所存在的解剖或生物力学的结构异常能够在相对早期得到确诊并通过恰当的骨盆截骨和 / 或股骨截骨加以矫正的话,则有利于推迟甚至避免接受 THA。

而对于髋关节脱位或半脱位的 DDH 患者,根据年龄及病情不同,治疗方案也不相同:6 月龄以内的患儿,可通过闭合复位、支具固定治疗;6~18 月龄患儿可通过闭合或切开复位术治疗;18 月龄至 8 岁患儿通常需要切开复位联合骨盆截骨伴或不伴股骨截骨手术治疗;而对于 8~10 岁以上的大龄儿童及青少年患者甚至青年,由于脱位时间长,复位困难,髋关节复位手术失败率高,即使勉强复位,髋臼发育异常已无法容纳股骨头,易再脱位,且头臼对合关系不良易导致关节快速磨损,过早出现骨关节炎。对于这部分 DDH 患者而言,如果是双侧髋关节对称性的脱位或半脱位,双下肢长度无明显差异,患者可能仅出现摇摆步态,且在脱位的股骨头与髂骨形成假关节继发骨关节炎之前都不会出现疼痛,因此,这部分患者的髋关节功能可维持相当长的时间不需要治疗,通常在 40~50 岁以后才需要——甚至今生都不需要行 THA。而对于单侧髋关节脱位或半脱位的 DDH 患者,由于肢体不等长、跛行步态明显,往往会过早出现患侧髋关节的骨关节炎并且还会导致下腰痛、脊柱侧弯和膝外翻,最终需要行 THA 以缓解疼痛和改善生活质量。由于患者年轻,生命周期长,活动需求高,必然导致 THA 术后假体寿命短、失败率高、翻修次数增多、风险增高;且此类患者本身髋臼及股骨近段发育畸形,初次 THA 手术难度就远远大于普通患者,对关节外科医师而言是相当大的考验。如初次 THA 失败后再对其进行翻修,则手术难度和术中、术后并发症的发生风险则更是大多数手术医师可以预见但却难以应对的。对于这部分单侧 DDH 髋关节脱位或半脱位的青少年或青年患者而言,关节囊成形术(capsular arthroplasty)无疑是复位脱位关节、恢复髋关节结构、保留髋关节功能,从而推迟 THA 手术时间、降低 THA 手术难度和术中术后并发症发生风险、加快 THA 术后恢复、延长假体寿命、减少(甚至避免)THA 翻修的有效治疗方式。本章将介绍关节囊成形术的发展历史、手术指征、围术期处理、手术效果及预后等内容。

一、关节囊成形术发展历史

(一)早期关节囊成形术

关节囊成形术是指将髋关节关节囊完整包裹脱位的股骨头,加深、重建发育不良的髋臼后,将包裹关节囊的股骨头复位至髋臼的一种手术技术,其原理是关节囊与髋臼松质骨骨床相粘连,股骨头软骨与关节囊形成新的关节界面,恢复髋关节正常的生物力学结构。该技术于 1901 年首次由 Codivilla 报道,Ernest 于 1927 年也报道了与之相似的手术技术。从 1932 年开始,Colonna 对采用大转子前方弧形外侧入路,分离阔筋膜张肌和臀中肌在大转子处的附着,显露髋臼,治疗髋关节脱位的手术方式进行了一系列报道,并将其第一次命名为关节囊成形术(capsular arthroplasty)。该手术分两期进行,一期行髋关节软组织松解术,术后持续皮肤牵引 2~3 周,之后二期行髋关节切开复位关节囊成形术。在此之后,一些医师相继报道了关节囊成形术后患者恢复了较高的关节功能。其中,Chung 等报道了 Colonna 的一组患者术后 17 年有 55.4% 维持了优秀或良好的 Harris 髋关节评分;同时也发现了 19% 的股骨头坏死率和 8% 的关节僵硬发生率,后者尤其发生于行双侧关节囊成形术的患者中。Pozo 等报道 50 例关节囊成形术后 20 年的患者 Harris 髋关节评分 70% 都在 80 分以上。

多数早期文献报道的关节囊成形术的病例年龄都在 10 岁以下,其结果表明,虽然术后髋关节活动度有一定下降,但大部分患者可获得满意的关节功能,然而,仍有部分患者术后出现股骨头坏死和关节严重退变。当时,该术式多用于 3~8 岁的患儿,术后需长期制动,被认为是其他治疗 DDH 髋关节脱位的方法失败或存在禁忌时的挽救性治疗措施。早期的关节囊成形术后失败的主要原因包括股骨头坏死、关节僵硬和过早继发术侧髋关节骨关节炎。Ritter 等分析关节囊成形术后股骨头坏死的原因是由术前的牵引力量不够,关节内压力过大造成骨骺缺血所致。Bertrand 以及 Stans 和 Coleman 先后分别将分两期进行的关节囊成形术改为一期手术,即行关节囊成形术的同时行股骨短缩截骨术或短缩去旋转截骨术,这样不仅减少了手术次数,还有利于降低髋关节复位后关节内压力,可降低术后股骨头骨骺坏死的发生率。另一方面,当时对于股骨头血供的解剖学也不甚了解,关节囊由上方切开,在显露过程中易伤及供应股骨头的血管。另外,早期关节囊成形术后石膏固定时间长,易导致关节僵硬;用刮匙做髋臼成形,难以保证股骨头与髋臼术后保持同心圆运动,易导致术后股骨头软骨磨损加快从而过早形成髋关节骨关节炎。

（二）改良关节囊成形术

由于上述各种缺点,早期关节囊成形术在 20 世纪末已基本被放弃。20 世纪末、21 世纪初,Ganz 对早期的关节囊成形术进行了改良,并在 2012 年报道了这一术式,即在髋关节外科脱位技术的辅助下行关节囊成形术,必要时需同时行股骨颈相对延长、股骨头缩小成形、髋臼造盖以及股骨短缩联合或不联合去旋转截骨术。此改良关节囊成形术中,关节囊由前外侧切开,有效保护了股骨头最主要的血供——旋股内侧动脉深支（medial femoral circumflex artery,MFCA）,极大减少了股骨头坏死的发生率;并采用髋臼锉进行髋臼成形,使其更规整,明显减缓了术后骨关节炎的形成,大幅度提高了中远期临床疗效。下文将对改良关节囊成形术进行详细介绍。

二、手术指征

早在 1965 年,Colonna 就指出合适的病例选择是关节囊成形术后获得满意疗效的关键。既往研究显示,双侧髋关节脱位患者行关节囊成形术后难以获得满意效果;且双侧 DDH 髋关节脱位患者双下肢长度及肌力往往基本对称,且脱位的股骨头与髂骨翼不接触,难以形成假关节,可长时间不出现继发性骨关节炎,患者可能在很长时间内都不会出现严重的髋关节疼痛和功能障碍,可在患者年龄较大、出现明显症状时(通常 50 岁以后)再考虑行 THA。因此,目前普遍认为,关节囊成形术不适用于双侧髋关节脱位的患者。

对于患者年龄方面,早期的关节囊成形术需要先做一期牵引,对于 8 岁以上的患者,牵引效果通常欠佳,不能令股骨头充分复位;而 3 岁以下的患儿术后康复难以配合,因此早期的关节囊成形术多选择 3~8 岁的患儿。之后因改良为行关节囊成形术的同时行股骨短缩伴或不伴去旋转截骨术,患者年龄放宽到 8 岁以上。

Ganz 等的研究结果表明,采用改良的关节囊成形术,患者年龄为 10~25 岁均可获得满意的临床疗效,并且提出改良关节囊成形术的手术适应证为:①患者年龄大约 10~25 岁;②髋关节半脱位伴严重的髋臼关节软骨破坏;③DDH、神经源性疾病以及其他先天性关节病变所致的髋关节高位或低位脱位。

手术禁忌证为:①股骨头的透明软骨受损严重或股骨头严重变形;②双侧先天性髋关节脱位。

张洪等应用 Ganz 改良的关节囊成形术治疗了 25 例患者,获得了满意的早期治疗效果,其报道的手术适应证为:①单侧髋关节脱位;②年龄 8~26 岁;③股骨头形态基本正常,MRI 造影检查显示股骨头软骨完整,无明显磨损;④术前髋臼影像学测量有足够容纳股骨头的内外径和前后径。

三、术前准备

术前常规准备同其他骨科大手术,除拍摄骨盆正位 X 线片明确股骨头脱位程度以外,还需行髋关节 CT 三维重建股骨前倾角以及真臼位置、前后径、周围骨量是否足够容纳股骨头,并需行髋关节 MRI 了解股骨头软骨情况。另外,还必须摄站立位双下肢正位全长 X 线片以明确肢体长度并估计术中需要短缩截骨的长度。通常认为,单侧 DDH 髋关节脱位患者的患侧肢体会变短,但实际上这种患肢短缩是假性的,即只是由于股骨头向上移位而造成的患侧肢体相对长度的变短,而实际上患侧肢体的绝对长度反而可能由于生长发育过程中的代偿和周围肌肉的牵拉而变长。张振东和张洪等通过站立位双下肢前后位全长 X 线片测量并比较了 67 例单侧股骨头脱位病例,其中低位脱位(Hartofilakidis Ⅱ型)35 例和高位脱位(Hartofilakidis Ⅲ型)32 例的双侧股骨长度、从小转子中点到胫骨下关节面中点的长度、胫骨长度、绝对下肢骨骼总长度和相对下肢总长度,结果显示:除相对下肢长度外,Hartofilakidis Ⅱ型与Ⅲ型之间的股骨长度、从小转子中点到胫骨下关节面中点的长度、胫骨长度、下肢骨骼总长度无统计学差异。尽管所有患者患侧肢体的相对长度都较对侧短,但分别有 76%、64% 和 78% 的患者患侧肢体的胫骨长度、下肢骨骼总长度和从小转子中点到胫骨下关节面中点的长度却比对侧肢体更长,并且其差别分别可达 17.5mm、21.1mm 和 28.8mm。这一结果提示术者,对于 DDH 低位或高位脱位的患者,术中将股骨头回纳入真正的髋臼后,很可能需要进一步行股骨的短缩截骨以避免术侧肢体过长。

四、改良关节囊成形术手术操作

在此,首先介绍髋关节外科脱位技术,其是目前髋关节外科保髋手术极其重要的一项基本技术和手术入路。

(一) 股骨头的主要血管解剖

在相当长的一段时间里,股骨头的主要血供都被认为来自于旋股内侧动脉和旋股外侧动脉所发出的环绕在股骨头颈交界处的基底动脉环和由此发出的数条骨骺动脉以及圆韧带动脉。1965 年,Sevitt 和 Thompson 对 57 例新鲜尸体进行解剖研究后证实股骨头基本不受圆韧带动脉的血运供应,并发现股骨头头颈交界上端的血管对股骨头的血供有极其重要的作用。2000 年,Gautier 等对 24 例新鲜尸体标本做动脉彩色硅胶灌注后发现旋股内侧动脉(medial femoral circumflex artery,MFCA)于髂腰肌和耻骨肌之间,经闭孔外肌与短收肌之间到达髋关节后方,其终支在股方肌深侧沿闭孔外肌下缘向外上至转子窝,最后跨过闭孔外肌腱直接延续为 MFCA 深支。MFCA 深支通过股骨颈外上方在股骨头颈交界处进入股骨头。MFCA 深支是股骨头血供的命脉,仅靠它即可保证股骨头的血供,而如果伤及股骨头颈交界处外侧 MFCA 深支进入股骨头的穿支,股骨头的血供则基本丧失。因此,髋关节外科脱位技术的核心就是保护好 MFCA 深支进入股骨头的穿支。

(二) 髋关节外科脱位

Ganz 等在对股骨头血供充分掌握的基础上,设计了保护 MFCA 深支的髋关节外科脱位技术,并在术中用激光多普勒监测股骨头血供变化,证实了该手术入路不影响股骨头血供,安全可靠,是目前保髋手术不可替代的手术入路。通过该入路,可以全方位显露髋关节内和股骨头颈部位的各种骨性和软组织结构,有助于安全有效地进行股骨头颈和髋臼内的各种矫形手术和病灶清除术。且如有需要还可进一步行股骨颈相对延长术和股骨头缩小成形术,并进一步向远端显露行转子间或转子下截骨术。

手术步骤如下:

1. 体位及入路　取患侧在上侧卧位,常规消毒铺单,保证患侧髋、膝关节在术中能自由活动(图

16-1a）。于患者前方做无菌兜，取髋关节外侧纵向直切口，以股骨大转子顶点为中点，做长 15~20cm 切口（图 16-1a），切开皮肤、皮下组织，于阔筋膜浅层将前侧筋膜向前分离，找到臀大肌与阔筋膜张肌交界处，切开阔筋膜，自臀大肌前缘进入。向前牵开阔筋膜张肌、向后牵开臀大肌，显露大转子滑囊、臀中肌、股外侧肌起始部。纵向切开大转子滑囊，可见大转子及其后侧缘 2~3 支滋养血管，此滋养血管为 MFCA 的大转子分支，提示 MFCA 的行走部位，注意保护相应部位的软组织。

2. 大转子截骨　轻度内旋髋关节，自臀中肌止点至股外侧肌起点做股骨大转子斜行截骨（图 16-1b），保持臀中肌、大转子、股外侧肌的连续性，大转子保留 1.0~1.5cm 厚度，避免截骨过深损伤在大转子基底部后缘走行的 MFCA。

3. 关节囊显露　用 Hohmann 拉钩伸入截骨间隙，勾于大转子前缘，将外展肌牵向前方（图 16-1c）。于大转子顶端梨状窝处仔细分离，找到梨状肌腱，如张力较高可分离后自梨状肌腱止点处离断，稍行游离后令其自行回缩。于臀小肌与髋关节囊之间锐性分离显露关节囊，必要时可切断臀小肌长头；在髋关节外展、屈髋、外旋浮动状况下充分游离关节囊外附着软组织，彻底显露髋关节的外侧、前侧及后侧，近端抵达髋臼及髋关节囊起点，前下部远端抵达转子间区前部、髂腰肌腱及小转子。

4. 关节囊切开　自大转子前缘纵向切开关节囊，近端自髋臼缘向后延长、远端沿关节囊止点向前下方延长，呈 Z 字形。由内向外切开关节囊（图 16-1d），避免损伤股骨头软骨及髋臼盂唇等。

5. 髋关节脱位　屈髋、屈膝、外旋髋关节，将患肢放在无菌兜中，放置骨钩于股骨颈基底内下部，向外牵拉，形成半脱位；用组织剪伸入髋臼，剪断股骨头圆韧带，牵出股骨头，形成股骨头向外向后脱位（图 16-1e）。在患肢浮动状况下可以 360° 观察髋臼内结构及股骨头、股骨颈部的状况（图 16-1f）。

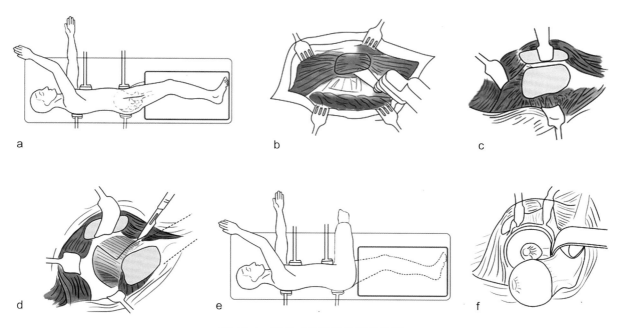

图 16-1　髋关节外科脱位手术步骤

a. 侧卧位，患肢术中可自由活动，髋关节外侧纵向直切口（黑线表示）；b. 股骨大转子截骨；c. 向前方牵开外展肌；d. 切开关节囊（黑实线表示）；e. 屈髋屈膝外旋髋关节，将患肢放于无菌兜中，骨钩向外牵拉，让髋关节半脱位，剪短圆韧带，牵出股骨头，形成股骨头向外、后脱位；f. 充分显露髋臼及股骨头。

（三）关节囊成形术

1. 关节囊切开和髋关节脱位　改良关节囊成形术是在上述髋关节外脱位入路的基础上进行的，但不同于通常的髋关节外脱位术中 Z 形切开关节囊，而是尽可能靠近髋臼边缘行 T 形切开关节囊，尽可能多地保留关节囊使其能足够用于包裹股骨头。适当牵引患肢可便于此操作进行。髋关节脱位同前述髋关外科脱位的操作,并且在屈髋外旋脱位后,可进一步沿着髋臼缘的上方、后方和前下方以及髋臼切迹等部位从关节囊的内侧或外侧将其切开(图16-2)。

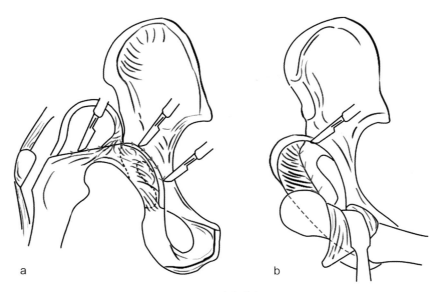

图 16-2 关节囊切开

a. 首先从大转子截骨处的前上缘到髋臼前缘最高点切开关节囊,然后紧贴髋臼骨性前缘延伸切到髋臼横韧带,对患肢进行牵引,有利于确定髋臼前缘的最高点;b. 剪断股骨头圆韧带,脱位股骨头,用 Hohmann 拉钩抵在髋臼切迹处,将股骨头向远端牵引,这时,可进一步从关节囊的内表面或外表面进行后方关节囊切开。

2. 髋臼成形　直视下用髋臼锉对真臼进行髋臼成形。3 把 Hohmann 拉钩分别置于髋臼前、后缘和髋臼切迹处。用手指触探感受髋臼周围骨质的厚度,清除髋臼卵圆窝中的脂肪组织以更加清晰地观察髋臼形态从而确定髋臼磨锉的方向。因 DDH 患者的真臼都小且不规则,因此建议选择 36mm 直径的髋臼锉开始磨锉。第一锉直接垂直指向髋臼切迹以加深真臼,然后逐渐加大髋臼锉并保证磨锉方向为外展 40°~45°,前倾 20°~25°。因该类患者髋臼骨量少、骨质差,因此切记注意磨锉力度要轻柔,且需反复确认髋臼周围所剩的骨质厚度以决定是否继续加大髋臼锉以及是否需要适当前后调整旋转中心位置。当看到髋臼底骨皮质时即说明磨锉深度已足够,当髋臼窝内松质骨已显露且估计其内径大小已能容纳包裹关节囊的股骨头时即可停止磨锉。

3. 髋关节预复位　尝试将尚未包裹关节囊的股骨头复位进髋臼窝内。如复位困难或虽可复位但复位后或复位过程中,在屈膝的状态下坐骨神经处于有张力状态即停止尝试性复位,并行股骨转子下截骨以便安全复位,但最终需要短缩截骨的长度在后面的步骤中决定。然后,将关节囊临时覆盖于股骨头上并复位髋关节。如果股骨头和其上覆盖的关节囊能较容易且稳定地置于新磨锉而成的髋臼中则可进行最终的股骨短缩截骨并根据股骨近段的旋转畸形情况选择伴或不伴去旋转截骨。

4. 股骨转子下短缩/去旋转截骨　将临时包裹关节囊的股骨头复位后,伸直膝关节,然后一边触摸感受坐骨神经张力一边适度牵引下肢,当双下肢等长或坐骨神经出现明显张力时即停止牵引,此时股骨转子下截骨断端重合的长度即等同于需短缩截骨的长度。如股骨近端存在去旋转畸形,即在完成短缩截骨后进行股骨近段的去旋转矫正。首先,将接骨板用持骨钳临时固定在截骨断端,去旋转的角度通过屈膝 90° 时小腿(代表垂直于股骨后髁平面的平面)和置于股骨颈前表面的克氏针(代表股骨颈长轴)来估计,目标是将股骨颈前倾角恢复到 15°~20° 范围内,然后用接骨板螺钉固定截骨断端。

5. 股骨头缩小成形术　如果包覆了关节囊的股骨头太大,而真臼周围的骨量不足,通过成形术不足以将髋臼扩大到容纳股骨头的大小,则需要行股骨头缩小成形术(femoral head reduction osteotomy)。首先采用股骨颈软组织瓣延长术(extended retinacular soft tissue flap)(后述)分离股骨颈后外侧的骨膜软组织瓣,保留股骨头、股骨颈交界处所附着的骨膜组织,因其内侧的骨膜组织瓣中含有供应股骨头内侧部分的 MFCA 分支;而股骨头外侧份的血供来源于附着于股骨头颈交界处上外侧骨膜组织瓣中的 MFCA 深支的终末支。根据股骨头这样的血供分布特点,可安全地做平行或成角切除中央部分的股骨头。股骨头内侧份保持与股骨近段相连的完整性,而股骨头外侧份连同小部分股骨颈处于游离状态。去除中间部分的股骨头后,将游离的外侧份股骨头复位并用 2~3 枚螺钉固定(图 16-3)。如髋臼顶骨缺损明显,可将切下的股骨头骨块或转子下短缩截骨的皮质骨劈开修整后植于髋臼顶骨缺损处并用螺钉固定。

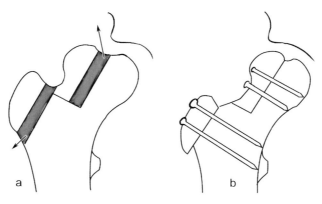

图 16-3　股骨头缩小成形术

a. 游离的股骨头外侧份是附着有骨膜组织瓣的,其中有来自 MFCA 深支的股骨头骨膜下分支的血液供应,与股骨颈相连的股骨头内侧份的血液供应来源于 MFCA 的后内侧分支;b. 适当去除股骨头中间部分后,将游离的股骨头外侧份复位到内侧份上,确保股骨头关节面的外形平滑,然后用 2~3 枚螺钉加以固定,将去除的股骨头中间部分的颗粒骨填塞于股骨颈外上基底处的间隙中,最后常规进行大转子下移固定。

6. 股骨颈骨膜软组织瓣延长术及股骨颈相对延长术　将预包覆了关节囊的股骨头复位进成形后的髋臼中并测试髋关节的活动度,如发现由于股骨颈过短、大转子后移或过大等原因导致大转子和髋臼后壁发生撞击,则需行股骨颈骨膜软组织瓣延长术(extended retinacular soft tissue flap)联合股骨颈相对延长术(relative lengthening of the neck)。

股骨颈骨膜软组织瓣延长术(extended retinacular soft tissue flap)的目的是用于增加后外侧关节囊、骨膜软组织瓣的活动度,是髋关节外科脱位入路的衍生,最初是设计用于股骨头骺滑脱的安全复位。其操作步骤为:从髋关节复位的状态下开始,将大转子截骨后的游离侧小心地向前方牵引,并可在骨膜下对其进行适当剥离,增加其活动度,以利于充分显露(图 16-4a、b)。直视下用小骨刀小心地一点点敲凿大转子截骨后的固定侧残端的后外份,但必须注意所有操作都在骨膜下进行,不能穿破有骨膜附着的大转子后方骨皮质,而需小心地将其骨碎片从骨膜下剥离取除(图 16-4b)。在股骨颈上外侧,自股骨颈基地部到头颈交界处的支持带,纵向切开骨膜(图 16-4b)。将股骨颈下外侧的骨膜连同短外旋肌和股方肌的附着处向后方、向远端小心剥离直到转子窝处,直到显露出小转子基底部后方的骨面,稍内旋髋关节可便于此操作进行(图 16-4c)。股骨颈上外侧的骨膜组织瓣也采用相同的方式进行剥离。此时即完成了股骨颈后外侧骨膜组织瓣的剥离,这部分骨膜组织瓣中包含了 MFCA 深支的分支以及股骨头支持带血管。随后,将髋关节屈髋、外旋脱位,用同样的方法进行股骨颈前内侧的骨膜组织瓣剥离。同样,所有的操作必须在骨膜下进行,并且要剥离到小转子基底平面以获得足够的骨膜组织瓣活动度。

骨膜下剥离全部完成后,将两把钝头 Hohmann 拉钩分别置于股骨颈的内侧和外侧,以便于在股骨颈后方(即大转子残端)的部位进一步修整成形。但要注意,一旦放置好 Hohmann 拉钩,就绝对不能旋转大腿,尤其是不能内旋大腿,否则可能会将骨膜组织瓣从股骨头上撕脱或损伤。在这一步骤时,可以在股骨头上钻一小孔或使用激光多普勒血流仪（laser Doppler flowmetry，LDF）来检查股骨头血供是否良好。

　　直视下用小骨刀或磨钻修整大转子截骨残端与股骨颈后上份，必要时还可进一步修整股骨颈后上方的异常突起，增加股骨头-颈比，以使股骨头、股骨颈以及大转子后外份形成平滑过渡（图16-4d）。在此操作过程中建议用手指反复触探，以避免切凿深入到股骨颈中导致股骨颈骨折。

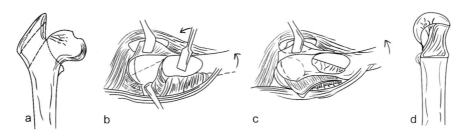

图 16-4　股骨颈骨膜软组织瓣延长术

　　a. 两条虚线分别表示大转子截骨平面和截骨残端需修整到的平面，即大转子截骨残端后外侧需修整到与股骨颈后外侧向平齐；b. 用小骨刀在骨膜下小心敲凿成形大转子残端后份，小图示意骨刀敲凿不能穿破大转子后方骨皮质和骨膜，最后用手术刀和有齿镊小心在骨膜下剥离取出骨碎片，股骨颈外上方的虚线表示骨膜切开的位置；c. 股骨颈骨膜软组织瓣剥离完成；d. 最终将大转子截骨残端修整成与股骨颈后上份形成平滑过渡。

　　股骨颈相对延长术可达到两个目的：解决关节内、外撞击和增加髋外展肌力臂（通过后续将大转子截骨块稍向远端复位固定来实现）。完成上述操作后，将股骨头复位进髋臼中，再次检验髋关节活动度，看是否还存在撞击，必要时还可对股骨头前方的骨性隆起做打磨成形以解决关节内的前方撞击。如关节活动度满意，则将游离的骨膜组织瓣边缘在无张力状态下缝合，不强求完全闭合，只需宽松覆盖于股骨颈周围即可，以免张力过高影响骨膜组织瓣中的血运。如股骨颈后方修整成形后的松质骨面不能被组织瓣完全覆盖而暴露在外，只需表面涂以薄层骨蜡避免术后与关节囊粘连即可。

　　7. 缝合关节囊包裹股骨头　上述所有操作完成后，再脱位股骨头，然后将关节囊仔细缝合，严密包裹股骨头，但不能过紧，且缝合边缘不能重叠，否则会影响股骨头血供和复位后股骨头在关节囊内的滑动（图16-5）。

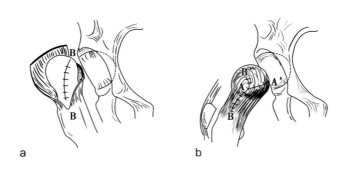

图 16-5　缝合关节囊包裹股骨头

　　a. 当与髋臼缘相连的所有关节囊都被切断后，伸髋伸膝，用骨钩将股骨颈向前方牵引，以利于进行后方关节囊 B 到 B' 由尾端到头端的缝合；b. 前方关节囊 A 到 A' 的缝合，将关节囊仔细缝合使其严密包裹股骨头，但张力不能过高，并且不能出现组织重叠。

　　8. 测试关节活动度　将包裹缝合了关节囊的股骨头复位，再次检查头臼匹配情况、关节活动度和稳定性，目标是在屈髋40°范围内关节囊与髋臼的松质骨之间没有相对运动，并且股骨头应与髋臼呈同心圆运动，以保障术后包裹股骨头的关节囊能与髋臼松质骨黏附，避免关节囊磨损。记录关节囊和髋臼松质骨之间能保持无相对活动时髋关节的最大屈髋活动度,以决定术后早期髋关节功能锻炼时所容许的屈髋活动度。

9. 下移固定大转子截骨块　用骨钩在臀中肌下方钩住大转子截骨块近端,将其向远端牵引,如感觉张力过高,可松解臀小肌肌腱在大转子截骨块前缘上的附着。用手指在截骨块下方触摸感受截骨块下移距离和臀中肌张力,当臀中肌张力恢复满意时,用 2 枚 3.5mm 直径的螺钉固定截骨块。

10. 逐层关闭切口　首先,修复大转子截骨块周围的筋膜,缝合臀中肌与臀大肌的肌筋膜,并连续缝合深筋膜,然后逐层缝合皮下和皮肤。通常不需要放置引流管,切口贴以无菌敷贴即可。

五、术后康复

术后用髋人字形石膏将髋关节固定于外展 15°~20° 旋转中立位。3 天后,可将髋人字形石膏分片或换为简易髋外展石膏,并开始每天数次取下石膏进行被动屈髋锻炼,其活动度以不超过术中所观察到的不引起关节囊相对髋臼松质骨移动的屈髋活动度为准。通常 2 周以后关节囊即与髋臼松质骨粘连紧密,即可允许一定程度的旋转活动,但夜间(以及白天睡眠时)还需继续用石膏固定 2 周加以保护。从术后 2 周开始,在白天取下石膏时,患者可下床活动,但术后 8 周以内患肢只能进行足趾轻点地行走,如术中行股骨头缩小成形术,则需延迟到术后 10 周以内。当被动屈髋可达到 90° 时,患者可坐椅凳及轮椅。通常术后 8~10 周,复查 X 线片显示所有截骨部位的骨折线开始模糊,且截骨间隙处有骨痂填充时,可开始患肢部分负重行走,并开始进行主动关节活动度锻炼。术后 10~12 周,骨愈合最慢的转子下截骨处已基本愈合时,可开始全负重行走。术后 6 周开始站立位主动髋外展肌力锻炼,术后 8 周开始侧卧髋、膝关节保持伸直,主动髋外展锻炼,但要注意将患肢足部垫高,以避免患肢内收。之后,逐渐延长侧卧位保持直腿髋外展抬高的时间,以达到能每次维持 10 秒以上、每天至少 50 次为目标;然后在踝关节处增加负重(如沙袋),进一步达到负重 5kg 仍能完成每天至少 50 次,每次至少维持 10 秒的目标。每个患者髋外展肌力的恢复进程都不一样,通常术前患髋为半脱位、臀中肌较发达、无纤维瘢痕化且术中无损伤的患者术后恢复最快。在术后康复过程中,随着时间的推移,患者的参与积极性会逐渐降低,因此需要医师和康复治疗师不断对其进行鼓励和监督。个别患者可能在股骨的内固定物取出后还可获得进一步的康复效果。

六、术后效果及并发症

关节囊成形术后,包裹股骨头的关节囊的外表面(关节囊壁层)与髋臼松质骨贴合粘连并最终相融合,而与股骨头相对的关节囊内表面(关节囊脏层)与股骨头软骨之间形成新的光滑的关节界面。研究报道,负重区的关节囊最终可化生为类似纤维软骨的组织,并可在术后长达 20 年以上的时间内维持良好的功能性。

虽然目前改良关节囊成形术的文献较少,但所报道的术后效果均较好,且术后并发症比早期的关节囊成形术明显降低。Ganz 发表于 2012 年的文献报道,9 例年龄 13~25 岁的单侧 DDH 低位或高位脱位的患者术后平均 7.5 年(1~27 年)的 Harris 髋关节评分平均为 84 分(78~94 分),无股骨头坏死或髋关节僵硬发生,1 例患者术后发生深静脉血栓,1 例患者在行股骨头缩小成形术时发生股骨颈骨折,1 例患者术后 27 年因继发骨关节炎行全髋关节置换术。国内罗殿中、张洪等报道了 25 例平均年龄 17.8 岁(9.7~25.8 岁)的单髋低位或高位脱位(Hartofilakidis Ⅱ / Ⅲ 型)的患者,术后 13.4 个月随访,所有患者髋关节疼痛的 VAS 评分、Harris 髋关节评分和 WOMAC 功能评分均有明显改善,且无股骨头缺血性坏死发生。

七、总结

虽然目前对于大多数骨科医师而言,全髋关节置换术是最常用也是最为熟悉的处理 DDH 患者终末期髋关节疼痛和功能障碍的手段,但是很多年轻的单侧 DDH 关节脱位的患者接受了全髋关节置换术后,不得不面对术后并发症高、功能恢复差、翻修率高及多次翻修的风险。而且，对于这类髋关节脱位的 DDH 患者，手术医师同样会面对初次 THA 手术即难度大，术中、术后并发症风险高，可能需进行甚至多次进行翻修，翻修时手术难度更大、风险更高的进退两难的局面。在这种情况下，在患者儿童晚期或青少年期，甚至是青年期对其先进行改良的关节囊成形术无疑就具有明显的优越性，因为术后患者可在相当长时间内保持较好的关节功能，从而将 THA 推迟到中老年时期再进行；此改良关节囊成形术的手术入路也不会对今后的 THA 造成阻碍，且术后患者的髋臼及股骨近段发育畸形的骨性和软组织结构均已得到几乎接近正常的矫正，从而极大程度地降低了后续 THA 手术的难度和发生术中、术后并发症的风险，并可获得更佳的假体生存率和更低的翻修率，因此，作为关节外科医师，非常有必要掌握这一手术技术。然而需强调的是，改良关节囊成形术并不是常规手术，其手术技术复杂、对手术医师要求高，需要通过充分的学习和训练并在对其操作有足够丰富经验的医师指导下谨慎开展。

【笔者经验】

　　1. 把握好手术适应证，尤其要强调单侧髋关节脱位，股骨头形态基本正常，股骨头软骨完整，无明显磨损，髋臼有足够容纳股骨头的内外径和前后径。

　　2. 手术难度较大，初学者需首先充分熟悉股骨头血供解剖，最好在尸体上先练习手术操作，并在有丰富经验的医师指导下谨慎开展。

　　3. 术前需充分准备和计划，仔细测量双下肢绝对和相对长度，如有明显骨盆倾斜或腰椎侧凸者，还需评估其是否可复，从而估计术中股骨短缩截骨的长度。

　　4. 股骨头的血供保护是手术成功的关键，术者需严格按照髋关节外科脱位技术保护股骨头的血供，骨膜组织瓣的所有操作必须在骨膜下进行。

　　5. 术后系统并循序渐进的康复锻炼是髋关节功能恢复的关键，术后住院期间需强化患者掌握出院后的康复动作，并对其进行严格和密切的门诊随访，进一步进行康复指导。

（黄　强）

参考文献

1. HARTOFILAKIDIS G, KARACHALIOS T, STAMOS K G. Epidemiology, demographics, and natural history of congenital hip disease in adults [J] . Orthopedics, 2000, 23 (8) : 823-827.

2. COLLIS D K. Long-term (twelve to eighteen-year) follow-up of cemented total hip replacements in patients who were less than fifty years old [J] . A follow-up note. J Bone Joint Surg Am, 1991, 73 (4) : 593-597.

3. BALLARD W T, CALLAGHAN J J, SULLIVAN P M, et al. The results of improved cementing techniques for total hip arthroplasty in patients less than fifty years old. A ten-year follow-up study [J] . J Bone Joint Surg Am, 1994, 77 (5) : 959-964.

4. LEUNIG M, GANZ R. The evolution and concepts of joint-preserving surgery of the hip [J] . Bone Joint J, 2014, 96 (1) : 5-18.

5. HARAGUCHI K, SUGANO N, NISHII T, et al. Phase transformation of a zirconia ceramic head after total hip arthroplasty [J] . Bone Joint J, 2001, 83 (7) : 996-1000.

6. MACDONALD S J. Can a safe level for metal ions in patients with metal-on-metal total hip arthroplasties be determined？ [J] . J Arthroplasty, 2004, 19 (8) : 71-77.

7. ORAL E, MALHI A S, MURATOGLU OK. Mechanisms of decrease in fatigue crack propagation resistance in irradiated and melted UHMWPE [J] . Biomaterials, 2006, 27 (6) : 917-925.

8. SIEBENROCK K, SCHÖLL E, LOTTENBACH M, et al. Bernese periacetabular osteotomy [J] . Clin Orthop Relat Res, 1999, (363) : 9-20.

9. KOSUGE D, YAMADA N, AZEGAMI S, et al. Management of developmental dysplasia of the hip in young adults: current concepts [J] . Bone Joint J, 2013, 95 (6) : 732-737.

10. 张振东，罗殿中，张洪. 改良关节囊成形术在大龄儿童及青少年发育性髋关节脱位患者保髋治疗中的应用 [J]. 中华外

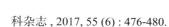
科杂志, 2017, 55 (6) : 476-480.

11. LEARMONTH I D, YOUNG C, RORABECK C. The operation of the century: total hip replacement [J] . Lancet, 2007, 370 (9597) : 1508-1519.

12. TSUKANAKA M, HALVORSEN V, NORDSLETTEN L, et al. Implant survival and radiographic outcome of total hip replacement in patients less than 20 years old [J] . Acta Orthop, 2016, 87 (5) : 479-484.

13. NAM D, BARRACK R L, CLOHISY J C, et al. Proximal femur bone density decreases up to 5 years after total hip arthroplasty in young, active patients [J] . J Arthroplasty, 2016, 31 (12) : 2825-2830.

14. SWARUP I, MARSHALL A C, LEE Y-Y, et al. Implant survival and patient-reported outcomes after total hip arthroplasty in young patients with developmental dysplasia of the hip [J] . Hip Int, 2016, 26 (4) : 367-373.

15. HANNOUCHE D, DEVRIESE F, DELAMBRE J, et al. Ceramic-on-ceramic THA implants in patients younger than 20 years [J] . Clin Orthop Relat Res, 2016, 474 (2) : 520-527.

16. GANZ R, SLONGO T, SIEBENROCK K A, et al. Surgical technique: The capsular arthroplasty: a useful but abandoned procedure for young patients with developmental dysplasia of the hip [J] . Clin Orthop Relat Res, 2012, 470 (11) : 2957-2967.

17. STANS A A, COLEMAN S S. Colonna arthroplasty with concomitant femoral shortening and rotational osteotomy. Long-term results [J] . J Bone Joint Surg Am, 1997, 79 (1) : 84-96.

18. 罗殿中, 张洪, 程徽, 等. 改良 Colonna 髋关节复位关节囊成形术治疗青少年单侧髋关节脱位的早期临床结果分析 [J] . 中华外科杂志, 2014, 52 (12) : 897-901.

19. GROVES E W H. Some contributions to the reconstructive surgery of the hip [J] . Br J Surg, 1927, 14 (55) : 486-517.

20. COLONNA P C. Congenital dislocation of the hip in older subjects: based on a study of sixty-six open operations [J] . J Bone Joint Surg, 1932, 14 (2) : 277-298.

21. COLONNA P. An arthoplastic operation for congenital dislocation of the hip-a two stage procedure [J] . Surg Gynec Obest, 1936, 63: 771-781.

22. COLONNA P C. Arthroplasty of the hip for congenital dislocation in children [J] . J Bone Joint Surg, 1947, 29 (3) : 711-722.

23. COLONNA P C. Capsular arthroplasty for congenital dislocation of the hip: A two-stage procedure [J] . J Bone Joint Surg Am, 1953, 35 (1) : 179-197.

24. COLONNA P C. Capsular arthroplasty for congenital dislocation of the hip: indications and technique: Some long-term results [J] . J Bone Joint Surg Am, 1965, 47 (3) : 437-449.

25. CHUNG S M, SCHOLL H W Jr, RALSTON E L, et al. The Colonna capsular arthroplasty: a long-term follow-up study of fifty-six patients [J] . J Bone Joint Surg Am, 1971, 53 (8) : 1511-1527.

26. POZO J, CANNON S, CATTERALL A. The Colonna-Hey Groves arthroplasty in the late treatment of congenital dislocation of the hip. A long-term review [J] . J Bone Joint Surg Am, 1987, 69 (2) : 220-228.

27. RITTER M A, WILSON PD Jr. Colonna capsular arthroplasty: a long-term follow-up of forty hips [J] . J Bone Joint Surg Am, 1968, 50 (7) : 1305-1378.

28. BERTRAND P. Results of Colonna's procedure and its modifications [J] . Rev Chir Orthop Reparatrice Appar Mot, 1955, 41 (2) : 203-213.

29. GAUTIER E, GANZ K, KRÜGEL N, et al. Anatomy of the medial femoral circumflex artery and its surgical implications [J] . J Bone Joint Surg Br, 2000, 82 (5) : 679-683.

30. SEVITT S, THOMPSON R. The distribution and anastomoses of arteries supplying the head and neck of the femur [J] . Bone Joint J, 1965, 47 (3) : 560-573.

31. KALHOR M, BECK M, HUFF T W, et al. Capsular and pericapsular contributions to acetabular and femoral head perfusion [J] . J Bone Joint Surg Am, 2009, 91 (2) : 409-418.

32. BOARDMAN D L, MOSELEY C F. Finding patients after 40 years: a very long term follow-up study of the Colonna arthroplasty [J] . J Pediatr Orthop, 1999, 19 (2) : 169-176.

33. GANZ R, GILL T, GAUTIER E, et al. Surgical dislocation of the adult hip: a technique with full access to the femoral head and acetabulum without the risk of avascular necrosis [J] . Bone Joint J, 2001, 83 (8) : 1119-1124.

34. BAK Z, FARKAS B. Early and late results after Colonna arthroplasties of the hip-joint (author's transl) [J] . Z Orthop Ihre Grenzgeb, 1975, 113 (5) : 896-899.

35. DAL MONTE A, CAMPANACCI M, MANES E. Treatment of congenital dislocation of the hip in children between 5 and 10 years old [J] . The Codivilla-Colonna operation. Chir Organi Mov, 1975, 62 (5) : 517-525.

36. ZHANG Z, LUO D, CHENG H, et al. Unexpected long lower limb in patients with unilateral hip dislocation [J] . J Bone Joint Surg Am, 2018, 100 (5) : 388-395.

37. GANZ R, HUFF T W, LEUNIG M. Extended retinacular soft-tissue flap for intra-articular hip surgery: surgical technique, indications, and results of application [J] . Instr Course Lect, 2009, 58: 241-255.

38. 张洪 , 邹吉扬 , 肖凯 . 髋关节外科脱位——髋关节内手术的基本手术入路 [J] . 中华外科杂志 , 2014, 52 (12) : 915-918.

39. 罗殿中 , 张洪 . 一项基本的保髋手术技术 : 髋关节外科脱位技术 [J] . 中华解剖与临床杂志 , 2015, 20 (5) : 475-480.

40. NÖTZLI H, SIEBENROCK K, HEMPFING A, et al. Perfusion of the femoral head during surgical dislocation of the hip: monitoring by laser Doppler flowmetry [J] . Bone Joint J, 2002, 84 (2) : 300-304.

41. HIRANUMA S, HIGUCHI F, INOUE A, et al. Changes in the interposed capsule after Chiari osteotomy. An experimental study on rabbits with acetabular dysplasia [J] . Bone Joint J, 1992, 74 (3) : 463-467.

42. LITT R, COUTELIER L. What becomes of the interposed capsule in Colonna's arthroplasty? [J] . Acta Orthop Belg, 1990, 56 (1 Pt B) : 339-343.

43. SLAVKOVIĆ N, VUKAŠINOVIĆ Z, APOSTOLOVIĆ M, et al. Chiari pelvic osteotomy in treatment of hip dysplasia [J] . Srp Arh Celok Lek, 2013, 141 (9-10) : 710-714.

44. CHARITY J, TSIRIDIS E, SHEERAZ A, et al. Treatment of Crowe IV high hip dysplasia with total hip replacement using the Exeter stem and shortening derotational subtrochanteric osteotomy [J] . Bone Joint J, 2011, 93 (1) : 34-38.

45. CHOUGLE A, HEMMADY M, HODGKINSON J. Severity of hip dysplasia and loosening of the socket in cemented total hip replacement: a long-term follow-up [J] . Bone Joint J, 2005, 87 (1) : 16-20.

第十七章

Crowe Ⅰ 型成人发育性髋关节发育不良的全髋关节置换术

发育性髋关节发育不良,传统诊断名称为先天性髋关节脱位(Congenital Dislocation of the Hip,CDH),1992 年美国骨科学会(American Academy of Orthopaedic Surgeon,AAOS)和北美小儿骨科学会(Pediatric Orthopaedic Society of North America,POSNA)统一称之为发育性髋关节发育不良(developmental dysplasia of hip,DDH)或发育性髋关节脱位。DDH 是指由于髋臼发育缺陷造成髋臼对股骨头的覆盖不良,导致长期生物力学的异常而逐渐出现股骨头半脱位、负重区软骨退变及股骨头局灶性坏死、严重骨关节炎的一种疾病。由于髋臼对股骨头覆盖率减低,髋臼和股骨关节面对合关系不正常,最后导致关节面的接触应力增高,关节软骨退变而引起髋关节骨关节炎。

DDH 的发生率世界各地区有较明显的差别,DDH 在我国是一种常见病,新生儿的发病率约为 1‰。约 20% 的 DDH 有家族史,但遗传因素并非为 DDH 发病的重要因素。DDH 发病率以女孩占绝对优势,我国统计男女之比为 1∶4.75,地区与种族的发病率有很大差别,这与遗传因素、环境影响和生活习惯有关,习惯将婴儿背在背上的民族发生率低。

DDH 早期无明显的症状,故不易早期诊断。由于年轻时治疗不及时,DDH 可继发骨关节炎、髋关节半脱位和髋关节完全脱位。一般而言,对髋关节半脱位患者实施全髋关节置换术,手术过程和技术要求与普通初次全髋置换相似,但对于完全脱位患者,髋臼变浅,股骨上移严重,手术难度加大,对技术要求高,术后并发症发生率也高。

一、发育性髋关节发育不良分类及解剖变异

Crowe(1979 年)根据标准骨盆 X 线片上股骨头上移的程度,将 DDH 分为四型。① Crowe Ⅰ 型,髋关节脱位程度 <50%;② Crowe Ⅱ 型,髋关节脱位程度 50%~75%;③ Crowe Ⅲ 型,髋关节脱位程度 75%~100%;④ Crowe Ⅳ 型,髋关节 100% 完全脱位。(图 17-1)

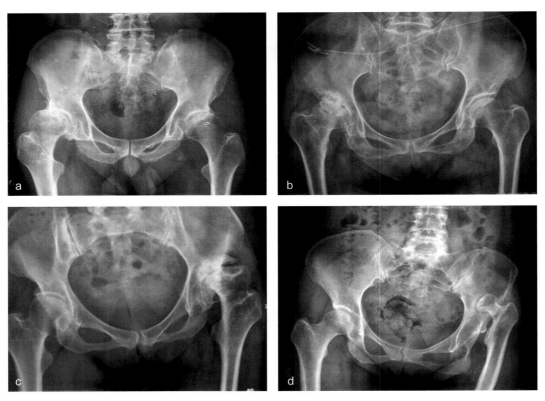

图 17-1　DDH 的 Crowe 分型
a. 右髋 Crowe Ⅰ 型;b. 右髋 Crowe Ⅱ 型;c. 左髋 Crowe Ⅲ 型;d. 左髋 Crowe Ⅳ 型。

Hartofilakidis（1996 年）将 DDH 分为三型，在临床上较为常用。①Ⅰ型，髋臼发育不良，股骨头仍在真性髋臼内；②Ⅱ型，低位脱位，股骨头脱至假性髋臼内，假性髋臼的下唇与真髋臼上缘接触或重叠；③Ⅲ型，高位脱位，股骨头脱至高位假性髋臼内或髂骨内，假性髋臼与真髋臼无接触。（图 17-2）

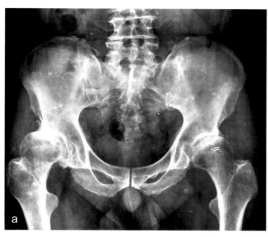
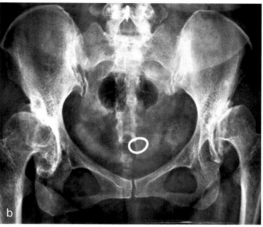
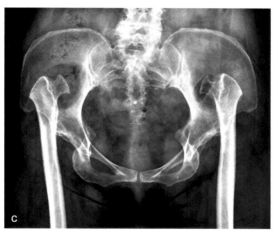

图 17-2 DDH 的 Hartofilakidis 分型
a. 双侧 Hartofilakidis Ⅰ型；b. 双侧 Hartofilakidis Ⅱ型；c. 双侧 Hartofilakidis Ⅲ型。

自股骨头中心至髋臼顶外缘做一连线，再经股骨头中心做一垂直线，两线夹角为 CE 角。CE 角是评判 DDH 病变程度的重要放射学指标，正常为 25° 以上，CE 角 <20° 为 DDH。

DDH 患者髋关节周围组织随着机体的发育、代偿而发生异常，包括髋臼、股骨、软组织、血管及神经等。由于缺乏股骨头有效刺激，髋臼窝小而浅，呈喇叭口形，髋臼前、后壁发育差。完全脱位的髋臼呈蝶形或与假髋臼重叠，或完全与假髋臼分离。股骨头缩小变形，股骨颈变细短缩，伴不同程度外展、前倾畸形。大转子小而偏后，股骨髓腔狭窄。前后径大于内外径，近端 1/3 发育细小，前屈弧度增加。Crowe Ⅰ型 DDH 髋关节解剖变异较轻，主要表现为：髋臼变浅，前倾角增大，髋臼与股骨头对合关系变差，CE 角减小，股骨头覆盖率降低，股骨头颈比例异常，股骨颈干角和前倾角增大。由于脱位程度较轻，一般无髋周肌肉、血管和神经的短缩。

二、手术适应证

Crowe Ⅰ型 DDH 患者早期通常无症状，由于髋臼包容度差，往往会较早出现继发性骨关节炎。接受全髋关节置换术的适应证与髋骨关节炎相似。只有经过严格的保守治疗（包括休息，减少负重，使用非甾体抗炎药和理疗等）后，或行髋臼周围和股骨近端截骨术等保髋治疗后，均无法缓解髋关节疼痛且出现明显的功能障碍，X线片显示髋关节有明显的退行性改变时，才可考虑施行全髋关节置换术。只有跛行、步态不佳、肢体短缩等症状的 DDH 患者，并非全髋关节置换术的适应证。对于关节退变严重的 Crowe Ⅰ型或 Hartofilakidis Ⅰ型的年轻患者，可视情况行髋关节表面置换术。

三、术前准备

由于 Crowe Ⅰ型 DDH 患者髋关节脱位程度低，解剖变异小，术前准备和普通初次全髋关节置换术的常规准备相似。包括患者一般情况准备和手术耐受性评估，骨盆正位和患侧髋关节正斜位 X 线片。对于股骨侧变异较明显的患者可加摄股骨正侧位 X 线片以评估股骨前倾角、偏心距、髓腔直径、前屈弧度和峡部直径。由于髋臼发育存在较大变异，一般需加摄髋关节 CT，评估髋臼骨量，深度和前倾角。在术前准备中，股骨侧和髋臼侧均需要考虑三个问题：①假体位置；②固定技术；③假体尺寸。

特殊情况下患者若出现双下肢不等长，必须准确测量两侧肢体的长度，拍摄双侧下肢全长 X 线片，评估长度的差异除了来自髋关节本身的因素，有无髋关节之外的因素，如骨盆倾斜、脊柱畸形等。以准确计算下肢的实际短缩程度，明确术中延长肢体的长度。

四、假体选择

Crowe Ⅰ型 DDH 患者全髋关节置换术假体选择与普通初次全髋关节置换术要求一致。需要注意的是由于股骨颈的前倾可能有较大的变异，术前如发现股骨颈前倾远远大于正常范围，可能需要准备可在术中调节股骨前倾的生物型假体（如 S-ROM、Wagner cone 等），或使用骨水泥固定假体，以获得正确的股骨前倾角度。髋臼侧通常因为其发育不良，需要准备较小尺寸的假体。

五、手术技术及难点处理

（一）手术入路

手术切口可根据术者的习惯采用外侧切口、后外侧切口或微创入路（如 SuperPATH 或者 DAA 入路），手术的显露程度要视手术难易程度而定，一般来说，髋关节活动受限、畸形程度越重，要求手术暴露范围越大。Crowe Ⅰ型 DDH 患者髋关节解剖畸形较轻，手术暴露范围与普通初次全髋置换术相似。

（二）软组织处理

对于 Crowe Ⅰ型患者，股骨头仍位于真臼内，髋关节周围软组织挛缩程度较轻，软组织松解与普通初次全髋置换术相似，术中不需要对软组织进行过多松解。对于有内收畸形的病例，可能需要行内收肌切断。

（三）髋臼侧处理

对于 Crowe Ⅰ型 DDH 患者，髋臼假体应在真臼内，只是髋臼一般较浅，髋臼底部往往有较厚的骨量，通常需要加深髋臼，可以保证髋臼足够的骨性覆盖，同时骨盆和股骨肌肉群获得平衡及合适的关节面压力负荷分布。需注意，由于 Crowe Ⅰ型 DDH 患者髋臼直径较股骨头直径大，股骨头有轻度向上脱位，因此髋关节显露后，将股骨从髋臼中脱位出来，需向下显露，找到髋臼横韧带，以此定位髋臼窝，分离牵开周围软组织，充分显露真臼。用小髋臼锉去除髋臼底部的骨直至内壁，通常髋臼窝内仍残留结缔组织，可作为打磨髋臼时深度的解剖标志；由于髋臼前壁较薄，后壁较厚，打磨髋臼时，应由前向后打磨，尽量保证髋臼内壁和前壁的完整性。

对于 Crowe Ⅰ 型 DDH 病例，一般宜用小口径髋臼锉（40~44mm），按拟安放髋臼假体的方向（外展 35°~45°，前倾 15°~20°）加深髋臼，主要是加深髋臼的髂骨部分。安放的髋臼假体宜小一些，以使髋臼有较好的骨质覆盖，以此法安放的髋臼假体，其旋转中心下降、内移，有助于维持术后正常步态及良好功能（图 17-3、图 17-4）。

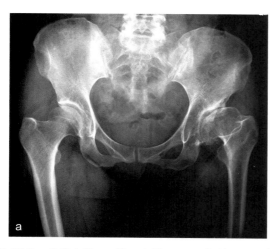
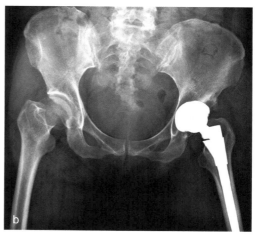

图 17-3　患者女性，49 岁。左髋 Crowe Ⅰ 型 DDH，髋臼加深（a），采用小髋臼假体获得最佳自体骨覆盖（b）

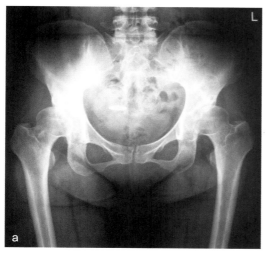
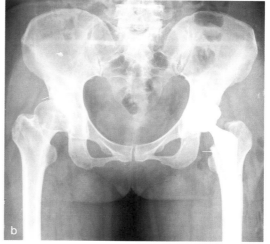

图 17-4　患者女性，46 岁。左髋 Crowe Ⅰ 型 DDH，髋臼加深（a），采用小髋臼假体获得
最佳自体骨覆盖，植入螺钉辅助固定（b）

Crowe Ⅰ 型 DDH 患者基本不需要进行植骨即可完成全髋置换术，已经有很多文献证实，只要有 70% 的非骨水泥髋臼假体有自体骨覆盖，即可获得满意的远期稳定性。但对于一些骨质严重缺损的患者，需进行髋臼外上方植骨，以增加髋臼对股骨头的包容，同时增加骨储备，有利于以后的翻修。植骨材料尽可能使用自体股骨头，如 Harris 髋臼植骨成形术。植骨块对髋臼假体的表面覆盖面积应 <50%，不应超出假体外缘。当植骨超过髋臼表面积的 45% 时，建议使用骨水泥固定髋臼假体替代非骨水泥髋臼。

（四）股骨侧处理

一般 Crowe Ⅰ 型病例，其股骨发育接近正常，且下肢短缩不明显，股骨侧的处理通常不会造成困难，与普通初次全髋置换术无明显差别。术中需特别注意患侧股骨的前倾角和偏心距,与正常侧比较,并相应调整股骨假体的前倾角和偏心距。若遇到下肢不等长患者,可参考 Crowe Ⅳ型 DDH 患者全髋关节置换术中股骨侧的处理。

六、术后康复

与普通初次全髋关节置换术要求一致。

七、并发症

Crowe Ⅰ型 DDH 全髋关节置换术后并发症发生率与普通初次全髋置换术并无差别。主要包括:①术后脱位;②感染;③深静脉血栓;④假体周围骨折;⑤血管、神经损伤;⑥假体松动等。

八、总结

DDH 是一种常见病,Crowe Ⅰ型 DDH 患者髋关节解剖变异较轻,其全髋关节置换术手术过程和技术要求与普通初次全髋关节置换术相似,需注意髋臼假体的自体骨覆盖率和股骨假体的偏心距。长期随访结果和并发症亦与普通初次全髋置换术相近。

【笔者经验】

1. Crowe Ⅰ型 DDH 患者的全髋关节置换术因为其解剖变异不大,手术技术和普通骨关节炎全髋关节置换术相近,术后的康复和临床结果也比较满意。

2. 髋臼侧处理需要注意的事项主要是必须内置髋臼,先使用较小的髋臼锉加深髋臼,直至显露内壁。此时原来髋臼马蹄窝内的结缔组织可以作为髋臼深度的参考。髋臼下缘可以参考髋臼横韧带。同时,需要注意的是,此时髋臼的大小必须以骨性髋臼前后壁为依据,切忌为了获得上方的骨性覆盖盲目扩大髋臼,造成前后壁骨量的丢失。

3. 股骨侧的处理一般等同于初次全髋置换术,如术前检查提示股骨有较大的前倾角,建议使用可调节前倾角的股骨假体(如 S-ROM 或 Wagner cone 等假体)或者使用骨水泥假体术中调节股骨的前倾。也有术者建议采用联合前倾技术,先处理股骨,然后根据股骨的前倾,确定髋臼的前倾。

(陈云苏)

参考文献

1. YALCIN N, KILICARSLAN K, CICEK H, et al. Crowe Type I and II DDH managed by large diameter metal-on-metal total hip arthroplasty [J] . Hip Int, 2011, 21 (2) : 168-175.

2. OKANO K, KAWAHARA N, CHIBA K, et al. Radiographic joint space width in patients with Crowe Type-I dysplastic hips [J] . Clin Orthop Relat Res, 2008, 466 (9) : 2209-2216.

3. ZHANG J, WEI J, MAO Y, et al. Range of hip joint motion in developmental dysplasia of the hip patients following total hip arthroplasty with the surgical technique using the concept of combined anteversion: A study of Crowe I and II patients [J] . J Arthroplasty, 2015, 30 (12) : 2248-2255.

4. CROWE J F, MANI V J, RANAWAT C S. Total hip replacement in congenital dislocation and dysplasia of the hip [J] . J Bone Joint Surg Am, 1979, 61 (1) : 15-23.

5. HEROLD H Z. Congenital dislocation of the hip treated by total hip arthroplasty [J] . Clin Orthop Relat Res, 1989, (242) : 195-200.

6. LI Y M, LI J H, LI B, et al. The radiological research for pelvis asymmetry of unilateral developmental dysplasia of the hip in adult [J] . Saudi Med J, 2016, 37 (12) : 1344-1349.

7. GARVIN K L, BOWEN M K, SALVATI E A, et al. Long-term results of total hip arthroplasty in congenital dislocation and dysplasia of the hip [J] . A follow-up note. J Bone Joint Surg Am, 1991, 73 (9) : 1348-1354.

第十八章

Crowe Ⅱ型成人发育性髋关节发育不良的全髋关节置换术

一、分型

Crowe 等根据股骨头脱位的高度,将其分为四型。具体分型方式请参考第十七章相关内容,该处不再赘述。本章节主要讨论 Crowe Ⅱ型成人 DDH 的全髋关节置换技术。

二、Crowe Ⅱ型成人发育性髋关节发育不良的解剖特点

因为髋臼发育缺陷,股骨头与髋臼间形成非正常的包容关系,使得股骨头和髋臼之间的解剖关系和应力作用异常,Crowe Ⅱ型 DDH 因其髋关节未完全脱位,存在髋臼直径增大、变浅,呈椭圆形,脱位的股骨头长期磨损导致髋臼外上方骨缺损,股骨头发育变小并向外上方移位,股骨颈前倾角增大、转子向后旋转移位、髓腔变得直而狭窄,下肢短缩,由于髋关节脱位,关节囊变得肥厚,腘绳肌、髂腰肌、内收肌、外展肌、坐骨神经短缩,因外展肌力不足,双下肢不等长而出现跛行,进一步造成骨盆倾斜,腰椎前凸、侧凸,同侧膝关节成角畸形等病理变化。一般认为 Crowe Ⅱ型髋臼和股骨头的接触与负重部位主要集中在髋臼中上部,因此通常更早发生骨关节炎。

三、术前评估

DDH 患者出现继发性骨关节炎时,患者可出现腹股沟区的疼痛或髋关节痛,活动后疼痛加重,因股骨头的脱位出现双下肢不等长、跛行。放射学检查可明确诊断,明确髋臼和股骨近端解剖异常的特点。DDH 患者的放射学检查对于手术方案的确定非常重要。标准的放射学检查包括骨盆的正位 X 线片和髋关节的侧位 X 线片,其可以在正侧位上反映髋臼对股骨头包容性情况。中心边缘角,即在骨盆正位 X 线片上,通过股骨头的中心垂直线和通过股骨头中心和髋臼侧缘连线之间的角度,通常 >25°。垂直中心前角,即在髋关节侧位 X 线片上,通过股骨头的中心垂直线和通过股骨头中心和髋臼前缘连线之间的角度,通常 >25°。通过骨盆正位 X 线片也可以评估股骨近端的颈干角。但由于 Crowe Ⅱ型 DDH 终末期骨关节炎形成不同的髋臼形态,因此 X 线片提供信息有限。CT 能够从轴面、冠状面和矢状面全方位、多角度进行观察,评估髋臼的前倾角、外展角及骨储量,同时能够三维重建髋臼形态,其有助于评估髋臼的骨量情况和股骨前倾角及形态特征,全面观察髋臼立体解剖结构,对于术者在全髋关节置换术前全面认识髋臼的形态结构具有重要意义。

四、Crowe Ⅱ型 DDH 的全髋关节置换术的适应证

随着髋关节生物力学的不断发展和对 DDH 疾病研究的不断深入,目前认为 DDH 继发性骨关节炎主要是由于关节面匹配度的丢失和股骨头覆盖面积的减少,进而关节局部应力异常集中所致。DDH 外科治疗的目的是解除疼痛、恢复关节功能,对于尚未出现骨关节炎的患者可采取截骨保髋手术,而已发生严重骨关节炎的患者则需行人工关节置换术。因此 Crowe Ⅱ型患者出现严重的骨关节炎时,则需要行全髋人工关节置换术,以缓解患者疼痛症状,改善患者功能。

五、Crowe Ⅱ型 DDH 全髋关节置换术的手术技术

(一)麻醉与手术入路

Crowe Ⅱ型 DDH 患者术中要求有良好的肌肉松弛度,以减少显露和复位困难,因此建议常规选择全身麻醉。后侧入路在 Crowe Ⅱ型 DDH 患者病例中最为常用,同时如果短外旋肌群能获得良好的重建,则

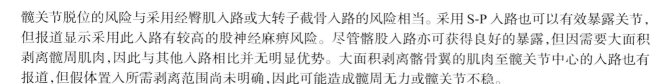

髋关节脱位的风险与采用经臀肌入路或大转子截骨入路的风险相当。采用S-P入路也可以有效暴露关节，但报道显示采用此入路有较高的股神经麻痹风险。尽管髂股入路亦可获得良好的暴露，但因需要大面积剥离髋周肌肉，因此与其他入路相比并无明显优势。大面积剥离髂骨翼的肌肉至髋关节中心的入路也有报道，但假体置入所需剥离范围尚未明确，因此可能造成髋周无力或髋关节不稳。

(二) 髋臼重建

Crowe II型DDH患者的股骨头脱位至髋臼髂骨交界，导致髋臼后上壁骨缺损，部分股骨头脱出真臼，形成假臼，髋臼的形态特点为臼底变浅，当继发重度骨关节炎后增生骨赘影响髋关节活动度且明显改变髋臼形态，臼底更加浅平，髋臼内可见大量增生的骨赘和滑膜组织部分或完全将臼底及卵圆窝覆盖，横韧带解剖形态不易分辨甚至缺损。术中缺失正常解剖标志，难以确定真臼位置。同时由于局部骨缺损，在恢复髋臼正常的外展角、前倾角时臼杯难以获得良好的覆盖率及固定。髋臼重建的一个重要原则是髋前后壁之间的直线距离，是决定髋臼假体大小最重要的决定因素。一个普遍的错误是在测量髋臼假体大小时以从前后位骨盆X线片上获得髋臼内-外缘之间的距离为参照。在多数病例中，一个在前后位X线片上合适的髋臼假体可能会破坏（或完全损坏）髋臼的前壁或后壁，或两者都损坏。因此如何准确切除增生骨赘并解剖重建髋臼是术者面临的挑战。我们常采用的方法是用Hoffman拉钩插入闭孔显露髋臼下缘，判断下缘位置，然后在其前上方紧贴髂骨再插入一把Hoffman拉钩，后上方用一宽的直角拉钩牵开并保护好坐骨神经，这三个拉钩围成的区域就是重建髋臼的区域。缺少经验或没有确切把握时可行术中透视确定髋臼位置。刚开始时用最小号髋臼锉（通常是36mm锉）紧贴髋臼下缘垂直磨锉髋臼，当显露卵圆窝后清理其内的骨赘及脂肪组织，还原卵圆窝形态。以卵圆窝为真臼的深度及位置参考标志，保持45°外展角及15°前倾角，用髋臼锉由小号至大号进行扩锉，最后一号至两号锉返锉压实髋臼骨质，安装相应型号臼杯（图18-1、图18-2），最终根据臼杯牢固程度决定是否应用螺钉固定。应避免"使用尽可能大的假体"的概念。相反，正确的策略应该是选用能获得良好压配的最小的假体，可以确定的变量是髋臼前后壁直径。随后选择合适大小的股骨头以确保内衬有足够厚度。在髋臼重建时宿主骨覆盖面积需达到70%，以保证髋臼的初始稳定性，术中选用小的特制臼杯可以保证真臼对臼杯的骨质完全覆盖，另外还可通过结构性植骨、颗粒打压植骨技术、髋臼内陷技术及髋臼中心上移技术来提高覆盖率。下面对这些技术分别做简要描述。

1. **结构性植骨技术** 结构性植骨技术是应用自体股骨头在髋臼外上方植骨，使髋臼外上区域骨量增加，为髋臼提供较好的覆盖及支撑，延长髋臼生存率，为今后翻修提供良好的骨储备。近年来随着技术的成熟，自体股骨头结构性植骨技术取得满意的临床及影像学效果，Kim等报道对70例DDH患者（83髋）平均随访11年，未见结构性植骨塌陷，取得了满意的效果，10年生存率为94%。翟吉良等对34例髋关节平均随访64个月，其中10例发生了不同程度的植骨块吸收，但均见骨长入，髋臼假体均稳定。查国春等对33例DDH患者（33髋）平均随访9.3年，临床效果及影像学稳定性满意，并表示植骨块覆盖面积<25%时，有利于植骨块与髂骨融合。为了保证结构性植骨技术的成功，植骨块覆盖的面积不能超过25%。因部分DDH患者年龄小、活动量大，植骨块覆盖面积越大，失败率越高。结构性植骨愈合的关键是植骨块初始稳定地固定，良好的结构性植骨愈合可避免植骨的吸收、塌陷等并发症。选用多孔金属骨小梁垫块代替结构性植骨的方法也是一种很好的重建髋臼的方法，它同时又避免了植骨块塌陷吸收不愈合的缺点。

2. **颗粒打压植骨技术** 颗粒打压植骨技术是将颗粒骨利用打压技术，填补于髋臼缺损处，提高覆盖率。优点是颗粒打压植骨和宿主骨接触更多，生长融合速度更快，促进新生骨小梁生长，增加髋臼假体的稳定性。颗粒植骨的技术要点：植骨接触面的处理，植骨体与宿主骨接触面是骨质整合、新生骨长入的关键，宿主骨接触面多有硬化，需用克氏针钻孔，使之表面粗糙、部分出血，既可扩大植骨体与宿主骨的接触面积，又能使移植骨更好地与之贴合，促进两者生长整合，Iwase等报道了38例DDH患者（40髋）应用颗粒打压植骨技术重建髋臼，髋臼假体8年的生存率为96.6%。吴天昊等对40例DDH患者（45髋）平均随访32.7个月，植骨处均见骨整合，未见骨质硬化带，临床效果良好。

3. **髋臼内陷技术** 髋臼内陷技术是一种控制性的内壁与臼底加深技术，磨锉髋臼内壁使臼杯超过Kohler线，重建髋关节生物力学，内移髋关节活动中心，相应减少了重力臂，大大增加了臀中肌的动力臂，明显改善臀中肌功能,并有效地增加髋臼覆盖面积,避免植骨,臼杯可以牢固压配固定(图 18-1)。Dorr 等对 19 例 DDH 患者(24 髋)平均随访 7 年,未出现松动等并发症。Kim 等对 13 例 DDH 患者(16 髋)平均随访 5.9 年,1 例患者发生松动。Zha 等对 39 例 DDH 患者(43 髋)在最少 6 年的随访中,仅有 2 例髋关节假体松动,其髋臼内陷面积超过髋臼杯面积的 60%,所以在应用此技术时,需注意避免过度髋臼过度内陷。然而内陷的比例文献结果未统一,多建议内陷面积 <45%,过多的内陷造成髋臼骨量的丢失,进而影响髋臼的初始稳定性。当有意内移髋臼时,必要时可选择高偏距的股骨柄假体以代偿外展肌肌力的减弱。

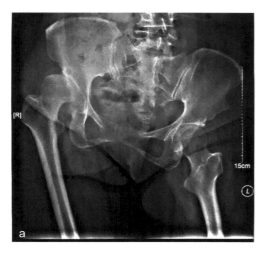
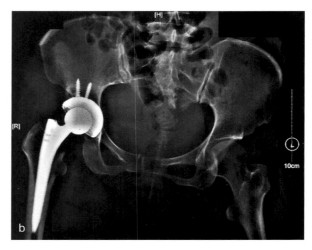

图 18-1　患者女性,42 岁。被诊断为右髋 Crowe Ⅱ型 DDH(a),采用髋臼轻度内陷技术,有效地增加髋臼覆盖面积,避免植骨,臼杯可以牢固压配固定(b)

4. 上移髋臼旋转中心　髋臼旋转中心上移是将髋臼假体置于正常解剖位置的近侧,以增加宿主骨覆盖,增加初始稳定性及骨长入接触面积。有研究报道,髋臼上移 <20mm,髋臼假体有 70% 的覆盖并稳定,相对于正常的解剖中心,临床结果无差异。Murayama 等对 43 例行全髋关节置换术的 Crowe Ⅱ型、Crowe Ⅲ型 DDH 患者进行 15 年随访,其中 33 例为髋臼上移,10 例为真臼位置安放臼杯,髋臼上移组臼杯及股骨均无松动,年磨损率无差异。Chen 等对 37 例 Hartofilakidis Ⅱ型 DDH 患者采用髋臼上移重建髋臼,结果显示 5 年髋臼假体在位率 90.3%,临床疗效良好。目前在临床中,髋臼上移的髋臼重建方法已经取得了明显的临床效果,因其简化手术操作,将会得到临床医师认可。髋关节中心上移可使肢体长度缩短,使用如下方法进行补偿:增大股骨柄型号,从而使股骨柄在髓腔外露出的部分较多(图 18-2),可以单纯增加肢体长度;使用加长股骨头,可以增加肢体长度及偏距。

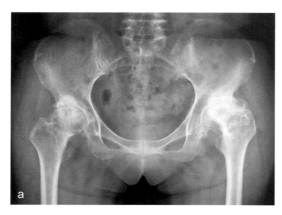
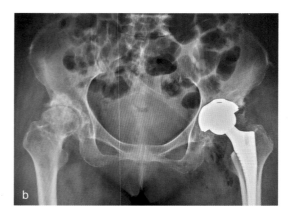

图 18-2　患者女性,64 岁。被诊断为左髋 Crowe Ⅱ型 DDH(a),术中原位适度上移安放臼杯,保证臼杯良好的覆盖率,且不影响髋关节生物力学(b)

（三）股骨的重建

对于 Crowe Ⅱ型 DDH 的患者,在股骨重建时,很少需要进行股骨短缩截骨来将股骨端放置于髋关节解剖中心的安全位置,通过适当的软组织松解即可复位髋臼,但股骨有严重旋转畸形,或复位后出现严重的肢体不等长时,需进行股骨截骨纠正畸形及平衡下肢长度。

股骨柄的选择:由于假体材料的发展,全髋关节置换术治疗 DDH 患者中,股骨柄多选用生物型假体。对于股骨近段前倾角过大,股骨髓腔细小,临床上使用普通生物股骨柄假体面临插入困难,可造成术中骨折可能,且难以纠正股骨前倾角,可选用组配式假体(如 S-ROM 或 Wagner cone)。S-ROM 组配式设计使得医师可以不受股骨近端发育不良的影响而决定假体的前倾角。Wagner cone 假体特征是具有较小直径的圆柱形设计,且近端较小的扩展以适应这一人群较直且狭窄的股骨髓腔。

（四）髋关节周围软组织平衡

对于 Crowe Ⅱ型 DDH 患者,髋关节形态改变严重,骨性畸形明显,软组织张力的变化很大,但对于这类患者,手术中的软组织平衡处理却并不复杂,首先保证髋臼假体的最佳位置和稳定性,纠正股骨侧前倾角过大的问题后,一般不会遇到假体复位困难从而顺利完成手术,髋关节周围软组织松解最常见的结构为关节囊和阔筋膜。髂腰肌对屈髋功能影响较大,单纯松解髂腰肌对软组织张力的缓解贡献不大,建议尽量不做松解。选择后外侧入路时髋关节脱位后臀大肌在股骨干上的附着点因切口显露的需要较为紧张,可以松解,但是松解后对软组织张力的缓解贡献亦不大。前入路则没有必要松解臀大肌的附着点。内收肌的松解一般也很少需要。臀中肌对髋关节的稳定性和正常步态的维持至关重要,手术中必须保持完整。股骨偏心距的改变对髋关节软组织平衡影响很大。当股骨颈干角明显变大或股骨颈极短而引发股骨偏心距变小时,在手术中应该予以纠正。由于股骨前倾角极度增大而引起的颈干角变大,可以通过股骨转子下截骨来纠正前倾角,或者选择可调整前倾角的假体来改善前倾,增加偏心距,如果股骨颈极短,应选择正常偏心距或高偏心距的假体予以纠正。假体偏心距大小的选择应以正常侧做标准。如果对侧也不正常,应该通过术前设计来确定。然而值得强调的是,对于 Crowe Ⅱ型 DDH 患者来说,由于股骨头包容性差,这类患者术前髋关节的活动度并无严重受限,因此此类患者的特点是髋关节周围软组织松弛,在手术过程中要特别注意防止软组织松解过度而引发手术后患侧肢体延长。对于单侧轻、中度半脱位的患者,手术前要认真做模板设计,选择最佳型号的假体和股骨颈截骨水平,在手术中不要松解任何静力和动力结构(例如后入路时不要松解前关节囊和髂腰肌腱),以保证手术后关节张力正常,双侧下肢等长。

（五）肢体不等长的处理

在对单侧 Crowe Ⅱ型发育性髋关节脱位患者行全髋关节置换术时,下肢不等长的处理很重要。此类患者大多为年轻女性,不愿使用行走辅助工具。对于手术前的肢体测量,单侧髋关节的高位半脱位、低位脱位和高位脱位必然会引发肢体不等长。人们的习惯性思维会认为脱位侧肢体的短缩是由于股骨头脱位后上移所致,但是一种经常被忽略的现象为单侧高位脱位患者的脱位侧肢体的绝对长度多数要比无脱位侧明显增长。这种现象的原因不甚明了,可能与脱位后肢体生长缺乏髋关节的限制性而过度增长有关。如果在手术前没有认识到这一现象,将小转子是否等高作为判断肢体等长的参照点,最终可能会发现手术后患侧的肢体较对侧长。单侧脱位患者习惯于手术前的患肢短缩状态,手术后由于骨盆倾斜、髋关节外展等原因可以引发患肢的假性延长,或手术后患肢真性延长等都会使患者手术后自觉患肢过长而出现难以忍受的不适应和行走困难。如果是假性延长,大约半年后可恢复正常,但是真性延长的患者会难以接受这种结果。因此,术前应仔细测量双下肢长度及实际患肢短缩长度,术中尽量做到下肢等长或接近等长。

（六）界面的选择

对于界面选择的原则是减少磨损等相关并发症,因为 DDH 患者多为年轻患者且解剖畸形,尽可能地选用生存期长、并发症少的界面。现在的界面包括:金属对金属,金属对高交联聚乙烯,陶瓷对高交联聚乙烯,陶瓷对陶瓷。金属对金属并发症多,不作为第一选择;金属对高交联聚乙烯相比于陶瓷对陶瓷,骨溶解、无菌性松动至翻修率增加;陶瓷对陶瓷的短中期随访研究中报道生存率达99.3%,但是有陶瓷碎裂、异常响声的可能,但现代的陶瓷技术中,此种风险已<1%,在平衡磨损和陶瓷破裂风险时,陶瓷对高交联聚乙烯可能最为理想,陶瓷对高交联聚乙烯有较低的陶瓷头破裂风险和磨损率。

【笔者经验】

　　1. Crowe Ⅱ型DDH的解剖变异不大,按照常规全髋关节置换手术流程可完成大部分患者的手术,术后疗效较为满意。

　　2. 部分解剖结构变异略大的患者,髋臼侧重建可采用结构性植骨技术、颗粒打压植骨技术、髋臼内陷技术和上移髋臼旋转中心技术来重建髋臼,均可获得良好的初始稳定和远期疗效。

　　3. 股骨侧的难点在于部分患者股骨颈前倾角较大,可采用可调前倾角的假体来完成手术,恢复其正常的前倾角。

　　4. 软组织平衡相当重要,要注意恢复正常的水平软组织平衡(偏心距)和垂直软组织平衡(肢体长度)。

(张晓岗)

参考文献

1. CROWE J F, MANI V J, RANAWAT C S. Total hip replacement in congenital dislocation and dysplasia of the hip [J]. J Bone Joint Surg Am, 1979, 61 (1): 15-23.

2. 张晓岗,杨德盛,曹力. 非骨水泥型全髋关节置换术治疗成人发育性髋关节脱位 [J]. 中国修复重建外科杂志, 2008, 22 (6): 649-652.

3. MULROY Jr R D, HARRIS W H. Failure of acetabular autogenous grafts in total hip arthroplasty. Increasing incidence: a follow-up note [J]. J Bone Joint Surg Am, 1990, 72 (10): 1536-1540.

4. KIM M, KADOWAKI T. High long-term survival of bulk femoral head autograft for acetabular reconstruction in cementless THA for developmental hip dysplasia [J]. Clin Orthop Relat Res, 2010, 468 (6): 1611-1620.

5. 翟吉良,翁习生,林进,等. 自体股骨头重建髋臼治疗髋关节发育不良的中期疗效 [J]. 中华骨科杂志, 2015, 35 (4): 401-406.

6. 查国春,孙俊英,冯硕,等. 髋臼外上方结构性植骨在髋关节发育不良全髋关节置换术中的应用 [J]. 中华骨科杂志, 2017, 37 (23): 1149-1157.

7. HADDAD F S, MASRI B A, GARBUZ D S, et al. Instructional Course Lectures, The American Academy of Orthopaedic Surgeons—Primary total replacement of the dysplastic hip [J]. J Bone Joint Surg Am, 1999, 81 (10): 1462-1482.

8. LI H, WANG L, DAI K, et al. Autogenous impaction grafting in total hip arthroplasty with developmental dysplasia of the hip [J]. J Arthroplasty, 2013, 28 (4): 637-643.

9. IWASE T, MORITA D, ITO T, et al. Favorable results of primary total hip arthroplasty with acetabular impaction bone grafting for large segmental bone defects in dysplastic hips [J]. J Arthroplasty, 2016, 31 (10): 2221-2226.

10. 吴天昊,郭江,张才东,等. 自体颗粒骨结合骨泥打压植骨治疗成人Crowe Ⅲ型先天性髋关节发育不良伴髋臼缺损 [J]. 中国组织工程研究, 2017, 21 (22): 3458-3463.

11. DORR L D, TAWAKKOL S, MOORTHY M, et al. Medial protrusio technique for placement of a porous-coated, hemispherical acetabular component without cement in a total hip arthroplasty in patients who have acetabular dysplasia [J]. J Bone Joint Surg Am, 1999, 81 (1): 83-92.

12. KIM Y L, NAM K W, YOO J J, et al. Cotyloplasty in cementless total hip arthroplasty for an insufficient acetabulum [J]. Clin Orthop Surg, 2010, 2 (3): 148-153.

13. ZHA G C, SUN J Y, GUO K J, et al. Medial protrusio technique in cementless total hip arthroplasty for developmental dysplasia of the hip: A prospective 6-to 9-year follow-up of 43 consecutive patients [J]. J Arthroplasty, 2016, 31 (8): 1761-1766.

14. ZHANG Z, WU P, HUANG Z, et al. Cementless acetabular component with or without upward placement in dysplasia hip: Early results from a prospective, randomised study [J] . J Orthop, 2017, 14 (3) : 370-376.

15. MURAYAMA T, OHNISHI H, OKABE S, et al. 15-year comparison of cementless total hip arthroplasty with anatomical or high cup placement for Crowe I to III hip dysplasia [J] . Orthopedics, 2012, 35 (3) : 313-318.

16. CHEN M, LUO Z L, WU K R, et al. Cementless total hip arthroplasty with a high hip center for hartofilakidis type bdevelopmental dysplasia of the Hip: Results of midterm follow-up [J] . J Arthroplasty, 2016, 31 (5) : 1027-1034.

17. PIJLS B G, MEESSEN J M T A, SCHOONES J W, et al. Increased mortality in metal-on-metal versus non-metal-on-metal primary total hip arthroplasty at 10 years and longer follow-up: A systematic review and meta-analysis [J] . Plos One, 2016, 11 (6) : e0156051.

18. HU D, KAI T, YANG X, et al. Comparison of ceramic-on-ceramic to metal-on-polyethylene bearing surfaces in total hip arthroplasty: a meta-analysis of randomized controlled trials [J] . J Orthop Surg Res, 2015, 10 (1) : 1-8.

19. BUTTARO M A, ZANOTTI G, COMBA F M, et al. Primary total hip arthroplasty with fourth-generation ceramic-on-ceramic: analysis of complications in 939 consecutive cases followed for 2-10 years [J] . J Arthroplasty, 2017, 32: 480-486.

20. STAMBOUGH J B, PASHOS G, WU N, et al. Gender differences in wear rates for 28-vs 32-mm ceramic femoral heads on modern highly cross-linked polyethylene at midterm follow-up in young patients undergoing total hip arthroplasty [J] . J Arthroplasty, 2016, 31 (4) : 899-905.

第十九章

Crowe Ⅲ型成人发育性髋关节发育不良的全髋关节置换术

DDH 在国内的发病率远远高于西方发达国家。流行病学调查研究结果显示,国内约 10%~15% 的女性都有不同程度的 DDH 表现。发病率高的原因一方面是由于人种和基因,更重要的是新生儿筛查工作的普及程度不够。中国香港地区的成人 DDH 患者数量明显低于中国内地,说明了新生儿 DDH 筛查工作的重要性。儿童阶段对于 DDH 患者早期的处理,可以明显降低成人后接受关节置换术的患者数量。

一、Crowe Ⅲ型 DDH 患者的解剖学特点

Crowe Ⅲ型 DDH 患者的解剖学畸形程度其实是介于 Ⅰ/Ⅱ 型和Ⅳ型之间的。相比 Crowe Ⅰ型和Ⅱ型患者,其髋臼的发育程度、髋臼的前倾角和外展角、骨缺损的程度要更加严重;股骨髓腔狭窄程度虽然没有Ⅳ型那么严重,但股骨前倾角仍明显大于Ⅰ型和Ⅱ型患者。股骨头旋转中心有中度上移,上移距离往往在 3cm 左右,但远没有达到 Crowe Ⅳ型患者上移超过 5cm 的程度。Crowe Ⅲ型患者髋关节解剖学的上述特点也意味着其在治疗方式上具有更多的选择和变化。

二、临床分型

对于 DDH 的临床分型,目前最常用的是 Crowe 分型,其次是 Hartofilakidis 分型。两者具体的分型标准和特点在本书的其他章节已经进行了讲解,各位读者也已经非常熟悉这两种分型方式。个人理解,DDH 的分型主要还是根据脱位高度(股骨头旋转中心上移距离)进行分型。Crowe Ⅰ型和Ⅱ型均属于轻度脱位,与 Hartofilakidis Ⅰ型类似。该类患者的髋关节尽管存在发育不良,如髋臼变浅、外展角和前倾角增大、股骨头轻度发育畸形等,但并不严重,股骨头仍基本位于髋臼内。该类患者手术时的操作基本与普通患者相同,只需要注意臼杯的覆盖、前倾角的恢复即可。Crowe Ⅳ型属于高位脱位,与 Hartofilakidis Ⅲ型类似。该类患者假臼与真臼完全分离,真臼发育极差,且股骨侧髓腔明显狭窄,前倾角增大。该类患者的手术方案往往选择原位造臼 + 短缩截骨的方式。而 Crowe Ⅲ型属于中度脱位,与 Hartofilakidis Ⅱ型类似。其最大的特点在于假臼和真臼部分重合,真臼顶部有部分缺损,而股骨侧发育轻度畸形。因此,Crowe Ⅲ型 DDH 的手术方式也存在多种变化,需要根据患者自身的解剖特点来选择(图 19-1)。

三、手术指征

与其他 Crowe 分型的 DDH 患者一样,全髋关节置换术往往是最终的治疗方案。手术指征是髋关节疾病已经发展为终末期并严重影响患者生活,即疼痛无法耐受、保守治疗无效、生活质量明显下降。影像学的特点为重度骨关节炎的表现,常常表现为股骨头负重区关节间隙狭窄,髋周骨赘形成,但股骨头的外形基本正常。

四、术前计划和准备

DDH 患者的全髋关节置换术是初次置换中难度较高的一种类型,尤其对于中、重度脱位的 Crowe Ⅲ型和Ⅳ型。因此,术前详细的计划和准备十分重要。

(一)常规准备

常规准备包括患者的准备、并存疾病的控制和术前辅助检查。患者的准备包括患者身体和心理的准备,手术阶段需要将患者的身体和心理状态调整到一个较为良好的程度。并存疾病的控制主要涉及患者内科疾病的筛查和既往疾病的控制,这也涉及术前的辅助检查。术前需要通过实验室检查、影像学检查和核医学检查、超声检查、肺功能检查等多种辅助检查对患者进行评估,重点需要评估心脏、全身脉管和肺功

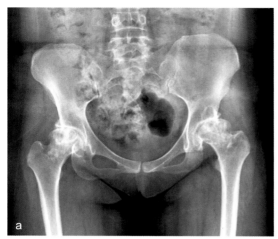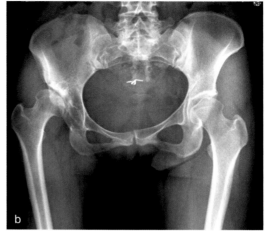

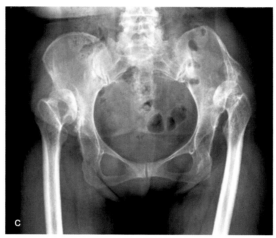

图 19-1　DDH 的分型

a. 低位脱位型,相当于 Crowe Ⅰ/Ⅱ 型和 Hartofilakidis Ⅰ 型,股骨头未完全脱位或轻度脱位;b. 中度脱位型,相当于 Crowe Ⅲ 型和 Hartofilakidis Ⅱ 型,股骨头中度脱位,真臼与假臼部分重叠,真臼上方骨缺损;c. 重度脱位型,相当于 Crowe Ⅳ 型和 Hartofilakidis Ⅲ 型,股骨头明显脱位,真臼与假臼不重叠。

能情况,并排除潜在感染灶。患者如既往合并内科疾病,如高血压、糖尿病、甲状腺功能亢进症等,入院后即需要监测,将其相关指标控制在正常范围或围术期可允许的范围内。

（二）术前计划

对 DDH 患者进行准确的术前计划十分重要,准确的术前计划是手术成功的基础,术前需要根据影像学资料来分别评估髋臼侧和股骨侧重建的方法。因此,术前需要完善相关的影像学资料,包括骨盆正位 X 线片、股骨颈正斜位 X 线片、双下肢全长 X 线片、髋关节三维 CT 重建等,有条件的医院还可以进行髂骨斜位和闭孔斜位的 X 线摄片,以明确髋臼前后柱的骨量情况。

术前还可以根据计算机辅助的相关软件进行术前计划和准备,具体的方法可参考第二十章。

（三）假体准备

Crowe Ⅲ 型患者的手术方式介于 Crowe Ⅰ/Ⅱ 型和Ⅳ型之间。遇到解剖结构变异不大、髋臼覆盖尚可、股骨前倾角增加不明显的患者,使用普通假体即可完成手术。对于解剖变异较为明显、骨性结构发育较差的患者,髋臼侧可能需要结构性植骨,甚至使用 Augment,股骨侧可能需要短缩截骨才能完成手术。对于解剖结构变异较大、骨性结构缺损较多的患者,使用普通假体进行髋关节置换往往不至于让主刀医师无法下台,但术后患者的舒适度、本体感觉以及远期假体的生存率会受到一定的影响,因为普通假体对于畸形的纠正往往不够。因此,建议大家在经验不是很足的情况下,尽量把假体准备齐全,估计到术中可能出现的各种情况。

（四）手术技术及难点

1. 手术入路和体位　Crowe Ⅲ型的患者行全髋关节置换手术,由于术中可能需要进行髋臼植骨或转子下短缩截骨,建议选择大)家比较熟悉的入路,以后外侧入路为代表。目前流行的直接前入路（direct anterior approach,DAA）或 SuperPATH 入路,在处理髋臼植骨或股骨短缩截骨方面相对困难,因此不建议使用,特别是对上述两种微创入路不太熟悉、手术经验不多的情况下。同时,不建议使用微创切口进行手术,因为大部分 DDH 患者假体固定不牢、假体位置不好或神经损伤等并发症的出现,均是与术中暴露不好、手术视野不佳有关。因此,对于该类患者,建议延长切口,充分暴露,这样有利于减少手术相关并发症。

2. 麻醉方式和准备　DDH 患者行全髋关节置换手术,建议均使用全身麻醉,因为可以获得良好的肌松效果,有利于复位。普通的髋关节置换手术可以采用椎管内麻醉,减少全身麻醉所带来的并发症。全身麻醉情况下,如果预估手术时间不长（在 3 小时以内时）,可不安置尿管。

3. 髋臼侧的处理　对于 Crowe Ⅲ型 DDH,髋臼侧的处理有时比 Crowe Ⅳ型患者更加困难。Crowe Ⅳ型 DDH 尽管髋臼发育欠佳、髋臼较小、呈三角形改变,但其髋臼四周的骨量是完整的,植入小直径臼杯后可获得良好的覆盖和压配。手术中只需要找准真臼的位置,注意髋臼锉磨锉的方向和深度,植入小直径臼杯即可获得满意的初始固定。但对于 Crowe Ⅲ型 DDH,髋臼的发育、前后的骨性结构和髋臼的深度往往尚可,但髋臼顶部由于假臼的磨损,往往存在明显的骨缺损（图 19-2）。骨缺损严重时,可影响臼杯的覆盖,影响假体的初始稳定,因此需要采用一系列增加臼杯覆盖、提高初始稳定的方法,主要包括:髋臼结构性植骨、髋臼内陷技术、髋臼控制性截骨技术、髋臼上移技术和其他方式。

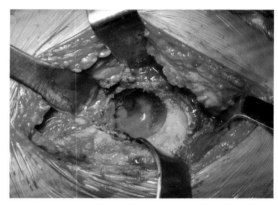

图 19-2　Crowe Ⅲ型 DDH 患者,由于假臼与真臼顶部分重叠,造成真臼顶部存在骨缺损,髋臼锉原位磨锉造臼后,真臼顶部骨缺损会造成臼杯覆盖不佳

（1）髋臼结构性植骨:将取下来的股骨头进行塑形,修整成为髋臼上方骨缺损的形状,利用螺钉固定在骨缺损处,从而修补了髋臼上方的骨缺损,增加了骨量,提高了臼杯的初始稳定性。但目前对于结构性植骨这一技术,目前在临床的应用越来越少。特别是金属骨小梁（trabecular metal,TM）杯、Augment 等最新的假体出现后,结构性植骨这一方式似乎被人提及得越来越少。其主要原因在于随访结果的褒贬不一,有不少研究结果发现结构性植骨后存在骨吸收的情况,并容易造成假体松动,影响远期生存率。我们的经验是,结构性植骨的临床疗效好坏,与手术医师的操作存在很大的关系,如果手术医师操作不佳,仅仅是在臼杯植入后,将结构性骨块通过螺钉"悬挂"在骨缺损处,该骨块在没有应力作用的情况下很容易出现吸收和松动。因此,采用该技术时,需要注意以下几点:①受区骨床的修整:髋臼上缘骨缺损处,需要彻底清除软组织,充分暴露骨性结构,同时需要用摆锯打磨表面硬化骨,利用骨刀将受区进行粗糙化处理,确保受区的血供;②股骨头的修整:摆锯锯下来的股骨头应该剖开,寻找骨质条件最佳的地方进行植骨,不应该选择血供较差、囊性变或者骨硬化明显的地方进行植骨;③首先固定截骨块:髋臼磨锉并确定臼杯的大小后,先不植入臼杯,利用松质骨螺钉将植骨块固定到骨缺损处,适当加压但不要完全扭紧,以免螺钉尾部陷入骨块内影响固定效果;④骨水泥填塞:植骨块和受体骨床之间不肯完全贴合,故应该在受区骨床面植入部分骨水泥,充分填满植骨块和骨床之间的间隙;⑤植入臼杯:臼杯植入时应该具有基本的压配效果,如果没有基本的压配则可能需要更换大一号臼杯;⑥再次加压:臼杯植入后,固定骨块的螺钉可能会有部分松动,这时需要用螺丝刀将螺钉适当加压,增加固定效果。

植骨时,基本的原则是要先固定骨块,再植入臼杯,这样植骨块不仅可以受到螺钉的垂直压力,也可以受到臼杯挤压的应力。在两种力的作用下,植骨块吸收和松动的概率会明显降低。如果在臼杯植入后,再用螺钉将植骨块"悬挂"在骨缺损区域,则植骨块无法收到应力的作用,则很容易出现松动和吸收(图19-3)。

结构性植骨的临床效果已有大量的文献报道,大部分文献报道的结果令人满意,但少部分临床结果仍提示该技术存在植骨块吸收、臼杯松动翻修等风险,究其原因主要与手术技术有关。结构性植骨技术的成功需要医师具有充分的临床经验、精细的手术技术和十足的耐心,因为采用结构性植骨的技术需要耽误较多的手术时间。国外 Pizarro、Kobayashi 等的研究报道了采用股骨头结构性植骨的临床效果,其结果令人满意。国内的吴立东、陈云苏等也报道了类似的结果,并强调了手术操作技术对植骨块愈合的重要性。

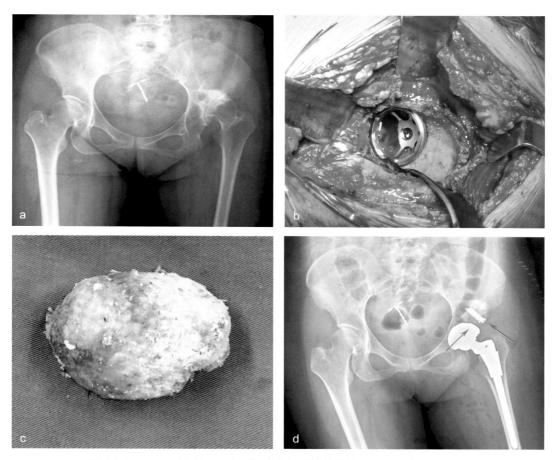

图 19-3　Crowe Ⅲ型 DDH 患者,术中采用结构性植骨的方式修复骨缺损

a. 术前骨盆 X 线片提示股骨头旋转中心中度上移,假臼和真臼部分重叠;b. 术中髋臼磨锉后,真臼顶部骨缺损明显,臼杯覆盖较差;c. 术中取骨量较好的股骨头部位,局部修整后打磨掉软骨面,用于结构性植骨;d. 术后骨盆 X 线片,植骨块受到螺钉的垂直压力和臼杯的挤压应力(红色箭头),出现骨吸收的情况明显降低。

对于部分患者,术中尽管有髋臼上缘的骨缺损,但臼杯的覆盖率尚可,基本的压配也可以保证臼杯的初始稳定性,则不需要进行结构性植骨。可利用术中髋臼磨锉的骨水泥和股骨头内取出的松质骨颗粒,在臼杯上缘骨缺损处进行植骨。植骨后将其压紧填实,类似于打压植骨的效果,也可以增加骨量(图19-4)。不用担心该种植骨方式会在术后因为患者的活动而使骨头颗粒掉入关节腔内,因为压紧填实的颗粒骨在软组织的覆盖下,很少出现掉落。Colo 等采用打压植骨联合骨水泥臼杯的方式对 DDH 患者进行全髋关节置换。平均 20 年的随访结果显示,臼杯固定效果令人满意,翻修率仅为 7%,而翻修中因为臼杯松动所需要翻修的患者仅为 4%。

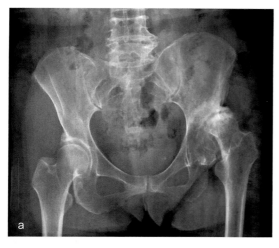
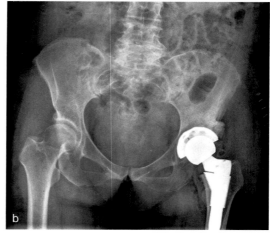

图 19-4　Crowe Ⅲ型 DDH 患者,术中通过骨水泥 + 松质骨颗粒的方式修补髋臼上方骨缺损,也可以获得
良好的初始稳定性和臼杯覆盖率
a. 术前 X 线片;b. 术后 X 线片。

（2）髋臼内陷技术:对于臼杯的初始稳定性已经获得,但臼杯植入后宿主骨覆盖不足,担心假体远期骨长入面积不够而可能出现松动时,可通过该技术增加臼杯覆盖。术中故意将髋臼底适当磨穿,但髋臼环保持完整,打入大一号臼杯时,臼杯适当内陷,可在不影响初始稳定的基础上增加臼杯覆盖。该方法简便易行,不过多增加手术时间。但需要注意的是臼杯大小的选择和植入时不应太大力敲击,以免臼杯完全进入盆腔。在臼杯植入前在臼底植入骨水泥或松质骨颗粒,可在后期增加臼底的骨量。

（3）髋臼控制性截骨技术:控制性截骨技术其实和内陷技术类似。内陷技术一般是臼杯磨锉完毕后,利用小号的髋臼锉将臼底锉穿。控制性截骨技术是磨锉完毕后,利用骨刀将臼底敲打一圈,人为造成臼底骨折,从而使得臼杯植入时轻度内陷,增加覆盖。相比于内陷技术,控制性截骨技术的优点在于臼底还适当保留有骨量（图 19-5）。

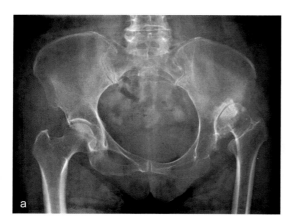
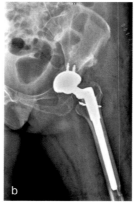
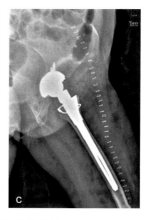

图 19-5　术中采用臼底控制性截骨增加臼杯覆盖,并获得良好的初始稳定性
a. 术前骨盆 X 线片,诊断为 Crowe Ⅲ型 DDH;b. 术后正位 X 线片示臼底有骨折线,但臼杯初始稳定性良好;
c. 术后单髋正斜位 X 线片示臼杯初始稳定性良好。

（4）髋臼上移技术:Crowe Ⅲ型 DDH 患者的髋臼上缘骨缺损,如缺损面积不大,可通过髋臼上移技术来修复,而不需要任何的其他方法。通过臼杯旋转中心的轻度上移（<3cm）,可使得臼杯顶部与髋臼上缘的宿主骨充分接触,增加了臼杯的覆盖。大量研究结果已经证实,臼杯的轻度上移并不会造成髋关节生物力学性能发生变化而影响假体的远期生存率。该方法简单易操作,临床效果较好,且不需要使用其他额外的工具,适合广泛开展（图 19-6）。国内 Zhang 等的 RCT 研究纳入了 40 例 Crowe Ⅰ~Ⅲ型的 DDH 患者,随

机分为臼杯原位重建组和臼杯上移组。通过12个月的随访,结果发现臼杯上移组在手术时间、术中出血量、围术期输血量、住院时间、住院费用等方面均明显优于原位重建组。虽然原位重建组在Harris评分和WOMAC评分方面优于臼杯上移组,但两者的差异并无统计学意义。笔者认为<2cm的臼杯上移在DDH患者髋臼重建中是可行的,既可获得良好的宿主骨覆盖,又有利于加速康复。

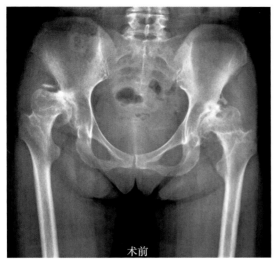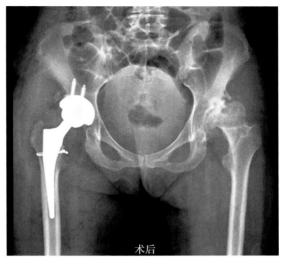

图19-6　髋臼上移技术

Crowe Ⅲ型DDH患者,髋臼重建时,旋转中心适当上移,约2cm,既增加了臼杯上方的骨性覆盖,保证了假体的初始稳定性,又简化了手术,避免结构性植骨等额外操作。

(5)其他方法:对于臼顶骨缺损较大,或者在磨锉髋臼时造成前壁骨缺损的情况,可以加用一些内植物来修复骨缺损和增加初始稳定性,如Augment或cage等,但一般很少使用。

4. 股骨侧的处理　股骨侧的处理相对髋臼侧而言简单,主要还是根据股骨的髓腔形态、股骨前倾角的大小和股骨头旋转中心上移的高度来决定:

(1)Crowe Ⅲ型患者大部分股骨髓腔形态比较正常,适用于普通的股骨柄植入(图19-7);部分患者髓腔明显变细,则需要使用股骨柄较细的小号假体,往往以远端可选择较细直径的组配柄为主(图19-8)。

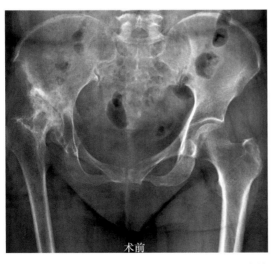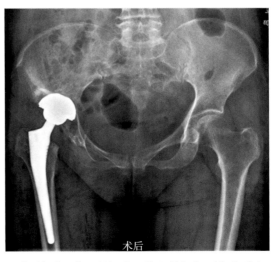

图19-7　Crowe Ⅲ型DDH患者,股骨髓腔形态接近正常,故采用普通的初次置换股骨柄即可完成手术

(2)Crowe Ⅲ型患者部分股骨颈前倾角增大明显,普通的一体式股骨柄很难纠正其前倾角,需要用到可调前倾角的股骨柄或组配柄(图19-9);部分患者股骨前倾角在正常范围内或增大不明显,则可以使用普通的初次置换柄。

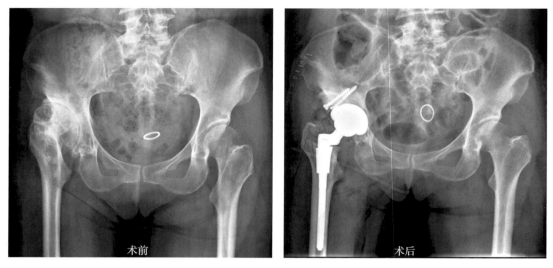

图 19-8　Crowe Ⅲ型 DDH 患者股骨髓腔直径明显变细,使用普通初次置换股骨柄难以植入,
故采用最小号 S-ROM 假体完成手术

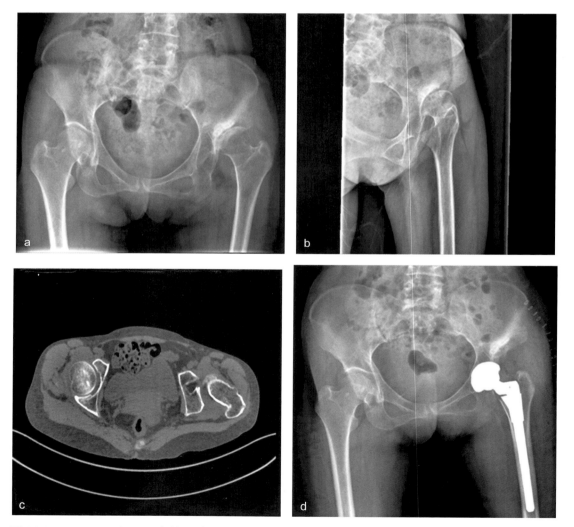

图 19-9　Crowe Ⅲ型 DDH,术前 X 线片(a、b)很难判断股骨前倾角,CT 水平位图像(c)显示股骨颈前倾角
明显增大,约 45°,术中采用可调节前倾角的 S-ROM 假体进行手术,恢复其正常前倾角(d)

需要注意的是 DDH 患者的股骨前倾角增大并不只是股骨颈部,而是从股骨上段开始延续至股骨颈部的前倾增大。
普通的一体式股骨柄假体前倾角调整范围在 5° 左右,不超过 10°。如需要明显减少前倾角时还是需要可调式假体。

（3）大部分的 Crowe Ⅲ型患者髋关节脱位程度不大,属于中度脱位,旋转中心上移距离在 3cm 以内,患者软组织张力不高,一般可在不短缩截骨的情况下直接复位;极少数患者出现复位困难,可进行短缩截骨,减少复位难度和神经血管损伤风险,但截骨后的远端固定需要用到特殊假体,普通的近端固定假体在远端防旋转方面均存在不足。

股骨柄以生物型固定假体为主,基本能满足所有患者要求。骨水泥固定的假体极少使用,对于股骨髓腔极为宽大、骨质疏松明显的患者,或在基层医院条件有限、需要使用骨水泥柄来调整股骨前倾角的情况下偶尔使用。

具体手术方式与 Crowe Ⅰ、Ⅱ和Ⅳ型的手术方式、步骤类似,可参考其他几章节的内容,不在此赘述。

五、术后康复

术后康复过程与普通的初次全髋关节置换术患者无明显差异,术后第 1 天即可完全负重下床锻炼。需要注意几点:①短缩截骨术的患者,术后也可下床锻炼,但不能完全负重,且下肢不能过度旋转,避免截骨远端出现旋转移位。② DDH 患者不止是骨性的解剖变异,髋周软组织也存在排列紊乱。术中通过假体的安放纠正了骨性的解剖异常,但软组织张力、肌肉的作用方向等软组织相关问题需要术后通过康复训练来改善。DDH 的患者术后常常诉髋周酸胀不适,肌肉易疲劳等,均是软组织重建的正常情况,需要告知患者继续锻炼,避免肌力下降。③ DDH 患者由于髋周结构异常,术后脱位风险升高,特别是对于使用了直径 ≤ 28mm 股骨头的患者。对于该类患者需要更加强调功能训练的方式,减少脱位风险。④术后肢体不等长的发生率仍高于普通初次置换患者,手术中需要反复检测肢体长度,宁短勿长。同时也可使用文献上介绍的恢复肢体长度的方法来尽量做到下肢等长,比如 Yoon 等介绍的骨牵引方法。

六、并发症

Crowe Ⅲ型 DDH 全髋关节置换术的并发症与普通全髋关节置换术相同,需要强调的几点包括:①假体生存率:该类患者往往年轻,活动量大,生活质量要求较高,需要向患者强调假体生存率的问题,告知患者减少负重及重体力运动,少下蹲和爬坡,尽量延长假体寿命。摩擦界面的选择以陶瓷对陶瓷为好,可明显降低聚乙烯磨损引起骨溶解的风险。②肢体不等长、脱位、血管神经损伤的风险相比普通初次置换患者更高,术前应该跟患者做好沟通。

【笔者经验】

1. Crowe Ⅲ型 DDH 全髋关节置换的手术难度取决于髋关节解剖变异的程度,术前需要完善相关影像学检查,做好充分的术前准备。

2. 髋臼侧的重建方法包括髋臼结构性植骨、髋臼内陷技术、髋臼控制性骨折技术、髋臼上移技术等,需要根据术中的判断、术者的熟悉程度等因素来合理选择。

3. 股骨侧重建的方法需要考虑脱位的距离、股骨髓腔形态和股骨前倾角的大小三方面因素,大部分患者采用普通的重建方式即可完成手术,部分畸形程度较大的患者可能需要采用短缩截骨和选择组配式假体。

4. 术后并发症发生率较一般初次置换手术更高,需要做好充分术前沟通。

（曾 羿）

参考文献

1. NIE Y, NING N, PEI F, et al. Gait kinematic deviations in patients with developmental dysplasia of the hip treated with total hip arthroplasty [J] . Orthopedics, 2017, 40 (3) : e425-e431.

2. COLO E, RIJNEN W H, GARDENIERS J W, et al. Satisfying results of primary hip arthroplasty in patients with hip dysplasia at a mean follow up of 20 years [J] . Clin Orthop Relat Res, 2016, 474 (11) : 2462-2468.

3. ZHANG Z, WU P, HUANG Z, et al. Cementless acetabular component with or without upward placement in dysplasia hip: early results from a prospective, randomized study [J] . J Orthop, 2017, 14 (3) : 370-376.

4. YOON P W, KIM J I, KIM D O, et al. Cementless total hip arthroplasty for patients with Crowe III or IV developmental dysplasia of the hip: two-stage total hip arthroplasty following skeletal traction after soft tissue release for irreducible hips [J] . Clin Orthop Surg, 2013, 5 (3) : 167-173.

5. PIZARRO F C, YOUNG S W, BLACUTT J H, et al. Total hip arthroplasty with bulk femoral head autograft for acetabular reconstruction in developmental dysplasia of the hip [J] . ISRN Orthop, 2013, 18: 794218.

6. KOBAYASHI S, SAITO N, NAWATA M, et al. Total hip arthroplasty with bulk femoral head autograft for acetabular reconstruction in DDH. Surgical technique [J] . J Bone Joint Surg Am, 2004, 86-A: 11-17.

7. 陈及非，阎作勤，陈云苏，等. 利用股骨头结构性植骨人工全髋关节置换治疗 Crowe Ⅱ型和Ⅲ型髋关节发育不良 [J] . 中国修复重建外科杂志, 2010, 24 (3) : 270-273.

8. 吴立东，熊炎，严世贵，等. 非骨水泥臼杯加自体股骨头植骨全髋关节置换术治疗髋臼发育不良伴骨性关节炎 [J] . 中华外科杂志, 2004, 42 (16) : 1006-1009.

第二十章

Crowe Ⅳ型成人发育性髋关节发育不良的全髋关节置换术

发育性髋关节发育不良(developmental dysplasia of the hip,DDH)又被称为发育性髋关节脱位(developmental dislocation of the hip),是1992年北美小儿矫形外科学会将先天性髋关节脱位(congenital dislocation of the hip)改名而来。国外文献报道其发病率较高,在新生儿人群中约为1/10 000。国内流行病学调查结果显示,新生儿髋关节脱位的发病率为11.8%,髋关节不稳的发病率为12.1%。男女比例国外报道为1:4.75,女性明显高于男性,国内报道结果也与国外一致。DDH由于其髋臼侧和股骨侧均存在严重的发育畸形,患者年轻时如不及时治疗可继发严重的骨关节炎,造成关节疼痛和下肢短缩,影响关节功能和生活质量,后期往往需要进行关节置换手术。由于解剖结构明显变异,其髋臼和股骨的形态和结构均明显异于常人,对该类患者行置换手术难度较大,术后并发症较多,属于初次全髋关节置换术中较为困难的一种类型。其中,Crowe Ⅳ型DDH更是属于最严重的类型,手术难度较大,需要非常有经验的关节外科医师才能完成。

一、Crowe Ⅳ型 DDH 解剖学特点

DDH的分型方法包括Crowe分型、Hartofilakidis分型、Eftekar分型和Kerboull分型。其中临床较为常用的分型方法为Crowe分型。

DDH的患者髋臼侧和股骨侧均存在结构异常。患髋从出生开始,随着生长发育和机体代偿而逐步发生解剖结构的变异,包括骨组织、髋臼盂唇、髋周肌肉、血管和神经等。Crowe分型不同的患者,其髋关节解剖结构变异的程度也不相同。一般来说,Crowe分型级别越高,髋关节解剖结构异常程度越大。对于Crowe Ⅰ型和Ⅱ型患者,结构异常主要表现为:髋臼变浅,前倾角增大,相比正常髋臼更加垂直,且曲率半径大于股骨头半径,髋臼与股骨头的对合关系变差,股骨头覆盖率降低,髋臼上方盂唇明显增厚,部分患者可形成类似半月板的纤维结构来增加头臼对合度;股骨头颈比例异常,股骨颈干角和前倾角增大。对于Crowe Ⅲ型患者,其股骨头处于半脱位状态,髋臼发育更加浅平,且由于假臼与真臼部分重叠的原因,髋臼顶往往由于磨损而存在骨缺损;股骨头前倾角增大更加明显。

对于Crowe Ⅳ型DDH的患者,由于其股骨头从小处于完全脱位的状态,导致其髋周结构发育重度异常,其主要表现如下(图20-1)。

1. 真臼　明显变小和浅平,部分真臼呈三角形或仅残留很小的凹陷;卵圆窝加深,卵圆窝脂肪消失;髋臼前倾角明显增大,髋臼前方骨量明显减少,后上方骨量较为充足。

2. 股骨头　股骨头变小,形态不规则,头颈比例失调,表现为头小颈长。

3. 股骨颈　股骨颈异常因人而异。部分患者由于少儿时期骺软骨受力不均而造成骺板提前愈合,导致成人时期股骨颈短粗或完全消失;部分患者由于小儿时期股骨头完全脱位后缺乏髋臼的阻挡,表现为成人后股骨颈延长。股骨颈前倾角明显增大。颈干角可增大或减小,表现为髋外翻或髋内翻。

4. 股骨干　股骨干往往较为细小,髓腔直径明显变小,部分患者髓腔明显弯曲或成直锥形。

5. 关节囊　高位脱位造成关节囊从儿童时期开始被逐渐拉长,从真臼延伸到假臼,外观呈葫芦样改变;关节囊明显增厚,将股骨头完全包裹。

6. 脊柱和骨盆　由于高位脱位后双下肢不等长,患者因长期间歇性跛行导致腰肌疲劳、骨盆倾斜和脊柱关节炎,造成患者成年后表现为腰椎的代偿性侧弯和前凸增大;由于维持身体重心平衡的原因导致骨盆前倾增加。

7. 髋周肌肉　由于髋关节长期脱位使臀肌失去作用力臂,导致臀中肌松弛短缩,且肌肉排列方向由垂直方向向水平方向发展;由于股骨转子间区在发育过程中骨性结构的异常,导致臀小肌股骨止点向前移位,臀小肌作用力臂异常;髂腰肌随着小转子上移而变松弛,肌肉长期受力不均导致肌肉萎缩和部分纤维化。

8. 髋周血管和神经　髋关节长期脱位状态导致髋臼血管和神经以短缩为主,血管和神经的弹性和延展性受到影响,术中过分牵拉容易引起血管神经损伤。

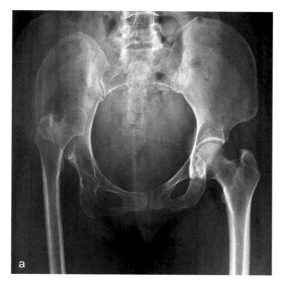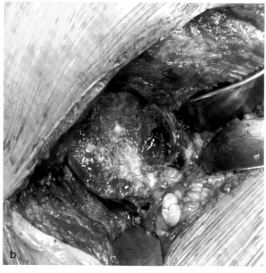

图 20-1　Crowe Ⅳ型患者解剖结构异常

a. 术前骨盆正位 X 线片示右髋关节高位脱位,Crowe 分型为 Ⅳ 型;b. 术中大体照片示真白发育较差。

二、手术指征

Crowe Ⅳ型 DDH 的患者出现症状的年龄往往较早。多数患者在儿童时期便出现跛行、腰前弓增大、无法剧烈活动等表现。髋关节疼痛多数开始于 20~30 岁年龄段,并在 30~40 岁年龄段逐渐加重,40 岁以后疼痛严重且生活质量下降明显。对于 Crowe Ⅳ型患者,由于该类患者年纪轻,且髋关节骨质条件较差,进行全髋关节置换手术需要格外慎重,严格掌握手术指征和手术时机。如手术失败或假体生存率较低,将加大二次手术或翻修手术难度,降低关节功能。

对于主要症状为步态异常或下肢不等长的患者,由于 DDH 并没有继发严重的骨关节炎,这类患者切不可进行全髋关节置换手术(图 20-2)。切不可将全髋关节置换术用于改善患者行走步态或下肢长度。Crowe Ⅳ型患者如没有继发严重的骨关节炎,治疗方式应以保守治疗为主,包括肌力训练、增高患侧鞋垫等。

对于 Crowe Ⅳ型患者,如并发严重髋关节疼痛及关节功能障碍,X 线片显示患侧髋关节重度骨关节炎表现,在充分医患沟通的前提下,可进行全髋关节置换手术。但前提是术前已经进行了长时间的保守治疗,包括患者教育、调节生活规律、减少负重、休息理疗、使用非甾体类抗炎药、口服氨基葡萄糖等。全髋关节置换术的治疗一定是在保守治疗无效的前提下进行的。

对于部分双侧 Crowe Ⅳ型的患者,尽管其双侧髋关节均是高位脱位的状态,对由于其双侧对称性的脱位,这类患者在下肢长度和关节疼痛等方面并无明显异常,主要表现为步态异常和腰前弓增大。其关节功能往往能够满足患者日常生活的需要,所以并不急于行关节置换手术。一旦决定行关节置换手术,则两侧髋关节置换的间隔时间不能太长,以免影响先行置换侧的关节功能和假体寿命。

三、术前计划

对于 Crowe Ⅳ型 DDH 的患者,行全髋关节置换手术具有一定的难度。在接受初次全髋关节置换术的患者中,手术难度最大的就是这类患者,需要主刀医师具有丰富的关节置换经验。详细和完善的术前计划是全髋关节置换手术成功的重要保证,因此需要引起足够重视。

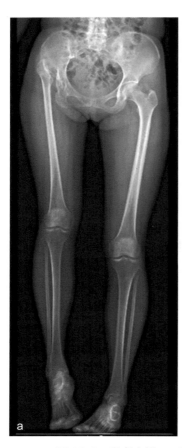
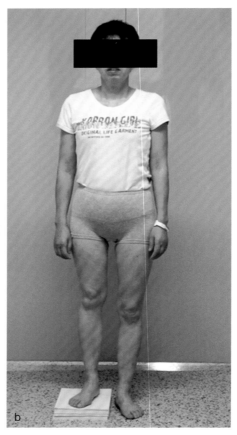

图 20-2　患者女性，45 岁。被诊断为右髋 DDH Crowe Ⅳ型

该患者日常行走无明显疼痛，目前暂不需要进行手术治疗，可选择增高鞋垫、纠正步态等保守治疗方法。切不可以改善步态、纠正肢体长度作为该类患者关节手术的指征。a. 双下肢全长 X 线片提示患者右髋 DDH，肢体重度短缩；b. 大体像提示患者右下肢重度短缩，用间接测量法测量短缩长度约 4cm。右侧垫高 4cm 后患者骨盆倾斜可恢复，可基本恢复正常步态。

1. 常规术前准备　除去患者一般情况准备和手术耐受性评估以外，常规需要进行骨盆和患侧髋关节正斜位 X 线摄片，大致评估髋关节脱位的程度和髋周骨量的情况。在此基础上需要加行股骨干正侧位 X 线摄片和双下肢全长 X 线摄片（图 20-3）。前者为了评估股骨髓腔直径、峡部狭窄程度和前弓弧度的程度；后者是为了评估双侧股骨干、胫骨干和全下肢绝对长度的差异。髋关节三维 CT 也是必不可少的检查项目，可用于评估髋臼前后柱和臼顶的骨量、测量髋臼深度和前后径、判断髋臼和股骨颈前倾角的大小，并寻找骨性标志点以帮助术者在术中准确寻找真臼位置（图 20-4）。有腰椎侧位畸形的患者需要拍摄腰椎 X 线片，以明确腰椎代偿的角度和程度；同时可行腰椎动力位 X 线片检查，明确腰椎和腰骶部的柔软程度，判断全髋关节术后腰椎侧弯和骨盆倾斜是否可以恢复到正常水平。有条件的单位还可拍摄全脊椎 X 线片，更加直观观察整个脊椎的生理弧度和畸形程度（图 20-5）。

2. 计算机辅助的术前准备　上述的术前准备多采用传统的胶片法在二维图像上进行测量和评估，适用于普通髋关节疾病的患者。由于 X 线片放大率、患者拍摄体位等因素的影响，上述常规方法存在一定的误差，且对术者空间想象力的要求较高。Unnanuntana 等采用胶片模板测量法对 109 例行全髋关节置换的患者进行术前计划，髋臼假体预测的准确性明显低于股骨假体，两者分别为 42.2% 与 68.8%。根据笔者的分析，导致髋臼假体预测准确性低于股骨假体的原因是，62.4% 的患者存在髋臼畸形。对于 Crowe Ⅳ型 DDH 患者，由于解剖结构严重变异，需要采用更加先进和直观的方法进行术前计划，包括数字化模板方法和计算机三维重建方法。

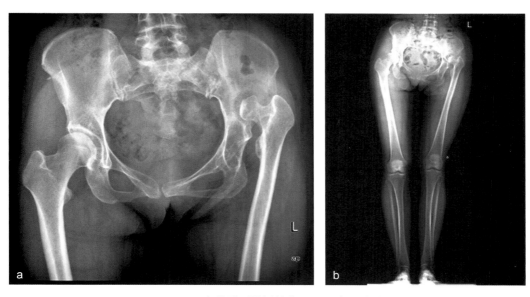

图 20-3 术前需要拍摄骨盆和双下肢 X 线片

a. 骨盆正位 X 线片,可了解髋关节脱位高度,下肢相对长度差异,髋臼发育情况等;b. 术前双下肢全长
  X 线片,可以明确双下肢绝对长度差异和下肢力线情况,以及膝关节和踝关节是否存在内外翻畸形。

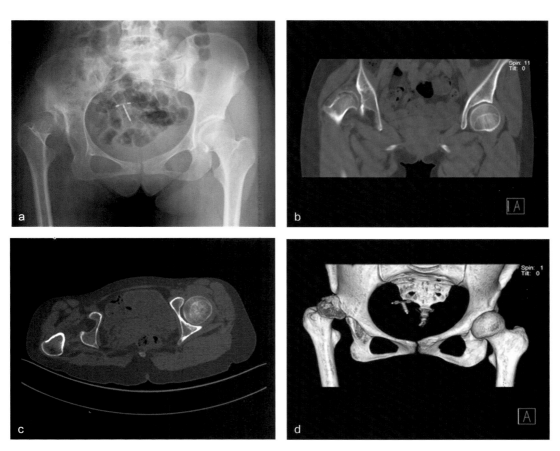

图 20-4 术前三维 CT 可以更好地提示髋关节骨质条件

a. 术前骨盆 X 线片提示右髋 DDH Crowe Ⅳ型,骨质发育较差;b. 三维 CT 冠状位成像,主要观察真臼顶
  骨量;c. 三维 CT 水平位成像,主要观察真臼前后骨量;d. 三维 CT 合成后的三维图像,可直接观察患侧髋
  关节发育情况,并与健侧对比。

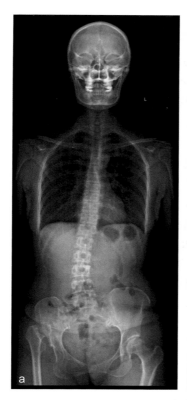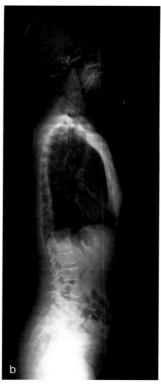

图 20-5　Crowe Ⅳ型患者术前拍摄全脊椎 X 线片，
能够更加直观地观察整个脊椎的生理弧度和畸形程度
a. 术前全脊椎正位 X 线片示腰椎代偿性向患侧弯曲；b. 术前
全脊椎侧位 X 线片示脊椎矢状位平衡和生理弯曲尚可。

　　数字化模板方法是将数字化模板保存于电脑当中，利用计算机图像处理技术对患者的 X 线片图像和数字化模板进行同步校正，实现两者在放大倍数和图像真实性上的一致性，从而更加准确地指导术前计划。然而，数字化模板方法仍然采用了二维空间图像，在准确性方面仍然存在缺陷。表 20-1 总结了既往采用数字化模板方法进行假体型号预测的相关文献报道，结果显示该方法与传统的胶片模板法相比，在术前计划的准确性方面并没有明显的改善。尤其对于 DDH 的患者，数字化模板方法预测的准确性更显不足，文献报道髋臼假体和股骨假体预测的准确性仅为 48.8% 和 73.2%。

表 20-1　数字化模板法在全髋关节置换术中预测的准确性

作者	病例数 / 例	假体类型	胶片模板法准确率 /%		数字化模板法准确率 /%		关节疾病
			臼杯	股骨柄	臼杯	股骨柄	
Crooijmans HJ	17	骨水泥型	89.7	97.1	80.9	94.1	—
	16	生物型	82.8	84.4	75.0	82.8	
Davila JA	36	—	—	—	86.0	72.0	—
Gamble P	40	生物型	60.0	85.0	80.0	85.0	骨关节炎
Gonzalez DVA	64	混合型	97.0	98.0	81.0	94.0	骨关节炎
Iorio R	50	—	78.0	77.0	60.0	74.0	—
Kosashvili Y	18	生物型	58.0	74.0	83.0	83.0	骨关节炎
The B	112	骨水泥型	73.0	89.0	72.0	79.0	骨关节炎
	61	生物型	64.0	52.0	52.0	66.0	

计算机三维重建方法是利用计算机软件进行髋关节三维重建,并将假体模型输入软件进行假体重建,从三维空间的角度进行术前计划和手术模拟操作。该方法不但克服了二维模板测量的不足,从 360° 三维空间更加直观地模拟整个手术操作过程,提高准确性;同时也可以更加直观地观察 Crowe Ⅳ 型患者髋臼和股骨的发育畸形,有利于帮助主刀医师术中判断造臼的位置。Sariali 等纳入 223 例行全髋关节置换术的患者,术前通过骨盆、股骨三维 CT 和假体模板完成三维重建术前计划,在冠状面、矢状面及水平面上观察假体大小、位置及匹配程度。结果显示,髋臼假体选择的准确性为 86%,股骨假体为 94%,髋关节旋转中心在轴位方向的偏移仅为 0.73mm,侧方偏移仅为 1.20mm,证明了计算机三维重建方法可大幅度提高术前计划的准确性。Nishihara 等对 75 例因 DDH 行全髋关节置换术的患侧股骨行 CT 三维重建,并将假体的三维 CAD 模型模拟植入股骨髓腔,选择合适的参数模拟完成扩髓及植入假体。术后 1 个月再次行股骨 CT 三维重建后发现,假体与髓腔的匹配度与术前所计划的差异 <5%,假体与骨界面的间隙 <1mm。四川大学华西医院采用 Mimics 软件对 13 例(13 髋)Crowe Ⅳ 型 DDH 患者进行全髋关节置换前的三维术前计划和手术模拟。结果显示,假体型号的预测率高达 100%;对于旋转中心的预测,在水平方向上偏移度为 3.26mm,垂直方向上的偏移度为 4.51mm,外展角的偏移度为 9.71°;5 例患者术前预测需要接受结构性植骨,与术中实际情况完全符合,准确性高达 100%(图 20-6~ 图 20-10)。

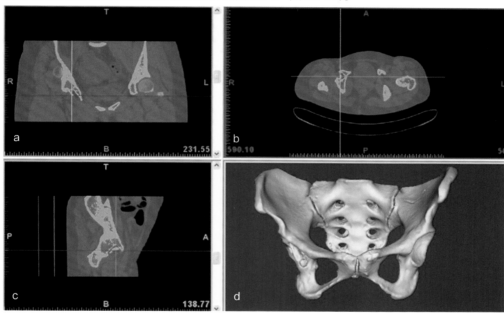

图 20-6　术前将三维 CT 图像导入计算机软件,在三维实体菜单中生成的骨盆三维表面模型,
并通过四个界面同步显示
a. 冠状位;b. 水平位;c. 矢状位;d. 三维图像。

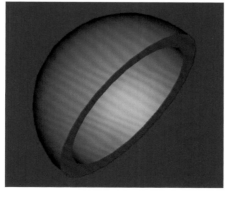

图 20-7　以 STL 格式将假体的相关数据导入计算机
软件中,生成三维假体模型,并可 360° 自由旋转

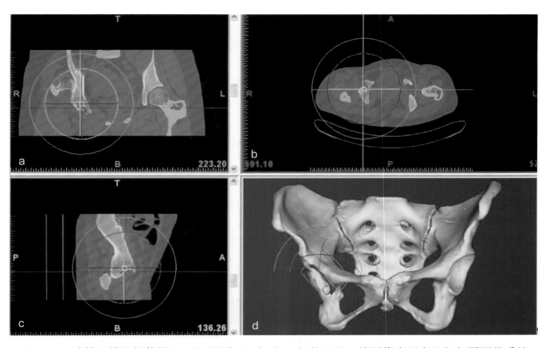

图 20-8　计算机模拟假体植入,通过冠状面、水平面、矢状面和三维图像来观察臼杯与周围骨质的匹配和臼杯的角度,确定假体型号,并可以通过平移或旋转同步调节臼杯位置,达到最佳的臼杯植入位置

a. 冠状位确定臼杯位置;b. 水平位确定臼杯位置;c. 矢状位确定臼杯位置;d. 三维重建后的臼杯位置。

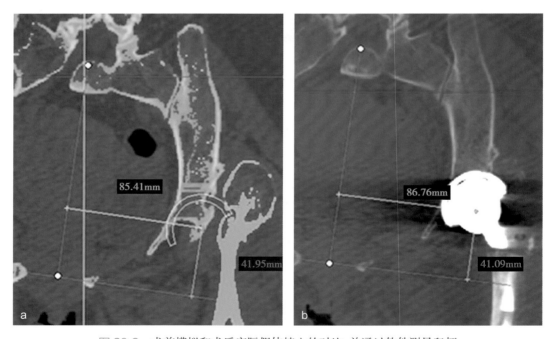

图 20-9　术前模拟和术后实际假体植入的对比,并通过软件测量臼杯
植入后的旋转中心的水平距离和垂直距离
a. 术前模拟的假体植入位置,并测定旋转中心的位置;b. 术后实际的假体植入位置。

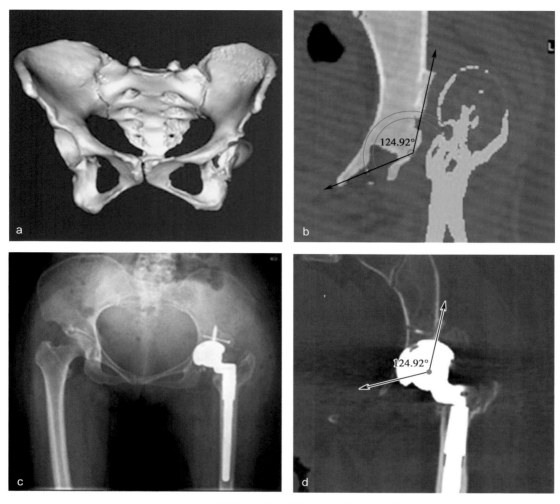

图 20-10　计算机三维重建技术模拟结构性植骨

a. 术前三维成像模拟假体植入后，显示白杯覆盖率较差，需要行结构性植入，增加白杯覆盖；b. 术前断层扫描重建，显示白杯的外上缘覆盖较差，提示需要结构性植骨；c. 术后假体植入的实际情况也证实了白杯的覆盖较差，将股骨头修整后进行了白顶的结构性植骨，与术前计划完全一致（X 线片）；d. 术后三维 CT 扫描结果与术前断层扫描重建结果一致，提示结构性植骨的必要性。

3. 假体的术前准备　对于 Crowe Ⅳ型 DDH 的患者，关节假体的选择标准基本与常规的全髋关节置换患者一致。需要特别指出的，由于 Crowe Ⅳ型患者接受全髋关节置换术的年龄往往小于其他关节疾病患者，假体的选择应该以非骨水泥假体为主，以方便日后的二期翻修。患者多为年轻女性，生活质量较高，推荐使用陶瓷对陶瓷界面，减少磨损的发生。另外，Crowe Ⅳ型患者真臼往往发育较差，髋臼的直径和深度均明显小于普通患者；且股骨侧髓腔直径也往往小于普通患者，因此术中需要准备小尺寸的假体，臼杯直径需要准备 38~44mm，股骨假体需要从最小号开始备齐。另外，Crowe Ⅳ型患者倾向于真臼位造臼，下肢延长往往需要进行转子下短缩截骨，以避免血管神经牵拉伤。组配式假体尤其适用于转子下短缩截骨的患者，可提供股骨近端和远端的双重固定，避免增加接骨板、螺钉等额外内固定。较为常用的组配式假体包括 SROM、ZMR、Wanger cone SL 和 MP，其中 S-ROM 是组配式假体的代表，在 Crowe Ⅳ型发育不良患者中使用最为广泛，尤其适用于 Crowe Ⅳ型需要行股骨转子下短缩截骨的患者（图 20-11）。国内近期发表的几篇高质量文章也证明了 S-ROM 假体在 Crowe Ⅳ型 DDH 患者中使用的良好表现。四川大学华西医院的 Wang 等对 62 例（76 髋）Crowe Ⅳ型高位脱位 DDH 的患者进行了全髋关节置换术，采用了股骨转子下短缩截骨联合 S-ROM 假体的手术方式。平均 10 年的随访结果显示，髋关节 Harris 评分从术前的 38.8 分上升到 86.1 分，且 SF-12 评分改善明显。仅 2 例患者因为假体松动需要接受翻修手术。中国人民解放军陆军军医大学的 Zeng 等也对采用 S-ROM 假体的 Crowe Ⅳ 型患者进行了长达 10 年的随访。结果显示,术后患者在关节活动度、影像学评估、假体生存率等方面均取得了令人满意的效果,证明了 S-ROM 假体在 Crowe Ⅳ 型患者中应用的有效性。

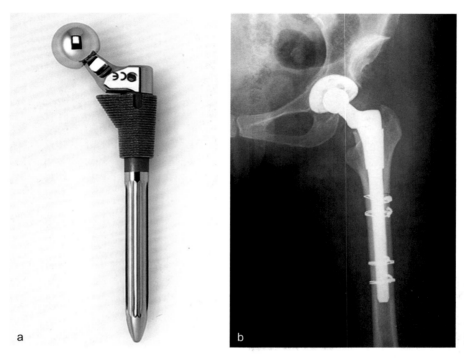

图 20-11　S-ROM 组配柄用于 DDH 患者

a. S-ROM 组配柄由钛合金材料的袖套和柄体两部分组成,通过柄体近端的锥度锁定机制固定袖套。袖套可在股骨近端紧密压配固定,防止假体柄松动下沉。柄体远端的锯齿状结构和音叉结构可在转子下截骨后,牢固固定股骨远端骨皮质,防止股骨远端旋转松动。b. 术后 X 线片示假体固定牢固,无松动下沉,截骨端已完全愈合。

四、手术技术及难点

(一)手术入路和体位

Crowe Ⅳ 型 DDH 患者由于手术暴露较为广泛,术中往往需要行转子下短缩截骨,所以手术入路以传统后外侧入路或外侧入路为主。目前流行的 DAA 入路或 SuperPATH 入路,由于其属于微创入路,在髋臼的显露和股骨截骨方面略逊于传统的后外侧入路,因此不作为常规推荐。后外侧入路或外侧入路采用标准的正侧卧位,手术切口暴露的大小与患者术前关节病变的程度、关节畸形程度和软组织条件有关:术前关节活动度越差、畸形程度越重、软组织条件越差,术中需要暴露的范围就越大;反之,术前关节活动度越好、畸形程度越轻、软组织条件越好,术中需要暴露的范围就越小。

(二)麻醉方式

Crowe Ⅳ 型 DDH 患者接受全髋关节置换术,手术难度较大,手术时间较长,术中对于肌肉松弛度要求较高,因此常规选择全身麻醉。这类患者往往较其他终末期髋关节疾病患者更加年轻,在全身麻醉的耐受性方面较好。术前应放置尿管,以便准确监测手术期间的出入量。

(三)软组织处理和松解

由于 Crowe Ⅳ 型患者髋关节长期处于高位脱位状态,术中往往需要恢复髋关节正常的旋转中心。因此术中需要行广泛的软组织松解。在充分暴露的基础上,术中需要彻底清除髋周的瘢痕组织和增生骨赘。高位脱位患者的关节囊往往呈葫芦状,术中需要彻底切除以便复位。臀中肌需要完全保留。而臀小肌由于股骨干骺端的发育异常,其在股骨侧的止点往往偏向前方,肌纤维走行方向从正常的上下走行变为前后走行。术中由于牵拉和暴露往往会造成臀小肌损伤,因此可提前在肌腱部分切断臀小肌,手术结束后在原位缝合,避免其损伤。

术中如复位困难,则需进行软组织松解,松解的步骤包括:首先进行臀大肌股骨止点和髂胫束的松解,包括彻底切断臀大肌股骨止点的腱性部分,同时行髂胫束的拉网状松解或部分切断,同时可切断股骨后方的股方肌;进一步松解可采用类似于DAA入路的间隙,暴露髋关节和股骨颈的前方,松解股直肌和缝匠肌止点,同时进一步松解髋关节前方的瘢痕组织和骨赘;如仍无法满意复位,可松解髂腰肌小转子止点,可于腱性部分做完全切断;最后可沿股骨后方松解包括股薄肌、股二头肌在内的腘绳肌,松解部分可位于坐骨结节止点,或与肌腱部分做拉网状松解。腘绳肌松解时需要与坐骨神经进行鉴别,避免因为松解过度或术中辨别不清而造成坐骨神经损伤。上述髋周软组织松解后,如仍旧无法满意复位,可进行股骨转子下短缩截骨,避免强行复位造成血管神经牵拉伤。臀中肌与髋关节的外展肌力和稳定性有关,原则上应尽可能保留臀中肌的完整性,避免医源性损伤而造成髋关节不稳。

(四)髋臼侧处理

目前观点认为,髋臼侧重建应尽可能位于真臼位置。假臼位置重建臼杯,虽然减少了手术操作难度,缩短了手术时间,但由于假臼并不是生理位置的旋转中心,软组织的排列位置和肌肉附着点存在异常,术后常常容易导致关节不稳和功能障碍;同时假臼常常位于髂骨翼,缺乏骨储备,即便术中初始固定较好,中远期的随访结果却不甚理想。Linde 和 Jensen 对 129 例接受全髋关节置换术的 DDH 患者进行了长达 15 年的随访,结果显示真臼重建组的假体松动率为 13%,而假臼重建组的松动率为 42%。Zhang 等将 DDH 患者随机分为原位重建组和高位重建组,并随访至全髋关节置换术后 12 个月。结果显示,原位重建组患者在肢体长度恢复、Harris 评分和 WOMAC 评分等方面均优于高位重建组,并推荐对 DDH 患者优先选择原位重建髋臼。

彻底清除髋臼周围增生的骨赘、瘢痕组织和葫芦状关节囊后,充分暴露髋臼。由于髋关节长期脱位,旋转中心上移,股骨转子间区可能正好阻挡住真臼部位,影响暴露。此时抱腿的助手可用耻骨联合定住患肢膝关节,尽量向患者头端用力,使得转子间区向上跨过真臼位置,减少股骨对髋臼暴露的影响。

Crowe Ⅳ型患者真臼与假臼之间往往隔有骨棘,两者相互之间没有重叠。术中对于真臼位置的判断需要准确,没有经验的医师常常由于对真臼位置判断不佳而造成髋臼过度磨锉,影响假体安放。Crowe Ⅳ型患者真臼往往位于假臼下方,呈不规则椭圆形或三角形,髋臼较浅,大量骨赘形成后往往无法观察到卵圆窝。术中真臼位置的判断方法包括:①沿骨性结构彻底分离髋臼周围软组织,充分暴露后显露髋臼横韧带,通过髋臼横韧带来确定真臼位置。②如术中无法准确判断真臼位置,可采用小骨刀将髋臼底"凿出"一骨性缺损,显露被骨赘覆盖的卵圆窝脂肪组织,或最小号的髋臼锉垂直磨锉髋臼,显露卵圆窝及其脂肪组织。寻找到真臼的卵圆窝脂肪组织后,可根据真臼的位置和方向进一步换大号髋臼锉继续磨锉。用骨刀"凿出"的骨缺损和小号髋臼锉磨锉后丢失的骨量不会影响髋臼的最终固定。③对于髋臼发育明显异常的患者,可采用计算机三维重建技术,术前再通过三维重建等方法,寻找骨性标志物,也可帮助医师在术中判断真臼位置。

髋臼充分暴露并准确定位真臼位置后,可开始磨锉和重建髋臼。需要特别注意的是,Crowe Ⅳ型患者髋臼前倾角特别大,可造成髋臼前壁较薄,而后壁较厚,在磨锉髋臼时需要向后磨锉,使髋臼的旋转中心适当后移;由于该类患者的真臼较小,在磨锉时往往从最小号髋臼锉开始(38mm 或 40mm),逐渐扩大至所需型号,最终使用的臼杯型号比其他髋关节置换患者更小(以 44~48mm 较多);由于髋臼发育较浅,磨锉时需要控制力量,不要过快过多地往臼底磨锉,以免穿破臼底;如穿破臼底,可观察髋臼前后壁和臼顶骨量,如髋臼前后壁和臼顶骨量尚可,可维持臼杯的初始稳定性,则将磨锉后的骨泥和股骨头内的松质骨植于髋臼底部,而不需要进行臼底重建;真臼前倾角较大,且臼顶往往骨量较少,植入臼杯时需要恢复正常的髋臼前倾角和外展角,臼杯植入后其前方和上方可出现缺乏骨床覆盖的情况。此时可评估髋臼的初始稳定性和髋臼覆盖率,如初次稳定性较好,且髋臼覆盖率超过 70%,可不额外增加髋臼覆盖(图 20-12)。

　　如臼杯覆盖率较差(低于 70%),且术者对臼杯的初始稳定性存在疑虑,可采用自体结构骨植骨技术、髋臼内陷技术和髋臼控制性骨折技术来增加臼杯的覆盖,以确保假体的稳定性。

　　1. 自体结构性植骨技术　　相对于 Crowe Ⅰ 型、Ⅱ 型和Ⅲ型 DDH 患者,Crowe Ⅳ型髋臼重建具有一定的特殊性。对于臼杯覆盖较差的 Crowe Ⅰ 型和Ⅱ型患者,往往采用旋转中心适当上移的技术来增加臼杯覆盖,既不会在髋臼旋转中心重建上过多的妥协,又满足了臼杯覆盖,避免假体远期生存率不佳。而对于 Crowe Ⅲ型患者,由于假臼和真臼的部分重叠,真臼顶部的骨量往往丢失较多,且真臼的形态发育尚可,采用金属垫块来重建髋臼可取得较为满意的效果。对于 Crowe Ⅳ型患者,髋臼小而浅,髋臼顶部骨缺损不适宜用金属垫块等内植物来修复,而将患者自身的股骨头通过修整后,通过松质骨螺钉固定于臼杯髋臼顶部,通过髋臼锉磨锉出臼杯形状,可较为满意地恢复髋臼顶部

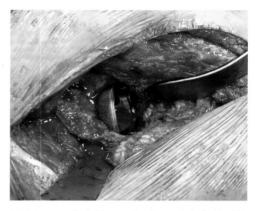

图 20-12　术中植入臼杯后,显示宿主骨覆盖率超过 70%,且初始稳定性较好,可植入髋臼螺钉加强初始固定,不需要再行结构性植骨等

骨缺损(图 20-13)。该方法在操作上需要注意:①植骨块需要彻底修整,打磨掉表面的软骨和软组织,同时髋臼顶部的受床也需要打磨至渗血,增加植骨块存活的概率;②先用松质骨螺钉固定植骨块,再打入臼杯,这样可利用臼杯的挤压作用使部分应力通过植骨块传导;③植骨块和髋臼受床之间可用骨泥填充,避免过大的腔隙出现。Kim 等对 70 例(83 髋)DDH 患者进行平均 11 年的随访,其中 Crowe Ⅳ型患者 9 例。所有患者均采用自体股骨头进行髋臼结构性植骨。随访结果显示,无 1 例患者出现植骨块的塌陷和移位,植骨块和宿主骨的间隙完全消失,结构骨与宿主骨完全愈合,臼杯的生存率为 94%。Bal 等的随访结果也证实了股骨头结构性植骨具有很好的临床疗效,只要手术技术可靠,修整后的股骨头可完全与宿主骨骨性愈合。切忌将臼杯植入后,再通过松质骨螺钉固定植骨块,这样只是通过螺钉将植骨块"悬吊"于髋臼上方,无应力通过的植骨块最终会吸收松动。

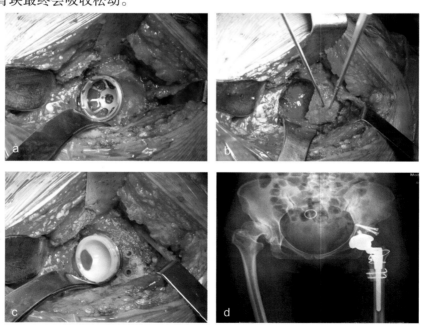

图 20-13　术中行自体股骨头结构性植骨

a. 髋臼磨锉后放置试模,见髋臼顶部骨缺损,影响假体稳定性;b. 将股骨头修整后固定于臼顶,行结构性植骨;c. 松质骨螺钉固定植骨块,植入臼杯,保证前倾角和外展角。植入后将臼杯覆盖良好;d. 术后骨盆正位 X 线片示假体位置良好,植入块位置满意。

2. 髋臼内陷技术　髋臼内陷技术是指在保证髋臼前后壁和臼顶骨量足够的情况下,过度磨锉和穿破髋臼底部,人为地造成臼杯内陷(图 20-14)。由于臼杯的固定主要依靠髋臼前后壁和臼顶的"三点固定",人为造成的适度髋臼内陷不会影响髋臼的早期固定;而内陷的臼杯与髋臼骨床的接触面积可相应增加,从而获得更好的骨长入,增加臼杯的远期固定效果。既往多篇文献已经报道了该技术的可靠性(表 20-2)。但需要注意植入臼杯的直径应该较突破臼底的髋臼锉尺寸偏大,避免植入臼杯时,在敲击过程中突破髋臼底而进入盆腔。

表 20-2　既往发表的关于髋臼内陷技术的相关文献

作者	病髋数	随访时间	臼杯松动率 /%	文献来源
Hartofilakidis	47 髋	13.4 年	4	J Bone Joint Surg Br,2008,90(6):724
Zhang	30 髋	22 个月	0	J Arthroplasty,2005,20(5):562
Matsumoto	12 髋	3.3 年	0	J Musculoskelet Res,1999,3(1):65
Yoo	38 髋	8.3 年	0	Clin Orthop Surg,2009,1(1):19
Kim	16 髋	5.9 年	1	Clin Orthop Surg,2010,2(3):148
Dorr	24 髋	7.0 年	0	J Bone Joint Surg Am,1999,81(3):83
Zha	43 髋	7.3 年	2	J Arthroplasty,2016,31(8):1761

3. 髋臼控制性截骨技术　用小号髋臼锉去除髋臼表面软骨,以髋臼窝最内侧点为圆心,髋臼直径的一半为直径画圆,以弧形骨刀沿所画圆的边缘环形截骨,以术前测量的内壁髋臼厚度为准,将截骨块内移 2/3 髋臼内壁厚度,从而在不破坏髋臼环的前提下加深髋臼窝的深度,增加髋臼的覆盖率。术中保护髋臼内侧骨膜的完整性以及臼杯安装前髋臼窝内自体骨骨泥植骨都为术后截骨处的骨性愈合创造了条件(图 20-14)。

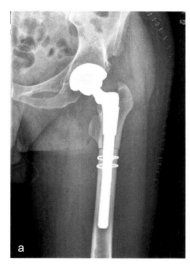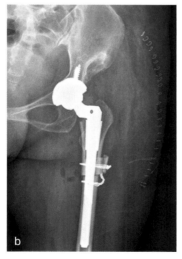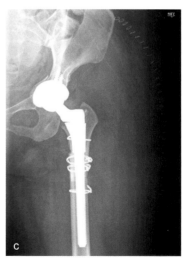

图 20-14　增加髋臼覆盖率的方法

a. 髋臼发育尚可,术中植入臼杯后能够获得良好的覆盖,术后 X 线片显示髋臼位置良好,初始稳定性良好;
b. 髋臼发育较浅,术中臼杯覆盖较差,采用髋臼内陷技术,适当过度磨锉臼底但不损失臼杯的初始稳定性。术后 X 线片将髋臼突破 Kohler 线,假体位置和稳定性良好,髋臼覆盖良好;c. 术中采用髋臼控制性截骨技术增加臼杯覆盖,术后 X 线片见髋臼突破 Kohler 线,臼底可将骨折线,假体位置和稳定性良好,髋臼覆盖率超过 80%。

该技术主要有以下优点:①避免了髋臼顶自体骨植骨带来的手术时间的延长、术后植骨块吸收、关节稳定性下降等问题;②操作简单,不需要特殊器械,不延长手术时间,不增加患者创伤;③截骨块的愈合为骨性愈合，髋臼环的完整性未遭受破坏，基本不影响臼杯初始的稳定性；④在实现髋臼覆盖率增加的同时保存了骨量，为以后可能的翻修手术创造有利条件；⑤内移了髋关节的旋转中心，增加了臀中肌的力臂，可减少术后假体的松动及内存磨损率。

然而髋臼内壁截骨技术仍存在一定的缺陷，主要包括：①内陷过度导致的髋臼结构的破坏及负重时臼杯松动突入骨盆；②内壁截骨量的大小不易控制。上述问题的出现主要是由于术前计划和手术技术缺陷造成的，包括术前对髋臼内壁骨量的判断不清、术中内壁截骨中心及截骨半径的选择不当、术中髋臼杯的初始压配未能实现及术后不恰当的功能锻炼。Zhang 等将该技术应用于 26 例（30 髋）DDH 患者。平均 22 个月随访结果显示，Harris 评分从术前的 47.31 提高到 94.69，髋臼的旋转中心和生物力学性能得到了很好的恢复，证明了该项技术具有很好的可靠性。

（五）股骨侧处理

对于 DDH 的患者，既往过多关注髋臼侧结构异常，对于股骨侧关注较少。Crowe Ⅰ型和Ⅱ型病例，股骨侧发育接近正常，且下肢短缩不明显，股骨侧的处理一般与普通髋关节疾病患者无明显差别，术中主要注意股骨颈前倾角和偏心距的调整。对于 Crowe Ⅳ型患者，股骨侧解剖结构异常十分明显，如股骨髓腔明显狭窄、股骨弧度增大、髓腔前后径与左右径比例异常、股骨干绝对长度增加，股骨前倾角明显增大、颈干角明显外翻和股骨大转子后移等。

上述股骨侧解剖结构的异常给全髋关节置换手术带来的困难主要包括：①术中关节复位：Crowe Ⅳ型患者髋关节长期高位脱位，肢体明显短缩，髋臼侧原位造臼虽然能够更好地恢复肢体长度，但给股骨侧的复位带来了困难。术中强行复位往往会造成血管损伤，导致血管内壁损伤而引起血栓形成，严重者可造成血管破裂或完全断裂；同时也可增加神经损伤风险，术中强行复位容易导致神经过分牵拉，术后出现坐骨神经麻痹和功能障碍。②肢体长度的恢复：Crowe Ⅳ型患者术前双下肢明显不等长，同时术后不等长的概率较普通患者增加。术中复位困难往往会采用股骨的截骨技术，包括股骨近端截骨、股骨转子下短缩截骨和大转子滑移截骨等。因此术前需要准确评估肢体长度的差异，同时确定截骨的长度，以利于术后下肢长度的恢复。③前倾角和偏心距的调整：Crowe Ⅳ型患者股骨颈前倾角明显增大，同时合并颈干角增大导致股骨偏心距较小，术中如无法恢复正常的股骨前倾角和偏心距，术后容易造成髋关节不稳，导致关节脱位风险增加。④假体的选择：股骨假体的设计特点和固定方式多种多样，如何选择最合适的股骨假体，在保证固定牢固的基础上尽可能恢复正常的股骨侧解剖结构和肢体长度，需要有丰富经验的关节外科医师才能完成。

Crowe Ⅳ型患者术中关节复位困难的原因主要在于髋臼侧原位造臼，髋臼旋转中心下移到正常位置，但髋周肌肉、肌腱和关节囊由于长期位于"高位"，软组织挛缩同时合并有瘢痕形成，术中直接将股骨从高位牵拉至正常的髋臼旋转中心往往十分困难。同时强行牵拉复位会造成髋周血管和神经损伤。文献报道双下肢不等长超过 4~5cm，强行复位造成血管神经损伤的风险明显增加。Higuchi 等的随访结果证明，DDH 的患者，复位距离超过 5cm 可明显增加术后坐骨神经损伤的风险。Oe 等建议，若术中复位距离超过 4cm，需要行转子下短缩截骨，避免坐骨神经损伤。而对于下肢短缩超过 2.5cm 且重度屈髋畸形的患者，Yoon 等建议分期行全髋关节置换手术：一期先行皮肤牵引，逐渐伸直髋关节；二期再行关节置换手术，这样可有效避免一期行关节置换手术而造成坐骨神经损伤。

术中处理完髋臼侧后，应在助手帮助下尝试复位，如复位困难，需要判断牵引后股骨头旋转中心距离髋臼旋转中心的距离：如两者距离较近，可尝试松解髋周软组织后再行复位，松解的范围和步骤为臀大肌股骨止点、股方肌、髂胫束、股直肌、缝匠肌、股薄肌、股二头肌和髂腰肌。松解髋臼时应循序渐进，部分松解后尝试复位，如复位困难再继续松解，防止过分松解导致髋关节不稳。不建议行臀中肌的松解，包括部分切断或网状松解，术后易造成髋关节不稳。如广泛松解后仍无法满意复位，或臀中肌张力过大，可进行股骨截骨。

文献报道股骨截骨的方式多种多样，主要包括股骨近端截骨、股骨转子下短缩截骨和股骨大转子滑移截骨。截骨的主要目的在于利于复位和更好地调整肢体长度。

1. 股骨近端截骨 是在股骨干部位进行截骨,其优势在于可进行连续性截骨,使下肢长度的调整更加精细化。不足之处也十分明显,主要是股骨干部位血供相对干骺端而言更加缺乏,且截骨端对合面积减小,术后容易造成骨折延迟愈合或不愈合。目前该种截骨方式在临床使用较少。

2. 股骨转子下短缩截骨 是目前临床应用最广的截骨方式,其优点在于:①截骨部位位于股骨干骺端,血供更为丰富,且截骨断面对合面积更大,有利于截骨部位的骨性愈合;②截骨后可更好地控制股骨近端的旋转畸形,有利于恢复股骨近端正常的前倾角和旋转,从而将大转子固定于更有利于发挥外展功能的位置;③截骨后有利于非骨水泥假体的植入,不易造成髓腔不匹配的情况。截骨方式除了传统的横行截骨以外,还有 Z 形截骨和 V 形截骨等,后者可更好地控制截骨远端的旋转移位,但手术操作难度更大。横行截骨在控制截骨远端旋转方面存在不足,但可以通过假体的选择来获得较好的防旋能力。同时也可将截骨块纵向劈开,用双股钢丝或者线缆捆绑在截骨部位,行自体骨植骨,后期截骨块可与截骨断面完全愈合,起到防旋的作用。笔者单位对 62 例(76 髋)Crowe Ⅳ型 DDH 并接受全髋关节置换的患者进行了平均 10 年的随访(图 20-15)。所有患者在术中均行股骨转子下横行短缩截骨的处理。随访结果显示,髋关节 Harris 评分从术前的 38.8 分改善至 86.1 分,同时 SF-12 生存质量评分也明显改善。双下肢不等长从术前的 4.3cm 改善至术后的 1.0cm。3 例患者出现术后脱位,2 例患者出现一过性神经麻痹,1 例患者出现截骨端不愈合,4 例患者出现术中骨折。共 2 例患者接受翻修手术,分别是因为髋臼假体和股骨假体的松动。随访结果也证明了股骨转子下横行短缩截骨技术在术后肢体长度的恢复和假体生存率方面的可靠性。

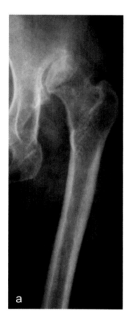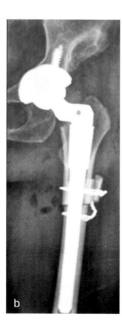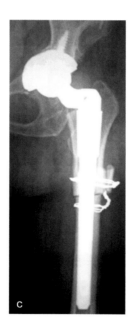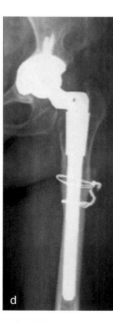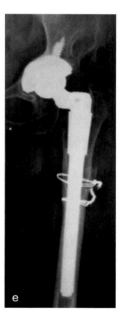

图 20-15 患者女性,45 岁。术前诊断左髋 DDH 继发重度骨关节炎(Crowe Ⅳ型)

a. 术前 X 线片;b. 术后 X 线片,术中行股骨转子下横行短缩截骨,植入组配式 S-ROM 柄,截骨块劈开后捆绑于截骨部位;c. 术后 7 个月随访结果,假体和植骨块位置良好,未见松动和移位,骨折线稍模糊;d. 术后 4 年,骨折线消失,截骨块与宿主骨完全愈合;e. 术后 11 年,假体未见松动和断裂,截骨部位骨性愈合,未见透亮线或断裂。

3. 大转子滑移截骨技术 采用上述提到的髋周松解技术彻底松解髋周软组织后,如仍无法有效复位,可再次牵拉下肢明确臀中肌张力。牵拉后如主刀医师判断复位困难主要源于臀中肌张力过高,可行大转子滑移截骨,将臀中肌股骨止点斜行截断,复位髋关节后再将截骨块适当上移后固定,可缓解臀中肌张力,同时避免行股骨转子下短缩截骨。该技术最早由 English 等在 1975 年第一次报道,随后由 Glassman 等改良并广泛应用于临床。截骨时需要注意保护臀中肌和股外侧肌在大转子的附着点,避免其损伤;同时需要将臀中肌和股外侧肌的止点一起截下,避免大转子截骨块受到臀中肌单一的牵拉而向近端明显移位。同时截骨块受到了臀中肌和股外侧肌共同的压力作用,使得截骨块更好地与股骨骨床贴合,有利于截骨块的愈合。截骨块的固定可选择股骨近端连同大转子一起固定的钩钢板，可提供较好的固定效果；也可选择较为便宜的双股钢丝，仍可获得满意的固定效果，但需要注意钢丝的走行方向和固定位置。需要注意的是部分 Crowe Ⅳ 型患者大转子发育较差，或大转子骨质疏松明显，截骨后无法获得满意的内固定效果，该类患者不建议使用该技术。

相对于髋臼侧，股骨侧假体无论是在固定方式和假体设计方面都千差万别。髋臼侧假体在设计上每家公司都大同小异，类半球形或整半球形设计加上表面粗糙面涂层，配合部分螺钉固定孔设计，差异主要在于假体尺寸：Crowe Ⅳ 型患者髋臼假体直径多选择 42~46mm，部分髋臼发育极差的患者甚至可能使用38mm 臼杯。但股骨侧由于解剖结构变异程度不同，以及是否行转子下短缩截骨，所使用的假体类型都是不同的。从固定方式来分可以将假体分为骨水泥固定型和非骨水泥固定型；从假体固定方式来分可分为半涂层近端固定假体和全涂层远端固定假体；从假体设计角度来分可分为一体式假体和组配式假体。

（1）骨水泥固定型和非骨水泥固定型：对于初次全髋关节置换手术，包括 Crowe Ⅳ 型患者，绝大部分关节外科中心首选以非骨水泥假体为主。但骨水泥假体仍有其一定的优越性，主要包括：①假体髓腔不需要完全匹配，可靠骨水泥完全填充，术后发生应力遮挡可能性小；②在植入时可适当纠正股骨近端的旋转畸形，恢复正常的前倾角；③患者髓腔直径太小，难以保证足够的骨水泥鞘厚度。在使用骨水泥假体时需要特别注意骨水泥技术，包括真空搅拌技术和骨水泥加压技术。股骨髓腔需要依靠髓腔锉适当扩大，最终的股骨假体型号应比髓腔锉型号小一号，从而保证足够的骨水泥填充；髓腔扩髓后需用加压冲洗器彻底将髓腔冲洗干净，同时予以干纱布或者含有肾上腺素的纱布填充髓腔以利于止血，保证髓腔内骨床的干燥。

（2）半涂层近端固定假体和全涂层远端固定假体：半涂层近端固定假体即普通髋关节疾病患者使用的常规假体。对于部分解剖结构变异不重、软组织弹性较好、不需要行短缩截骨的患者，可选择该类假体（图20-16）。假体植入时需要调整前倾角，同时根据股骨颈截骨位置的高低和股骨头颈长的不同来调整偏心距。如遇到患者股骨畸形特别明显，特别是过度髋外翻或股骨颈前倾特别大，近端固定假体将很难植入，且难以恢复股骨近端正常旋转，术后脱位风险升高，因此不建议在此类患者中使用该假体。全涂层远端固定假体往往以柱形柄为主，由于其假体固定段以股骨峡部的骨干部分为主，因此在调整前倾角方面优势更大。但该类假体在肢体长度的恢复方面存在劣势，且术中复位相对困难，一般不作为首选。

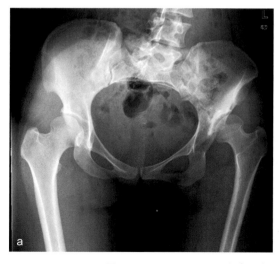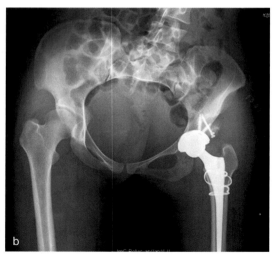

图 20-16　Crowe Ⅳ型患者选择近端涂层假体行全髋关节置换手术

a. 术前 X 线片示患者 DDH Crowe Ⅳ 型，髋关节发育异常；b. 术中软组织弹性较好，麻醉肌松下肌肉张力不高，可较轻松复位髋关节。术中植入 DePuy Summit 近端涂层股骨柄。术后 X 线片显示患侧髋关节旋转中心、偏心距和肢体长度的恢复较为满意。

（3）一体式假体和组配式假体：一体式假体主要适用于解剖结构变异不大的 DDH 患者，其手术操作与普通髋关节疾病患者类似，术中仅需要调整部分前倾角和肢体长度即可。但对于中、重度 DDH 患者，尤其是大部分 Crowe Ⅳ型患者,组配式假体的使用减少了手术操作的难度,对该类患者尤其适用。组配式假体在设计上大同小异,主要由近端的固定段和远端的防旋段组成。组配式假体成功植入的关键在于干骺端与假体袖套的牢固固定和股骨远端与假体柄的牢固压配。近端的袖套结构需要与干骺端紧密接触,可防止假体下沉;远端的股骨柄需要与股骨干紧密压配,可防止股骨远端旋转。股骨柄与袖套之间往往为柱形的锥度固定,可360°调整股骨前倾角。组配式假体的典型代表即 DePuy 的 S-ROM 假体,其假体设计特点在开篇已经讲述,不再赘述。组配式假体的缺点在于假体组件的增多导致结合部位易出现应力集中,长期可导致疲劳断裂(图 20-17)。

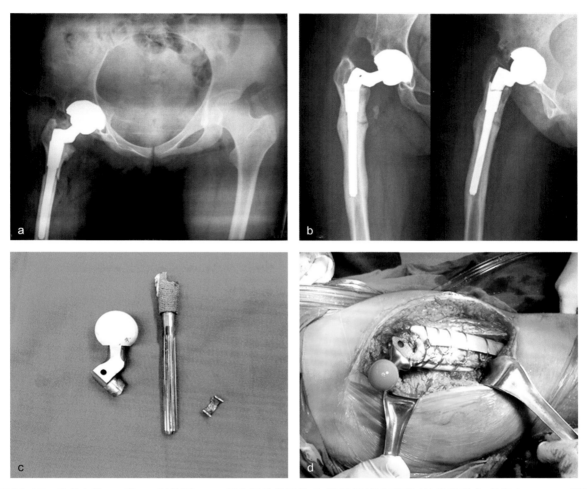

图 20-17　患者女性,22 岁。4 年前因 DDH 行全髋关节置换术,股骨侧行转子下短缩截骨手术,并植入 S-ROM 假体 a. 手术后 X 线片示假体位置满意,截骨端对位对线良好;b. 入院前 22 天出现右髋突发疼痛,复查 X 线片提示右髋股骨假体断裂,截骨端未完全愈合;c. 术中取出假体证实了股骨假体断裂;d. 术中予以一体式全涂层远端固定翻修柄进行翻修,同时予以同种异体骨板捆绑固定。

五、术后康复

术后康复过程与普通全髋关节置换患者并无明显差异。需要注意以下几点:①由于真臼处解剖结构的变异和长期未负重所造成的骨质疏松,真臼处的骨质条件较差,加上臼杯的覆盖较普通关节置换术患者稍差,为确保臼杯初始固定的稳定性,建议患者下床后患侧肢体部分负重,2~4 周再逐渐改为完全负重。②由于真臼的直径往往小于普通患者,股骨头假体的直径多为 22mm 或 28mm,脱位风险较大直径股骨头更高。术后应加强患者康复教育,避免术后早期过度内收内旋或极度下蹲而引起关节脱位。③如术中行股骨转子下短缩截骨,术后康复训练时应以垂直负重为主,避免肢体旋转引起截骨部位移位。

六、并发症

Crowe Ⅳ型患者解剖结构明显变异,手术难度大,手术时间长,术后并发症发生率较普通关节置换术患者高。

1. 双下肢不等长　下肢不等长是 Crowe Ⅳ型患者术后最为常见的并发症。Crowe Ⅳ型患者由于解剖变异和长期高位脱位,同时合并有骨盆倾斜等问题,很难将双侧下肢通过关节置换手术做到完全等长。需要注意以下几点:①准确的术前计划:双下肢全长 X 线片是术前必不可少的检查,可明确双侧下肢的绝对长度差和相对长度差。双下肢绝对长度一致,仅由于髋关节高位脱位而造成肢体相对长度差,则真臼位造臼术后可基本恢复双下肢等长;如双下肢绝对长度不一致,则需要判断真臼位造臼后患肢是否延长,术中是否需要行短缩截骨;②术中肢体延长需要注意,超过 4cm 的肢体延长容易造成血管神经损伤,应避免。术中如确实无法满足恢复肢体长度,切忌强行牵拉,术后 2cm 以内的肢体不等长在接受范围以内;③术前往往合并严重的骨盆倾斜和腰椎退变,可影响术后肢体长度的恢复。术前应拍摄腰椎的动力位 X 线片,包括腰椎正位、左右应力位和过伸过屈位,明确骨盆倾斜是否可以纠正:如腰椎动度较好,说明脊柱关节炎症状较轻,术后肢体长度恢复后,骨盆倾斜可以得到很好的纠正;如腰椎动度较差,腰骶椎骨关节炎症状明显,术后骨盆倾斜纠正的可能性较小,则需要在骨盆倾斜的基础上纠正肢体长度。

2. 关节脱位　大转子位置异常、髋周软组织过于松弛、股骨头直径过小均是引起术后脱位发生率增加的因素。文献报道 Crowe Ⅳ型 DDH 患者术后脱位率高于普通关节置换术患者。根据笔者经验,术中在保证复位成功的基础上,尽量保护髋周软组织张力,尤其是臀中肌张力,可有效防止因为髋周软组织肌力不足而导致的脱位。假体的安放角度非常重要,术后反复脱位往往是由于假体安放角度不佳造成。髋臼假体和股骨假体的联合前倾角不应超过 60°。可使用带高边的聚乙烯内衬,防止后脱位。Crowe Ⅳ型患者大转子往往上移和偏后,关节活动时易撞击髋臼上缘和后缘,发生前脱位。术中试模植入后应过度活动髋关节,如发现撞击的情况应及时修整大转子及髋周增生骨赘。

3. 血管神经损伤　血管神经损伤的原因包括:①术中广泛松解髋周软组织而造成血管神经的直接损伤;②术中强行复位造成血管神经的牵拉伤;③患者术前往往合并有屈髋和内收畸形,术后强行将髋关节置于伸直外展位,容易造成血管神经损伤;④ Crowe Ⅳ型患者股骨偏心距较小,术中修复股骨后方短外旋肌群时容易牵拉到坐骨神经。为避免血管神经损伤建议:术中在松解髋周组织时需要仔细辨认血管神经,避免直接损伤;超过 4cm 的肢体短缩不应强行复位,必要时行短缩截骨;术后麻醉清醒前应将髋关节置于屈髋屈膝位,减轻神经张力,麻醉清醒后再逐渐伸直髋膝关节。术后如发现血管神经损伤症状,应及时手术探查,不建议长时间观察。

4. 术中骨折　主要发生于股骨侧。股骨干弧度增加易造成假体从骨皮质前方穿出,大转子后移易造成股骨髓腔开口位置靠后,短缩截骨后为保证股骨远端旋转稳定而打入更大号的假体,均可造成假体周围骨折。术中在手术操作时应格外小心,及时用 C 形臂 X 线透视机透视,如出现骨折应选择超过骨折线远端 2~3 个髓腔直径长度的假体,同时予以钢丝或者线缆捆绑骨折块,避免术后骨折块移位。

5. 术后感染　手术时间长,松解范围大,术中失血多,均可造成术后感染风险增加。术中注意无菌操作,术后适当延长抗生素使用时间,如发现感染征象应及时处理。

6. 其他　其他术后并发症同常规的髋关节置换术。

七、总结

Crowe Ⅳ型 DDH 患者的全髋关节置换手术是初次关节置换术中难度最大的手术之一。能够顺利和满意地对 Crowe Ⅳ型患者进行全髋关节置换手术是一个关节外科医师成熟的标志。完善的术前计划、准确的手术操作经验、丰富的临床经验和全面的术后康复是手术成功的基本保证。

【笔者经验】

1. Crowe Ⅳ型 DDH 是初次全髋关节置换术中难度最大的情况之一，需要主刀医师具有丰富的经验和高超的手术技巧；不建议初学者尝试该手术。

2. 术前计划尤其重要，包括真臼的判断、手术方式选择、肢体长度的测量和假体的选择，需要借助包括计算机在内的现代科技。

3. 髋臼侧重建技术包括自体结构性植骨技术、髋臼内陷技术和髋臼控制性截骨技术；如复位困难，建议行转子下短缩截骨，避免坐骨神经损伤。

4. 假体选择需要慎重，初次的普通假体往往不适用于 Crowe Ⅳ型患者；组配柄对于术中行短缩截骨的患者尤其适用，远期生存率令人满意。

5. 术后康复训练尤其重要，需要严格指导患者，在降低关节脱位的同时，增加关节肌力和活动度。

（沈　彬　曾　羿）

参考文献

1. KARACHALIOS T, HARTOFILAKIDIS G. Congenital hip disease in adults: terminology, classification, pre-operative planning and management [J]. J Bone Joint Surg Br, 2010, 92 (7): 914-921.

2. JAWAD M U, SCULLY S P. In brief: Crowe's classification: arthroplasty in developmental dysplasia of the hip [J]. Clin Orthop Relat Res, 2011, 469 (1): 306-308.

3. UNNANUNTANA A, WAGNER D, GOODMAN S B. The accuracy of preoperative templating in cementless total hip arthroplasty [J]. J Arthroplasty, 2009, 24 (2): 180-186.

4. SARIALI E, MOUTTET A, PASQUIER G, et al. Accuracy of reconstruction of the hip using computerised three-dimensional pre-operative planning and a cementless modular neck [J]. J Bone Joint Surg Br, 2009, 91 (3): 333-340.

5. NISHIHARA S, SUQANO N, NISHII T, et al. Clinical accuracy evaluation of femoral canal preparation using the ROBODOC system [J]. J Orthop Sci, 2004, 9 (5): 452-461.

6. ZENG Y, LAI O J, SHEN B, et al. Three-dimensional computerized preoperative planning of total hip arthroplasty with high-riding dislocation developmental dysplasia of the hip [J]. Orthop Surg, 2014, 6 (2): 95-102.

7. WANG D, LI L L, WANG H Y, et al. Long-term results of cementless total hip arthroplasty with subtrochanteric shortening osteotomy in Crowe type Ⅳ developmental dysplasia [J]. J Arthroplasty, 2017, 32 (4): 1211-1219.

8. ZENG W N, LIU J L, WANG F Y, et al. Total hip arthroplasty for patients with Crowe Ⅳ developmental dysplasia of the hip: ten years results [J]. Int J Surg, 2017, 42: 17-21.

9. LINDE F, JENSEN J. Socket loosening in arthroplasty for congenital dislocation of the hip [J]. Acta Orthop Scand, 1988, 59 (3): 254-257.

10. ZHANG Z, WU P, HUANG Z, et al. Cementless acetabular component with or without upward placement in dysplasia hip: early results from a prospective, randomized study [J]. J Orthop, 2017, 14 (3): 370-376.

11. ENGLISH T A. The trochanteric approach to the hip for prosthetic replacement [J]. J Bone Joint Surg Am, 1975, 57 (8): 1128-1133.

12. GLASSMAN A H, ENGH C A, BOBYN J D. A technique of extensile exposure for total hip arthroplasty [J]. J Arthroplasty, 1987, 2 (1): 11-21.

13. KIM M, KADOWAKI T. High long-term survival of bulk femoral head autograft for acetabular reconstruction in cementless THA for developmental hip dysplasia [J]. Clin Orthop Relat Res, 2010, 468 (6): 1611-1620.

14. BAL B S, MAURER T, HARRIS W H. Revision of the acetabular component without cement after a previous acetabular reconstruction with use of a bulk femoral head graft in patients who had congenital dislocation or dysplasia. A follow-up note [J]. J Bone Joint Surg Am, 1999, 81 (12): 1703-1706.

15. ZHANG H, HUANG Y, ZHOU Y X, et al. Acetabular medial wall displacement osteotomy in total hip arthroplasty: a

technique to optimize the acetabular reconstruction in acetabular dysplasia [J]. J Arthroplasty, 2005, 20 (5): 562-567.

16. HIGUCHI Y, HASEGAWA Y, ISHIGURO N. Leg lengthening of more than 5cm is a risk factor for sciatic nerve injury after total hip arthroplasty for adult hip dislocation [J]. Nagoya J Med Sci, 2015, 77 (3): 455-463.

17. OE K, IIDA H, NAKAMURA T, et al. Subtrochanteric shortening osteotomy combined with cemented total hip arthroplasty for Crowe group Ⅳ hips [J]. Arch Orthop Trauma Surg, 2013, 133 (12): 1763-1770.

18. YOON P W, KIM J I, KIM D O, et al. Cementless total hip arthroplasty for patients with Crowe type Ⅲ or Ⅳ developmental dysplasia of the hip: two-stage total hip arthroplasty following skeletal traction after soft tissue release for irreducible hips [J]. Clin Orthop Surg, 2013, 5 (3): 167-173.

第二十一章

成人发育性髋关节发育不良初次置换后的翻修手术策略

诸如 Crowe Ⅳ 型、Hartokidifilis Ⅲ 型等严重 DDH 的初次关节置换术本身就具有相当的挑战性。骨骼发育不良使髋臼侧与股骨侧可供固定生物固定的骨量减少，为安置假体，术者常需过度锉磨骨床，骨骼畸形也常迫使术者在假体的安置方位上作出妥协。术者常需要进行更多的软组织松解或者干脆施行股骨侧的短缩截骨来平衡髋关节周围的软组织。

基于上述因素，结合患者接受初次置换时年龄较轻、生活方式活跃等因素，常常使得因严重发育不良而施行髋关节置换术的患者相比其他病因而施行髋关节置换术的患者具有更高的近远期并发症发生率。而其中相当一部分是需要通过髋关节翻修术来处理和治疗的。

本章仅以严重 DDH 置换术后髋臼侧的重建及股骨假体周围骨折为例探讨严重 DDH 髋关节置换术后翻修术的一般原则及基本技术。

一、jumbo cup——非水泥髋臼重建的基石

jumbo cup（大杯）可以解决多数术者的多数髋翻修、髋臼侧重建的问题，当然也取决于所面临的髋臼骨缺损的严重程度和复杂性。使用 Jumbo cup 的基本思路是朴素的，即在不进一步造成显著性丢失的前提下，将髋臼锉磨至较大的直径，从而增大外杯与骨床的接触面积，此间，更重要的是在髋臼残留骨质范围内建立稳定的三点，使半球形外杯楔入此稳定的三点，形成稳定良好的"三点固定"。

临床实践中，如果骨缺损 <2cm，术者可以上移旋转中心，锉磨上方骨质，用一"高中心髋臼"换取初始稳定性和良好的假体 - 骨床接触。

高中心髋臼作为一种妥协和损失控制的手段，在临床实践中仍可部分接受，但绝不应成为常规使用的方法，更不应成为重建术中努力的目标。

既往已有诸多文献证明了高旋转中心的危害，这里不再赘述。需要强调的是，努力避免高中心髋臼的出现，是初次和翻修术中术者须始终警惕的技术要点。Jumbo cup 的使用显然是要以增加髋臼锉磨为前提的。在此，就有锉磨和保留骨量的取舍问题。

一般而言，首先被锉磨和牺牲的骨量是前方骨质。尽管如此，如可能也应尽可能维持前方骨质的连续性，即使前方骨质菲薄，如其连续性存在是可以显著增加三点固定的稳定性的。另一个保留前方骨质的好处是避免多孔表面与前方软组织形成撞击而导致疼痛。当然即使前柱完全中断，术者仍可利用前上、后上与后下的骨质，形成有效"三点固定"。

二、三点固定及点的重建

前上、后上、后下是"三点固定"的主要模式，极端情况下前下、后上、后下也可以提供三点固定，但由于耻骨骨量有限，耻骨枝细小，前下方点提供的支撑作用有限。前下，后下、后上三点固定不宜作为三点固定的首选模式。当然，前下点也是可以通过金属 Augment（如 lotus augment）来加强支撑作用的，在后续章节会有论述。

三点固定是依赖三点的支撑作用来实现的。这里经常使用的术语是点的支撑性（supportive）。点的支撑性有两层意思：①这个点的骨质是否有骨量可以提供足够有活力的骨与臼杯表面紧密贴合及该点的骨质是否能够提供足够的机械强度（由此不难理解，这里的点，并非几何学上的点，而是指面积较小的面）；②点与点之间是否静止稳定，如果点与点之间可以相互位移及晃动，即这些点是可晃动的点，自然无法获得稳定的"三点固定"。

无论如何，三点固定的三点分布于髋臼，或者说半骨盆的上、下两部分，或者说髂骨段（illiac segment）和耻坐骨段（ischial-public segment）。如果连接上下两端的结构中断，则三点之间可以位移和晃动，无疑是非支撑性的点了。由此可见，髋臼前后柱的重要性不言而喻，因为前后柱既连接髂骨段与耻坐骨段，也正是连接上下三点的结构。

前后柱之间只要有一个柱是连续的，则认为三点是稳定的。如果三点骨量足够则三点是可以支撑的。

尽管有一个柱断裂后,髋臼由环形变成 C 形,需在最后臼锉的基础上适当给予更多压配,如 3~4mm 才能获得理想的初始稳定性。

三、后柱的重要性

尽管在后柱断裂、前柱连续的情况下,上下三点仍是稳定的三点。但由于人类多数活动是在屈髋状态下完成的。屈髋运动使下肢借由股骨头颈向髋臼后方及后上方传递应力。使臼杯向后方产生位移。因此,完全罔顾后柱中断而不作处理,不是理想的做法。针对后柱中断的处理有很多选择,但一般认为仅依赖既有三点固定是不够的。其中笔者常用的一个做法是利用 Buttress 等非水泥 Augment 做延伸固定,利用 Buttress 的长度和表面积将非水泥固定的长度延伸至髂骨后处上方。Buttress 的远端部分则沿骨性髋臼的后上部分向下延伸,为半球形臼杯提供支持。

这种重建方法可以看作:①利用向上的延伸固定使髋臼后上的点变得支撑性更好,可以对抗更多指向后上的应力,防止髋臼杯在该矢量上产生位移;② Buttress 的远端部分可以延伸至后柱上 1/3~1/2 的范围,可以看成是一种后柱的部分重建。

这种部分重建的后柱当然可以对抗屈髋时指向后方的应力,也能在一定程度上提供前后方向上的夹持固定(pinch fixation)。

四、内壁的作用与重建

臼底或壁的作用在于提供外杯穹顶部位的固定和防止旋转中心内移。是 Rim Fit 和三点固定的重要辅助和补充。

不难理解,如外杯的穹顶部位与臼底有很好的接触或骨整合,将极大程度上帮助髋臼周缘固定(Rim Fit 和三点固定均为周缘固定)的结构控制对抗臼杯倾斜旋转的扭矩。

既往似乎对内壁的固定作用重视不够,对发育不良等较浅的髋臼甚至故意磨穿臼底来内移旋转中心和增加臼杯外上的骨性覆盖。由于臼杯完整性良好,这种内突(protrusion)技术确实可行。从笔者近年来施行内壁重建(medical wall reconstruction)的结果来看,确实可见多孔金属重建的内壁周围有骨的重塑与骨小梁的重排。据此可以推论内壁重建可作为三点固定及臼杯固定的有效补充。

综上,非水泥髋臼重建初始稳定性的获得依赖圈固定(rim fixation),或者三点固定(points fixation),髋臼的前后柱(columns)尤其是后柱的完整性是决定点是否具有支撑性(surpportive)的重要依据,此即髋臼重建的 RPC 理论,内壁重建可以作为圈固定,或三点固定的补充固定。

众所周知,Crowe Ⅳ 型髋关节置换时,髋臼形态畸变,骨量稀少是重要的手术难点之一,翻修术时,由于臼杯移位、骨溶解及假体取出时的损耗,骨缺损会更加严重。即便如此,依据上述原则,细致分析前述"圈、点、柱"的完整性及其是否具备足够的支撑作用,仍然能对复杂的髋臼翻修应付裕如。

Jumbo cup 在部分 Crowe Ⅳ 型的髋关节翻修中仍扮演重要作用。图 21-1 呈现的 Crowe Ⅳ 型髋关节置换术后的 X 线片,根据病史,术者在术中数次尝试使用非骨水泥型臼杯,但未能获得满意的初始稳定,于是采用骨水泥固定髋臼。骨水泥显然没有机会获得与松质骨之间的渗透与嵌合作用,因此自然也无法获得好的交锁固定。分析 X 线征象,可以看出臼杯并未向上移位,而仅表现为骨水泥向内向下突出,据此一般可以推测髋臼前柱与内壁严重受损,而后柱往往是相对完好的。

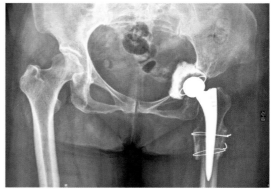

图 21-1　术前 X 线片示髂耻线受累,髋臼假体内陷,骨水泥与骨质界面透亮线

术中所见验证了我们术前的判断,髋臼前柱断裂,髋臼的内壁也严重缺失,臼底可以看见软组织随患者呼吸起伏。

从髋臼重建的角度来看,尽管内壁缺损严重,前柱断裂,但仍然可以利用稳定的三点来获得足够的初始稳定性。图21-2示残留的骨质犹如英文字母 C,并且后柱完整性良好。此时,可以利用"前上、后上、后下"或"前下、后下、后上"三点进行固定,因为后柱完整性尚好,可以确定三点之间的稳定性良好。笔者确实利用半球形非水泥臼杯建立了臼杯的初始稳定性,并获得了臼杯与骨床之间的紧密贴合。臼底 slope augment 的使用作为内壁重建,是三点固定的补充和辅助(图21-3)。

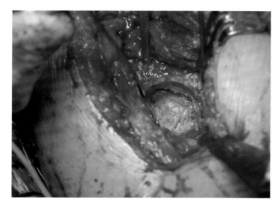

图21-2 术中可见髋臼臼底缺失,但残留的骨性髋臼呈 C 形

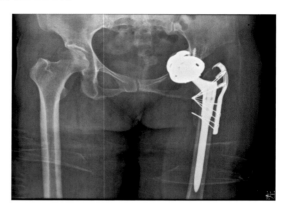

图21-3 Jumbo cup 仍可获得确切的生物固定,臼底用 Augment 重建

Crowe Ⅳ型髋臼侧翻修往往有一大优势可以利用,这一优势即许多术者在初次置换时将髋臼安置在较高的位置上,使真臼下方的骨量得以较好保留。真臼下方的骨量可以为三点固定提供下方的两点,或者至少可以支撑下方 slope augment,为髋臼下方提供稳定性。

图21-4 为一年轻女性患者,经历过两次翻修,均以聚乙烯内衬的严重磨损和假体松动而告终。髋臼假体的上方移位程度与假体周围骨溶解的严重程度令人震惊。但仔细观察髋臼、半骨盆的骨性结构不难发现,以往的术者均将髋臼重建在高位,尽管骨溶解严重到惊人的程度,但髂坐线,髂耻线相对完好,尽管真臼严重发育不良,但真臼并未受到侵犯。

梳理上述骨性结构不难发现,真臼下半部可以为非骨水泥型假体的固定提供下方两点,仅需上方一点即可以获得"三点固定"。

显然,对于上方"一马平川",没有任何坡度可以凭借的骨质,需要利用 Buttress augment 来追随健康有活力的骨质,也需要 Shim 将切应力转化为压应力(图21-5~ 图21-7)。

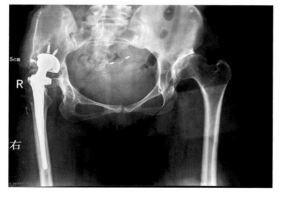

图21-4 X 线片示假体周围巨大骨溶解,但真臼骨质几乎未受侵犯,髂耻线、髂坐线、泪滴完好

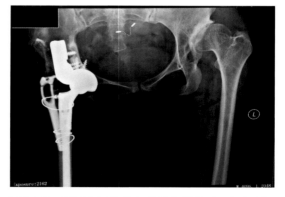

图21-5 利用完好的真臼可以获得前下、后下两点,利用 Buttress 垫块可以重建后上一点,形成良好的三点固定。Buttress 的长度可以延伸初始固定螺钉与生物固定(骨长入)的范围

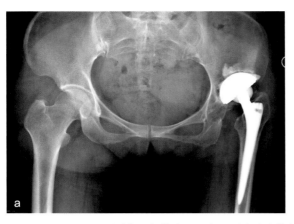
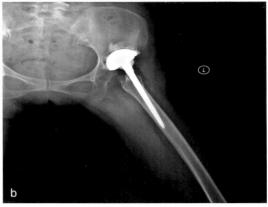

图 21-6　原髋臼假体安置于假臼,因无法获得初始稳定,使用了骨水泥固定非水泥假体
a. 骨盆正位片;b. 患髋斜位 X 线片。

五、假体周围骨折

严重发育不良髋翻修的一个重要失败机制是假体周围骨折。严重发育不良髋关节的股骨近端常因骨质细小、髓腔狭窄而需过度锉磨,使假体周围骨质更菲薄,也使假体远端骨质更易形成应力集中;与此同时,高位脱位的髋关节常需要在关节置换的同时,接受粗隆下短缩和去旋转截骨术,这无疑显著降低了假体周围骨质强度。此外,对于严重发育不良的髋关节而言,另一因素不容忽视,即假体在髓腔内对线不良(mal-alignment)。由于骨质菲薄,髓腔细小,即使是轻度的 mal-alignment,都容易造成严重的应力集中,从而导致假体周围骨折(图 21-8、图 21-9)。

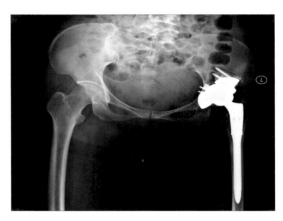

图 21-7　因真臼前下方严重缺损,分别利用 slope augment 重建髋臼上下方,半球形髋臼被上下的 slope augment 牢固夹持,并在穹顶部位与宿生骨紧密贴合

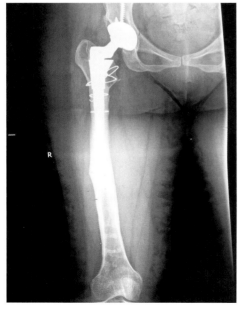

图 21-8　对线不良可以造成假体远端的应力骨折

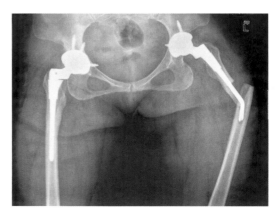

图 21-9　粗隆下截骨术可降低假体周围骨质强度,成为假体周围骨折的起始点

严重发育不良髋关节假体周围骨折的处理遵循一般假体周围骨折处理的所有原则。但一般而言,由于严重发育不良股骨近端的特定尺寸和几何外形,使假体周围骨折处理的原则得以严格贯彻和体现的难度激增。

　　假体周围骨折与任何骨折一样,需要在生物力学和生物学两个层面优化骨折愈合的环境。这意味着,需要在假体稳定、骨折端稳定的同时,尽最大可能保留骨折端即假体周围骨质的血运。髋关节假体重建(prosthetic reconstruction)与骨折内固定(osteosynthesis)的基本原则业已确立,假体周围骨折重建的主要失败原因之一在于对于原则的漠视和冒犯。

　　图 21-10 为一典型病例。该患者术前诊断为双髋关节 DDH 继发重度骨关节炎。该患者术中植入 SL 假体,术者不得不在术中过度锉磨髓腔,术后即刻 X 线片可以看出冠状位与矢状位均有过度锉磨的征象,使得假体周围骨质强度下降,同时也使假体的初始稳定性受到损害,术后早期即在应力的作用下演化成假体松动及假体周围粉碎性骨折。同样,在处理该例假体周围骨折时,由于 DDH 所造成的股骨近端髓腔发育严重畸形,术者仅能置入 S-ROM 股骨柄(不带多孔表面袖套)。由于 S-ROM 股骨柄并不带有可供骨长入或骨长上的涂层,也不具备控制假体轴向稳定性的能力,不难理解植入的股骨柄缺乏初始稳定性,也无法为骨折的固定和愈合提供帮助。

　　从骨折复位固定的角度看,也有很多值得商榷反思的内容,短钢板与钢丝固定难以提供足够的固定强度,多道钢丝密集固定也容易破坏骨折块的血运,从力学稳定与生物学愈合能力两个方面严重损害了骨折的愈合能力(图 21-10)。

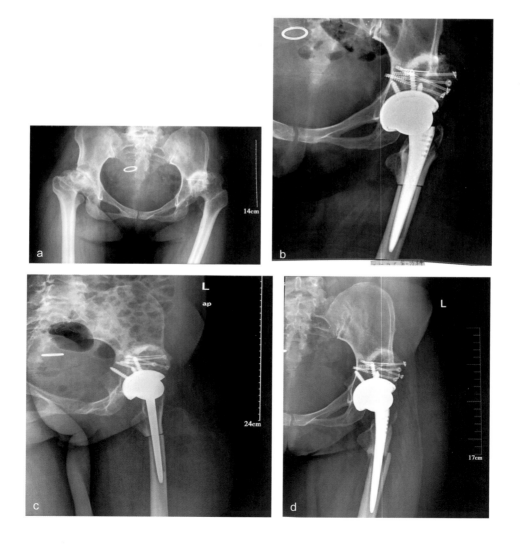

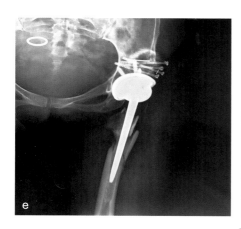
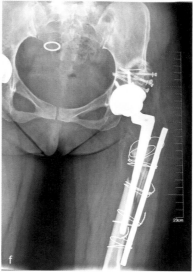
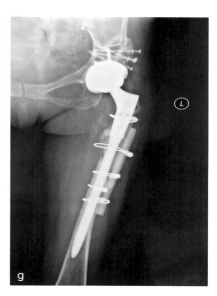

图 21-10 假体周围骨折典型病例

a. 患者女性,44岁。术前诊断为双髋 DDH 继发重度骨关节炎,行左侧全髋关节置换手术;b、c. 术后正位和侧位 X 线片显示,假体周围骨质遭过度锉磨;d、e. 自截骨部位起始形成粉碎骨折、假体松动;f. 翻修术后假体松动、骨折未愈合、骨缺损更为严重;g. 采用柱形柄翻修,假体固定良好,骨折及所植异体骨板愈合。

　　翻修时,笔者采用了柱形柄,适当过度锉磨了远折端髓腔,以期获得假体与骨质之间足够的擦配(scratch fit),利用组配假体很好地控制软组织张力、股骨前倾角和下肢长度。股骨假体获得足够稳定性后为固定近段骨折块提供了中央脚手架(central scaffold),只需将骨折近端的骨折块固定于假体周围即可。为增加固定的稳定性及骨质的愈合能力,笔者使用了皮质骨夹板。经2年随访,假体骨整合,假体周围骨折愈合良好。

【笔者经验】

　　1. 由于骨畸形发育、骨量大量丢失以及软组织的不平衡,DDH 患者的翻修比一般关节翻修更加困难。

　　2. 翻修时需要重点考虑对假体支撑十分重要的点、柱、面,根据支撑的强弱,选择合适的假体和翻修器械,如 Jumbo cup、金属垫块等。在恢复点、柱、面支撑的同时,需要考虑髋臼内壁的重建。

　　3. 股骨侧由于发育畸形,往往手术难度也较大,需要因人而异,选择合适的假体。

(周一新)

参考文献

1. KARACHALIOS T, HARTOFILAKIDIS G. Congenital hip disease in adults: terminology, classification, pre-operative planning and management [J]. J Bone Joint Surg Br, 2010, 92 (7): 914-921.

2. JAWAD M U, SCULLY S P. In brief: Crowe's classification: arthroplasty in developmental dysplasia of the hip [J]. Clin Orthop Relat Res, 2011, 469 (1): 306-308.

3. VON ROTH P, WASSILEW G I. The use of jumbo cups in revision total hip arthroplasty [J]. Z Orthop Unfall, 2017, 155 (5): 534-538.

4. 田雷,边瑞祥,孙水,等. Jumbo 臼杯处理髋关节翻修术中髋臼骨缺损的早期疗效观察 [J]. 中华关节外科杂志(电子版),

2017, 11 (04): 427-433.

5. 王北岳，周利武，张志强，等. 大臼杯在髋臼骨缺损患者的髋关节翻修术中的应用 [J]. 中国骨与关节杂志，2014, 3 (6): 419-423.

6. 李晓华，周维江，吴海山. 髋臼缺损时全髋置换非骨水泥髋臼的重建 [J]. 第二军医大学学报，2000, 21 (7): 686-688.

7. 张洪，周一新，黄野，等. 髋臼内壁截骨术在发育不良髋关节全髋置换髋臼重建中的应用 [J]. 中华骨科杂志，2005, 25 (4): 223-226.

8. WALLACE S S, BECHTOLD D, SASSOON A. Periprosthetic fractures of the distal femur after total knee arthroplasty: plate versus nail fixation [J]. Orthop Traumatol, 2017, 103 (2): 257-262.

9. BAL B S, MAURER T, HARRIS W H. Revision of the acetabular component without cement after a previous acetabular reconstruction with use of a bulk femoral head graft in patients who had congenital dislocation or dysplasia. A follow-up note [J]. J Bone Joint Surg Am, 1999, 81 (12): 1703-1706.

10. EBRAHEIM N A, KELLEY L H, LIU X, et al. Periprosthetic distal femur fracture after total knee arthroplasty: A systematic review [J]. Orthopa Surg, 2015, 7 (4): 297-305.

11. 张军，陈晓，曹烈虎，等. 髋关节置换术后股骨假体周围骨折的分型和治疗进展 [J]. 上海医学，2017, 40 (04): 253-256.

12. 康志伟，张耀辉，杨自权. 人工全髋关节翻修术中髋臼骨缺损的分类和重建 [J]. 中国骨伤，2018, 31 (09): 874-879.

13. JENKINS D R, ODLAND A N, SIERRA R J, et al. Minimum five-year outcomes with porous tantalum acetabular cup and augment construct in complex revision total hip arthroplasty [J]. J Bone Joint Surg, 2017, 99 (10): e49.

14. HELLMAN M D, KEARNS S M, BOHL D D, et al. Revision total hip arthroplasty with a monoblock splined tapered grit-blasted titanium stem [J]. J Arthroplasty, 2017, 32 (12): 3698-3703.

第二十二章

数字骨科技术在成人发育性髋关节发育不良治疗中的应用

在当今科学技术飞速发展的时代,学科间的交叉与碰撞为骨科学发展提供了动力和方向。数字骨科作为数字医学的一个重要组成部分,利用计算机数字化技术研究解决骨科基础与临床中的实际问题,以骨科临床资料为基础,通过计算机的数字处理技术与图像处理技术同骨科的临床密切结合,转化骨科疾患的临床诊治思路,并实现手术个体化。现有的数字技术已经渗透到医学的各个领域,从而促进医学技术向个性化、精确化、微创化与远程化方向快速发展。数字骨科技术实现了由二维到三维、由平面到立体、由静态到动态的技术转变。

髋膝关节置换经过数十年的飞速发展,假体材料及固定界面研究趋于稳定,已经成为一项比较成熟的技术,其手术关键在于恢复关节正常生物力学功能。正常的生物力学功能依赖于精确的术前计划、合理的假体选择、准确的术中操作。成人 DDH 是全髋关节置换的重要适应证。这类患者大多为中青年,髋臼和股骨上段解剖结构严重畸形。针对 DDH 患者行全髋关节置换术常需应对髋臼骨缺损以及髋关节结构发育异常等问题,所以,髋臼重建是手术的难点,特别是重建髋关节旋转中心和保证髋臼假体骨质覆盖率的难度较大,因此 DDH 患者在接受全髋关节置换术后相比于其他类型患者(如骨关节炎、股骨头缺血性坏死等)具有较高的髋臼假体松动率。

髋臼重建时应综合考虑真臼和假臼局部骨量、臼假体植入后的稳定性、肢体延长程度及其对血管神经的影响等因素。在可能的情况下,应在真臼位置重建髋臼,从而恢复肢体长度和髋关节正常的旋转中心,降低关节接触应力,减少假体磨损,同时改善外展肌功能,纠正跛行。特别是对单侧脱位者,更应力争在真臼位置重建髋关节旋转中心。但有时患者脱位严重,且真臼发育差,骨质疏松,无法支撑髋臼假体,而假臼部位骨质较好,也可考虑在假臼位置重建髋臼。此外,由于髋臼的解剖畸形,在安放髋臼假体后常常会有一部分髋臼假体表面未被骨质覆盖。如果髋臼假体得不到足够的支撑,假体 - 骨界面的应力就会增加,从而增加了假体松动的风险。目前认为,髋臼假体外表面的骨质覆盖率至少在 70% 以上,才能保证假体的稳定性和骨长入。

成人 DDH 的研究多局限于手术技术,而数字骨科技术的应用研究较少。数字骨科技术在成人 DDH 的应用方向包括术前计划制订、手术操作辅助、关节假体设计和定制、有限元分析及步态分析等。

一、术前计划

成人 DDH 患者髋臼变异往往难以采用标准全髋关节置换方法进行髋臼重建,并且术后并发症发生率和翻修率较高,一直是骨科领域的难题。术前精确评估骨缺损及畸形程度,进行周密的术前计划是全髋关节置换术或翻修手术成功的主要因素之一,可以缩短手术时间、提高假体安放精确度及减低松动率,减少骨损失,降低并发症的发生。髋臼假体安置不当将直接影响初始稳定性和术后关节功能,增加假体磨损,引起假体脱位、松动。准确、可靠的术前计划是手术成功的前提,对于该类患者需要根据个体情况,对假体大小、放置位置与角度以及髋臼覆盖等方面综合考虑,制订最优手术方案。

近年来,数字化模板测量技术在骨科术前计划中的应用日益广泛(图 22-1)。该技术不仅克服了传统胶片模板因放大率不一致所导致的误差,还可同时对 X 线片、CT 等进行分析,为手术提供更精确和多元化的信息。现有文献证实,使用特殊的术前模板测量软件,实际髋臼假体大小与术前模板测量结果的匹配率(误差不超过两个型号)在 90% 以上。有学者研究发现,全髋关节置换术患者术前采用数字化模板法预测髋臼和股骨假体的准确率分别为 78% 和 90%,远高于普通胶片法的 67% 和 82%。现有的术前模板测量软件为二维影像,无法分析三维结构。骨骼肌肉畸形严重或既往有手术史的患者,以二维影像为基础的数字化模板法仍存在准确性差的缺点。

常规 X 线片、三维 CT 对精确评估骨缺损、术前假体选

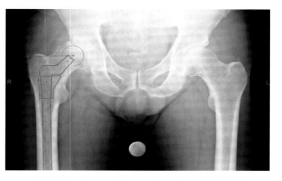

图 22-1　Materialise OrthoView 术前模板测量软件(二维)

择、骨缺损重建计划仍存在不足。数字化技术的出现以及数字化技术在临床医学领域的应用,为此类疾病治疗的术前评估提供了一种新的思路与方法。在三维CT扫描数据的基础上,基于CAD/CAM图像建立的THA术前模拟操作技术,能够对髋关节骨结构异常、骨缺损等进行精准的术前评估,并帮助选择假体类型、确定假体大小和安放位置,极大地促进了骨科数字化技术的发展,保证了术前计划的准确性。数字化骨科技术的应用,"量体裁衣、度身定做"个性化的植入物,辅助术前评估、手术设计,制订最佳手术方案,克服以往常规手术存在术前判断欠准确、手术精确性和术前准备不足的问题。有相关研究将术前CT数据导入特殊软件进行髋关节术前三维模拟与重建,假体位置更佳,而且手术时间更短、术中出血量更少,证实通过三维重建制订的术前计划更加准确(图22-2)。将来针对此类患者,应采用三维CT数据做术前计划,可以实现假体位置与术后功能的最优化。

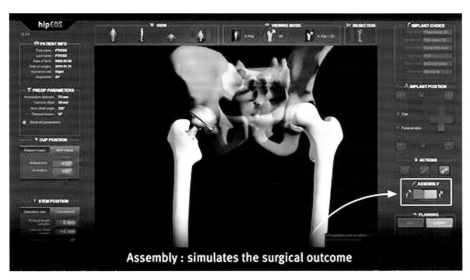

图 22-2　EOS imaging 系统(三维)

　　在计算机软件操作下,通过三维CT扫描数据重建患者骨盆,在重建后的骨盆上,通过向不同方向旋转骨盆,了解真臼发育情况,确定假臼位置、真臼与假臼间关系以及真臼与假臼间是否有骨性凸起分隔;测量真臼前后柱距离以及真臼上下径,初步判断真臼大小,预测关节置换时所需臼杯大小。然后调出预先录入的、相应大小的髋臼试模,依次同常规髋关节置换术前X线片上测量模板一样,逐次安放不同大小的髋臼试模,通过观察安放髋臼试模后真臼前后柱对髋臼试模的包容固定情况,确定预计安放髋臼的位置及髋臼臼杯直径(图22-3、图22-4)。

　　对于高位脱位股骨头与髂骨形成假臼且假臼与真臼间无骨性凸起间隔的患者,在计算机重建骨盆上模拟安放一定型号的髋臼假体后,分析髋臼顶部是否达到一定的覆盖(不小于整个髋臼的70%)。如果真臼位置在安放髋臼试模后,臼顶部存在较大的骨缺损或髋臼覆盖不良,则应考虑是否采用结构性植骨,或植入钽金属垫块,以修复髋臼上方骨缺损,增加髋臼植入后的稳定性。确定需要植入钽金属垫块者,计算机调出预先录入的不同大小的钽金属垫块,植于髋臼上方、试模顶部,确定钽金属垫块与髋臼试模的匹配度及是否可修复填充骨缺损。通过以上测试,确定术中拟采用髋臼假体的安放位置、型号及骨缺损修复[植骨、钽金属垫块和/或和髋臼加强环]情况,进行术前准备(图22-5、

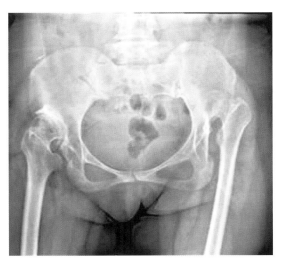

图 22-3　双侧 DDH(右侧 Crowe Ⅲ型,
左侧 Crowe Ⅳ型)

图 22-6）。

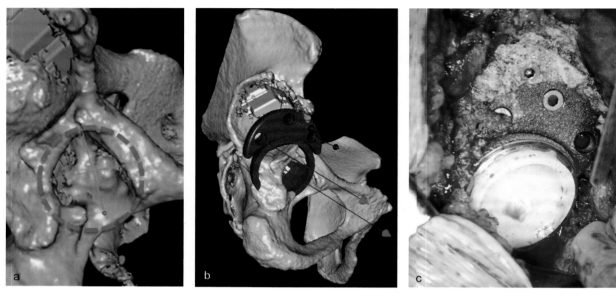

图 22-4　右侧 Crowe Ⅲ 型髋臼术前评估与计划

a. 术前通过计算机软件模拟臼杯植入位置；b. 模拟臼杯植入后的假体覆盖率，
同时植入金属垫块提高初始稳定性；c. 术中的具体手术操作结果与术前模拟的情况完全一致。

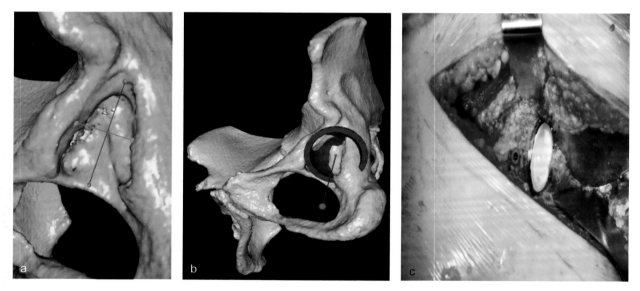

图 22-5　Crowe Ⅳ 型髋臼术前评估与计划

a. DDH 患者，术前通过计算机模拟 3D 成像，可见髋臼小而浅，呈三角形；
b. 术前模拟臼杯植入位置，确定臼杯大小；c. 术中臼杯植入情况，与术前计划完全一致。

　　分两期行右侧及左侧 THA。术中双侧真臼大小与术前计算机辅助测试设计一致，右侧安放 44mm 多孔非骨水泥髋臼，臼顶覆盖差，植入 46mm 钽金属垫块修复臼顶骨缺损，增加髋臼稳定性；左侧植入 44mm 多孔非骨水泥臼杯，臼顶覆盖可，臼杯稳定性好，将切下的自体股骨头修整后用 2 枚螺钉回植于臼顶处。

二、3D 打印定制假体

关节置换、翻修以及骨肿瘤切除和创伤导致的关节部位及骨干严重骨缺损重建手术非常棘手，因为采用批量化生产的假体往往与骨缺损不匹配，而同种异体骨移植不仅受到来源限制，还存在感染、免疫排斥和传播疾病的风险，影响手术安全和效果。因此兼具与骨缺损外形完美匹配，同时具有内植物 - 骨界面良好骨整合能力的个性化假体是处理上述棘手问题的理想选择。对于具有严重骨缺损的 DDH 患者，3D 打印制造技术为实现更精确的术前计划以及个性化植入假体提供了技术支撑，可缩短手术及患者康复时间，提高手术效果（图 22-7）。

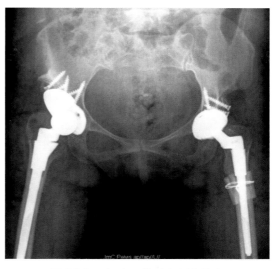

图 22-6　术后 X 线示左侧自体股骨头植骨，右侧钽金属垫块植入

首先，在术前规划方面，以往通过传统的"徒手法"来确定髋臼假体的位置和方向，该方法的缺陷是由于患者体位的改变或者外科医师的主观性，髋臼假体的位置可能会偏离理想位置，为此我们可以通过 3D 打印技术，制备一个骨盆模型，并在该模型上进行病情的评估和手术操作，可以帮助外科医师预测植入物的大小以及位置。但 Tack 等通过回顾 227 篇 3D 打印相关骨科手术文献指出，通过 3D 打印技术进行术前计划和指导手术并不能减少手术时间。应用 3D 打印技术进行术前规划对于 DDH 患者髋关节置换的作用还有待进一步研究。

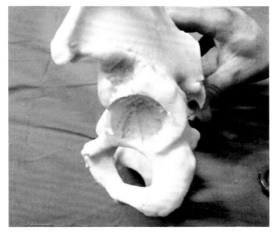
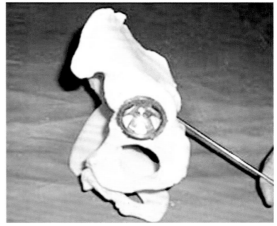

图 22-7　应用 3D 打印技术进行 DDH 患者术前髋臼重建规划

其次，在髋关节定制假体方面，由于 DDH 患者骨髓腔形态变异很大，尤其是 Crowe Ⅲ 型、Ⅳ 型患者存在股骨近端畸形、骨髓腔狭小、骨量储备不充足、软组织孪缩等，所用普通的股骨柄假体经常和股骨干髓腔不相匹配，导致手术操作时间延长、出血量增加、术后并发症发生率增加。随着金属 3D 打印技术、精密仪器、材料学等的发展，特别是 EBM 金属 3D 打印技术的发明及迅速发展，人们可以设计出一个不仅能和畸形的或者不规则的骨髓腔达到最优契合的股骨假体而且能够均匀地传递应力，进而减少应力过度集中或应力过度遮挡，因此股骨柄假体劈裂发生率、股骨近端骨密度的降低将明显减少。

DDH 患者缺乏正常髋关节的"杵臼"关系，髋臼与股骨头不相匹配，由正常情况下的面 - 面接触变成面 - 点接触甚至点 - 点接触，意味着髋关节受力面积减少，从而增加了髋关节的局部应力，髋关节磨损加剧。其髋臼典型的病理改变为：髋臼变浅，髋臼的外上方及前壁往往会出现骨缺损，髋臼顶部发育异常，骨质增生，髋臼对股骨头覆盖不佳，髋臼的旋转中心外移等。髋臼发育不良程度越深，髋臼的形态变异越大，脱位的股骨头会在髋关节活动中心以外形成假臼,假臼可以位于真臼之上,也可以与真臼重叠,为此对发展至终末期骨关节炎的患者行全髋关节置换术,髋臼的重建成为一大难点。由于标准化的假体与差异性的个体存在矛盾,这就意味着设计个体化的假体势必会降低手术难度,因此我们可以通过 3D 打印技术,特别是 EBM 金属 3D 打印技术,采用更有利于患者的生物相容性钛金属粉末,不仅可以压缩成本,而且在设计阶段,根据每例患者的不同提高其机械性能(图 22-8)。

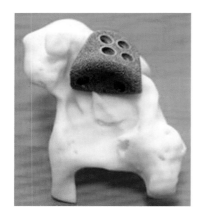
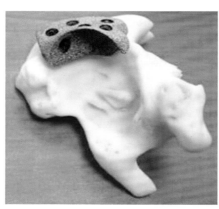
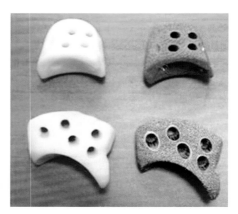

图 22-8 3D 打印骨小梁界面髋臼骨缺损重建垫块

三、计算机辅助下关节置换系统

传统的髋膝关节置换手术依靠术者和特殊辅助器械完成截骨、假体安放等操作。但假体位置及力线与假体远期在位率息息相关,尤其是膝关节置换手术对力线要求较高。研究证实,全膝关节置换术后下肢力线偏差 >3° 时,假体松动率明显增加。虽然手术辅助器械会因为假体设计及个人解剖差异具有一定的可调节功能,但是对于发育异常、关节外畸形或者翻修患者,常规工具无法实现最优的假体位置。计算机辅助下关节置换系统主要是指手术导航系统和机器人系统。手术导航系统多是基于 CT 的导航手术,与或不与机器人系统联合使用。手术导航系统作为早期的数字技术(图 22-9),主要起导航及告知作用,所有操作均由手术医师完成。

与计算机辅助导航手术不同,机器人系统会参与手术操作。根据临床需要,全自动或者半自动机器人辅助下的髋膝关节置换术已经逐步走出实验室,走入手术室。目前骨科手术机器人可分为两大类。一类是以 Think 机器人为代表的全自动骨科手术机器人系统。该类机器人一般由机械臂、底座、力传感器、骨运动检测仪、数字化仪、监视器、控制器组成,集精准术前设计、全自动智能关节置换为一体,可以为患者提供个体化的手术方案,并进行多重手术安全监测,可以实现关节置换核心技术——截骨操作的全程精确自动化,医师完成术野显露后,机器人可依据患者影像学检查及手术方案完成精确的截骨操作,最后由医师安装假体完成。另一类是以 MAKO 机器人为代表的半自动骨科手术机器人系统。其将空间导航技术、计算机图像处理系统及医学影像技术相结合,根据术前计划,利用机械臂在安全操作区间内截骨磨锉,并且在医师安装假体后,可以评估假体的深度及角度。研究证实,机器人辅助下的髋膝关节置换术在假体位置及力线方面有着明显优势,长期在位率有待进一步随访,但手术时间明显延长,会增加医疗费用及感染风险。另外,在简单初次的全髋关节置换术中,对于有经验的手术医师,机器人的辅助只是锦上添花,而对于年轻医师的成长,有一定促进作用,可减少学习曲线及早期并发症。而对于复杂成人 DDH 或者翻修手术,在减少术中不良事件的发生率方面,机器人的辅助是至关重要的。尽管优势明显,但由于计算机辅助导航系统和机器人系统应用于关节置换手术时间尚短,其远期疗效仍需进一步观察。同时其费用较高,学习曲线较长,这些均限制了其在临床上的广泛应用。

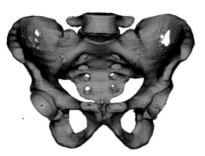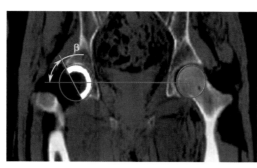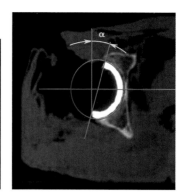

图 22-9 手术导航系统

四、有限元分析

有限元分析(finite element analysis,FEA)是利用数学近似的方法对真实物理系统(几何和载荷工况)进行模拟。利用简单而又相互作用的元素(即单元),就可以用有限数量的未知量去逼近无限未知量的真实系统(图 22-10)。

对于 DDH 患者而言,当前研究表明,在不同髋关节旋转中心位置重建后,假体的稳定性与假体周围应力的分布及传递路径有关。在正常完整的关节和经过重建的关节两种情况下,假体周围的应力分布与传递路径存在差异。最新研究通过运用有限元仿真技术并结合对 THA 术后患者的长期随访研究指出:在髋臼重建后,臼顶区域的应力会向皮质骨发生横向转移;而且短期随访结果也提示臼顶区域松质骨密度显著降低,而皮质骨密度则保持正常水平甚至有所升高;长期随访结果显示,术后早期出现的髋臼周围骨密度降低现象在之后的过程中并未出现进一步加重趋势,而髋臼假体仍保持稳定状态。基于上述现象,学者认为:应力遮挡固然会导致假体周围局部范围的骨溶解,但更重要的是在髋臼重建后髋臼周围存在一个与保持假体稳定性密切相关的稳定应力传递路径,并将该路径定义为髋臼假体周围的"基本应力传递路径"。因此,在研究改善髋臼假体稳定性时,不仅要考虑局部各界面间的应力传导情况,更重要的是从整体上研究髋臼假体周围的"基本应力传递路径"这一动态的骨重塑结果。

因此,髋关节置换术后应力遮挡、骨吸收、脱位、磨损、骨折等并发症的发生与发展都可以借助该项技术进行预测。由于大多数实际问题难以得到准确解答,而有限元不仅计算精度高,而且能适应各种复杂形状,因而成为行之有效的假体及模拟手术分析手段。通过该项技术,研究者可以分析特殊情况下假体不同位置下的应力及相关数据。Patil 等对 THA 术后髋关节应力进行有限元分析,当臼杯外展角由 35° 增加至55° 时,髋关节内的峰值压应力逐渐增加,磨损率也相应增加;当臼杯的前倾角逐渐增大时,髋关节峰值压应力逐渐减小,证实了臼杯位置与磨损之间的关系。由于有限元分析是实验室条件下的模拟结果,与实际情况存在一定差异,尚无法完全替代生物力学等相关试验;而且有限元设计的合理性直接关系到数据的可信度,所以应尽可能根据人体实际情况,设计出合理全面的有限元分析方案,才能为关节置换术提供足够的借鉴意义。

五、步态分析

人体运动是神经系统控制 1 000 多块肌肉有节律收缩,驱动 200 多块骨骼绕 100 多个关节协同运动的结果。步行是人类最基本的运动,步行的姿态可分为不同的类型(图 22-11)。步态分析一般是指对人类步行运动的研究,分为定性分析及定量分析。定性分析主要是指检查者通过观察患者步态,依据个人经验做出的定性判断,大致可判断出偏瘫步态、跨阈步态、帕金森步态及臀中肌步态等。步态观察分析的准确性不能保证,而且受测试者的主观因素影响很大。已知在全髋关节置换术后,日常生活的步态和步态相关

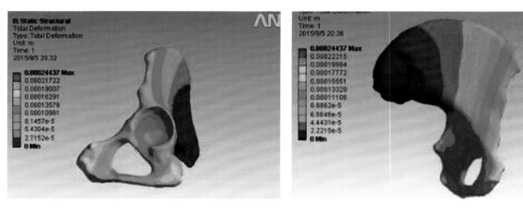

图 22-10　有限元分析髋关节置换术后髋臼侧应力分布

活动的表现存在差异,但是具体的潜在差异(时空、运动学和动力学)尚未完全了解。定量分析是依据步态分析系统得到的人体运动图像进行图像处理,来进行步态分析的技术及装置,内容涉及人体运动轨迹、地面支反力和表面肌电信号的检测与分析技术,以及康复进程评定方法等。通过检测人体行走中的运动状态、受力状态等生物力学有关的物理量,可进一步分析影响步态的各种因素,如解剖结构、生理功能甚至精神状态的各种变化。

步态分析不仅是学术研究的工具,在临床使用上,协助术前及术后评估,为病患的运动康复方面提供完整的临床评估报告,并详细显示病患康复的状况及演变,进而帮助医师了解手术效益并为病患制订或修订更准确的康复计划。在临床医学的应用主要有:①能够获取人体在各体态和运动下生理、病理的力学和数学参数,进行人体各部位功能检测,所检测的数据经进一步分析计算后可获得人体各部位(特别是关节)的受力状态;②在临床医学(包括骨科、神经科)中,该系统是重要的定量检查与分析的手段,从而改变了沿用已久的定性分析和直观描述。利用术前测得的各种人体运动曲线、数据及分析结果,可对关节疾患的程度进行测定,并在此基础上对手术方案进行最优化拟定;术后数据及分析结果是评定治疗效果最精确的客观定量指标。三维步态分析系统主要由三维动作捕捉系统、三维测力台、无线表面肌电仪、足底压力传感器组成。三维步态分析系统采集人体在步行过程中各个关节点的精确三维坐标,足底与支撑面之间的压力(垂直、左右、前后三个方向的力),并结合表面肌电系统采集的 EMG 信号,通过专业的步态分析软件进行三维重建与模型分析,从而得到人体运动时的步态参数。三维步态分析系统能够准确地鉴别并分析异常运动,及时发现异常运动并可以通过运动学、动力学及动态肌电图的分析找出异常运动的原因。

关于 DDH 患者的髋关节重建,虽然在手术技术方面提出了诸多解决办法,也得到了良好的临床治疗效果,但目前对于已接受 THA 的术后 DDH 患者,仍然缺乏深入的术后髋关节功能定量评定研究及对不同手术方案的评价。通过关节功能状态的系统评估,对于疗效的分析和术后康复指导具有非常重要的意义。Harris 髋关节评分是目前较为常用的 THA 术后髋关节功能评价方法。但是该计分算法复杂,而且用行走距离和上下楼及上下公共交通能力量化髋关节功能,不能准确反映手术关节的功能恢复情况。相比于传统髋关节功能评分方法,三维步态分析法可将髋关节疾病检查和康复治疗中沿用已久的定性分析和直观描述转化为对关节功能客观、精确的定量评定。不同患者由于病因(先天或者后天)、发病时间、严重程度不同,术后锻炼计划、康复时间及恢复程度也会因步态及下肢肌力的差异而不同。特别是不同严重程度的成人 DDH 患者,术后合理的、有针对性的功能锻炼及步态纠正尤为重要,通过对患者术前术后步态分析,可以帮助医师了解下肢不同肌肉在其中发挥的作用、各关节及躯干在行走过程中的联动机制,从而理解全髋关节置换术后步态恢复的自然病程,从而帮助患者建立客观切实的功能预期,尽快实现快速康复。

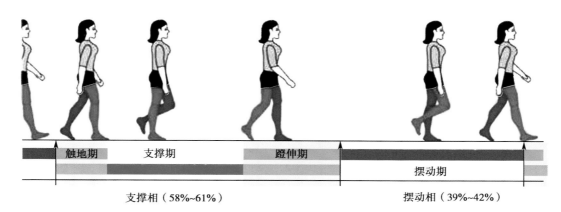

触地期	支撑期	蹬伸期	摆动期
支撑相（58%~61%）		摆动相（39%~42%）	

图 22-11 步态分析

六、总结

综上所述,数字技术的发展将人类带入了信息化时代,数字化技术在骨科领域的应用延伸出"数字骨科学"这门新的骨科分支。尽管数字化技术在 DDH 患者治疗领域的应用仍属于起步阶段,但取得的成绩却有目共睹。计算机技术的进步与发展,将成为推动关节置换手术的潜在动力,与计算机技术相结合的人工关节置换术拥有广阔的应用前景。

【笔者经验】

1. 在进行数字化辅助下的术前计划时,务必要充分利用软件优势综合评估 DDH 患者髋臼的骨量、不同臼杯安放高度的覆盖率、髋臼顶及前后柱能否给予髋臼杯良好的支撑和固定以及肢体短缩和延长等情况。

2. 定制髋臼假体虽然在几何构型上能与患者髋臼完美匹配,但长期的临床效果还需进一步验证。

3. 数字骨科技术一定是未来的发展趋势。但针对具体临床实际问题,如何利用数字骨科技术的优势,切实有效地辅助医师解决这些问题,仍还有很多工作要做。

(柴 伟)

参考文献

1. WHIDDON D, BONO J V, LANG J E, et al. Accuracy of digital templating in total hip arthroplasty [J]. Am J Onhop (Belle Mead NJ), 2011, 40 (8): 395-398.

2. HSU A R, KIM J D, BHATIA S, et al. Effect of training level on accuracy of digital templating in primary total hip and knee art hroplasty [J]. Orthopedics, 2012, 35 (2): e179-e183.

3. ZHAO X, ZHU Z A, ZHAO J, et al. The utility of digital templating in total hip arthroplasty with Crowe type II and m dysplastic hips [J]. Int Orthop, 2011, 35 (5): 631-638.

4. MOON Y W, HA C W, DO K H, et a1. Comparison of robot-assisted and conventional total knee arthroplasty: a controlled cadaver study using multiparameter quantitative three-dimensional CT assessent of alignment [J]. Comput Aided Surg, 2012, 17 (2): 86-95.

5. NOGLER M, MAYR E. Heat generation during cement removal in revision total hip replacement. a comparison of three methods [J]. Hip Int, 2010, 20 (3): 308-313.

6. 张海峰,尹爱华,董毅,等. 有限元法分析不同负荷下髋臼区的应力分布 [J]. 中国组织工程研究,2016,20 (39): 5867-

5872.

7. 巩慧明, 侯亮, 叶桂峰. 髋关节置换的三维有限元分析 [J]. 生物骨科材料与临床研究, 2008, 5 (5): 43-46.

8. 蒋建农, 郝思春, 王勇, 等. 股骨偏心距对老年全髋关节置换术中应力水平影响的三维有限元分析 [J]. 中华创伤杂志, 2012, 28 (9): 813-818.

9. 康鹏德, 杨静, 沈彬, 等. Crowe Ⅳ 型髋关节发育不良全髋关节置换术前计算机辅助设计 [J]. 中华骨科杂志, 2012, 32 (5): 442-446.

10. 曾羿, 沈彬. 数字化骨科技术在关节置换术中的应用 [J]. 中华骨科杂志, 2013, 33 (9): 961-964.

11. 周欣, 蒋垚, 曾炳芳. 步态分析在人工关节置换后的应用意义 [J]. 中国骨与关节损伤杂志, 2006, 21 (5): 414-416.

12. NANTEL J, TERMOZ N, VENDITTOLI P A, et al. Gait patterns after total hip arthroplasty and surface replacement arthroplasty [J]. Arch Phys Med Rehabil, 2009, 3 (3): 463-469.

13. TACK P, VICTOR J, GEMMEL P, et al. 3D-printing techniques in a medical setting: a systematic literature review [J]. Biomed Eng Online, 2016, 15 (1): 115.

14. NIE Y, PEI F, SHEN B, et al. Importance of maintaining the basic stress pathway above the acetabular dome during acetabular reconstruction [J]. Comput Methods Biomech Biomed Engin, 2016, 19 (9): 977-984.

15. DAPUZZO M R, SIERRA R J. Acetabular considerations during total hip arthroplasty for hip dysplasia [J]. Orthop Clin North Am, 2012, 43 (3): 369-375.

第二十三章

有限元分析在成人发育性髋关节发育不良治疗中的应用

DDH 是一种较为常见的髋关节疾病,发病率为 0.4%~1.0%。严重脱位、新生儿期漏诊或治疗不当,常导致患者成年后因真臼或假臼的骨关节炎而就诊。对成人 DDH,有许多治疗方法可供选择,如髋臼周围截骨、髋关节融合等,但仍有相当一部分患者最终需要行全髋关节置换术(total hip arthroplasty,THA)。这类患者大多为中青年,髋臼和股骨上段解剖结构严重畸形。针对 DDH 患者行全髋关节置换术常需应对髋臼骨缺损以及髋关节结构发育异常等问题,所以髋臼重建是手术的难点,特别是重建髋关节旋转中心和保证髋臼假体的骨质覆盖率难度较大。因此 DDH 患者在接受全髋关节置换术后相比于其他类型患者(如骨关节炎、股骨头坏死以及类风湿关节炎)具有较高的髋臼假体松动率。

随着计算机技术的飞速发展,以及 CT 扫描精度的提高和三维重建功能的加强,应用螺旋 CT 薄层扫描髋关节,并将 CT 扫描的原始数据直接输入相关软件中建模,能对髋臼重建进行有限元分析(finite element analysis,FEA),而且能大大提高模型的仿真度。在仿真试验中,可以获得在各种试验条件下,模型任意部位变形、应力/应变分布、内部能量变化、极限破坏分析等变化情况,这是在标本模型上试验无法做到的。近年来,有限元分析不仅应用于研究全髋关节置换术术前、术后髋关节应力的分布情况,而且可以通过建模和应力分析过程中有关参数的最优化设置,能比较准确地反映骨关节系统解剖结构和生物力学特性的真实情况,使仿真研究更适用于骨科理论和临床研究。

一、有限元分析应用于 DDH 治疗的意义

由于 DDH 患者髋臼侧的重建是整个 THA 手术中需要解决的主要临床问题,目前有限元分析在 DDH 患者治疗的研究领域也多集中于此。运用有限元分析对 DDH 患者髋臼重建方案进行研究,不仅可以提高假体安放精确度,实现髋关节周围更均匀的应力分布,而且有助于降低松动率,避免骨损失,减少并发症的发生,并实现髋关节生物力学意义上的精准重建。因此,本章主要针对有限元分析在 DDH 患者治疗髋臼重建中的作用和应用进行重点阐述。

(一) 发育性髋关节发育不良髋臼重建方法分析

髋臼重建时应综合考虑真臼和假臼局部骨量、臼假体植入后的稳定性、肢体延长程度及其对血管神经的影响等因素。在可能的情况下,应在真臼位置重建髋臼,从而恢复肢体长度和髋关节正常的旋转中心,降低关节接触应力,减少假体磨损,同时改善外展肌功能,纠正跛行。特别是对单侧脱位者,更应力争在真臼位置重建髋关节旋转中心。但有时患者脱位严重,且真臼发育差,骨质疏松,无法支撑髋臼假体,而假臼部位骨质较好,也可考虑在假臼位置重建髋臼。此外,由于髋臼的解剖畸形,在安放髋臼假体后常常会有一部分髋臼假体表面未被骨质覆盖。如果髋臼假体得不到足够的支撑,假体-骨界面的应力就会增加,从而增加假体松动的风险。目前认为,髋臼假体外表面的骨质覆盖率至少在 70% 以上,才能保证假体的稳定性和骨长入。

在 DDH 继发骨关节炎患者的髋关节置换手术中,如何重建正常髋关节旋转中心仍存在较大争议。特别是 Crowe Ⅱ型和Ⅲ型 DDH 真臼发育差并受股骨头蚀损的影响,真臼上移且臼顶处常存在部分骨缺损。除少数病例仍可按标准方法在真臼部位重建髋臼,植入假体外,对多数病例必须采用特殊方法重建髋臼。常用的方法包括:①旋转中心上移;②植骨加盖。

1. 旋转中心上移 即在假臼部位安放臼假体,仅适用于假臼部位骨质良好者。髋关节旋转中心适度上移后,由于肢体短缩不多,所以不影响双下肢长度的平衡。然而,相关研究报道了髋关节旋转中心上移带来的不良临床结局。Doehring 等采用实验分析法研究了非骨水泥髋臼假体位置上移对假体初始稳定性的影响,其结果显示当重建的旋转中心位于股骨头中心以上 25mm,假体松动的风险会增加。Pagnano 等报道了 Crowe Ⅱ型 DDH 患者中,由于旋转中心上移导致的不良远期临床效果。当髋臼杯的位置超过股骨头中心以上 15mm,且不伴随臼杯的外移,假体的松动率和翻修率则会增加。同样,Yoder 等的研究显示,如果重建的旋转中心高于双侧泪滴连线 30mm 以上,假体松动的风险会增加 4 倍。

虽然如此,髋关节旋转中心上移技术对于重建存在骨缺损的髋臼的价值仍得到诸多学者的认可。

Hendricks 和 Harris 针对存在严重骨缺损的髋臼采用高位髋关节旋转中心重建技术,并在长期随访研究中报道了低假体无菌性松动率。此外,Christodoulou 等调查了采用髋关节旋转中心上移技术重建 DDH 患者的旋转中心后,聚乙烯的磨损情况以及假体的远期稳定性。其研究发现,采用髋关节旋转中心上移技术获得了良好的假体远期稳定性。由于髋关节旋转中心上移导致的不同临床结局,目前为止还没有指导 DDH 髋臼重建的髋关节旋转中心上移标准。而且髋关节旋转中心上移技术能否恢复正常的髋关节生物力学,目前尚不清楚。

2. 植骨加盖　就是在真臼部位安放臼假体,通过外上方植骨扩大加深髋臼,增加假体的骨质覆盖。其优点:①自体植骨取自截下的股骨头,取材方便;②真臼重建,可恢复肢体长度和髋关节旋转中心,有利于改善外展肌功能,纠正跛行;③植骨加盖后,髋臼扩大加深,骨质与假体接触面积增加,有助于提高假体的稳定性,同时也有利于为以后的翻修手术增加骨量储备。但该法也存在一些缺点:①增加手术难度及时间;②结构性植骨特别是部分臼假体由植骨块支撑,后期可发生吸收、塌陷,从而增加假体松动的风险。

(二)有限元分析在 DDH 髋臼重建中的作用

在进行髋臼重建时无法直接对人体髋关节力学结构进行体内力学实验,而采用有限元方法模拟力学实验是目前有效的研究方法之一。相对传统生物力学实验而言,基于患者髋关节薄层 CT 扫描重建三维有限元模型,可以进行仿真分析,而且模拟结果并不会受制于其他因素,更重要的是三维有限元分析可了解物体内部力学行为,如应力、应变等分布状态,这些优势是标本试验测量所不可替代的。通过有限元方法可以求出骨与假体的应力分布,界面剪切力和假体稳定性等结果,而这些结果在传统试验是很难获取的。进行研究的唯一途径就是利用装有应变片的关节假体,但这种方法只限于在极少数患者中实施,如果要在同一患者中进行不同手术方案的比较研究,这是不可能实现的。通过薄层 CT 扫描,图像数字化处理和计算机辅助分析方法,建立精确的有限元模型,不仅可以对该部位的正常或病理状态的生物力学研究提供一种简便、高效的方法和预测手段,更为重要的是它可以模拟人工关节植入后髋臼和股骨生物力学行为的改变,评估假体设计和手术方法的合理性,为假体的优化设计和手术方案的改进提供一种有效的验证手段。

DDH 由于存在明显的骨发育异常,特别是髋臼侧,髋臼未发育或发育极差,存在不同程度的髋臼骨缺损等,接受 THA 治疗存在较高的技术难度和要求。DDH 接受 THA 最主要的问题是髋臼重建。因此,对 DDH 初次 THA 术前进行髋臼形态大小、发育状况以及骨缺损的正确评估,确定髋臼安放位置、拟选择髋臼假体大小、是否需要特殊型号髋臼假体、髋臼骨缺损重建以及重建材料的选择等术前分析,将对进一步完善术前准备、指导手术操作及特殊材料、假体的准备,最终获得满意的临床治疗效果起到积极的作用。目前,有限元在 DDH 髋关节重建研究中已有初步应用。Anderson 等针对髋臼发育不良、髋中心内移以及不同股骨前倾角进行三维有限元分析,研究了髋关节旋转中心内移对假体 Von Mises 应力分布的影响。此外,还分析了不同前倾角植入股骨假体后,股骨和假体应力分布以及假体的初始微动,为临床提供了理论依据。Zhao 等运用三维 FEA 技术针对髋臼周围截骨术对髋臼应力分布变化的生物力学影响进行评价,并探讨了 DDH 中髋臼发育不良的严重程度。

二、有限元分析模型的构建

有限元分析模型的构建主要包括三维实体模型的构建、网格划分、材料赋值、模型约束、加载、求解以及后处理。完成上述步骤后,通常还需通过实验方法验证有限元模型的准确性。此外,近年来使用有限元方法对骨重塑过程的动态模拟也受到越来越多的关注。现将有限元模型构建过程的各个步骤详述如下。

(一)三维实体模型的构建及网格划分

模型构建的原数据主要来源于 CT 及 MRI 数据。下面主要以 CT 数据为例进行模型构建过程的说明。将 CT 扫描断层数据以 Dicom 格式导入生物医学软件(如 Mimics),通过骨窗 CT 阈值识别断层数据骨盆和股骨的边界,合成骨盆和股骨的三角面片三维模型,并以 stl 格式导入反求工程软件(如 Geomagic studio)中进行模型减噪、平滑、曲面识别和划分,最终生成骨盆和股骨的实体 solid 模型。

由于骨骼模型表面的不规则解剖结构,通常采用 4 节点、24 自由度的 4 面体单元进行三维实体模型的网格划分。模型网格越精细得到的计算结果也越精确,然而耗时也越长。为平衡计算精确性和时效性间的矛盾,通常需要进行网格的收敛性分析确定网格的大小或密度。具体有如下三个步骤(图 23-1):

1. 确定一个划分网格大小或密度的梯度(例如:8mm、4mm、2mm、1mm)分别进行网格划分。

2. 对模型赋予一致的材料属性并施加一致的约束条件和静态载荷后行求解。

3. 在网格梯度中,如果相邻两个网格大小计算结果的相对误差 <5%,就认为模型收敛。

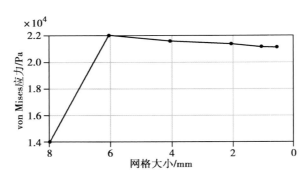

图 23-1　网格收敛性分析示意图
随着网格精细程度变高,应力值的相对误差也随之减小。

(二)对象特异性的非均匀材料属性分配

骨组织是一种非均匀各向异性材料。大量的仿真和实验研究表明,仅用单一的材料属性描述骨组织中的皮质骨和松质骨与实验结果存在较大差异,其仿真精确性已不能满足当前的精准化研究需求。目前认为,针对不同研究对象对其骨组织中的皮质骨和松质骨赋予非均匀的材料属性能更好地满足计算结果的精确性。具体步骤如下:

1. 基于 CT 阈值以及骨密度确定皮质骨与松质骨的边界　在区分皮质骨和松质骨的边界方面,目前较为常用的主要有以下两种方法。

方法 1:在 Mimics 软件中根据 CT 图像对各层面设定相应的阈值,手动划分出皮质骨和松质骨的轮廓线。通过对已划分轮廓线各层面的整合,分别得到皮质骨和松质骨三维实体的边界。

方法 2:首先,使用具有标准骨矿密度 ρ_{ca} 的标定物进行 CT 值与骨矿密度线性关系的标定。该标定物由 21 个具有标准羟基磷灰石含量(0~400mg/cm³)的矩形方块组成,其密度梯度的间隔为 20mg/cm³。将这些标定物进行 CT 扫描,取每一方块的平均 CT 值通过一元线性回归方法建立 CT 值(HU)与骨矿密度(ρ_{ca})的关系式(公式 23-1、公式 23-2):

$$\rho_{ca} = a + b \times HU \tag{公式 23-1}$$

通过骨矿密度(ρ_{ca})和骨表观密度(ρ_{app})的代数关系($\rho_{ca} = 0.626\rho_{app}$)可将公式 23-1 转化为 CT 值与骨表观密度的关系式。

$$\rho_{app} = a + b \times HU \tag{公式 23-2}$$

再根据上述提供的骨表观密度(ρ_{app})与 CT 值的线性关系式,针对已划分网格的半骨盆三维实体模型的每一单元计算其表观密度(ρ_{app})。依据正常人骨盆松质骨的密度范围(0.109~0.959g/cm³)划定松质骨和皮质骨的边界。如单元骨表观密度超过 0.959g/cm³ 则划定为皮质骨,反之则划为松质骨范围内。

2. 确定皮质骨弹性模量(E)与骨密度之间的代数关系　通过大量的尸体骨样本材料的密度测定和材料力学试验,目前已报道不同部位骨弹性模量和骨密度的代数表达式,如表 23-1~ 表 23-3 所示。因此,在对网格模型进行对象特异性的非均匀材料属性分配时,需选定对应部位的代数表达式。

表 23-1　各种骨密度的定义

作者(年份)	公式(密度单位:g/cm³)
Galante 等(1970)	ρ_{real} = 组织湿重 / 组织体积
Galante 等(1970)	ρ_{app} = 组织湿重 / 总样本体积
Keller(1994),Keyak 等(1994)	ρ_{dry} = 组织干重 / 总样本体积
Galante 等(1970)	ρ_{ash} = 灰重 / 总样本体积
Sharp 等(1990)	孔隙率 $= 1 - \rho_{\text{app}}/\rho_{\text{real}}$
Gibson(1985)	骨体积分数: $\dfrac{\text{BV}}{\text{TV}} = \rho_{\text{app}}/\rho_{\text{real}}$

注:灰重:在 ≥ 500℃条件下加热 24 小时后的重量。

表 23-2　各种骨密度间的换算公式

作者(年份)	公式(密度单位:g/cm³)
Keyak 等(1994)	$\rho_{\text{app}} = \dfrac{\rho_{\text{ash}}}{0.55}$
Keyak 等(1994)	$\rho_{\text{app}} = \dfrac{\rho_{\text{dry}}}{0.92}$
Gibson(1985)	$\rho_{\text{app}} = \dfrac{\text{BV}}{\text{TV}}1.8$

表 23-3　弹性模量和骨密度的代数关系

作者(年份)	部位	类型	骨密度类型	密度 ρ 范围 /(g/cm³)	弹性模量 E /GPa	测试方法	样本大小(B×W×L)或(D×L)/mm	应变率(s⁻¹)	样本量	R^2
Carter and Hayes (1977)	混合	皮质和松质	ρ_{app}	0.07~2.00	$3.79\,\varepsilon^{0.06}\rho_{\text{app}}^3$	压缩	20.6 × 5.0	0.001-10.0	124	NR
Lotz 等(1990)	股骨颈	松质	ρ_{app}	0.18~0.95^{RFG}	$1.310\rho_{\text{app}}^{1.40}$	压缩	9 × 5	0.03	49	0.91
Lotz 等(1991)	股骨干骺端	皮质	ρ_{app}	1.20~1.85^{RFG}	$-13.43+14.261\rho_{\text{app}}$	3 点弯曲	7.0 × 5.0 × 0.4	0.05	123	0.67
Snyder and Schneider (1991)	胫骨干	皮质	ρ_{app}	1.748~1.952	$3.891\rho_{\text{app}}^{2.39}$	3 点弯曲	2 × 2 × 40	0.001	45	$r=0.75^{\text{a}}$
Hodgskinson and Currey(1992)	混合	松质	ρ_{dry}	0.094~1.111	$3.98\rho_{\text{dry}}^{1.78}$	压缩	NR	0.001 1~0.003 3	57	0.91
Linde 等(1992)^{b}	胫骨近端	松质	ρ_{app}	0.273^{c}	$4.778\rho_{\text{app}}^{1.99}$	压缩	7.5 × 7.5	0.01	31	$r=0.89^{\text{a}}$
Anderson 等(1992)	胫骨近端	松质	ρ_{dry}	0.14~0.48^{RFG}	$3.890\rho_{\text{dry}}^{2.0}$	压缩	10 × 10 × 20	0.01	31	NR

续表

作者(年份)	部位	类型	骨密度类型	密度ρ范围/(g/cm³)	弹性模量E/GPa	测试方法	样本大小(B×W×L)或(D×L)/mm	应变率(s⁻¹)	样本量	R^2
Dalstra 等(1993)	骨盆	松质	ρ_{app}	0.109~0.959	$2.0173\rho_{app}^{2.46}$	压缩	6.5×6.5×6.5	0.001	57	0.58
Keller(1994)	脊柱	松质	ρ_{ash}	0.028~0.182	$1.89\rho_{ash}^{1.92}$	压缩	10×10×10	0.01	199	0.702
Keller(1994)	股骨	皮质和松质	ρ_{ash}	0.092~1.221	$10.5\rho_{ash}^{2.29}$	压缩	8×8×8	0.01	297	0.849
Keller(1994)	混合	皮质和松质	ρ_{ash}	0.028~1.221	$10.5\rho_{ash}^{2.57}$	压缩	8×8×8　10×10×10	0.01	496	0.965
Keyak 等(1994)	胫骨近端	松质	ρ_{ash}	0.06~0.27	$33.9\rho_{ash}^{2.20}$	压缩	15×15×15	0.01	36	$r=0.916$[a]
Goulet 等(1994)	混合	松质	BV/TV	0.06~0.36	$6.310(BV/TV)^{2.10}$	压缩	8×8×8	0.01	104	0.88
Keaveny 等(1997)	腰椎	松质	ρ_{app}	0.09~0.28	$1.540\rho_{app}-0.058$	压缩	8×16	0.005	9	0.64
Li and Aspden (1997)	股骨头	松质	ρ_{app}	0.14~1.40	$0.573\rho_{app}-0.0094$	压缩	9.0×7.7	0.0033	49	0.59
Ouyang 等(1997)	脊椎	松质	ρ_{app}	0.46~0.71	$2.3828\varepsilon^{0.07}\rho_{app}^{1.88}$	压缩	10×10×24	0.00001~0.001	36	NR
Kopperdahl and Keaveny(1998)	脊椎	松质	ρ_{app}	0.11~0.27	$2.1\rho_{app}-0.08$	压缩	8×16	0.005	44	0.61
Ciarelli 等(2000)	股骨近端	松质	BV/TV	0.15~0.40[RFG]	$7.541(BV/TV)-0.637$	压缩	8×8×8	0.01	32	0.88
Morgan 等(2003)	脊椎	松质	ρ_{app}	0.11~0.35	$4.730\rho_{app}^{1.56}$	压缩	8×16	0.005	61	0.73
Morgan 等(2003)	胫骨近端	松质	ρ_{app}	0.09~0.41	$15.520\rho_{app}^{1.93}$	压缩	8×16	0.005	31	0.84
Morgan 等(2003)	大转子	松质	ρ_{app}	0.14~0.28	$15.010\rho_{app}^{2.18}$	压缩	8×16	0.005	23	0.82
Morgan 等(2003)	股骨颈	松质	ρ_{app}	0.26~0.75	$6.850\rho_{app}^{1.49}$	压缩	8×16	0.005	27	0.85
Morgan 等(2003)	混合	松质	ρ_{app}	0.09~0.75	$8.920\rho_{app}^{1.83}$	压缩	8×16	0.005	142	0.88
Kaneko 等(2004)	股骨远端	松质	ρ_{ash}	0.102~0.331	$10.88\rho_{ash}^{1.61}$	压缩	15×15×15	0.01	49	0.775

注:NR:未报道;RFG:图像中读取;R^2:决定系数;a:Pearson 相关系数;b:在测试中使用矿物油减少样本和仪器界面的摩擦效应;c:平均值。

(三) 约束、加载、求解和后处理

对髋关节模型而言,通常把骶髂关节的关节面设置为固定约束。耻骨联合则使用具有高压缩刚度和低拉伸刚度的弹簧单元(1 500N/mm)来表示。根据研究需要,如在分析中需要引入韧带和肌肉,可用具有高拉伸刚度(500N/mm)而无压缩刚度的弹簧单元表示韧带,髋关节周围各个肌肉也用不同刚度的弹簧单元表示。各个肌肉的刚度用公式 23-3 计算。

$$k^S = k_{iso}^{ML} \frac{A^S}{A^{ML}} \qquad\qquad (公式\ 23\text{-}3)$$

其中，k_{iso}^{ML} 表示肌肉或韧带的 isometric 刚度；A^S 代表弹簧单元连接处的表面积；A^{ML} 则表示肌肉结构的总表面积。各个肌肉的参数如表 23-4、表 23-5 所示。

表 23-4　髋关节肌肉属性

肌肉	F_{peak}^M /N	L_{peak}^M /mm	k_{iso}^{MT} / (N/mm)	A^{ML} /mm²	N
臀大肌	1 300	144	344	419	42
臀中肌	1 365	68	779	2 516	224
臀小肌	585	54	660	2 461	226
腰大肌	370	104	100	-	-
髂肌	430	100	167	4 233	394
股直肌直头	390	84	39	61	7
股直肌反折头	390	84	39	240	25
阔筋膜张肌	155	95	13	208	19
缝匠肌	105	579	92	71	11
耻骨肌	175	133	306	190	19
半腱肌	330	201	44	121	12
半膜肌	1 030	80	100	210	21
股二头肌长头	720	109	74	121	12
大收肌	1 100	113	257	340	37
长收肌	420	138	134	96	9
短收肌	285	133	499	225	23
股薄肌	110	352	28	196	18
梨状肌	295	26	90	32	6
上孖肌	55	24	49	89	13
下孖肌	55	24	49	144	21
股方肌	225	54	372	232	21

注：F_{peak}^M 表示最大收缩力；L_{peak}^M 表示松弛状态下的平均肌纤维长度。

表 23-5　韧带属性

韧带	k^L / (N/mm)	A^S /mm²	N
骶髂韧带环	5 000	1 391	525
骶棘韧带	1 500	112	12
骶结节韧带	1 500	539	56
髂腰韧带	1 000	506	50
腹股沟韧带	250	45	9
上耻骨韧带	500	97	10
耻骨弓状韧带	500	156	15

在髋关节载荷设置方面,可以参考 Bergmann 等通过在体内的带压力传感器髋关节假体测定的髋关节力进行设定。根据分析需要,可以选择步态周期中某一时间点、某一时间段(如支撑相)以及整个步态周期的髋关节载荷来进行设定。在设定的时候需保持有限元模型的坐标系和髋关节载荷坐标系的一致。

在有限元模型分析结果的后处理方面,主要包括定性数据的处理和定量数据的处理。定性数据的处理主要包括模型整体、局部及兴趣区域剖面的应力应变云图的提取与分析;定量数据主要包括模型内部兴趣区域的节点或单元的位移、应变以及应力值的提取及分析。

(四) 有限元模型的验证

为保证有限元模型计算结果的精确性,通常需要进行尸体骨实验验证。就髋关节有限元模型而言,为获得精确的测定结果,需要在完整尸体半骨盆的髋臼周围前柱、后柱以及臼顶分别选定 3 个较为平坦的位置,并用记号笔标记这 9 个位置(图 23-2)。用夹具在骶髂关节、髂骨的后上方以及耻骨处固定半骨盆,并调整至一个适合在髋臼处进行加载的位置(图 23-3)。使用三坐标测量机对固定后的半骨盆上的 9 个标记位置进行坐标测定。这些坐标值将用来同半骨盆对象特异性有限元模型上对应点的坐标值进行匹配,以保证应变实验测定与之后的有限元分析是在同一空间位置条件下进行。在上述 9 个标记位置分别放置 1 个 3 单元矩形应变规,并连接应变数据采集仪。使用一台具有 ±25kN 载荷容量的材料试验机通过髋臼对骨盆进行加载。载荷上限设定为 1.5kN,每秒增加 15N,当载荷达到设定上限时持续保持加载 60 秒。按照上述载荷设定重复完成 10 次测试。在整个加载过程中,均保持对各位置应变数据的采集。在每一次加载测试中由于材料的屈服会产生残余应变,因此应将每次测试得到的应变值扣除该残余应变值作为最终应变测量值。通过把实验数据同有限元分析结果进行回归分析,可验证有限元模型的准确度。

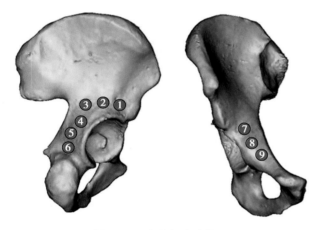

图 23-2　应变规安放位置

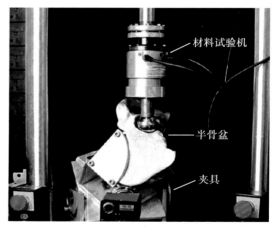

图 23-3　半骨盆固定和加载方式

(五) 骨重塑过程的模拟

由于骨组织在应力应变环境中不断进行骨重塑,因此运用有限元方法模拟动态的骨重塑过程不仅可以预测假体周围骨密度变化,还可以预测假体 - 骨界面的整合或松动情况,从而帮助更精准的手术方案制订,甚至是术后康复方案的制订。目前,多采用改良的应变适应性骨重塑理论来构建动态骨重塑有限元预测模型。

影响动态骨重塑结果预测模型有效性和精确性的因素主要包括骨重塑数学模型、载荷条件、模型材料的真实性以及约束条件。

首先,根据 Huiskes 提出的应变适应性骨重塑数学模型,已知:

骨重塑参考信号(S_{ref})可根据正常髋模型分析结果得出,骨重塑信号(S_{sti})可根据髋臼重建分析结果得到。

上述两种信号均基于公式 23-4 进行计算,

$$S=D/\rho_{app}$$ （公式 23-4）

其中,D 为应变能量密度;ρ_{app} 为骨表观密度。

定义 $\xi = S_{sti}/S_{ref}$ 为骨重塑的刺激信号。当该值 >100%,促进骨的形成;该值 <100% 时,会导致骨量减少。此外,定义 $Z = 75\%$ 为死亡窗口的阈值。在此窗口范围内,不产生骨重塑现象。

依据 wolff 定律,研究者在 Huiskes 骨重塑模型基础上进行了改进。改进后的骨重塑模型增加了如下定义:当骨重塑刺激信号 ξ 超过 400%,会导致骨结构坏死(图 23-4)。该定义通过限制 ξ 的上限值,使骨重塑行为在一个合理区间内进行。

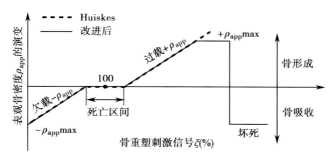

图 23-4 改进的骨重塑模型

依据骨重塑的刺激信号 ξ 建立单元表观密度 ρ_{app} 更新的骨重塑迭代计算流程(图 23-5)。根据各迭代步计算的平均骨表观密度 $(\rho_{app})^a$ 差异,制定收敛性判定方法(公式 23-5)。通过这一计算流程,可最终获得经过骨重塑过程并处于稳定状态的骨表观密度 ρ_{app} 以及骨弹性模量 E。最后,通过基于有限元分析软件(如 Ansys)的二次开发技术,把上述数学模型转化为动态的骨重塑有限元仿真模型。

$$|\Delta_{n-2,n-1}(\rho_{app})^a| \leqslant |\Delta_{n-1,n}(\rho_{app})^a| \leqslant 0.000\ 5$$ （公式 23-5）

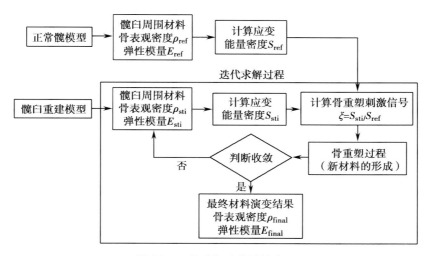

图 23-5 骨重塑迭代计算流程

三、应用实例

(一)正常步态周期中髋臼周围区域的应力分布特点

1. 问题描述 髋臼重建后假体周围的应力分布不均会影响假体的远期稳定性,导致高假体松动率与翻修率,从而减少了假体的使用寿命。髋臼重建后假体周围应力分布不均导致高假体松动率与翻修率的机制主要包括假体-骨界面局部应力集中引发的骨长入不良以及假体界面间出现的非正常累积磨损。生物学连接或称长入过程需要在接触面有一种相对静止的条件才会成功。假体周围的应力分布不均会导致假体-骨接触面局部的相对运动。如果相对运动距离超过150μm，骨长入就会失败。不连接后，假体移动促使骨吸收，软组织介膜形成，最后导致假体松动。此外，累积损害的依据主要是材料及其表面在反复承受动力负荷时逐渐发生的累积机械损害。最后导致假体与骨发生分离，接触表面微动，骨吸收，软组织插入，最终完全松动。根据 Wolff 定律，假体周围骨质密度是一个长期动态的髋臼假体周围应力骨重塑演变结果。因此，在研究改善髋臼假体稳定性时，不仅要考虑局部各界面间的应力传导情况，更重要的是从整体上研究髋臼周围的应力分布情况。

2. 髋关节三维模型构建与有限元网格划分　分别选择健康中年 39 岁男性与 55 岁女性志愿者各 1 名，进行三维有限元模型的构建。其中，男性志愿者体重 65kg，身高 162cm；女性志愿者体重 65kg，身高 155cm。采用 CT（Philips，荷兰）对 2 名志愿者髋关节沿横断面连续扫描，扫描电压 120kV，扫描电流 200mA，骨组织窗扫描，层厚 1mm。将 CT 扫描断层数据以 Dicom 格式导入 Mimics 10.01 软件（Materialise，比利时），生成整个骨盆与股骨近端的三维模型。为保证有限元计算时效，基于模型的对称性并通过对模型的分割与表面光滑处理，生成一侧髋骨与股骨头模型作为最终的髋关节有限元分析对象。

利用 Mimics 与有限元分析软件 Ansys 12.0（Ansys，美国）间的接口，把从 Mimics 输出的由三角面片组成的髋关节三维表面模型导入 Ansys 中，生成三维实体模型。选择 solid 92 单元通过自由网格划分方式进行髋关节三维实体模型的网格划分。根据 Ansys 提供的 APDL 语言编制输出网格单元与节点数据的程序，然后再导回 Mimics 中进行材料分配。

3. 模型单元材料属性的非均匀赋值方法　本研究采用 Mimics 提供的非均匀性材料属性赋值方法为模型中的每一单元独立地赋予材料密度与弹性模量值。Mimics 所采取的非均匀性材料属性赋值方法的基本原理为：利用 CT 值（HU）与骨表观密度（ρ_{app}），以及骨表观密度与骨弹性模量（E）分别具有的线性关系，根据每个单元内的 CT 值计算 E 值的连续区间，再通过数值积分处理，计算各个单元的 E 值。

采用 Janko 等与 Schileo 等的研究，设置材料泊松比为 0.3。同时确定 ρ_{app} 与 HU 的表达式如公式 23-6 所示。

$$\rho_{app}(g/cm^3) = -0.138\,2 + 0.004\,3HU \tag{公式 23-6}$$

采用 Dalstra 等的研究，确定 E 与骨表观密度（ρ_{app}）的关系如公式 23-7 所示。

$$E(GPa) = 2.017\,3\rho_{app}^{2.46} \tag{公式 23-7}$$

通过上述公式即可实现为模型中的每一单元独立地赋予材料属性。

由于采用了非均匀性材料属性赋值方法，因此选择多少种材料来合理描述一个模型是本研究需要研究的问题。为此选择男性志愿者的髋关节三维模型作为研究对象，通过为该模型分别赋予 2 种（仅区分骨密质和骨松质）、15 种、50 种以及 100 种材料这四种方案，以单支撑相中的最大接触力（步态周期 0.2 秒）作为加载条件，同时在完全相同的约束条件下进行有限元求解。然后通过方差分析判定这 4 种材料赋值方案分别在髋臼后上、后下以及前下区域的表面和内部节点等效应力的差异性，最后确定已经收敛的 100 种材料赋值方案为最终的材料属性赋值方法（图 23-6）。

4. 载荷与约束条件的施加　首先，主要考虑步态周期中髋臼周围的应力分布情况，对载荷条件进行简化处理，只考虑股骨头对髋臼的作用力并采用如图 23-7 所示的坐标系进行加载。坐标系中 X 轴代表向内，Y 轴表示向后，Z 轴代表向上。由于股骨头对髋臼的作用力理论上应通过髋关节的旋转中心，因此选择针对股骨头半剖体平面的圆心 O 作为接触力 F 的作用点。此外，根据 Bergmann 等对各种步态模式中的关节接触力的研究，选择最具代表意义的正常步行模式为本研究的步态模式。同时结合此步态模式中髋关节间接触力变化特点以及本研究志愿者的体重，经计算得如表 23-6 所示的载荷设定方案。表 23-6 步态周期时间中的 0.2s 表示足跟着地后髋关节产生的最大接触力（单支撑相中的最大接触力）；0.4s 表示同侧足跟离地，足尖向下蹬踏时的最大接触力（双支撑相中的最大接触力）；0.9s 表示同侧足在摆动相末期时的最小接触力。本研究对步态周期中此 3 个时间节点间的髋关节接触力变化过渡曲线做忽略第二峰值的线性过渡处理，因此根据与这 3 个时间对应的接触力将载荷设定为线性变化并设定子载荷步，就能表示整个步态周期中的载荷变化趋势（图 23-7）。

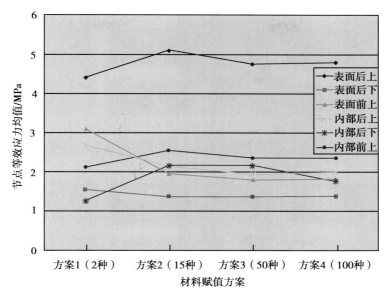

图 23-6 不同材料赋值方案下髋臼周围节点等效应力的均值变化趋势

表 23-6 步态周期髋关节接触力载荷设定方案

载荷方向	步态周期时间		
	0.2s	0.4s	0.9s
X	325N	325N	81.25N
Y	−195N	0N	0N
Z	1 462.5N	1 300N	243.75N

其次，在约束条件设置方面，考虑到股骨头与髋臼间的非线性接触可能为整个求解过程带来不确定性，本研究运用约束方程对股骨头与髋臼的接触面做约束处理，把非线性接触问题转化为线性接触问题，以此保证求解过程的稳定性。此外，根据骨盆的解剖结构，对处于耻骨联合与骶髂关节位置的相应节点添加位移约束。通过完成上述对载荷与约束条件的设定工作，即可进行下一步的有限元求解过程。

5. 结果判定方法　目前在骨生物力学领域有限元结果分析方面，大多数的研究仅对模型表面节点或单元的应力、应变和位移进行分析处理，而未对模型内部力学行为进行分析，因此其分析结果的代表性与准确性有待进一步考量。为此，采用由表面至内部的定性定量相结合的方式对有限元结果进行处理。此外，由于在有限元模型中把骨材料当做线弹性材料处理，因此根据第四强度理论选择 von Mises 等效应力作为不同有限元模型间对比分析的参考标准。

首先，根据有限元解提供的等效应力云图进行模型表面结果的定性分析，然后通过对模型的剖切处理进行内部应力的定性分析。

其次，在定量分析方面，根据 Wasielewski 等定义的髋臼四分法，均匀提取髋臼后上、后下以及前下区域的表面和内部相同 10 个节点的等效应力作为结果分析的参考点以进行模型表面和内部的定量结果分析。

6. 结果　见图 23-8~ 图 23-10。

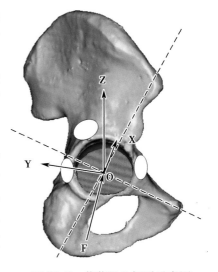

图 23-7 载荷及坐标系示意图

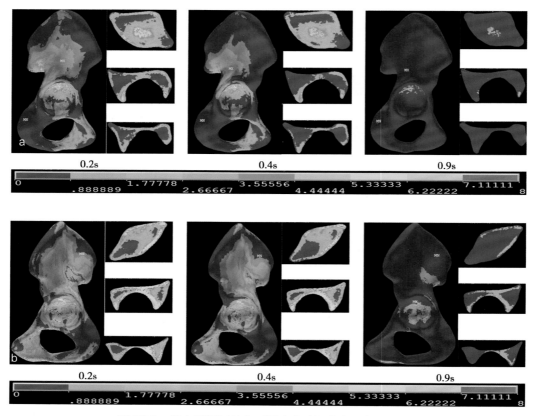

图 23-8 髋臼周围区域在不同步态时间节点的应力云图
a. 男性志愿者；b. 女性志愿者。

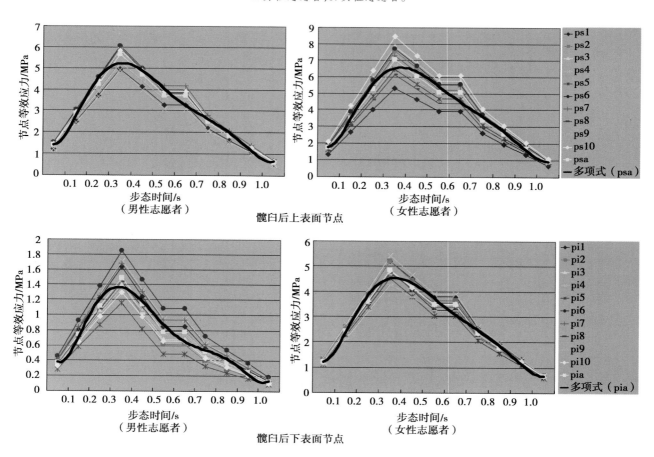

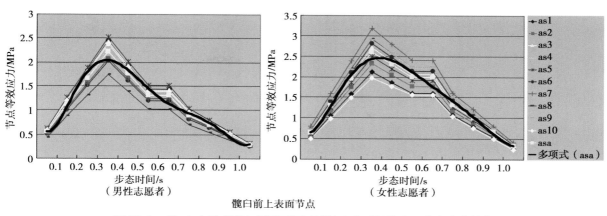

图 23-9　男、女志愿者髋臼周围不同区域随步态时间的表面应力变化趋势

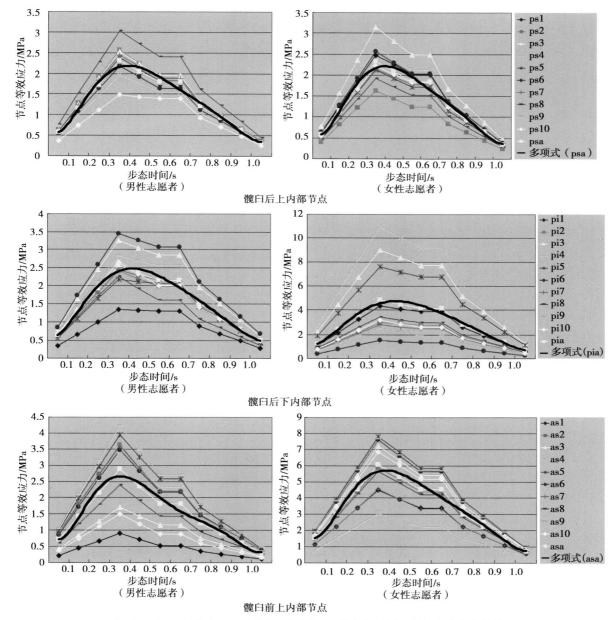

图 23-10　男、女志愿者髋臼周围不同区域随步态时间的内部应力变化趋势

7. 结论　虽然不同性别、体重、身高和年龄的个体在正常步行中髋臼周围区域应力的大小存在差异，但是都呈现一致的应力传递路径，即从髋骨外表面看，应力主要从髋臼后上方沿髂翼后外侧经坐骨大切迹传递至耳状面，应力最大值出现在坐骨大切迹附近；从髋骨内表面看，应力主要从耳状面沿弓状线经耻骨上支传递至耻骨联合面。此外，在正常步行时髋臼周围区域的皮质骨主要承担力的传递工作。由于后上方是力的主要传递区域，所以后上方的松质骨与皮质骨均是力的主要传递媒介。

因此在制订髋臼重建术前计划时，为恢复髋臼的正常步态应力分布，可通过有限元仿真分析的方式获得患者术前髋臼假体放置方案的有限元计算应力结果，将此结果与具有相似年龄、身高及体重的健康成人在髋臼周围区域的应力相比较，通过判断不同假体型号与放置方案的应力传递路径与髋臼周围应力分布是否符合正常步态应力分布，选择更合适大小的髋臼假体以及更精确地控制髋臼假体的安放位置，最终得到更符合正常步态应力分布的最优髋臼重建方案，并且此方法对改善假体的远期稳定性具有积极的意义。

（二）髋关节旋转中心高度对臼顶上方基本应力传递路径的影响

1. 问题描述　当前研究表明，在不同髋关节旋转中心位置重建后假体的稳定性与假体周围应力的分布及传递路径有关。在正常完整的关节和经过重建的关节两种情况下，假体周围的应力分布与传递路径存在差异。最新研究通过运用有限元仿真技术并结合对 THA 术后患者的长期随访研究指出：在髋臼重建后，臼顶区域的应力会向皮质骨发生横向转移。而且短期随访结果也提示臼顶区域松质骨密度显著降低，而皮质骨密度则保持正常水平甚至有所升高；长期随访结果显示，术后早期出现的髋臼周围骨密度降低现象在之后的过程中并未出现进一步加重趋势，而髋臼假体仍保持稳定状态。基于上述现象，学者认为：应力遮挡固然会导致假体周围局部范围的骨溶解，但更重要的是在髋臼重建后髋臼周围存在一个与保持假体稳定性密切相关的稳定应力传递路径，并将该路径定义为髋臼假体周围的"基本应力传递路径"。因此，在研究改善髋臼假体稳定性时，不仅要考虑局部各界面间的应力传导情况，更重要的是从整体上研究髋臼假体周围的"基本应力传递路径"这一动态的骨重塑结果。

髋关节旋转中心的重建位置对于恢复髋关节正常的生物力学至关重要。旋转中心的位置是影响髋关节接触力与外展肌力的重要因素。髋关节旋转中心位置在上下方向上的改变对假体周围的应力有影响。当髋关节中心处于解剖位置的关节接触力比处在外上或偏后的位置低。如果髋关节中心单纯上移而无外移，其引起的髋臼周围骨的应力增加较小。最近，Antoniades 等通过分析臼顶上方不同等距截面骨的宽度指出适当的内移髋中心有利于降低髋关节的接触力，而需要在高位重建的髋臼假体应在臼顶上方 2cm 以内。Abolghasemian 等在髋关节三维仿真模型基础上通过模拟髋旋转中心的改变发现，当旋转中心向内下方移动时髋关节接触力会显著下降。

虽然目前研究明确了不同髋关节旋转中心位置重建后假体的稳定性与假体周围应力的分布及传递路径有关，目前为止关于应力传递路径的描述方法还未见相关报道。此外，指导髋臼重建中髋关节旋转中心上移的定量指标，还有髋关节旋转中心上移能否恢复正常的髋关节生物力学，目前尚不清楚。

2. 髋关节三维模型构建、有限元网格划分、材料属性赋值、载荷与约束条件的设定详见本章前面第三部分应用实例 1。

3. 应力传递路径分析　由于皮质骨与松质骨材料属性不同，将正常髋关节臼顶上方的应力传递路径定义为两部分，即三维松质骨应力分布和定量的皮质骨应力水平。为描述臼顶上方松质骨的三维应力分布，以通过髋臼顶的横断面为起始面，在臼顶上方 20mm 范围内从下往上每隔 1mm 取一剖面，共取 21 个横断面。提取横断面上的松质骨应力分布二维图，并通过 MIMICS 软件将 21 幅连续应力分布图合成为 1 个三维的松质骨应力分布图。在定量描述皮质骨上的应力水平方面，同样以通过髋臼顶的横断面为起始面，从下往上每隔 5mm 取一剖面，共取 5 个剖面（图 23-11）。分

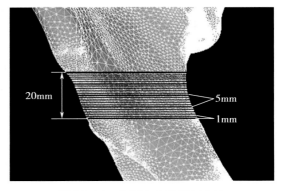

图 23-11　臼顶上方的剖切方法

别在这 5 个剖面的外侧皮质骨范围内均匀选取 15 个以上的节点,并以节点应力平均值表示各个剖面上皮质骨的应力大小。把重建模型臼顶上皮质骨的应力大小除以正常髋模型对应剖面上的基本应力大小,分别得到两个研究对象在髋臼重建后臼顶上方皮质骨相对于正常基本值的应力水平。

4. 结果　见图 23-12~ 图 23-15。

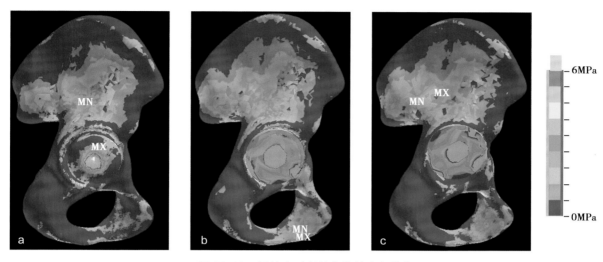

图 23-12　男性志愿者骨盆等效应力分布图
a. 正常髋关节;b. 解剖髋中心重建的髋臼;c. 高于解剖髋中心 8mm 重建的髋臼。
MX:maximum stress;MN:minimum stress。

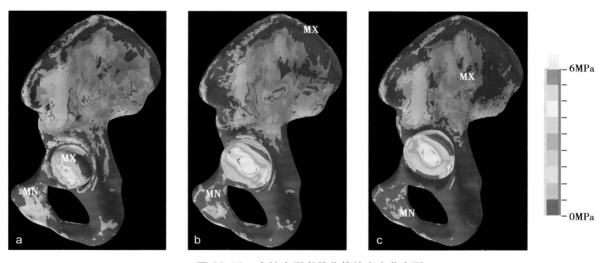

图 23-13　女性志愿者骨盆等效应力分布图
a. 正常髋关节;b. 解剖髋中心重建的髋臼;c. 高于解剖髋中心 8mm 重建的髋臼。

5. 结论　髋关节旋转中心的重建对于恢复髋关节正常的生物力学至关重要。上述研究旨在为髋关节旋转中心重建以及恢复正常髋关节生物力学提供定量指导,通过明确全髋关节置换术后髋臼周围基本应力传递路径,分析了髋臼骨缺损髋臼重建中髋关节旋转中心的高度对臼顶基本应力传递路径的影响。现将主要研究结论小结如下:

(1)使用正常髋关节模型,将臼顶上方的基本应力传递路径定义为三维松质骨应力分布(臼顶上方 21 个断面应力图的三维整合)和定量的皮质骨应力水平(臼顶上方 5 个断面平均应力数值)两部分(图 23-16)。

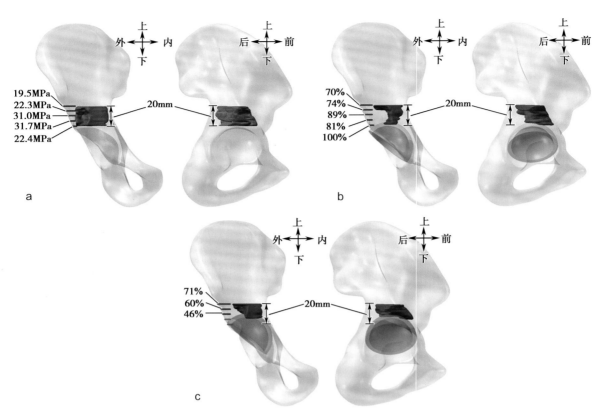

图 23-14 男性臼顶上方的三维松质骨应力分布以及外侧皮质骨的应力水平
a. 正常髋关节；b. 解剖髋中心重建的髋臼；c. 高于解剖髋中心 8mm 重建的髋臼。

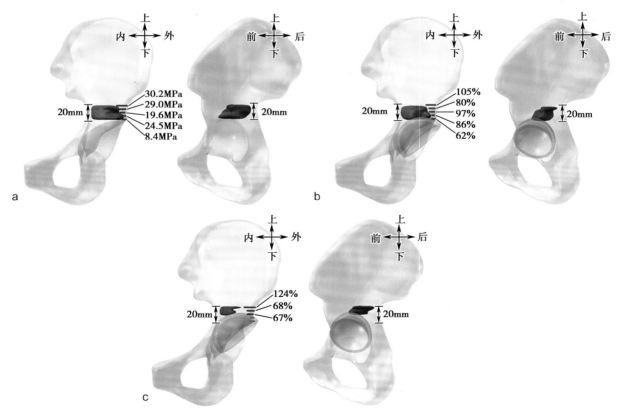

图 23-15 女性臼顶上方的三维松质骨应力分布以及外侧皮质骨的应力水平
a. 女性正常髋关节；b. 解剖髋中心重建的髋臼；c. 高于解剖髋中心 8mm 重建的髋臼。

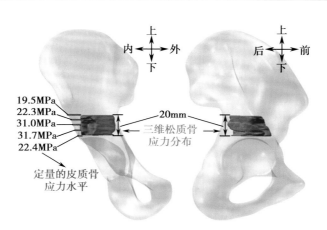

图 23-16　臼顶上方的基本应力传递路径定义

（2）指出了保持臼顶皮质骨正常应力水平的旋转中心重建高度上限参考值（正常解剖结构髋关节旋转中心上方 8mm）。当在超过正常髋关节旋转中心以上 8mm 重建髋臼时，臼顶上方的基本应力传递路径受到破坏，特别是臼顶上方皮质骨上的应力削弱明显，因此臼顶皮质骨对髋臼杯的实际支撑作用会随之减小。这一结论对于在髋关节旋转中心的重建过程中恢复髋关节的正常生物力学以及维持假体的稳定性具有积极意义。

四、总结

运用有限元分析法进行 DDH 患者治疗的研究，要明确需解决的临床问题和有限元分析法的局限性。有限元法在骨科生物力学应用中有其自身的局限性。在骨组织及周围软组织力学特性研究仍不充分的情况下，对有限元法的使用需建立在实验数据的基础上，切不可随意定义各个参数。同时，以临床问题为导向引入有限元分析法进行分析，可辅助临床医师进行治疗方案的精准判断。

【笔者经验】

1. 在三维模型构建中，实体模型的构建对后续工作至关重要。为保证后续模型的生成及提高网格划分的质量，务必保证模型的真实性和良好的表面平滑度。

2. 在进行网格单元的材料赋值时，需要结合骨组织材料力学的最新研究成果，针对不同部位选取不同的材料属性表达式，切不可"张冠李戴"。

3. 在模型约束和载荷条件设置中，需针对不同的分析目标区域进行预实验，最后选择最优的设置方案。

4. 在结果分析中，需要以具体的临床问题为指导，着重对兴趣区域进行定性及定量分析。

（聂　涌）

参考文献

1. JASTY M, ANDERSON M J, HARRIS W H. Total hip replacement for developmental dysplasia of the hip [J]. Clin Orthop Relat Res, 1995, (311): 40-45.

2. PEGG E C, MELLON S J, GILL H S. Early and late mechanical stability of the cementless bone-implant interface in total joint arthroplasty//Karachalios T, editor. Bone-implant interface in orthopedic surgery: basic science to clinical applications [M]. London: Springer London, 2014: 13-26.

3. VAFAEIAN B, ZONOOBI D, MABEE M, et al. Finite element analysis of mechanical behavior of human dysplastic hip joints: a systematic review [J]. Osteoarthritis Cartilage, 2017, 25 (4): 438-447.

4. KAWANABE K, AKIYAMA H, GOTO K, et al. Load dispersion effects of acetabular reinforcement devices used in revision total hip arthroplasty: a simulation study using finite element analysis [J]. J Arthroplasty, 2011, 26 (7): 1061-1066.

5. ANTONIADES J, PELLEGRINI V D Jr. Cross-sectional anatomy of the ilium: implications for acetabular component placement in total hip arthroplasty [J]. Clin Orthop Relat Res, 2012, 470 (12): 3537-3541.

6. DOEHRING T C, RUBASH H E, DORE D E. Micromotion measurements with hip center and modular neck length alterations [J]. Clin Orthop Relat Res, 1999, (362): 230-239.

7. CHRISTODOULOU N A, DIALETIS K P, CHRISTODOULOU A N. High hip center technique using a biconical threaded Zweymuller cup in osteoarthritis secondary to congenital hip disease [J]. Clin Orthop Relat Res, 2010, 468 (7): 1912-1919.

8. HENDRICKS K J, HARRIS W H. High placement of noncemented acetabular components in revision total hip arthroplasty. A concise follow-up, at a minimum of fifteen years, of a previous report [J]. J Bone Joint Surg Am, 2006, 88 (10): 2231-2236.

9. PETER B, RAMANIRAKA N, RAKOTOMANANA L R, et al. Peri-implant bone remodeling after total hip replacement combined with systemic alendronate treatment: a finite element analysis [J]. Comput Methods Biomech Biomed Engin, 2004, 7 (2): 73-78.

10. DAPUZZO M R, SIERRA R J. Acetabular considerations during total hip arthroplasty for hip dysplasia [J]. Orthop Clin North Am, 2012, 43 (3): 369-375.

11. DOPICO-GONZALEZ C, NEW A M, BROWNE M. Probabilistic finite element analysis of the uncemented hip replacement-effect of femur characteristics and implant design geometry [J]. J Biomech, 2010, 43 (3): 512-520.

12. ANDERSON A E, PETERS C L, TUTTLE B D, et al. Subject-specific finite element model of the pelvis: development, validation and sensitivity studies [J]. J Biomech Eng, 2005, 127 (3): 364-373.

13. HELGASON B, PERILLI E, SCHILEO E, et al. Mathematical relationships between bone density and mechanical properties: a literature review [J]. Clin Biomech (Bristol, Avon), 2008, 23 (2): 135-146.

14. BERGMANN G, DEURETZBACHER G, HELLER M, et al. Hip contact forces and gait patterns from routine activities [J]. J Biomech, 2001, 34 (7): 859-871.

15. PHILLIPS A T, PANKAJ P, HOWIE C R, et al. Finite element modelling of the pelvis: inclusion of muscular and ligamentous boundary conditions [J]. Med Eng Phys, 2007, 29 (7): 739-748.

16. GHOSH R, GUPTA S, DICKINSON A, et al. Experimental validation of finite element models of intact and implanted composite hemipelvises using digital image correlation [J]. J Biomech Eng, 2012, 134 (8): 081003.

17. BEHRENS B A, NOLTE I, WEFSTAEDT P, et al. Numerical investigations on the strain-adaptive bone remodelling in the periprosthetic femur: influence of the boundary conditions [J]. Biomed Eng Online, 2009, 8: 7.

18. KUIPER J H, HUISKES R. The predictive value of stress shielding for quantification of adaptive bone resorption around hip replacements [J]. J Biomech Eng, 1997, 119 (3): 228-231.

19. DICKINSON A S, TAYLOR A C, BROWNE M. The influence of acetabular cup material on pelvis cortex surface strains, measured using digital image correlation [J]. J Biomech, 2012, 45 (4): 719-723.

20. BOUGUECHA A, WEIGEL N, BEHRENS B A, et al. Numerical simulation of strain-adaptive bone remodelling in the ankle joint [J]. Biomed Eng Online, 2011, 10: 58.

21. GHOSH R, GUPTA S. Bone remodelling around cementless composite acetabular components: the effects of implant geometry and implant-bone interfacial conditions [J]. J Mech Behav Biomed Mater, 2014, 32: 257-269.

22. MENEGHINI R M, FORD K S, MCCOLLOUGH C H, et al. Bone remodeling around porous metal cementless acetabular components [J]. J Arthroplasty, 2010, 25 (5): 741-747.

23. STEPNIEWSKI A S, EGAWA H, SYCHTERZ-TEREFENKO C, et al. Periacetabular bone density after total hip arthroplasty a postmortem analysis [J]. J Arthroplasty, 2008, 23 (4): 593-599.

24. ABOLGHASEMIAN M, SAMIEZADEH S, JAFARI D, et al. Displacement of the hip center of rotation after arthroplasty of Crowe Ⅲ and Ⅳ dysplasia: a radiological and biomechanical study [J]. J Arthroplasty, 2013, 28 (6): 1031-1035.

25. NIE Y, PEI F, LI Z. Effect of high hip center on stress for dysplastic hip [J]. Orthopedics, 2014, 37 (7): e637-e643.

26. NIE Y, PEI F, SHEN B, et al. Importance of maintaining the basic stress pathway above the acetabular dome during acetabular reconstruction [J]. Comput Methods Biomech Biomed Engin, 2016, 19 (9): 977-984.

第二十四章

成人发育性髋关节发育不良截骨术围手术期的加速康复

加速康复外科(enhanced recovery after surgery,ERAS)的概念最早由丹麦的 Henrik Kehlet 教授于 1997 年提出,通过多模式多学科协作的方式以减少手术应激,降低手术创伤应激对机体生理平衡的干扰,从而促进患者康复,减少住院时间,降低并发症及死亡率。临床实践结果及循证医学证据均证实了这一理论的有效性及安全性。

国内 ERAS 的临床应用起步于 2007 年,目前已成立了相应的 ERAS 协作组,并发布了相应的专家共识。与普外科及其他外科手术相比,骨科手术患者术后疼痛更重、术中失血更多,术后功能康复更加重要。而且,ERAS 在不同的骨科亚专业中,其具体实施过程有所差别。ERAS 在关节外科中的重点在于提高手术操作技术和优化围术期管理,涉及术前、术中、术后的方方面面,在实施过程中需要关节外科医师、内科医师、麻醉医师、护士、物理治疗师、心理治疗师等多个学科的联合与配合。而 ERAS 在成人 DDH 截骨术的应用中,有其独有的特点。

一、术前处理

(一)术前宣教及功能锻炼

1. 肌力训练

(1)踝泵运动:指导患者用力把足踝趾屈保持 10 秒(绷脚),然后足踝呈背屈保持 10 秒(勾脚),注意保持膝关节伸直。一次做 3~5 分钟,每天 200 次以上。

(2)股四头肌静力收缩锻炼:指导患者将膝关节伸直紧贴床面,同时大腿肌肉绷紧保持 10 秒,每次 20~30 个,4 次/天,共 100 次以上。

(3)臀部肌肉练习:指导患者绷紧臀部肌肉,保持 10 秒后放松,每次 20~30 个,4 次/天,共 100 次以上。

以上三项肌力训练的目的主要是促进血液循环,预防下肢深静脉血栓,并且增加肌肉力量,加强关节的稳定性。

2. 肺功能锻炼 目的是预防术后肺不张、坠积性肺炎。

(1)深呼吸训练:深吸一口气,屏住 2~3s,缓慢均匀呼出,10~20 下/次,3~4 次/天。

(2)有效咳嗽:深吸一口气,屏住 2~3s,用力咳出,3~5 下/次,3~4 次/天。

3. 其他相关指导

(1)床上大小便训练,教会患者卧床使用便器。

(2)指导患者练习抬臀,健侧肢体支撑床面,将腰背及臀部抬起。

(3)翻身练习:护士将患肢抬起,指导患者随身体一同转向健侧,两腿之间给予夹软枕托起,患肢保持中立位,避免内收。

(4)指导患者练习使用双拐站立行走(不负重),提前适应。

(二)感染灶的筛查

患者及医师如在门诊决定手术,就需仔细评估患者体内是否存在感染灶,重点询问患者近期有无感冒、咽痛、慢性支气管炎急性发作、尿路刺激征、牙痛等症状;询问患者近期(1~2 个月以内)有无有创操作史;如是女性患者,还需询问有无阴道炎、盆腔炎等病史。

重点检查咽部黏膜有无充血、淋巴滤泡,扁桃体有无肿大。对有慢性肾盂肾炎的患者需检查有无肾区叩击痛。仔细检查患者皮肤有无破溃、疖疮、皮癣及皮疹,特别需注意患者有无足癣和股癣。如怀疑有鼻窦炎,需检查鼻旁窦有无叩压痛。常规检查口腔有无溃疡、龋齿及牙龈肿胀。

术前常规检查红细胞沉降率、C- 反应蛋白(CRP)和白介素 -6(IL-6)。如红细胞沉降率或 CRP 升高到正常值的 2 倍以上即应怀疑存在感染灶,若两者均升高到正常值的 2 倍以上时,存在感染灶的风险极高,务必进一步检查,必要时推迟甚至取消手术。IL-6 相对于红细胞沉降率、CRP 具有更高的灵敏度,且 IL-6 与 CRP 的反应具有高度的一致性,结合 IL-6 检查可进一步增加隐匿感染灶的检出率。

所有患者需常规检查小便尿常规,对复查 2 次尿常规尿沉渣镜检每高倍镜下白细胞数 >5 个,或细菌数增多的患者应诊断无症状细菌尿,并口服或静脉给予左氧氟沙星等抗生素治疗,复查小便常规正常后再行手术。

(三)术前血液管理

按照 WHO 贫血诊断标准:血红蛋白(Hb)男性 <130g/L,女性 <120g/L 或 HCT 男性 <39%,女性 <36% 可诊断贫血,术前贫血患者应查明原因,并进行以下处理:

1. 治疗出血性原发疾病　如消化道溃疡出血、肠息肉出血或痔疮出血等。
2. 停用或减少抗凝药用量、非甾体抗炎药及其他引起出血或影响造血功能的药物。
3. 营养指导与均衡膳食　根据患者贫血程度和患者饮食习惯等进行个体化营养和均衡膳食。
4. 补充叶酸、维生素 B_{12}　术前诊断为巨幼细胞性贫血需补充叶酸和维生素 B_{12}。
5. 铁剂的应用　术前存在缺铁性贫血的患者应恰当补充铁剂,可选择口服或静脉输注铁剂。
6. 重组人红细胞生成素(rHuEPO)的应用　EPO 可作用于骨髓红系祖细胞,促进红细胞分化与成熟。Hb 提升到 110g/L 以上再行手术有利于患者的加速康复。

二、术中处理

(一)控制性降压

控制性降压指全身麻醉手术时,在保证重要脏器有效供血的情况下,采用降压药物与技术等方法,人为将平均动脉血压降低其基础值 30% 左右,使术野出血量随血压降低而减少,终止降压后血压可以迅速恢复至正常水平,不产生永久性器官损害。髋臼截骨术中控制性降压将使得患者血压平稳维持在(90~110)/(60~70)mmHg 范围内是减少术中出血的关键。常规使用喉罩或气管插管全身麻醉,在手术开始切皮时即保证足够的麻醉深度和肌松。

(二)髋臼周围截骨术技巧及注意事项

目前常用截骨方法包括髋臼旋转截骨术、股骨近端截骨术、Chiari 截骨术、双相截骨术、三相截骨术等。与其他术式相比,Bernese 髋臼周围截骨术有着其独特优势,临床应用最为广泛。关注术中操作的每一个细节,把微创的理念贯穿于整个手术过程中,保护肌肉和软组织,减少组织损伤,从而减少出血,减轻对生理功能的影响。现以 Bernese 髋臼周围截骨术为例来具体阐述减少组织损伤、减少出血的微创操作理念。

1. 目前对于 Bernese 髋臼周围截骨术的手术入路选择,不同学者有着不同的观点。大部分学者建议采用改良 S-P 入路,即单侧偏内切口,其优点是操作时间短,术中截骨块的处理更易于操作,并且截骨周围血管及神经损伤并发症的发生率较低。值得一提的是,术中截骨应尽量减少软组织的过度剥离而保护截骨周围血运,避免截骨不愈合的发生。

2. 传统 Bernese 髋臼周围截骨术通常术中横断股直肌以确保充分的视野暴露,利于截骨操作。近年来,Novais 等研究发现保留股直肌肌腱可有效减少出血量,缩短手术时间,一定程度减少了并发症发生的可能性。实际操作中,在不横断股直肌肌腱的情况下,术中通过牵拉及钝性分离,并未明显影响术者的视野暴露及截骨操作。同时,股直肌肌腱的保留可有效减轻手术创伤,并且有利于术后患髋屈曲功能的康复锻炼。但是应该注意的是,部分患者的髋臼软组织损伤相对严重,术中应暴露关节囊以修复损伤髋臼缘,此时横断股直肌肌腱有利于手术视野的显露,一定程度降低了手术难度。所以,在患者股骨头脱位程度较轻且 MRI 显示髋臼周围软组织未见明显损伤的情况下,选择保留股直肌肌腱的操作较为可行。

3. 髋臼周围截骨术的治疗效果很大程度上取决于患髋病变的严重程度。Steppacher 等对 75 例接受 Bernese 髋臼周围截骨术的患者通过长期随访 20 年,发现在术前患髋病变程度较轻的患者中,90% 术后可获得满意疗效。另外我们发现,术中是否达到满意的畸形矫正也直接影响着术后的治疗效果。Ziebarth 等对 38 例患者通过随访 12 个月后分析发现,虽然所有患者术中透视均可见良好的股骨头覆盖,仍有 9 例患者随访时出现了髋臼撞击症,其原因可能为过度的矫正覆盖而使得髋臼切迹在髋关节活动时也成为承重部分。因此我们认为,术中髋关节矫形后,应严格仔细地检查髋关节在活动时的状态,避免过度矫正而出现髋臼撞击症,在必要时可选择切开关节囊并在直视下检查关节活动。

(三)减少出血,积极治疗贫血

首先,因髋臼周围血管丰富,所以髋臼周围截骨术围术期的潜在出血风险大。在一项采用髂腹股沟入路进行髋臼周围截骨术的研究中报道,术中平均出血量为 500ml。而失血过多将影响术后患者康复,患者因抵抗力低下造成切口延迟愈合甚至增加感染风险,延长住院时间。而贫血严重的患者,必要时需行输血治疗。Pulido 等报道 108 例髋臼周围截骨术,术后输血率高达 20%,平均输血 2.14 单位。但是,输血治疗除了费用高以外,现在全国各地普遍存在血源紧张,季节性"血荒"问题比较明显。尽管异体输血是相对安全的,但也有个别病例出现心慌、胸闷、发热等不良反应,同时存在传染一些感染性疾病的风险。因此,减少围术期出血是很有必要的,术中精细软组织操作、适当止血、术中控制性降压及手术前后使用止血药物可减少出血;另外,一些血液保护措施也在被使用,如自体血回收机(图 24-1)、术中止血药物(如氨甲环酸)可减少出血。有文献报道氨甲环酸的使用可减少术中出血及术后输血,同时对术后血栓形成较非输注氨甲环酸组无差异;还有,术前自体血储备可减少异体血输注率,降低输血反应风险,同时减少患者费用。

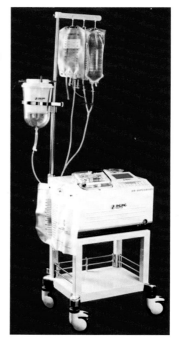

图 24-1 国产自体血回输机
术中收集的血液中红细胞回收率可达 98%,回输后可有效减少红细胞的丢失。

三、术后处理

(一)感染的预防

髋臼周围截骨术的手术创伤大,手术时间较长,因此感染风险较高,应加强以下几个方面的处理:
1. 术前评估患者术中可能发生感染的风险(有无慢性病、体重、血标本检查、术前皮肤完整性)。
2. 适当预防性使用抗生素。
3. 仪器设备、手术器械无菌处理,预防医源性感染。
4. 注意防止交叉感染的发生。
5. 切口关闭后使用无菌干燥的外科敷料覆盖,按时术后换药。
6. 良好预后诊断标准 患者皮肤保持完整,无红肿热痛,伤口干燥,体温正常,患者无感染症状及体征。

(二)防治患者术后尿潴留

1. 尿潴留通常由于患者术前心理准备不足、手术时间过长或硬膜外麻醉(可阻滞支配膀胱的神经)、基础疾病(如前列腺炎、尿道炎、尿道外伤史等原因导致的尿道狭窄或梗阻)等因素引起。
2. 检测患者术前双肾状态(如肾功能检测、尿液分析和有无相关疾病史)。
3. 术前与患者进行良好沟通,训练患者如何卧床排尿,鼓励患者排尿,防止术后患者因不愿意主动排尿而导致尿潴留的发生。
4. 治疗相关疾病 如患者有前列腺炎、尿道炎、尿道外伤史等原因导致的尿道狭窄或梗阻,术前应积极治疗。术中插尿管应动作轻柔,防止因暴力引起的尿道损伤。
5. 监测患者术中尿液输出量。

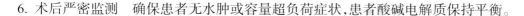

6. 术后严密监测　确保患者无水肿或容量超负荷症状,患者酸碱电解质保持平衡。

（三）术后疼痛及睡眠管理

术后疼痛管理包括术后预防性镇痛和术后疼痛治疗两部分,首先应采取预防性镇痛,若术后疼痛视觉模拟评分（visual analogue scale,VAS）≥ 3 分,则立刻转为疼痛治疗。具体措施:

1. 冰敷、抬高患肢、减轻炎症反应。

2. 非甾体抗炎药（nonsteroidal antiinflammatory drugs,NSAIDs）,包括口服给药（常用双氯芬酸钠、塞来昔布等）、静脉或肌内注射（帕瑞昔布、氟比洛芬酯等）。

3. 疼痛加重时联合阿片类药物镇痛,包括羟考酮缓释片、曲马多等。

4. 延续术前的睡眠管理方案,重视患者睡眠及抗焦虑治疗。术后睡前常规给予安定 5mg,或舒乐安定 1~2mg,或阿普唑仑 0.4~0.8mg 口服,镇静催眠,如有焦虑情绪,则加服奥氮平 2.5mg 或 5.0mg。

（四）术后血液管理

髋臼周围截骨术术后出血多,容易造成贫血,而贫血是延长住院时间、增加术后并发症甚至术后风险的独立危险因素。因此,及时准确地处理术后贫血,对于减少并发症、加速患者康复至关重要。

1. 建立外周静脉补液通道　当患者出现血容量不足或截骨端失血过多时,应立即补液并适当输血治疗。

2. 鉴别诊断术中可能增加出血风险性的因素。

3. 报告患者术前异常的止凝血指标。

4. 联合麻醉师和手术操作者监测并记录患者术中液体输入量及输出量并根据情况采取相应治疗方案（如补液、自体血液回输、输入血制品和药物治疗）。

5. 术后减少出血措施　术后应密切观察伤口有无渗血、引流管出血量或注意全身其他部位的出血;使用药物预防消化道应激性溃疡出血,减少医源性红细胞丢失。同时肢体切口部位适当加压包扎、冰敷,减少出血。

6. 营养支持、补充铁剂和重组人红细胞生成素（rHuEPO）　对于术后贫血患者,应持续进行前述营养支持措施,并继续使用 rHuEPO 和铁剂来改善患者贫血状态。建议术后 Hb<95g/L（WHO 标准中重度贫血）的患者于术后第 1 天开始应用 rHuEPO 1 万 IU/d,连用 5~7 天,皮下注射或静脉注射,同时联合用铁剂 100~200mg/d 静脉滴注。术后贫血经治疗 Hb 达 100g/L 以上者,可出院后继续口服铁剂治疗或联合 rHuEPO 皮下注射。

（五）抗凝和预防深静脉血栓 / 肺栓塞

髋臼周围截骨术患者是静脉血栓栓塞症的高危人群,预防静脉血栓栓塞症非常重要。术前建议常规行下肢静脉彩超筛查有无深静脉血栓（deep vein thrombosis,DVT）。术后尽早进行主动功能锻炼是预防DVT 的关键。术后当日持续使用足底静脉泵、间歇充气加压装置。术后 6~8 小时如切口内无明显出血（对于没有放置引流管的患者则观察切口周围有无肿胀,有无异常压痛）,则常规给予低分子肝素钠半剂（0.2ml）皮下注射或利伐沙班半颗（5mg）口服抗凝。术后 24 小时再根据患者体重和切口内出血情况酌情调整抗凝药剂量。对于血小板降低（$<100 \times 10^9$/L）或凝血酶原时间（prothrombin time,PT）、活化部分凝血酶原时间（activated partial thromboplasin time,APTT）、国际标准比率（international normalized ratio,INR）延长的患者应暂缓或停用抗凝药,同时加强功能锻炼。出院前复查静脉彩超证实无 DVT 方可出院。

（六）术后功能锻炼

1. 肌力练习　为预防下肢深静脉血栓,患者术后回病房麻醉清醒后即开始咳嗽、咳痰锻炼,并主动做踝关节背伸跖屈和股四头肌等长收缩锻炼（同术前指导）。

2. 床上侧卧位抬腿及扶拐下床练习　术后 3 天 ~3 周内在进行之前功能锻炼的基础上,常规功能锻炼还包括：床上侧卧位抬腿练习(图24-2)及扶双拐练习下床站立或行走，患肢避免负重。每天活动3~4次，每次活动15~20分。

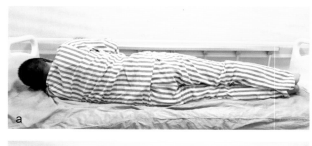
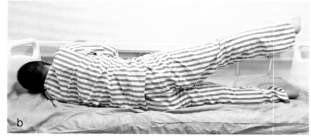

图24-2　床上侧卧位抬腿练习
a.床上侧卧位抬腿锻炼准备；b.患肢直腿侧方抬高20°~30°。

3. 自理能力练习　术后3~6周患者应能够挂双拐完成日常生活。患肢可轻微落地(负重量不能超过体重的1/3)，加强站立位髋关节屈曲、后伸、外展练习，加强站立位伸膝练习(图24-3)，每个动作持续10~15秒，每天30~100次。

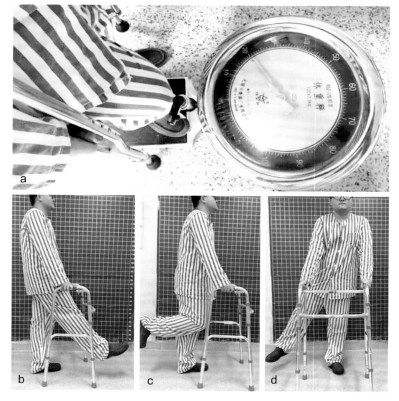

图24-3　自理能力练习
a.使用体重秤体验部分负重的力度；b.上身挺直，患肢屈髋，直腿前方抬高20°~30°；
c.患肢屈膝90°，行后伸髋关节练习；d.患肢伸直，外展髋关节20°~30°。

4. 强化肌力练习　术后 6~12 周继续进行肌力训练,股四头肌训练同术前指导;床上髋关节活动度练习,屈髋、屈膝及外展锻炼(10~20 次 / 天)(图 24-4);拄双拐行走,患肢逐渐增加负重量,为身体质量的 1/3~1/2 ;若无明显疼痛,可以于 10 周后拄单拐行走练习。

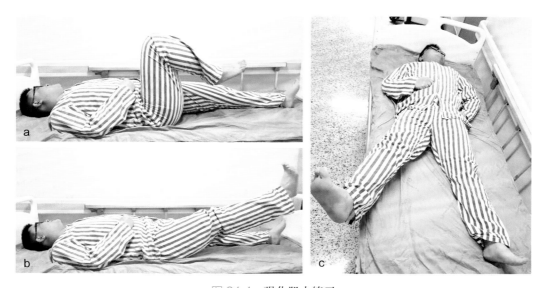

图 24-4　强化肌力练习
a. 仰卧位,屈髋屈膝练习;b. 仰卧位,患肢屈髋,直腿前方抬高 20°~30°;c. 仰卧位,患肢伸直,
外展髋关节 20°~30°。

5. 弃拐练习　12 周 ~6 个月继续行上述方法练习,3 个月后复查。依据 X 线片复查情况,若截骨端愈合良好,可以拄单拐练习 4 周,逐渐去掉拐杖;若截骨端愈合欠佳,则根据情况继续拄双拐 4~6 周;去掉双拐后行走若没有明显疼痛不适,可以行下蹲练习(3~5 分 / 次,3~4 次 / 天)、上下楼练习(3~5 分 / 次,1~2 次 / 天)。特别强调走路姿态练习,纠正摇摆、跛行、肩膀歪斜等不良姿势。

6. 恢复正常生活　术后 6 个月以后,可以进行散步、慢跑、游泳、骑自行车等不太激烈的体育运动。为避免关节磨损加重,不参加剧烈活动。保持适中体质量,适当行较轻的运动、较轻的体力劳动,避免背负重物等。如有疑问,及时与主管医师联系,调整锻炼方式。

四、出院标准及出院管理

(一)出院标准

髋臼周围截骨术术后出院标准主要有以下几点:
1. 生命体征平稳、精神食欲恢复、大小便正常。
2. 切口愈合良好,无感染征象。
3. 患者术侧髋关节侧卧位直腿抬高至少达到外展 20° 位。
4. 熟练掌握床上侧卧位抬腿及扶拐下床练习动作要领,锻炼良好。
5. 术侧伤口疼痛不明显,口服镇痛药可有效缓解,不影响患者睡眠和功能锻炼。

(二)出院后疼痛管理

出院以后应继续予以镇痛治疗,直至功能康复良好,避免出现慢性疼痛。镇痛主要以口服药物为主,主要选择 NSAIDs 类药物(如双氯芬酸钠),或联合阿片类药物(如羟考酮缓释片)、抗神经病理性疼痛药物(如普瑞巴林)和催眠抗焦虑药物(如奥氮平)。

（三）出院后管理

患者出院后继续行住院期间的功能锻炼，常规术后第 1 周第一次随访，复查患者恢复情况，并监督和指导患者功能锻炼。术后 2~3 周（具体时间根据手术医师门诊时间而定）安排切口拆线和复查下肢静脉彩超，如无异常，外地患者可回家。通过在院期间宣教及派发功能锻炼手册的方式让患者掌握循序渐进的功能锻炼方法，并在门诊随访时强调相关注意事项。之后常规术后 1 个月、2 个月、3 个月、6 个月、1 年随访，1 年以后每年门诊随访，如有异常情况随时拨打随访电话及时就诊。

五、并发症

尽管髋臼周围截骨术成为目前广泛应用的手术，且取得可重复优良结果。但其技术要求高，学习曲线长，潜在并发症发生率高。文献报道的并发症有：血管损伤、神经支配区域感觉迟钝或麻木、后柱断裂、截骨进入关节内、大出血、静脉血栓、矫正不足或过度等。采用改良 Smith-Peterson 入路最常见的并发症为股外侧皮神经损伤，Georgi 等报道 73 例（83 髋）髋臼周围截骨术，股外侧皮神经支配区域感觉麻木 24 例（28%）。陈晓东等报道 53 例（55 髋）髋臼周围截骨术，术后股外侧皮神经损伤 18 例。股外侧皮神经损伤将影响患者术后满意度，为减少其损伤风险，操作时适当屈曲髋关节，并适度剥离周围软组织，暴露股外侧皮神经并予以保护。另外，血栓栓塞是髋部手术住院患者的常见并发症，包括深静脉血栓及肺栓塞。Yasuhiro 等报道 144 例髋臼周围截骨术，其中深静脉血栓发生率为 2.1%（3 例）。Zaltz 等报道 1 067 例髋臼周围截骨术，术后肺栓塞 4 例，深静脉血栓 7 例。下肢静脉血栓可能引起下肢肿胀伴疼痛，特别是深静脉血栓，影响患者功能康复及生活质量的提高，甚至血栓脱落有造成致死性肺栓塞风险。为减少血栓形成风险，早期肌肉锻炼及一些干预措施是有必要的，有文献报道髋臼周围截骨术后常规口服阿司匹林及使用机械压预防治疗，深静脉血栓的发生率较低（1%）。

对术后 D- 二聚体高于正常值或下肢肿胀的患者常规采用血管彩超检查。但彩超存在一定局限性，容易漏诊。Uehara 等报道 6 例深静脉血栓，其中 2 例通过彩超未能检测到，而是通过血管 CT 成像检测。血管 CT 检查精确度高，但为有创检查，是否常规筛查仍存在争议。

大量研究发现，髋臼周围截骨术的手术并发症往往发生在早期经验不足阶段。Ferro 等对 15 具尸体行髋臼周围截骨研究发现，并发症发生率从前 5 例的 60% 下降到后 5 例的 20%，并认为该手术具有较长的学习曲线。程徽等报道 123 例（137 髋）髋臼周围截骨术，15 例出现早期并发症，其中 80% 发生在前 20 例。

六、总结

对于年轻成年 DDH 患者，髋臼周围截骨术可有效纠正髋关节畸形，增加骨性覆盖和髋臼包容，减少股骨头局部应力，改善髋关节活动功能，有效延缓骨关节炎进展，近期疗效令人满意。术前应通过询问患者相关病史、症状，行体格检查观察患者的阳性体征，结合 X 线片和 CT、MRI 三维扫描分析了解髋臼病变程度。完善的术前计划、准确的手术操作经验、丰富的临床经验和全面的术后康复是手术成功的基本保证。

【笔者经验】

1. 术前计划尤其重要，包括手术方式、手术入路的选择、截骨位置的判断等，必要时需要借助包括计算机在内的现代科技。

2. 术中应尽量减少软组织的剥离，保留股直肌及外展肌群完整，以利于术后患者肌肉功能的恢复，同时降低手术并发症。

3. 术中自体血回输、控制性降压，常规使用氨甲环酸止血降低术中出血及术后输血。

4. 坐骨截骨需在 C 形臂 X 线透视机监视下完成,避免截骨进入关节内,且髋臼再定位需术中 C 形臂 X 线透视机透视,避免出现"交叉征"。

5. 术者需充分熟悉解剖、掌握手术步骤及要点,处理好手术过程中的每一个细节。

6. 规范、循序渐进的术后康复锻炼,对获得良好的手术效果非常重要。

(沈 彬 胡钦胜)

参考文献

1. NASSIF N A, SCHOENECKERPL, THORSNESS R, et al. Periacetabular osteotomy and combined femoral head-neck junction osteochondroplasty: a minimum two-year follow-up cohort study [J]. J Bone Joint Surg Am, 2012, 94 (21): 1959-1966.

2. TURGEON T R, PHILLIPSW, KANTOR S R, et al. The role of acetabular and femoral osteotomies in reconstructive surgery of the hip: 2005 and beyond [J]. Clin Orthop Relat Res, 2005, 441: 188-199.

3. KOULOUVARIS P, STAFYLAS K, AZNAOUTOGLOU C, et al. Isolated varus intertrochanteric osteotomyfor hip dysplasia in 52 patients: long-term results [J]. Int Orthop, 2007, 31 (2): 193-198.

4. ANSARI A, JONES S, HASHEMI-NEJAD A, et al. Varus proximal femoral osteotomy for hip dysplasia in adults [J]. Hip Int, 2008, 18 (3): 200-206.

5. ITO H, MATSUNO T, MINAMI A. Intertrochanteric varus osteotomy for osteoarthritis in patients with hip dysplasia: 6 to 28 years follow up [J]. Clin Orthop Relat Res, 2005, (433): 124-128.

6. 卢旭, 王树森, 付军, 等. 伯尔尼髋臼周围截骨术治疗成人髋关节发育不良 [J]. 中国骨肿瘤骨病, 2011, 10 (5): 450-453.

7. PULIDO L F, BABIS G, TROUSDALE R T, et al. Rate and risk factors for blood transfusion in patients undergoing periacetabular osteotomy [J]. J Surg Orthop Adv, 2008, 17 (3): 185-187.

8. TROELSEN A, ELMENGAARD B, SOBALLE K, et al. Comparison of the minimally invasive and ilioinguinal approaches for periacetabular osteotomy: 263 single-surgeon procedures in well-defined study groups [J]. Acta Orthop, 2008, 79 (6): 777-784.

9. ZALTZ I, BEAULÉ P, CLOHISY J, et al. Incidence of deep vein thrombosis and pulmonary embolus following periacetabular osteotomy [J]. J Bone Joint Surg Am, 2011, 93 (Supplement_2): 62-65.

10. BRYAN A J, SANDERS T L, TROUSDALE R T, et al. Intravenous tranexamic acid decreases allogeneic transfusion requirements in periacetabular osteotomy [J]. Orthopedics, 2015, 39 (1): 1-5.

11. MARUYAMA M. CORR Insights (®): Does tranexamic acid reduce blood loss and transfusion requirements associated with the periacetabular osteotomy? [J]. Clin Orthop Relat Res, 2015, 473 (11): 3602-3603.

12. WINGERTER S A, KEITH A D, SCHOENECKER P L, et al. Does tranexamic acid reduce blood loss and transfusion requirements associated with the periacetabular osteotomy? [J]. Clin Orthop Relat Res, 2015, 473 (8): 2639-2643.

13. BIEDERMANN R, DONNAN L, GABRIEL A, et al. Complications and patient satisfaction after periacetabular pelvic osteotomy [J]. Int Orthop, 2008, 32 (5): 611-617.

14. THAWRANI D, SUCATO D J, PODESZWA D A, et al. Complications associated with the Bernese periacetabular osteotomy for hip dysplasia in adolescents [J]. J Bone Joint Surg Am, 2010, 92 (8): 1707-1714.

15. WASSILEW G I, JANZ V, RENNER L, et al. Reduced rates of non-union with modified periacetabular osteotomy using peracetic-acid sterilized cancellous allografts [J]. Cell Tissue Bank, 2016, 17 (4): 713-720.

16. YASUHIRO Y, HIROSHI I. Incidence of venous thromboembolism in patients undergoing major hip surgeries at a single institution: A prospective study [J]. Open Orthop J, 2016, 10: 252-257.

17. POLKOWSKI G G, DUNCAN S T, BLOEMKE A D, et al. Screening for deep vein thrombosis after periacetabular osteotomy in adult patients: is it necessary? [J]. Clin Orthop Relat Res, 2014, 472 (8): 2500-2505.

18. UEHARA M, FUNABASHI N, MIYAGI J, et al. Comparison of three techniques for evaluation of de novo asymptomatic pulmonary arterial thrombosis following deep vein thrombosis in total knee arthroplasty [J]. Int J Cardiol, 2011, 148 (1): 11-16.

19. FERRO F P, EJNISMAN L, MIYAHARA H S, et al. Cadaveric study on the learning curve of the two-approach Ganz

periacetabular osteotomy [J]. Acta Ortop Brasileira, 2016, 24 (2): 102-106.

20. 程徽 , 张洪 , 罗殿中 , 等 . 伯尔尼髋臼周围截骨术治疗髋关节发育不良的中长期疗效 [J]. 中华骨科杂志 , 2014, 34 (12): 1190-1197.

21. 崔一民 , 陈晓东 , 朱俊峰 , 等 . 髋臼周围截骨联合股骨转子间截骨术治疗复杂的髋关节发育不良的近期疗效 [J]. 中华骨科杂志 , 2015, 35 (3): 212-217.

22. 李文广 , 向浩 , 部刚 , 等 . 伯尔尼髋臼周围截骨术治疗髋关节发育不良的近期疗效 [J]. 临床骨科杂志 , 2017, 20 (04): 432-436.

第二十五章

成人发育性髋关节发育不良关节置换术围手术期的加速康复

一、概述

随着我国经济的快速发展,人民的生活水平日益提升,大量成人 DDH 患者越来越不满足于疾病带来的关节疼痛及功能障碍,寻求关节置换改善生活质量。目前因 DDH 行髋关节置换术的患者在我国呈逐年上升趋势。面对日益增加的这一部分患者的需求和医疗资源相对日渐紧张的矛盾,要求关节外科医师在强调缩短住院时间、节约医疗成本、减少医疗费用的同时又要保障医疗安全,加快术后康复、提高患者满意度。因此,如何优化诊治过程中的各个环节,在提高患者满意度、减少住院时间的同时,不增加术后并发症的发生率,成为关节外科亟需考虑和解决的问题。

加速康复外科(enhanced recovery after surgery,ERAS)在关节外科中的成功应用,使得这一问题得以解决。ERAS 在关节外科中的重点在于提高手术操作技术和优化围术期管理,涉及术前、术中、术后的方方面面,在实施过程中需要关节外科医师、内科医师、麻醉医师、护士、物理治疗师、心理治疗师等多个学科的联合与配合。

二、发育性髋关节发育不良患者关节置换术加速康复实施流程

(一)术前管理

1. 术前宣教 门诊决定要做手术时,即开始对患者及其家属进行健康教育,向患者大致讲解手术方式、手术效果、手术风险、人工关节材料及使用寿命、治疗费用等。入院后医护一体再通过视频宣教、健康指导手册、床旁宣教等方式详细向患者及家属介绍手术相关过程、住院期间的大致流程,缓解患者的焦虑情绪,并教会患者用视觉模拟评分(VAS)对自己的疼痛程度进行自我评估。

2. 评估并存疾病和戒停不良嗜好 患者及医师在门诊决定手术后,就需评估患者的并存疾病,戒停不良嗜好,为手术做好准备。高血压患者入院后常规监测血压,4 次 / 天,如血压都控制在 140/90mmHg 以下,则继续使用患者原来的降压方案。如患者入院前用利血平类药物降压,或入院后用原降压方案血压控制不理想,则需要更换降压药物。利血平类药物手术前需停药 7 天,因为利血平可减弱心肌和血管对儿茶酚胺的反应性,麻醉时可能导致心动过缓和低血压,增加围术期心血管意外的风险。降压药通常首选钙通道阻滞剂(非洛地平、硝苯地平、尼群地平等)或血管紧张素转化酶抑制剂(angiotensin converting enzyme inhibitor,ACEI)/ 血管紧张素 2 受体拮抗剂(angiotensin receptor blockers,ARB)(卡托普利、依那普利、贝那普利或洛沙坦、伊贝沙坦等),如患者无心动过缓或传导阻滞可联合应用 β 受体阻滞剂(美托洛尔、普萘洛尔、比索洛尔);如仍达不到理想的降压效果则再联合应用利尿剂(氢氯噻嗪、螺内酯、吲达帕胺)等。目标是将血压控制在 140/90mmHg 以下。同时,高血压患者如年龄 >60 岁或心电图提示有 ST-T 改变,或患者自述既往有胸痛、胸闷等疑似心肌缺血、心绞痛的症状,还需行核素心肌灌注成像,必要时甚至行冠状动脉 CT 或冠状动脉造影检查以排除心肌缺血和中、重度冠状动脉狭窄。

入院后常规监测空腹和三餐后两小时血糖。无糖尿病病史患者,如监测 1~2 天后血糖都在正常水平则可停止监测血糖;糖尿病患者,如连续监测显示血糖均控制在 6.0~11.1mmol/L 范围内,则继续原降糖方案。如果血糖控制不佳,则需要使用胰岛素控制血糖,具体方案是:首先每餐定量,饮食限碳水化合物但不限蛋白质摄入。通常三餐前选择短效胰岛素,根据体重及餐后血糖高低调整胰岛素剂量,空腹血糖高可在夜间睡前选择长效胰岛素皮下注射。目标是将空腹及三餐后血糖控制在 6.0~11.1mmol/L 的目标范围内。

3. 感染灶筛查 重点询问患者近期有无发热、感冒、咽痛、慢性支气管炎急性发作、尿路刺激征、牙痛等症状;询问患者近期(1~2 个月以内)有无关节腔穿刺、针灸、小针刀等有创操作史;如果是女性患者,还需询问有无阴道炎、盆腔炎等病史。

重点检查咽部黏膜有无充血、淋巴滤泡,扁桃体有无肿大。老年或有慢性支气管炎病史的患者需仔细进行肺部听诊,明确有无干、湿啰音。对有慢性肾盂肾炎的患者需检查有无肾区叩击痛。仔细检查患者皮

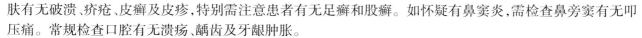

肤有无破溃、疖疮、皮癣及皮疹,特别需注意患者有无足癣和股癣。如怀疑有鼻窦炎,需检查鼻旁窦有无叩压痛。常规检查口腔有无溃疡、龋齿及牙龈肿胀。

术前常规检查红细胞沉降率、C- 反应蛋白(CRP)和白介素 -6(IL-6)。四川大学华西医院骨科的研究表明在排除类风湿、强直性脊柱炎、痛风等炎性疾病的基础上,如红细胞沉降率或 CRP 升高到正常值的 2 倍以上即应怀疑存在感染灶,若两者均升高到正常值的 2 倍以上时,存在感染灶的阳性预测值高达86.3%,务必进一步检查,必要时推迟其至取消手术。如为类风湿等炎性疾病,红细胞沉降率和 CRP 升高到正常值的 3 倍以上时,提示炎性反应活跃,须暂缓手术,先用激素和非甾体抗炎药治疗,控制炎性反应后再行手术。IL-6 相对于红细胞沉降率、CRP 具有更高的灵敏度,且 IL-6 与 CRP 的反应具有高度的一致性,结合 IL-6 检查可进一步增加隐匿感染灶的检出率。

所有患者需常规检查尿常规,对复查 2 次尿常规尿沉渣镜检每高倍镜下白细胞数 >5 个,或细菌数增多的患者,应诊断无症状性细菌尿,并口服或静脉给予左氧氟沙星等抗生素治疗,复查尿常规正常后再行手术。

4. 术前预康复 主要包括心肺功能预康复和肢体肌力运动预康复。

(1)心肺功能预康复:术前应戒烟 2 周以上,教会患者深呼吸、有效咳嗽咳痰,在病情允许下鼓励患者进行步行及爬楼梯锻炼,提升心肺功能,预防术后肺部感染。

(2)肢体肌力运动预康复:以伸屈踝为基本锻炼,DDH 关节置换术患者强调主动屈髋、展髋及伸膝三个动作。教会患者使用助行器和正确上下床(术后患者患侧先下、健侧先上)。鼓励患者多行走锻炼,每次行走至少 20 分钟,每天至少 3 次。

5. 术前营养、饮食与输液管理

(1)术前营养状态评估:术前个体化评估患者营养状态。如在四川大学华西医院骨科,每例患者入院都要根据"营养风险筛查 2002"(NRS-2002)进行营养风险筛查评分。评分表主要从疾病状态、营养状态及年龄三个方面进行评估,筛查总分 >3 分者由责任护士或营养小组护士协助请营养科会诊,由营养师进行营养状况评估,并制订出个体化的营养治疗方案,追踪治疗效果,做到动态评估及反馈。

(2)术前营养支持:术前营养支持以纠正潜在的营养不良为主,应根据患者平时的饮食特点进行安排。对于无营养不良患者,每日应进食蛋白质每千克体重 1.0~1.5g,蛋白来源以豆制品、肉、鱼、肝、鸡蛋等优质蛋白为主。对于营养不良患者,更应该进食高蛋白(每千克体重 2g 蛋白质)、高热量及富含维生素的食物,食欲差者可给予蛋白粉、安素等补充营养,必要时给予胃蛋白酶、胃肠动力药等,尽快纠正营养不良。

(3)术前禁食:最新研究指出,术前禁食、禁饮过久会导致患者出现饥饿、口渴和焦虑情绪,同时将引起术后胰岛素抵抗,不利于维持机体各个系统的能量需要,会增加术中及术后的液体输注量,导致组织水肿等相关并发症的发生。在 ERAS 理念下,围术期口服营养、尽量缩短禁饮、禁食时间以保证正常胃肠功能对于减轻手术应激反应、降低术后并发症发生率具有重要意义。

ERAS 模式主张术前 8 小时进食固体食物(鸡蛋、肉类胃排空时间约 6~8 小时),术前 6 小时进食牛奶等含脂肪、蛋白质的流质,术前 4 小时进食稀饭等碳水化合物半流质,术前 2~3 小时还可饮用清亮含糖液体,此方案可有效缓解患者术前口渴、饥饿、焦虑等不适,保护胃肠功能、改善围手术期血糖控制,减少术后恶心、呕吐的发生,促进术后康复。

(4)术前输液:目前 ERAS 的观点认为,限制性输液可促进患者术后胃肠功能恢复,加快患者康复,缩短住院时间,且较目标导向方案更加方便易行,无需有创操作,是关节置换患者围手术期输液的最佳策略。患者麻醉前 2~3 小时仍可喝清亮液体,因此术前不需要过多输液,只需手术室接患者前 30 分钟开始缓慢滴注 500ml 平衡液即可。接患者前嘱患者排尿,术中常规不安置尿管。

6. 术前血液管理 按照 WHO 贫血诊断标准:Hb 男性 <130g/L,女性 <120g/L 或 HCT 男性 <39%,女性 <36% 可诊断贫血,术前贫血患者应查明原因,并进行以下处理:①治疗出血性原发疾病,如消化道溃疡出血、肠息肉出血或痔疮出血等;②停用或减少抗凝药、非甾体抗炎药及其他引起出血或影响造血药物用量;③营养指导与均衡膳食,根据患者贫血程度和患者饮食习惯等进行个体化营养和均衡膳食;④补充叶酸、维生素 B_{12},术前诊断为巨幼细胞性贫血需补充叶酸和维生素 B_{12};⑤铁剂的应用,术前存在缺铁性贫血的患者应恰当补充铁剂,可选择口服或静脉输注铁剂;⑥ rHuEPO 的应用,EPO 可作用于骨髓红系祖细

胞,促进红细胞分化与成熟。Hb 提升到 110g/L 以上再行手术有利于患者的加速康复。

7. 术前镇痛和睡眠管理　为抑制中枢敏化和提高术后疼痛阈值,对于术前静息时 VAS 疼痛评分≥ 3 分的患者,可给予 COX-2 特异性抑制剂抗炎镇痛(如塞来昔布 200mg,2 次 / 天)。对于睡眠不佳的患者给予安定 5mg 或舒乐安定 1~2mg 睡前口服,如睡眠仍不佳或有焦虑情绪,则改用阿普唑仑 0.4mg 或 0.8mg 睡前口服,并可加用奥氮平 2.5mg 或 5.0mg,1 次 / 天。手术前一晚可给予安定 10mg 肌内注射。

(二) 术中处理

1. 控制性降压和术中输液　控制性降压指全身麻醉手术时,在保证重要脏器有效供血的情况下,采用降压药物与技术等,人为将平均动脉血压降低其基础值的 30% 左右,使术野出血量随血压降低而减少,终止降压后血压可以迅速恢复至正常水平,不产生永久性器官损害。关节置换术术中控制性降压使患者血压平稳维持在(90~110)/(60~70) mmHg 范围内是减少术中出血的关键。常规使用喉罩或气管插管全身麻醉,在手术开始切皮时即保证足够的麻醉深度和肌肉松弛。

术中输液应关注生理需要量、麻醉体液再分布与血管扩张以及术中失血失液对血容量的影响。在 ERAS 模式的应用下,目前 THA 手术通过微创操作、严格电凝止血、控制性降压、氨甲环酸的使用等措施已使得术中失血量减少至 100~200ml,术中生理需要量约 100~200ml(手术时间约 1.0~1.5 小时),加之体液再分布及血管扩张的影响,术中输液总量控制在 300~500ml 即可。目前大多数 THA/TKA 手术已不常规放置尿管,尚需以血压、心率等心电监护指标作为输液量的参考。

2. 微创操作理念和减少出血　微创并非一味追求小切口,而是强调把微创的理念贯穿于整个手术过程中,保护肌肉和软组织,减少组织损伤,核心是组织损伤小、出血少、生理功能影响小。现以传统后外侧入路的全髋关节置换术为例来具体阐述 DDH 患者行全髋关节置换术中减少组织损伤、减少出血的微创操作理念。

后外侧入路全髋关节置换术的微创操作:

(1)在切断外旋肌群、切开关节囊前先显露股骨大转子后方血管网以及梨状肌下方、上孖肌上方两处动脉分支,将其电凝。然后紧贴梨状肌、上下孖肌、闭孔内肌大转子附着处电刀将其切断。

(2)切断股方肌时,留少部分肌纤维附着在股骨骨面上,以便有出血点时可用电凝使其滋养血管回缩止血。

(3)股骨颈截骨后先用骨蜡覆盖断面止血后再进行后续操作。

(4)磨锉髋臼时,磨锉到软骨下骨均匀渗血即可,磨锉过多髋臼骨质会增加出血。髋臼假体和内衬放置完毕后先在髋臼内填塞氨甲环酸湿纱布后再进行股骨侧的操作。

(5)股骨扩髓时,如骨质疏松患者髓腔渗血多,可先用氨甲环酸湿纱布填塞压迫股骨髓腔 2~3 分钟后再继续操作,这样可明显减少髓腔内出血。

(6)股骨假体植入后用骨蜡封闭近端髓腔减少术后髓腔内出血。

(7)假体安放完毕冲洗后,再次检查有无出血点,重点是检查关节腔内有无出血,充分电凝止血,常规不安放引流管。

3. 术中疼痛管理　目前术中疼痛管理最常用的措施包括切口周围局部浸润和外周神经阻滞,循证医学证据表明两者镇痛效果和并发症相当,但切口周围局部浸润操作简单,更易于实施。因此,可根据患者情况和医院情况选择不同的镇痛措施。具体措施如下:

(1)尽量缩短手术时间,优化手术操作及止血带应用,减少术后由创伤引起的炎症反应。

(2)术中切口周围注射镇痛,可选择罗哌卡因 100~200mg 盐水稀释液,关节囊及皮下细针多点注射,罗哌卡因稀释液中还可加芬太尼、肾上腺素、酮咯酸等药物。

(3)可选择 NSAIDS 类药物静脉或肌内注射,如帕瑞昔布、氟比洛芬酯等。

4. 氨甲环酸的应用　氨甲环酸(tranexamic acid,TXA)是一种抗纤溶药,其与纤溶酶原的赖氨酸结合位点具有高亲和力,可封闭纤溶酶原的赖氨酸结合位点,使纤溶酶原失去与纤维蛋白结合的能力,导致纤溶活性降低,从而发挥止血作用。目前,大量研究均已证实 TXA 能有效减少髋、膝关节置换术围术期失

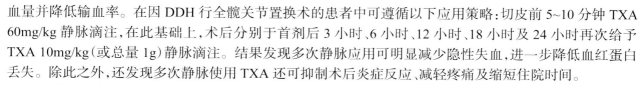

血量并降低输血率。在因 DDH 行全髋关节置换术的患者中可遵循以下应用策略:切皮前 5~10 分钟 TXA 60mg/kg 静脉滴注,在此基础上,术后分别于首剂后 3 小时、6 小时、12 小时、18 小时及 24 小时再次给予 TXA 10mg/kg(或总量 1g)静脉滴注。结果发现多次静脉应用可明显减少隐性失血,进一步降低血红蛋白丢失。除此之外,还发现多次静脉使用 TXA 还可抑制术后炎症反应、减轻疼痛及缩短住院时间。

5. 术中自体血液回输　自体血液回输属于关节置换术围术期血液管理策略的一方面,后者包括术前自体血储存、增加红细胞动员,术中使用纤溶抑制剂及自体血回收,术后使用自体引流血回输三部分。自体血回输的适应证包括:预计出血量 >20% 患者血容量的手术;难以获得交叉配血血型相合异体血的患者;不接受异体输血,但同意接受术中回收式自体输血的患者(如因宗教信仰等);输血率 >10% 的手术类型,以及平均输血量 >1U 的手术。其禁忌证包括:污染的血液;积血在体内超过 6 小时及开放性创伤超过 4 小时有溶血和被污染的危险;使用胶原止血物质的患者应慎用,有导致血栓甚至死亡的危险;恶性肿瘤患者回输后可能有继发转移的危险,一般不用;肝肾功能不全者慎用。

6. 选择性应用尿管　关节置换患者术前是否需要常规安置尿管一直是一个有争议的话题。四川大学华西医院研究发现术前常规安置尿管的患者术后发生尿路感染的概率明显高于术前不安放尿管的患者。因此建议手术时间短(<1.5 小时),术中出血少(<300ml 或不超过总血容量的 5%)的手术可不使用导尿管。

7. 优化引流管应用　关节置换术后安置引流管一方面可以减轻关节周围的肿胀及瘀斑,但另一方面可能会加重患者的心理负担,造成患者行动不便以及增加意外脱落的风险,不利于患者的早期功能锻炼,降低患者的舒适度及满意度。Meta 分析表明,髋关节置换术术后安置引流管并不能缓解疼痛和减少局部炎症反应,还会影响关节早期功能锻炼和增加感染风险。对于引流管的安放时间,目前普遍认为单侧初次全髋关节置换术后 24 小时内拔出引流管是比较合适的,长时间置管可能会增加假体周围感染的风险。

我们在氨甲环酸广泛应用、优化手术操作技术的前提下研究发现对于 DDH Crowe Ⅰ~Ⅳ 型髋关节置换术的患者可不放引流管,而对于放置了引流管的患者也建议术后早期(术后 6~12 小时)拔除引流管,这样并不会增加关节肿胀与疼痛,有利于加速康复的实施。拔除引流管的指征为:出血趋于停止(引流管无明显血液流出或引流液血清分离)时尽早拔除引流管,可于手术当日或第 2 日拔除。

(三) 术后处理

1. 术后恶心呕吐及饮食管理　术后恶心呕吐是全身麻醉术后常见并发症,发生率 20%~30%,高危患者发生率 70%~80%。四川大学华西医院通过前期研究和围术期干预,关节置换术后恶心呕吐发生率从 49.6% 降低到 10.6%。措施包括:①预防体位:头高 40°~50°,脚高 30°;②麻醉诱导时应用地塞米松 10mg,术晨即开始口服莫沙必利 5mg,术后饮水时再口服胃肠道动力药莫沙必利,对于术后有恶心症状的患者再给予地塞米松 10mg 静脉注射。

全身麻醉清醒后应尽快开始进饮和进食,患者麻醉清醒后返回病房,先适当饮水,若无呛咳等不适,即可进食碳水化合物为主的食物,如无不适即可恢复正常饮食。

2. 术后疼痛及睡眠管理　术后疼痛管理包括术后预防性镇痛和术后疼痛治疗两部分,首先应采取预防性镇痛,若术后 VAS 评分 ≥ 3 分,则立刻转为疼痛治疗。具体措施如下:

(1) 冰敷、抬高患肢、减轻炎症反应。

(2) NSAIDs 类药物,包括口服给药(常用双氯芬酸钠、塞来昔布等)、静脉或肌内注射(帕瑞昔布、氟比洛芬酯等)。

(3) 疼痛加重时联合阿片类药物镇痛,包括羟考酮缓释片、曲马多等。

(4) 延续术前的睡眠管理方案,重视患者睡眠及抗焦虑治疗。术后睡前常规给予安定 5mg 或舒乐安定 1~2mg 或阿普唑仑 0.4~0.8mg 口服镇静催眠,如有焦虑情绪,则加服奥氮平 2.5mg 或 5.0mg。

3. 术后血液管理　国内外研究显示髋、膝关节置换术后贫血发生率可达到 80% 以上,贫血是延长住院时间增加术后并发症甚至术后风险的独立危险因素。因此,及时准确地处理术后贫血,对于减少并发症、加速患者康复至关重要。

（1）术后减少出血措施：术后应密切观察伤口有无渗血、引流管出血量或注意全身其他部位有无出血；使用药物预防消化道应激性溃疡出血，减少医源性红细胞丢失。同时肢体切口部位适当加压包扎、冰敷，减少出血。

（2）营养支持、补充铁剂和 rHuEPO。对于术后贫血患者，应持续进行前述营养支持措施，并继续使用 rHuEPO 和铁剂来改善患者贫血状态。建议术后 Hb<95g/L（WHO 标准中重度贫血）患者于术后第 1 天开始应用 rHuEPO 1 万 IU/d，连用 5~7 天，皮下注射或静脉注射，同时联合应用铁剂 100~200mg/d 静脉滴注。术后贫血经治疗 Hb 达 100g/L 以上者，可出院后继续口服铁剂治疗或联合应用 rHuEPO 皮下注射。

（3）异体输血及贫血耐受性管理：异体输血应参照 2000 年我国卫生部颁发的《临床输血技术规范》中则规定：Hb>100g/L，一般不必输血；Hb <70g/L，需要输血；Hb 为 70~100g/L，应根据患者的贫血程度、心肺功能情况、有无代谢率增高以及年龄而定。

贫血耐受性管理主要是指通过术前评估、术中优化心排血量、术后加强供氧、减少氧耗，应用药物改善贫血、提高体能等措施使患者更好地耐受贫血。只要患者血压、氧饱和度、心率、心电图好，尿量好，肢体末梢温暖，说明器官灌注和氧合充分，大多患者 Hb 水平在 70~80g/L，通过积极实施前述血液管理措施可完全耐受不需要异体输血。

4. 抗凝和预防深静脉血栓/肺栓塞（DVT/PE）　髋关节置换术患者是静脉血栓栓塞症的高危人群，预防静脉血栓栓塞症非常重要。术前建议常规行下肢静脉彩超筛查有无深静脉血栓。术后尽早进行主动功能锻炼是预防 DVT 的关键。术后当日持续使用足底静脉泵、间歇充气加压装置。6~8 小时如切口内无明显出血（对于没有放置引流管的患者则观察切口周围有无肿胀，有无异常压痛），则常规给予低分子肝素钠半剂（0.2ml）皮下注射或利伐沙班半颗（5mg）口服抗凝。术后 24 小时再根据患者体重和切口内出血情况酌情调整抗凝药剂量。对于血小板降低（$<100 \times 10^9$/L）或 PT、APTT、INR 延长的患者应暂缓或停用抗凝药，同时加强功能锻炼。出院前复查静脉彩超证实无 DVT 方可出院。

根据《中国骨科大手术静脉血栓栓塞症预防指南》中关于因 DDH 行全髋关节置换术后抗凝血药物预防持续时间的建议，续时间，推荐预防时间最短为 10 天，可延长至 11~35 天。在应用时应注意抗凝血药物的有效性和安全性，当患者出现凝血功能异常或出血事件时，应综合评价出血与血栓的风险，及时调整药物剂量或停用。

5. 术后功能锻炼　患者术后回到病房，麻醉清醒后即开始咳嗽、咳痰锻炼，并主动做踝关节背伸跖屈和股四头肌等长收缩锻炼，在此基础上，鼓励患者做屈髋锻炼，肌力较好的患者手术当日即可做髋外展和直腿抬高动作。如患者麻醉清醒较好，无头晕、恶心呕吐等反应，屈髋肌力三级以上则可早期扶助行器下床站立和行走。术后第 1 天即常规进行咳嗽、咳痰锻炼，鼓励患者进行屈髋、外展和伸膝功能锻炼，每小时至少 10~20 次，并扶助行器下床练习行走。术后功能锻炼的原则应该是尽早使患者达到可以活动的最大幅度，这样患者术后回家康复只需维持上述幅度即可。

（四）出院标准及出院管理

1. 出院标准　根据文献和四川大学华西医院的临床实践和研究，因 DDH 行髋关节置换术术后出院标准主要有以下几点：

（1）生命体征平稳、精神食欲恢复、大小便正常。

（2）切口干燥，无红肿、硬结等感染征象。

（3）患者术侧髋关节主动屈曲至少达到 100°、外展至少达到 35°、伸直 0°（对于术前髋关节严重畸形或僵硬的患者要求屈髋至少达到 90°，外展至少达到 30°）。

（4）能自主上下床、扶助行器自主下床行走、坐便如厕无明显困难。

（5）术侧关节疼痛不明显，口服镇痛药可有效缓解，不影响患者睡眠和功能锻炼。

2. 出院后疼痛管理　出院以后应继续予以镇痛治疗，直至功能康复良好，避免出现关节慢性疼痛。镇痛主要以口服药物为主，主要选择 NSAIDs 类药物（如双氯芬酸钠），或联合阿片类药物（如羟考酮缓释片）、抗神经病理性疼痛药物（如普瑞巴林）和催眠抗焦虑药（如奥氮平）。

3. 出院后管理　医嘱患者出院后继续住院期间功能锻炼,注意术后 1 个月以内不应过多下床行走,主要加强屈髋外展和伸膝锻炼,以防术侧下肢水肿。如患者住家离医院较远(100km 或 2 小时车程以上),则需找寻较近的临时住处下榻,直到功能恢复较好、切口拆线,复查无 DVT 后再回家。常规术后 1 周门诊第一次随访,复查患者恢复情况,并监督和指导患者功能锻炼。术后 2~3 周(具体时间根据手术医师门诊时间而定)门诊第二次随访并安排切口拆线和复查下肢静脉彩超,如无异常,外地患者可回家。之后常规术后 1 个月、3 个月、6 个月、1 年随访,1 年以后每年门诊随访,如有异常情况随时拨打随访电话及时就诊。

【笔者经验】

1. 需要重视临床查体及术前影像学评估,往往充分的术前体格检查和影像学评估可以为术前计划提供充足的依据。

2. 要为术中最坏的情况做好准备,因为术中的骨缺损往往会比术前影像学上显示的更严重。

3. 术前疼痛管理应充分考虑患者的心理、家庭、身体因素,有时术后严重疼痛的原因来自于严重的社会、心理因素。

4. 术期血液管理是全方位的,缺失任何一环都会导致效果不佳。

5. ERAS 的工作应该由关节外科医师、内科医师、麻醉医师、护士、物理治疗师、心理治疗师等多个学科的人员通力协作完成,确保每一位工作人员目标、认识一致对于获得优良的效果至关重要。

(黄泽宇)

参考文献

1. TIAN F D, ZHAO D W, WANG W, et al. Prevalence of developmental dysplasia of the hip in chinese adults: A cross-sectional survey [J]. Chin Med J (Engl), 2017, 130 (11): 1261-1268.

2. SOFFIN E M, YADEAU J T. Enhanced recovery after surgery for primary hip and knee arthroplasty: a review of the evidence [J]. Br J Anaesth, 2016, 117 (Suppl 3): iii62-iii72.

3. IBRAHIM M S, TWAIJ H, GIEBALY D E, et al. Enhanced recovery in total hip replacement: a clinical review [J]. Bone Joint J, 2013, 95-B (12): 1587-1594.

4. OMINSKY A J, WOLLMAN H. Hazards of general anesthesia in the reserpinized patient [J]. Anesthesiology, 1969, 30 (4): 443-446.

5. MARTÍNEZ-HUEDO M A, JIMÉNEZ-GARCÍA R, JIMÉNEZ-TRUJILLO I, et al. Effect of type 2 diabetes on in-hospital postoperative complications and mortality after primary total hip and knee arthroplasty [J]. J Arthroplasty, 2017, 32 (12): 3729-3734. e2.

6. ZHANG S, CAO G, HUANG Q, et al. Risk factors associated with interleukin 6 level in serum after total knee arthroplasty [J]. Zhongguo Xiu Fu Chong Jian Wai Ke Za Zhi, 2018, 32 (8): 1001-1005.

7. CAO G, HUANG Q, XU B, et al. Multimodal nutritional management in primary total knee arthroplasty: a randomized controlled trial [J]. J Arthroplasty, 2017, 32 (11): 3390-3395.

8. SARIN A, CHEN L L, WICK E C. Enhanced recovery after surgery-Preoperative fasting and glucose loading-A review [J]. J Surg Oncol, 2017, 116 (5): 578-582.

9. HUANG Z, MA J, SHEN B, et al. General anesthesia: to catheterize or not？ A prospective randomized controlled study of patients undergoing total knee arthroplasty [J]. J Arthroplasty, 2015, 30 (3): 502-506.

10. FORGET P, LOIS F, KARTHEUSER A, et al. The concept of titration can be transposed to fluid management. but does is change the volumes？ randomised trial on pleth variability index during fast-track colonic surgery [J]. Curr Clin Pharmacol, 2013, 8 (2): 110-114.

11. MA J, HUANG Z, SHEN B, et al. Blood management of staged bilateral total knee arthroplasty in a single hospitalization

period [J]. J Orthop Surg Res, 2014, 9 (1): 116.

12. PHAN D L, ANI F, SCHWARZKOPF R. Cost analysis of tranexamic acid in anemic total joint arthroplasty patients [J]. J Arthroplasty, 2016, 31 (3): 579-582.

13. PETIS S M, LANTING B A, VASARHELYI E M, et al. Is there a role for preoperative iron supplementation in patients preparing for a total hip or total knee arthroplasty？ [J]. J Arthroplasty, 2017, 32 (9): 2688-2693.

14. 周宗科, 翁习生, 曲铁兵, 等. 中国髋、膝关节置换术加速康复——围术期管理策略专家共识 [J]. 中华骨与关节外科杂志, 2016, 9 (1): 10-15.

15. 沈彬, 翁习生, 廖刃, 等. 中国髋、膝关节置换术加速康复——围术期疼痛与睡眠管理专家共识 [J]. 中华骨与关节外科杂志, 2016, 9 (2): 91-97.

16. 周宗科, 翁习生, 孙天胜, 等. 中国骨科手术加速康复——围术期血液管理专家共识 [J]. 中华骨与关节外科杂志, 2017, 10 (1): 1-7.

17. 中华医学会骨科学分会. 中国骨科大手术静脉血栓栓塞症预防指南 [J]. 中华骨科杂志, 2016, 36 (2): 65-71.

55检